临床放射治疗物理学实践

主　编　葛　红　李定杰

辽宁科学技术出版社
LIAONING SCIENCE AND TECHNOLOGY PUBLISHING HOUSE

拂石医典
FU SHI MEDBOOK

图书在版编目（CIP）数据

临床放射治疗物理学实践 / 葛红，李定杰主编 . — 沈阳： 辽宁科学技术出版社，2024.8
ISBN 978-7-5591-3462-2

Ⅰ . ①临… Ⅱ . ①葛… ②李… Ⅲ . ①放射医学－物理学 Ⅳ . ① R811.1

中国国家版本馆 CIP 数据核字（2024）第 046504 号

出版发行：辽宁科学技术出版社
　　　　　北京拂石医典图书有限公司
　　　　　地址：北京海淀区车公庄西路华通大厦 B 座 15 层
联系电话：010-57262361/024-23284376
E-mail：fushimedbook@163.com
印 刷 者：三河市春园印刷有限公司
经 销 者：各地新华书店

幅面尺寸：185mm×260mm
字　　数：606 千字　　　　　　　　　印　　张：28.25
出版时间：2024 年 8 月第 1 版　　　　印刷时间：2024 年 8 月第 1 次印刷

责任编辑：陈　颖　　　　　　　　　　责任校对：梁晓洁
封面设计：潇　潇　　　　　　　　　　封面制作：潇　潇
版式设计：天地鹏博　　　　　　　　　责任印制：丁　艾

如有质量问题，请速与印务部联系　　　联系电话：010-57262361

定　　价：158.00 元

编委会名单

主　编　葛　红　李定杰

副主编　雷宏昌　贾丽洁　刘　如

　　　　刘　杨　陆寓非　程　宸

编　委　（按姓氏笔画排序）

　　　　丁丹红　马蕾杰　王　琛

　　　　王　超　巴云涛　卢令聪

　　　　田玲玲　刘　冰　李　兵

　　　　杨成梁　娄朝阳　郭　伟

　　　　崔甜甜　薛　莹

注：作者单位均为河南省肿瘤医院/郑州大学附属肿瘤医院

前言

在医学领域，放射治疗作为肿瘤综合治疗的重要组成部分，其发展与进步直接关系到患者生存质量的提升与生命周期的延长。随着科技的飞速进步，放射治疗技术日新月异，从传统的二维放疗到精准的三维适形放疗、立体定向放疗乃至质子重离子治疗，每一次技术的飞跃都是对医学极限的挑战与突破。然而，这一切成就的背后，离不开高素质、专业化的放射治疗团队，他们不仅是技术的实践者，更是创新的推动者。

河南省肿瘤医院放疗科是省临床医学重点学科、省放射治疗中心、省放射治疗技术质量控制中心、国家放射肿瘤科住培基地。《临床放射治疗物理学实践》一书的问世，正是基于放疗科多年来的深厚积淀与不懈努力。我们深知理论与实践相结合的重要性，更明白一本既具理论深度又贴近临床实践的教材对于提升放疗整体水平的关键作用。因此，我们组织了一批在放射治疗领域具有丰富临床经验和深厚学术造诣的医师、物理师、技师等，共同编写了这本旨在指导临床实践、促进学术交流的著作。

本书共分为七篇，内容涵盖放射治疗总论、基础物理学、放射治疗设备、放射治疗生物学基础、放射治疗技术、质量保证和质量控制以及放射防护七个方面，形成了一个系统、全面、深入的知识体系。第一篇放射治疗总论为读者勾勒出放射治疗的整体框架，为后续章节的学习奠定坚实基础；第二篇基础物理学深入浅出地介绍了核物理基础、电离辐射与物质的相互作用等基本原理，为理解放射治疗技术提供了必要的物理背景；第三篇放射治疗设备则详细介绍了各类放射治疗设备的种类、原理及应用，帮助读者掌握现代放疗技术的核心设备；第四篇放射治疗生物学基础则从生物学角度阐述了电离辐射对生物体的作用机制，为制定科学合理的放疗方案提供了理论依据。尤为值得一提的是，本书在第五篇放射治疗中，不仅介绍了传统二维放射治疗技术，还重点介绍了精确三维放射治疗、近距离放射治疗等前沿技术，充分展示了放射治疗技术的最新进展。同时，第六篇质量保证和质量控制和第七篇放射防护的设立，更是体现了我们对放疗安全性的高度重视，为保障患者及医务人员的健康与安全提供了有力保障。

本书主要面向基层物理师以及初涉放疗物理的岗位人员、对放疗物理感兴趣的学习者，致力于通过书内知识结构的优化、知识的通俗表达，融合作者的临床实践体会，使深奥的放疗物理专业知识易于理解及掌握，通过本书的学习让读者掌握基础物理、基础生物学知识，了解各种加速器、后装机、模拟定位机等放疗相关设备，认识高能射线在人体内的作用方式，学习提高治疗精度、降低辐射负作用的能力，等等，并培训将理论知识延伸至临床实践应用的方法。力求易读易懂，提升分析和解决问题的本领。本书还介绍了各种当今先进的放疗技术。当然，此书亦可为放疗医师和放疗技师获取专业知识提供帮助。

最后，衷心感谢所有参与本书编写工作的专家、学者以及为本书出版付出辛勤努力的编辑人员。同时，我们也期待广大读者能够从中受益，共同推动放射治疗事业的繁荣与发展。由于编者水平有限，书中难免存在疏漏之处，敬请读者指正。

葛　红　李定杰

2024 年 5 月

目录

放射治疗总论

第一章 放射治疗概述

放射治疗是利用放射线如各种同位素产生的 α、β、γ 射线和各类 X 线治疗机或加速器产生的 X 射线、电子线、质子束及其他粒子束等治疗恶性肿瘤的一种治疗方法。放射治疗是目前治疗恶性肿瘤的三大手段之一，也称作放射治疗学，它与外科肿瘤学和内科肿瘤学共同组成了恶性肿瘤治疗的主要手段。据国内外文献报道，70% 左右的恶性肿瘤患者在病程的不同时期都需要做放射治疗。有些肿瘤单纯放射治疗能够治愈，如 Ⅰ 期鼻咽癌单纯放射治疗的 5 年生存率达到 95% 左右，局部晚期鼻咽癌选择以放射治疗为主的同步放化疗 5 年生存率也提高到 60% ～ 70%。早期声门型喉癌、口腔癌、宫颈癌可首选放射治疗，同时放射治疗与化疗 / 手术综合治疗在头颈部肿瘤器官功能保全治疗中起到重要作用。

一、放射治疗的目的

放射治疗作为治疗肿瘤的重要手段之一，它的目的简单地说就是杀死肿瘤细胞，控制瘤体增长，保证机体健康。但是由于肿瘤发现的期别不同又导致了放射治疗在临床上应用的目的不同。目前放射治疗主要分为两类：根治性放射治疗和姑息性放射治疗。

1. 根治性治疗　据报道，有 50% 的放射治疗患者采取根治性放射治疗。它是通过放射线给一定的肿瘤体积准确的、均匀足够的剂量，而周围正常组织剂量很小，从而在杀灭肿瘤的同时又不损伤正常组织，达到根治肿瘤的目的。根治性放射治疗后肿瘤可治愈，患者可获长期生存。在治疗过程中或治疗后可发生一些放射治疗毒副作用是不可避免的，但应该控制在可接受的限度内。目前根治性放射治疗主要适用于对放射治疗敏感的早期肿瘤患者。

2. 姑息性治疗　其目的主要在于缓解临床症状，减轻患者痛苦，尽量延长寿命及在一定程度上控制肿瘤。放射治疗剂量通常较低，一般不会产生严重的毒副作用，应以不增加患者痛苦为原则。但也有在姑息性治疗中肿瘤明显减小，一般情况改善，将姑息性治疗改为根治性治疗的情况。姑息性治疗主要用于晚期肿瘤患者。

二、放射治疗在治疗肿瘤中的地位

放射治疗作为现代治疗肿瘤的三大手段之一，其地位不可小觑。相关资料显示，当前肿瘤的治愈率为 55%，其中手术治疗占到 25%，放射治疗可以达到 23%。而且放射治疗不仅能单独治愈肿瘤患者，也可以与手术、化疗相结合形成综合治疗方法治疗肿瘤患者，如术前放射治疗、放化疗同步等。

三、放射治疗的发展史

1895 年 11 月 8 日，德国物理学家伦琴（Rontgen）在实验中偶然发现了具有穿透力的 X

射线。

1899 年，居里（Curie）夫妇从含镭沥青矿中首次提炼出天然放射性元素镭。由于当时对放射损伤及防护一无所知，一研究人员因超量接触放射线而发生了手部皮肤放射性癌。1903 年，该例患者因肿瘤转移致死，成为首例射线致死性损伤病例。

1902 年，即在已知 X 射线能致癌之后的第 3 年，X 射线被用于治疗皮肤癌。"致癌"与"治癌"一对事物巧妙地出现于同一历史年代中。

1920 年，研制 200kV 级 X 射线治疗机，开始了"深部 X 射线治疗"时代。

1924 年，Failla 首先倡导用含有氡气的金粒永久性植入肿瘤区，开始了正规的近距离治疗。

1934 年，Curie 夫妇发现了人工放射性。

1942 年，Fermi 设计建成了第一个核反应堆。

1950 年，开始用重水型核反应堆获得大量的人工放射性 ^{60}Co 源，促成了远距离 ^{60}Co 治疗机的问世；1951 年，加拿大生产出第一台远距离 ^{60}Co 治疗机，使各种肿瘤患者的存活率有了根本性的改观，从而奠定了现代放射肿瘤学的地位。

1953 年，英国 Hammermith 医院最早安装了 8MV 直馈型行波电子直线加速器。随后，直线加速器逐步代替了 ^{60}Co 治疗机而成为放射治疗的主流机型。

20 世纪 70 年代末，瑞典 Scanditronix 公司推出了医用电子回旋加速器，并在欧美的治疗中心安装使用，有学者称之为是医用高能加速器的发展方向。随着 ^{60}Co 治疗机及直线加速器的推广使用，放射治疗的疗效有了质的突破，其也成为肿瘤的主要治疗手段之一。

1946 年，Wilon 提出质子束的医学应用。1954 年，Tobias 等在美国加州大学 Lawrence Berkeley 实验室进行了世界上第一例质子线治疗。

1951 年，瑞典神经外科医师 Leksell 提出了立体定向放射外科（stereotactic radiosuery，SRS）的概念。

1967 年，英国 Hammersmith 医院、美国 M.D.Anderson 医院研究使用快中子进行肿瘤临床治疗。

1967 年，莱克塞尔发明了第一台原型机，它使用高剂量的放射性钴 –60 放射线，命名为"Gamma Knife"。这是全球首台伽马刀。

1968 年：在斯德哥尔摩的 Sophiahemmet 医院，首次对患者进行了伽玛刀治疗。

1972 年，为了把伽玛刀推向更广阔的市场，莱克塞尔和儿子在 1972 年成立了医科达公司。据统计，拉尔斯·莱克塞尔使用伽玛刀治疗了 762 名患者。在此期间，他建议利用现代医学成像方式改进放射外科，包括 CT、MRI 和 DSA。

1978 年，法国 Pierquin 和 Duteix 提出关于间质镭疗的一整套全新的"巴黎体系"，使近距离放射治疗剂量分布更加合理化，也使更加灵活的照射源大有用武之地。

1985 年，Colombo 等将改造的直线加速器引进立体定向放射外科，发明了颅脑 X- 刀。

1996 年，瑞典 Karolinska 医院研制成功了世界首台脑 X- 刀。立体定向放射外科的技术逐步引入了放射治疗的概念，创建了立体定向放射治疗（stereotactic radiation therapy，SRT）技术。

四、我国放射治疗发展史

1920 年，北平协和医院安装了一台浅层 X 线治疗机。

1923 年，上海法国医院有了 200kV 深层 X 线治疗机，协和医院还有了 500mg 镭及放射性氡发生器。

1927 年，谢志光医师接任了北平协和医院放射科，添置了放射治疗设备还聘用了美籍物理师，我国第一次有了专业放射物理师。

1932 年，梁铎在北京大学附属医院建立了放射治疗科。

1949 年，我国在北京、上海、广东及沈阳等地约有 5 家医院拥有放射治疗设备。

1986 年，中华放射肿瘤学会成立，出版了《中华放射肿瘤杂志》。

2006 年，据殷蔚伯统计，全国有直线加速器 918 台，远距离 ^{60}Co 治疗机 472 台，深部 X 线治疗机 146 台。

2020 年，中国大陆地区共有直线加速器 2021 台（含进口和国产）。

五、循证放射肿瘤学

循证医学（evidence-based medicine，EBM）的定义：负责、明确、明智地应用临床证据为每一名患者制订诊疗方案。循证放射肿瘤学对患者、医师和学术界都具有重要意义。它为患者提供了更安全、有效和经济的检查治疗方法，使他们能够获得更好的医疗成果。此外，循证放射肿瘤学统一了全球放射肿瘤学家之间的标准，促进了彼此之间的交流和沟通。这种统一的标准不仅使专家之间的合作更加容易、快捷，在尊重专家经验的同时也对专家提出挑战，进一步推动了放射肿瘤学的发展。循证放射肿瘤学的实施创造了一个良性竞争的优势环境，从而促进了新技术和治疗方法的不断创新与改进，最终造福于广大患者。

第二章 放射治疗基础

一、一般临床放射肿瘤学知识

放射治疗主要用于治疗恶性肿瘤，放射治疗科医师同内科、外科医师一样，要求全面独立地对患者负责，要参与检查患者，复习病理资料、阅片，必要时也要亲自取病理活检。放射治疗医师必须具备一般的肿瘤学知识，包括肿瘤的病因学、流行病学、发病机制、转归及分子肿瘤学相关知识，还要了解肿瘤的生物学行为，明确不同肿瘤的分期、诊断及治疗原则。此外，要了解肿瘤的综合治疗原则，放射治疗的种类选择，是适形放射治疗还是调强放疗，放射治疗的目的是姑息还是根治等，还要明确放射治疗在肿瘤综合治疗中的介入时机。

二、肿瘤放射生物学知识

放射生物学就是解释放射治疗作用于机体后正常组织及肿瘤细胞发生反应的过程及机制，它的目的在于帮助我们了解照射后发生的现象，改善放射治疗方案，提高放射治疗效果。例如，通过了解乏氧细胞发生机制及再氧合过程，肿瘤细胞的增殖、DNA 损伤修复等，我们可以利用乏氧细胞增敏剂、高传能线密度（linear energy transfer，LET）射线、加速超分割等治疗方案来提高放射治疗疗效。所以，放射治疗医师必须具备一定的放射生物学知识，吴恒兴教授曾说，肿瘤的放射生物学就是肿瘤放射治疗的药理学。

（一）放射生物基本原理

1. 放射线生物学效应与对 DNA 的直接和间接作用有关　放射线对生物体的影响主要是通过作用于细胞内关键目标 DNA 来实现的（图 1-2-1）。这种作用可以分为直接作用和间接作用两种方式。

（1）直接作用：指的是辐射线直接与 DNA 相互作用，导致其结构改变，从而产生生物效应。高传能线密度（LET）射线往往表现出以直接作用为主。

（2）间接作用：则是指放射线与组成生物体大部分的水分子发生相互作用，进而生成 O_2^-、$H \cdot$ 和 $\cdot OH$ 等自由基。这些自由基会对 DNA 造成损伤，低 LET 射线一般以间接作用为主。这种作用可以通过修饰来增强或减弱辐射的效应。在化学修饰剂中，氧气是最有效的放射敏感性修饰剂之一，它能够与离子结合形成过氧化物。过氧化物相比自由基更稳定，存在时间更长，并具有更强的毒性，因此，氧气能够增强辐射的杀伤作用。

2. 放射线的生物效应与细胞丧失无限增殖能力有关　增殖活跃的组织，如消化道黏膜、骨髓和皮肤表皮等损伤显现得早，而由缓慢增殖细胞组成的组织如中枢神经系统和周围神经系统、肾、真皮、软骨和骨等损伤显现得慢。肺癌的早期症状这些组织的损伤主要与其中靶细胞的枯竭有关。因此，损伤显现的快慢，至少部分与组织的增殖活力有关。

3. 放射线杀伤细胞的程度与剂量的大小有关　这种量效关系可用细胞存活曲线来表示（图1-2-2）。它的特点可用下列参数来描述：D_0值是最终斜率，是使细胞存活下降到照射前37%所需的剂量，亦称为平均致死剂量；外推值N和准阈剂量D_q，是反映肩区大小的参数；初始斜率D_1，是指存活曲线的初始直线部分，亦即在低剂量区存活细胞分数降低到37%时所需的剂量。如同一实验数据用线性二次模型拟合时，存活曲线由两部分组成，起始部分与剂量呈正比，系数决定低剂量照射时的损伤程度；后一部分与剂量平方呈比例，系数代表效应的超线性部分。α/β值是指两个杀灭部分相等时的剂量。

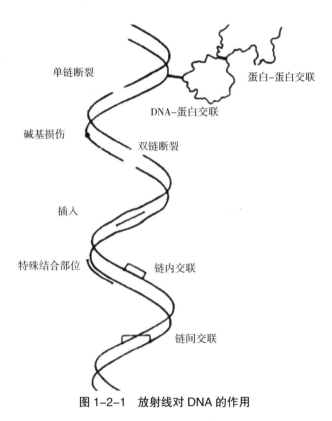

单链断裂
蛋白-蛋白交联
DNA-蛋白交联
碱基损伤
双链断裂
插入
特殊结合部位
链内交联
链间交联

图 1-2-1　放射线对 DNA 的作用

4. 分割照射过程中正常组织和肿瘤的反应不同

（1）放射损伤的修复。细胞受照射后可产生致死性损伤或可被修复的损伤（不引起细胞死亡）。放射损伤修复分潜在致死损伤修复和亚致死损伤修复两种类型。

近年的一些实验表明 DNA 双链断裂在基因的调控下也可修复，而只有未修复或修复不当才可能造成细胞死亡。诱发 DNA 双链断裂的剂量与双链断裂数的关系并不像单链断裂那样呈线性，而是与周围环境有关，涉及剂量的大小及 DNA 的浓度等，在临床放射生物的剂量范围内，两者的关系呈线性二次方程。

实际上，在一个独立的辐射事件中，DNA 的反应物中应该既有单链断裂也有双链断裂。公式如下：

$$N=\alpha D+\beta D^2$$

式中：α、β 都是系数，D 是剂量。

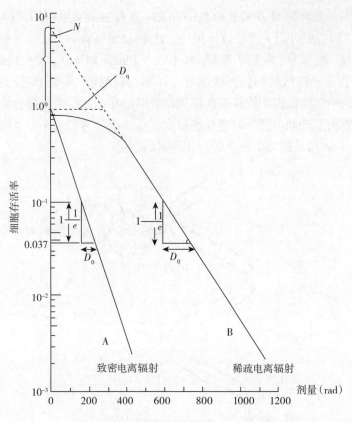

图 1-2-2 不同辐射剂量的细胞存活曲线

DNA 双链断裂与细胞存活率之间有着某种内在联系，一些学者在这方面进行了卓有成效的工作，建立了许多数学模型，提供了一种从数学角度分析细胞存活与剂量之间的损伤效应关系。

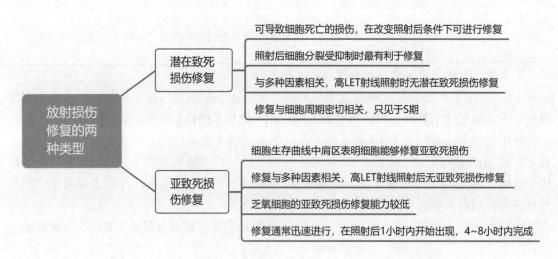

（2）再氧化。

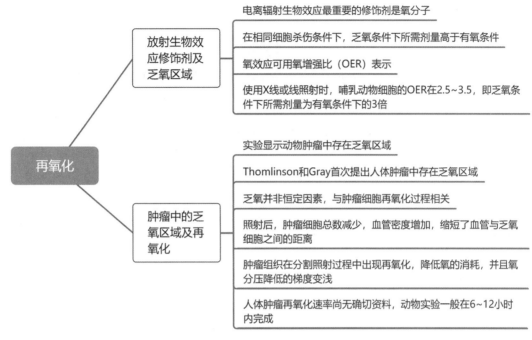

（3）细胞增殖周期的再分布。细胞处于不同的增殖周期时相放射敏感性是不同的。Terasima 等的研究发现，M 期最敏感，G_2 期也敏感，G_1 后期及 S 期抗拒。单次剂量照射后，由于敏感时相的细胞优先被杀灭的结果，原来不同步的细胞群会同步处于比较抗拒的增殖时相。当这些较为抗拒的细胞重新进行增殖时会进入较为敏感的时相。这种细胞增殖周期的再分布产生了"自身增敏作用"。不产生增殖的细胞群内则无此作用。

（4）细胞再增殖。

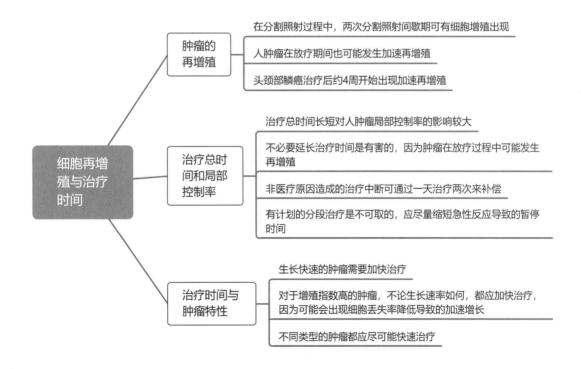

（5）正常组织和肿瘤组织放射反应的动力学。

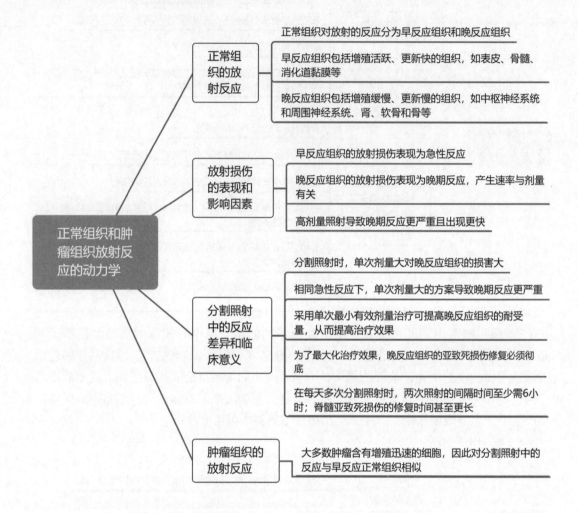

正常组织和肿瘤组织放射反应的动力学

正常组织的放射反应
- 正常组织对放射的反应分为早反应组织和晚反应组织
- 早反应组织包括增殖活跃、更新快的组织，如表皮、骨髓、消化道黏膜等
- 晚反应组织包括增殖缓慢、更新慢的组织，如中枢神经系统和周围神经系统、肾、软骨和骨等

放射损伤的表现和影响因素
- 早反应组织的放射损伤表现为急性反应
- 晚反应组织的放射损伤表现为晚期反应，产生速率与剂量有关
- 高剂量照射导致晚期反应更严重且出现更快

分割照射中的反应差异和临床意义
- 分割照射时，单次剂量大对晚反应组织的损害大
- 相同急性反应下，单次剂量大的方案导致晚期反应更严重
- 采用单次最小有效剂量治疗可提高晚反应组织的耐受量，从而提高治疗效果
- 为了最大化治疗效果，晚反应组织的亚致死损伤修复必须彻底
- 在每天多次分割照射时，两次照射的间隔时间至少需6小时；脊髓亚致死损伤的修复时间甚至更长

肿瘤组织的放射反应
- 大多数肿瘤含有增殖迅速的细胞，因此对分割照射中的反应与早反应正常组织相似

（二）放射敏感性与放射治愈性

1. 概述　放射线对有较大繁殖能力、较长期分裂、形态及功能尚未固定的细胞更有效。放射线可以破坏肿瘤细胞而对正常组织的损伤较小，但是这一定律后来被证实并不完善。肿瘤的敏感性取决于它们的组织来源、分化程度、肿瘤的大体类型，以及患者的一般状况如是否贫血、肿瘤有无感染。放射治疗是一种局部或区域治疗手段，放射治愈是指治愈了原发及区域内转移的肿瘤，因此可能与患者的最终结果不一致。

2. 放射敏感　该肿瘤往往是分化程度差，恶性程度高，易转移，放射治疗局部疗效好，但由于远地转移而患者最终未能治愈，如精原细胞瘤、淋巴瘤等。

3. 中度敏感　肿瘤对放射线有一定的敏感性，而且远处转移相对少，放射治疗疗效好，如鳞状上皮细胞癌、腺癌等。

4. 放射抗拒　肿瘤对放射线不敏感，射线几乎不能杀伤肿瘤细胞，这类肿瘤往往不适合于放射治疗，或者放射治疗作为其综合治疗的辅助治疗，如脂肪肉瘤、横纹肌肉瘤等。

5. 放射敏感性的四个主要影响因素　①肿瘤细胞的固有敏感性；②是否乏氧细胞；③乏氧克隆细胞所占的比例；④肿瘤放射损伤的修复。

（三）肿瘤控制概率

理论上来说，放射治疗剂量越高其肿瘤局部控制率越高。1934 年，Miescher 发布了放射治疗皮肤癌的剂量效应资料。1944 年，Strandqvist 发布了著名的放射治疗皮肤癌的剂量效应曲线，以后又出现了 NSD、TDF 等公式，这些都支持了放射治疗的剂量效应关系。但是，各类肿瘤的放射敏感性不同，瘤体大小、血供及组织类型不一又导致了不同肿瘤的放射治疗控制剂量不同。据报道，一般亚临床病灶 45 ～ 50Gy 则可能控制＞ 90%，而镜下残留病灶需要较高的剂量如 60 ～ 65Gy，临床见到的肿瘤则需要更大的剂量，如 T1 期的肿瘤需要 60Gy，T4 期则需要 75 ～ 80Gy 甚至更高。

（四）正常组织并发症概率

1. 考虑正常组织并发症概率　肿瘤控制概率不是唯一考虑的因素，正常组织并发症概率（normal tissue complication probability，MSD）也很重要。在控制肿瘤的同时不能给患者造成不可接受的放射损伤是至关重要的。放射诱发的正常组织改变取决于放射治疗的总剂量、单次照射量及照射体积。

2. 放射治疗的早期反应和晚期反应　放射治疗的早期反应和晚期反应通常不平行，结果会有所不同。例如：照射膀胱 50 ～ 60Gy，会产生非常痛苦的急性膀胱炎，但消退后无明显后遗症。低剂量照射全肾不会产生明显的早期反应，但肾实质可产生进行性萎缩，导致肾功能丧失，脊髓也是这样。

3. 重视放射晚期损伤　完全反应是不可逆的，甚至可能致命。放射晚期损伤更值得重视，因此采用线性二次方程代替 NSD 和时间 – 剂量分割（time-dose fractionation，TDF）。

晚期正常组织损伤可以将不同的器官按其次级功能单位的排列方式来划分。次级功能单位可分为串行排列和平行排列，或者两者均有。

串行排列的器官有脊髓和肠道，当其中部分受损时，可能导致整个器官功能丧失。例如：放射性脊髓炎可能会引起截瘫；放射性肠道炎可能会引起肠瘘继发腹膜炎及其他并发症。

平行排列的器官有肺、肝等，当其中部分受损时，不会导致整个器官功能丧失。例如：放射性肺炎产生间质肺纤维化导致肺功能下降。

因此，能否控制肿瘤不仅取决于肿瘤本身特性，还要考虑正常组织的耐受量及肿瘤控制剂量的平衡。

（五）时间 – 剂量效应

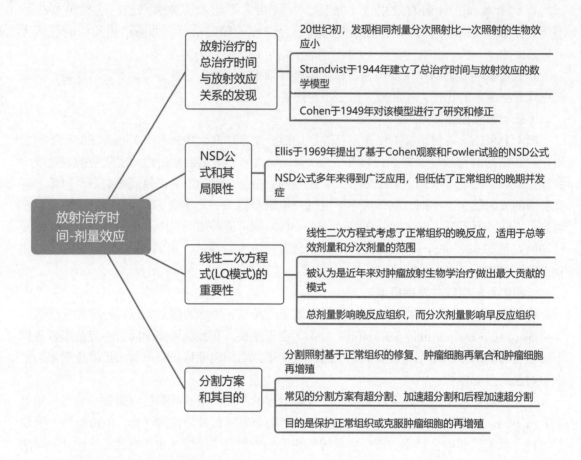

三、肿瘤放射物理学知识

作用于人体的放射线是看不见、摸不着的，一般不能在人体内直接测量，通常只能采取人体接近的组织替代材料进行模拟测量。因此，充分了解反射线的性质和性能能使患者得到处方剂量下的最大有效照射剂量，所以医学物理学的发展是放射治疗发展的必需条件。

（一）电离辐射

1. 粒子辐射   包括电子、质子、中子、负介子和氦、碳、氮、氧、氖等重粒子，除去中子不带电外，所有其他粒子都带电。它们的物理特点之一就是在组织中具有一定的射程，即达到一定深度后，辐射能量急剧降为零，形成 Bragg 峰。这一特点在临床治疗中有重要意义，位于射程以外的组织可以免受辐射的作用，认识这一点有利于保护肿瘤周围的正常组织。

2. 电磁辐射   由 X 射线和 γ 线组成，前者由 X 线治疗机和各类加速器产生，后者在放射性同位素蜕变过程中产生。目前临床上常用的有 ^{60}Co，^{137}Cs，^{192}Ir。

（二）放射治疗中常用的单位

放射线剂量单位为吸收剂量，即单位质量所吸收的电离辐射能量，按照 SI 单位制吸收剂量单位为戈瑞（Gray），以符号 Gy 表示，1Gy=1J/kg，1Gy=100cGy。R（伦琴）则为照射量的单位，1R=2.58×10^{-4}C/kg。

（三）临床中应用的 X 射线

临床中应用的 X 射线见表 1-2-1。

表 1-2-1 临床中应用的 X 射线

射线	电压	用途和特点
接触 X 射线或浅层 X 射线	10 ~ 125kV	治疗皮肤表面或皮下 1cm 以内病变
深部 X 射线	125 ~ 400kV	治疗体内浅部病变
高压 X 射线	400kV ~ 1MV	—
高能 X 射线	2 ~ 50MV	主要由电子直线加速器产生，为目前放射治疗中最为广泛应用的治疗设备 可治疗体内各个部位的肿瘤 X 线能量增加穿透能力亦增强，高能 X 线骨吸收与软组织吸收相近，最大剂量点在皮下，有保护皮肤的作用

（四）照射方法

临床上常用的照射方法有两大类：近距离放射和远距离放射。

1. 近距离放射　把密封的放射源置于需要治疗的组织内（组织间照射）或人体天然腔内（腔内照射）。剂量主要受距离平方反比定律的影响，随着与施源器的距离增加剂量迅速降低。早期组织间插植或腔内照射时使用的放射源为镭和氡，由于其半衰期太长，给放射防护带来很大困难，现已废弃不用而为人工同位素，如 ^{137}Cs、^{192}Ir 和 ^{60}Co 替代。

近距离治疗的优点是可在肿瘤组织内给以高剂量照射，而周围正常组织的受量小，低剂量率持续照射还具有某些生物学上的优势；缺点是靶区内剂量分布不均匀，治疗的容积不宜太大，其应用也受到解剖部位的限制。因此，近距离治疗主要用于对肿瘤局部的加量照射，在多数情况下要与外照射配合使用。后装治疗机为常用近距离治疗器（图 1-2-3）。

2. 远距离放射　又称外照射，照射装置远离患者，放射线必须经过体表皮肤及体内正常组织，然后才能达到肿瘤组织。这是目前放射治疗中应用最多的照射方式，其体内剂量分布取决于射线能量、源皮距、体内吸收物的密度和原子序数。电子直线加速器为常见的远距离治疗器（图 1-2-4）。

外照射的临床剂量学的原则是：①靶区的剂量要准确；②靶区内的剂量分布要均匀，最高剂量与最低剂量的差异不能超过 10%；③应尽量提高治疗区域内剂量，尽量使周围正常组织的剂量减少至最低程度；④尽可能不照射或少照射肿瘤周围的重要器官，如脊髓、眼、肾等，其照射剂量不能超过其耐受量。

3. 近距离放射和远距离放射的优缺点　见表 1-2-2。

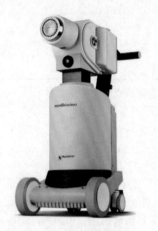

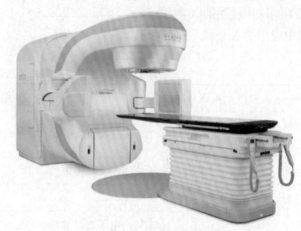

图 1-2-3　后装治疗机　　　　　　　图 1-2-4　电子直线加速器

表 1-2-2　近距离放射和远距离放射的对比

照射方法	优点	缺点
近距离放射	高剂量照射肿瘤组织，周围正常组织受量小	靶区内剂量分布不均匀，治疗容积受限制，应用受解剖部位限制
远距离放射	应用广泛，剂量分布可控制	放射线需要经过体表皮肤及体内正常组织，剂量较均匀但较低

（五）外照射剂量分布相关概念

肿瘤区（gross target volume，GTV）：肿瘤的临床灶，为一般诊断手段（包括 CT、MRI）能够诊断出的可见的具有一定形状和大小的恶性病变范围。

临床靶区（clinical target volume，CTV）：按一定的时间剂量模式给予一定量的肿瘤的临床灶和亚临床灶及肿瘤可能侵及的范围。所谓的亚临床灶，是指用一般检查方法不能发现，肉眼也看不到的，而且显微镜下也是阴性的病灶，这种病灶常位于主体周围或远隔部位。

内靶区（internal target volume，ITV）：考虑患者治疗中的呼吸运动或照射中 CTV 体积和形状变化所引起的 CTV 外边界运动的范围，也称内边界。ITV 的作用是保证 CTV 分次照射中得到最大可能的处方剂量照射。

计划靶区（planning target volume，PTV）：在实际照射中，不仅要考虑患者呼吸运动或器官运动引起的靶区形变，也要考虑患者分次治疗前摆位的误差对剂量的影响。因此，PTV 应该包括 CTV 本身、ITV，以及日常摆位误差。

治疗区：治疗计划中80%等剂量线所包括的范围，其形状和大小应尽可能与计划靶区相符。

照射区：治疗计划中50%等剂量线所包括的范围。

（六）放射治疗技术

1.普通放射治疗　是最早应用的放射治疗技术，它主要是由医师在模拟机下确定放射治疗的范围，或技师进行摄片后，制定组织挡铅，将挡铅置于放射治疗机机头来进行放射治疗。其是较早的放射治疗手段，目前主要用于大瘤体放射治疗或姑息性放射治疗，因其副作用较大，将来可能会逐步被精确放射治疗取代。

2. 三维立体适形放射治疗（3-dimensional conformal radiation therapy，3DCRT） 是应用多叶光栅代替手工制作的铅挡块以达到对射线的塑形目的，用计算机控制多叶光栅的塑形性，可根据不同视角靶体积的形状，在加速器机架旋转时变换叶片的方位调整照射野形状，使其完全自动化。3DCRT 将适形放射治疗技术提高到一个新的水平。近年来，影像诊断图像的计算机处理使得人体内的放射治疗靶区和邻近的重要组织器官可以三维重建，因而实现了临床上以三维放射治疗计划指导下的三维适形放射治疗。三维适形放射治疗的实施主要依靠如下 4 个方面的技术支持：

（1）多叶光栅系统（multi-leave collimators，MLC）：它的种类有多种，有手动、半自动和全自动。它的叶片大小和数目也不尽相同。MLC 系统的用途：代替铅挡块；简化不规则照射野的塑形过程，从而可以增加照射野的数目以改善对正常器官结构的屏蔽；应用多叶光栅的静止照射野和单一机架角度可用于调整线束平整度；叶片可在机架旋转时移动以适应对不规则肿瘤形状的动态调整。

（2）三维放射治疗计划系统：它的主要特点是在 CT 影像三维重建基础上的治疗显示（图1-2-5）。如射束方向观（BEV）显示功能，可以显示在任意射线入射角度时，照射野形状和肿瘤形状的符合程度及对邻近关键结构的屏蔽情况，是实现"适形照射"的关键功能。治疗方位的显示功能，可以显示在治疗室内任何方位所见的治疗情况，这一功能补偿了线束视角显示 BEV 的不足，尤其是设定射线等中心深度时能同时显示多个线束，可以对治疗技术做适当的几何调整。剂量 – 体积直方图显示功能，可以显示治疗计划的合理性，等剂量曲线包括治疗体积状态及对整个方案作出评价等。

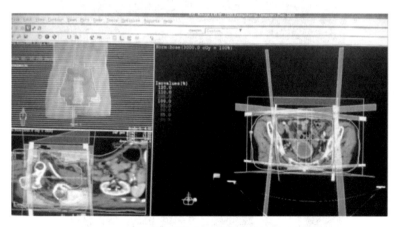

图 1-2-5　三维放射治疗计划系统的治疗显示

（3）计算机控制的放射治疗机：新一代的直线加速器、部分高档的 ^{60}Co 治疗机和后装治疗机是由计算机控制的。

（4）定位固定和验证系统：主要有用于增加重复摆位准确性的体部固定框架、头颈固定架、热塑性面膜、真空垫和限制内脏活动的装置；照射野的证实影像和一些验证设备。尽管三维适形放射治疗技术的临床应用获得了高剂量射线在靶区内均匀分布，同时最大限度地降低了对正常组织的照射，从理论上讲可以大大改善肿瘤的局控率，但是在临床实践中遇到的一个重要问题是：如何确定治疗体积的范围？对治疗体积边缘的认识和确定在很大程度上依赖于影像学技术和操作者对影像读片的水平，因此在三维适形放射治疗中，对治疗体积确定的准确程度与对肿瘤范围的认识密切相关。显然，现代的影像诊断技术对三维适形放射治疗的实施有着至关重要的作用。

3. 三维调强适形放射治疗（intensity-modulate radiation therapy，IMRT）   三维调强适形放射治疗与常规放射治疗相比其优势在于：

（1）采用了精确的体位固定和立体定位技术：提高了放射治疗的定位精度、摆位精度和照射精度。

（2）采用了精确的治疗计划：逆向计算，即医师首先确定最大优化的计划结果，包括靶区的照射剂量和靶区周围敏感组织的耐受剂量，然后由计算机给出实现该结果的方法和参数，从而实现了治疗计划的自动最佳优化。

（3）采用了精确照射：能够优化配置射野内各线束的权重，使高剂量区的分布在三维方向上可在一个计划时实现大野照射及小野的追加剂量照射。IMRT可以满足放射治疗科医师的"四个最"的愿望，即靶区的照射剂量最大、靶区外周围正常组织受照射剂量最小、靶区的定位和照射最准、靶区的剂量分布最均匀。其临床结果是：明显提高肿瘤的局控率，并减少正常组织的放射损伤（图1-2-6）。

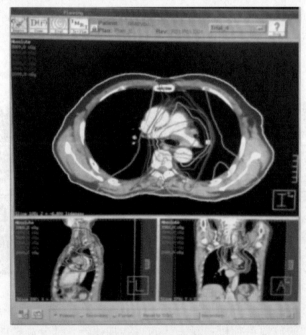

图 1-2-6   IMRT 精确照射

IMRT 的主要实现方式：①二维物理补偿器调强；②多叶准直器静态调强；③多叶准直器动态调强；④断层调强放射治疗；⑤电磁扫描调强放射治疗等。

国内外研究均显示，利用 IMRT 技术可改善靶区剂量分布，对危及器官的保护更好。国内有多家单位采用 IMRT 技术放射治疗鼻咽癌、乳腺癌、食管癌和肺癌等，都有肯定的初步结论。因此，IMRT 必将成为今后放射治疗的主流方式。

4. 图像引导放射治疗（image-guided radiation therapy，IGRT）

（1）IGRT 是在三维放射治疗技术基础上加入时间因素的概念，考虑了解剖组织在治疗过程中的运动和位移误差，如呼吸和蠕动运动、日常摆位误差、靶区收缩等，对放射治疗剂量分布和治疗计划的影响。在患者进行治疗前、治疗中利用各种先进的影像设备对肿瘤及正常器官进行实时监控，并能根据器官位置的变化调整治疗条件使照射野紧紧"追随"靶区，使之能做到真正意义上的精确治疗。

（2）IGRT 引导的 4DCRT 涉及放射治疗过程的所有步骤，包括患者四维 CT 图像获取、治疗计划、摆位验证和修正、计划修改、计划给予、治疗保证等方面，旨在减少靶区不确定性，将放射治疗过程中器官 / 靶区随时间而运动的全部信息整合到放射治疗计划中，提高放射治疗过程的精确性。

（3）在治疗机上安装兆伏级或 kV 级的 X 线电子射野影像系统（electronic portal imaging device，EPID）可实时监测和验证射野位置和野内剂量分布。

（4）将治疗机与影像系统相结合，每天治疗时采集影像学信息进行每日一靶即为 IGRT。目前较为先进的是将加速器与 CT 作为一体安装在同一室内，适用同一个床，摆位前进行 CT 扫描（螺旋或锥束容积扫描）等，CT 定位后把治疗床向前或旋转 180°，患者不用移动就可以完成定位与治疗。最新型的 CT 加速器已经投入临床应用。

（5）组合多种影像设备（CT/MRI/PET）的 IMRT 治疗机旨在提高影像融合准确性，以更好地勾画靶区。

5. 立体定向放射外科（SRS） SRS 的概念随着伽玛刀的发明和良好的治疗效果得以变成现实，已成为一门新的分支学科。围绕 SRS 的概念，不同医疗设备的发明及新技术相继出现。20 世纪 80 年代，Colombo 和 Betti 等对医用直线加速器加以改进，增加了立体定向系统和准直器，采用非共面多弧度小野三维集束照射病灶，取得了与伽玛刀类似的治疗效果。将这种经过改进的直线加速器称为 X- 刀。一般采用分次治疗，在学术界称为立体定向放射治疗（SRT）。20 世纪 90 年代逐渐成熟起来的直线加速器三维适形放射治疗和调强适形放射治疗技术、全身伽玛刀及体部伽玛刀等设备均属于立体定向放射治疗的范畴。其特征是三维、小野、集束、分次、大剂量照射（图 1-2-7）。

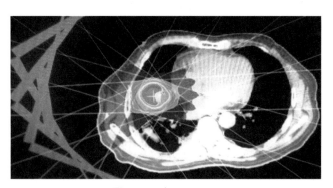

图 1-2-7 SRS 显示

根据单次剂量的大小和射野集束的程度，SRT 目前分为两类：第一类 SRT 的特征是使用三维、小野、集束、分次、大剂量（比常规分次剂量大得多）照射。此类均使用多弧非共面旋转聚焦技术，附加的三极准直器一般都为圆形。一般 X–刀、全身伽玛刀及体部伽玛刀等属于此类，但 X–刀在采用颅骨固定定位和单次大剂量治疗时可称为 SRS。第二类 SRT 是利用立体定向技术进行常规分次的放射治疗，3DCRT 特别是 IMRT 属于此类。

SRT 通过不同的技术尽量提高靶区的照射剂量，减少靶区外组织的受量。SRS 放射治疗计划靶区与周围正常组织剂量梯度差别大，目前 SRS 的主要缺点是定位不精确。

SRT 仅适用于体积上较小的病灶，如颅内小的垂体瘤、听神经瘤、动静脉畸形及转移瘤等，或者用于体积小的肿瘤如肝癌、肺癌等。

随着科学技术的发展，现代放射物理学也发展迅速，目前一些先进的放射治疗手段也在逐步研发中，如自适应放射治疗、质子放射治疗、术中放射治疗等。

计划的设计为确定一个治疗方案的全过程。随着现代医学物理学的发展，计划系统已成为整个放射治疗过程中的有机连接体的一个重要纽带。因此，真正意义的放射治疗计划应是确定一个治疗方案的量化过程，包括图像的输入及处理，物理师、医师对治疗方案的评估，计划确认及计划设计执行中精度的检查和误差分析。

四、放射治疗的质量控制和治疗保证

放射治疗的根本目标，无论是根治还是姑息，都要求给予临床靶区最大程度的处方量，而尽可能地减少正常组织的照射量。然而实现这个目标的关键是对整个治疗计划进行精心的设计和准确的执行。因此，采取必要的措施保证质量保证（quality assurance，QA）的执行是放射物理师重要的工作。

1. 质量保证 经过周密计划而制定的一系列必要的制度、规范或措施，以确保一项工程的各个环节均能够按照一定的标准准确安全地执行。

2. 质量评定 按一定的标准来度量和评价整个工程执行过程中的质量和效果。

3. 质量控制（quality control，QC） 在相应的环节上采取必要的措施以确保 QA 的充分和准确的执行。

执行质量保证的必要性有以下几方面。①保证治疗精度：提高治疗效果的基本的和必要的保证；②保证医学科研资料的严谨性和科学性：规范化的治疗过程便于学术交流；③减少资源浪费：前瞻性、大宗病例、多中心协作的科研原则需要具有统计学意义的科研资料；④减少医疗纠纷：是预防和减少医疗纠纷的有效措施。

第三章 放射治疗的实施

　　放射治疗的实施不同于其他临床操作和技能的实施，它是一种需要多部门、多人员参与才能实施的临床治疗。通常需要医师、物理师和技师的共同参与才能完成放射治疗的整个流程，具体如下：

　　1. 医师收治患者，对患者明确诊断、确定分期、明确病理、判定放射治疗的目的和范围，以及规划 GTV、CTV。

　　2. 医师选择治疗方式，适形照射或调强照射，常规照射或分割照射，体外照射或体内照射等。

　　3. 放射治疗技师制作患者固定装置，保证较好的重复性及固定性。

　　4. 技师模拟机下摄片或进行 CT 模拟扫描。

　　5. 物理师进行放射治疗计划的制订，包括制作挡铅或利用计划系统进行放射治疗计划的设计。

　　6. 物理师与医师共同进行计划的评估，确定后签字。

　　7. 在第一次放射治疗前由技师对患者进行位置验证，保证误差在允许范围内。

　　8. 技师对患者进行治疗及每次治疗前物理师进行 QA。

　　9. 放射治疗结束医师进行总结和随诊患者。

第四章 电离辐射诱发肿瘤

随着放射治疗设备和技术的不断进步，越来越多的肿瘤可以获得有效的控制；综合治疗成为普遍实施的策略而致毒性叠加；生活质量也越来越受到关注。电离辐射可以控制肿瘤，但同时又可能导致放射治疗所诱发的癌症（radiation-induced carcinogenesis，RIC）。例如：青少年女性的霍奇金淋巴瘤（HL）患者放射治疗后长期生存者，发生乳腺癌的风险高于普通人群；睾丸的精原细胞瘤患者放射治疗后可能诱发胃肠道和泌尿系统的恶性肿瘤和白血病。

继发性恶性肿瘤（second malignant neoplasm，SMN）被认为是遗传学缺陷表现的易感性倾向和主要是由于化学药物和电离辐射对原发疾病的临床治疗，或遗传学因素和医源性因素相互关联所导致的结果，RIC 则是其中的一部分。由于原发肿瘤及其治疗方式的不同，成年人所诱发的 SMN 多为上皮型，而儿童多为胚胎型或骨和软组织肉瘤。

除恶性肿瘤外，一些良性疾病的放射治疗，如儿童期头癣、胸腺过度增殖症；成人结核性关节炎、子宫内膜异位症、强直性脊柱炎、甲状腺增生、产后乳腺炎和乳腺小叶增生等，如果采用了放射治疗，也存在 RIC 的问题。据研究，女性 HL 患者接受斗篷野照射时，乳房会受到直接的照射，即使遮挡区也会受到 3% ～ 5% 的治疗剂量照射；当保乳手术或乳房切除术后辅助以放射治疗时，对侧乳房可能受到 5% ～ 10% 的治疗剂量照射；在上述两种情况中，部分肺也完全非目的性暴露于电离辐射中。在 SMN 中，乳腺癌和肺癌是常见的两种实体肿瘤形式，有报道认为乳腺癌放射治疗后对侧乳房发生 RIC 乳腺癌的相对危险度为 3.0 ～ 5.8，而 HL 放射治疗导致 RIC 乳腺癌发生的危险高于普通人群危险的 75 倍，尤其是患者处于青春期。

但是，电离辐射是一种弱致癌性因素，无论是动物实验或临床医疗中，真正诱发 RIC 的概率非常小，目前很难对电离辐射诱发的肿瘤进行监测。

第五章 展　望

　　近年来，由于医学影像学的发展，医学诊断技术的日臻精确，放射治疗有了快速的发展。特别是随着PET/CT或多功能MR技术进入放射治疗领域，使放射生物靶向治疗变得更加精准。物理剂量计算模式正逐渐向生物－物理－剂量模式过渡。图像引导技术的广泛开展，呼吸门控技术日臻完善，QA、QC的商品化都促使现代放射治疗技术飞速发展。有学者称21世纪是精确放射治疗的世纪，目前我国大多数地区已由二维放射治疗过渡到三维甚至四维放射治疗。我国放射治疗人员队伍在飞速壮大，放射治疗设备也在逐渐完善。但是在飞速发展的放射治疗事业中，仍存在诸多不足的地方，如我国与欧美发达国家相比放射治疗技术相距甚远，我国放射治疗人员的业务能力参差不齐，各地放射治疗水平差别甚大，放射治疗资源分配不合理等。在快速发展的机遇面前，我国放射治疗事业的发展仍面临巨大的挑战，因此我们应加强放射治疗队伍的培养，引进更为先进的放射治疗设备，努力进行开发和科研。相信在不久的将来，我国的放射治疗事业会迈上更高、更新的台阶，为人类造福。

基础物理学

第一节 物质结构

一、原子与原子核结构

原子是构成物体的微小单位，其大小是 10^{-10}m 数量级，由质子、中子和电子组成。质子和中子是已知核子，构成原子核。原子核大小是原子的万分之一，也就是 10^{-14}m 数量级；核周围是带负电荷的电子绕核运动。每个电子带有 $e=1.60219 \times 10^{-19}$C 的负电荷，质子带有一定的正电荷，而在原子核中质子数和核外电子数相同，因此，使得原子呈电中性。

一个原子的基本特征可以用符号 $_{Z}^{A}X$ 表示。其中，X 是元素符号；Z 是原子序数，表示原子核中质子的数量（或原子核外电子的数量）；A 是原子的质量数，也是原子核内的核子数。以上述形式表示的原子也称为核素。

基于原子核中中子和质子的不同比例，原子分类见表 2-1-1-1。

表 2-1-1-1 原子的类型

类别	描述	类别	描述
同位素	Z 相同，但中子数不同	同量异位素	A 相同，但 Z 不同
同中子异位素	中子数相同，但 Z 不同	异构体	原子的 A 和 Z 都相同，但原子核能级不同

二、轨道电子的分布

根据 1913 年由 Niels Bohr 提出的模型，电子在特殊的轨道上围绕着原子核旋转，并且因原子核所带的正电荷与电子所带的负电荷相互吸引产生的向心力而不脱离原子。原子核外电子的排列由量子力学的原则或泡利不相容原理决定。尽管电子的实际排列相当复杂和多变，还是可以通过分配电子到特殊的轨道来简化概念。最内层轨道或壳被称为 K 轨道，由内向外依次是 K、L、M、N、O、P 和 Q 轨道。一个轨道上所能容纳的最大电子数是 $2n^2$，其中 n 表示轨道的层数。

电子轨道也可以看作能级。在这种情况下，能量就是电子的电势能，从另一角度，也可以称之为电子的结合能。

三、原子、原子核能级

常通过已知的能级图来表示轨道电子的能级（图 2-1-1-1）。轨道的电子的结合能取决于原子核与轨道电子相互吸引的库仑力大小。因此，原子序数 Z 越大的原子的结合能越大，能量越低，因为原子核所带电量更多。在钨原子中（Z=74），位于 K、L、M 层的电子各自拥有约 69 500eV、11 000eV 及 2500eV 的结合能。其相应能级的能量分别是 −69 500eV、−11 000eV 及 −2500eV。电子填充壳层时按照从低能级到高能级的顺序以保证原子处于能量最低状态，这种状态称为基态。当电子获得能量，从低能级跃迁到高能级而使低能级出现空位时，称原子处于激发态。处于激发态的原子很不稳定，高能级电子会自发跃迁到低能级空位上而使原子回到基态，从而导致光辐射，这就是特征 X 射线的产生原理。释放的光辐射的能量将与跃迁发生的两轨道间的能量差相等。

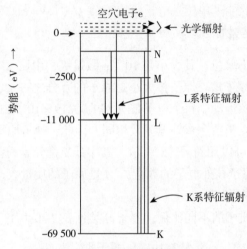

图 2-1-1-1　钨原子的能级示意图

　　原子核内部也存在类似原子的壳层结构和能级。每个壳层只能容纳一定数量的质子和中子。核子填充壳层的顺序也遵从低能级到高能级的顺序。当核获得能量，可以从基态跃迁到某个激发态。当它再跃迁回基态时，以 γ 射线形式辐射能量，能量值等于跃迁能级值之差。跃迁回基态的过程可以是一步完成，也可首先跃迁到其他较低的能级，再经数步回到基态。

四、原子质量及能量单位

　　大多数原子及粒子都被赋予了原子质量单位（u），其被定义为碳同位素 $^{12}_{6}C$ 原子重量的 1/12。它的基本换算为：

$$1u = \frac{1}{12}\, ^{12}_{6}C \text{ 原子质量} = \frac{1}{12} \times \frac{12}{N_A} = 1.66 \times 10^{-27}\,kg \qquad （公式 2-1-1-1）$$

以 u 方式表示的原子质量称为相对原子质量。

　　根据原子质量单位，原子中各粒子的质量是：电子 0.000548u，质子 1.007277u，中子 1.008665u，因此可认为原子核质量近似等于原子质量。

　　对于单质，设物理密度为 ρ，原子序数为 Z，摩尔质量为 M_A，根据阿伏伽德罗定律可计算得到：

$$单位体积中的原子数 = \frac{\rho}{M_A} N_A \qquad 单位体积中的电子数 = \frac{\rho Z}{M_A} N_A$$

$$每克原子数 = \frac{N_A}{M_A} \qquad 每克电子数 = \frac{Z}{M_A} N_A \qquad （公式 2-1-1-2）$$

所有元素（氢元素除外）的 $\frac{Z}{M_A}$ 近似为 0.5，并且随原子序数的增加而略有减小，因此各种材料的每克电子数均非常接近，并且也随原子序数的增加而略有减小。

和质量一样，能量也是物质的基本属性。能量的基本单位是焦耳（J）。然而，在原子及原子核物理学中更方便的能量单位是电子伏特（eV）（$1eV=1.602 \times 10^{-19}J$）。

根据爱因斯坦的质能等效原理，质量 m 等效于能量 E。它们的关系如下：

$$E = mc^2 \qquad （公式 2-1-1-3）$$

其中，c 是光速（$3 \times 10^8 m/s$）。

一个原子质量单位的能量是：

$$E = mc^2 = 1.66 \times 10^{-27} kg \times （3 \times 10^8 m/s）^2 = 1.49 \times 10^{-10}J = 931MeV \qquad （公式 2-1-1-4）$$

类似地，可计算得到电子、质子和中子的静止质量能量分别是 0.511MeV、938MeV 和 939MeV。

五、基本粒子

基本粒子就是没有已知亚结构的粒子。在过去，质子、中子和电子被认为就是基本粒子。随着质子和中子亚结构（夸克）的发现，它们不再被认为是基本粒子。现有两组粒子：费米子和波色子。费米子是角动量自旋为奇数半整数的物质或反物质粒子的统称，波色子是自旋为整数的任意粒子的统称。

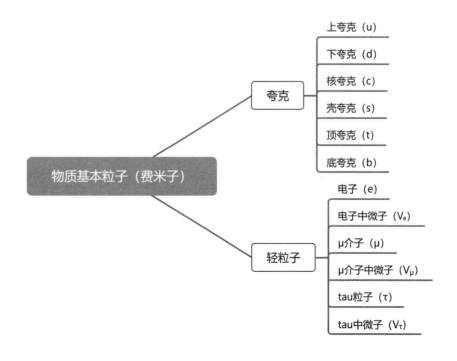

除上述 12 种物质基本粒子外，还有 12 种对应的反物质粒子。所以，就存在 6 种反夸克和 6 种反轻粒子。

另外，还存在有 13 种称为波色子的信使粒子，它们介导了 4 种自然力（电磁力、强核力、弱核力、重力）。Higgs 场弥漫于所有的空间，负责产生物质的质量。

有关基本粒子的特性在此不再介绍。

第二节　放 射 性

一、原子核的稳定性

实验已发现的核素约有 2000 种，其中只有近 300 种是稳定的，不稳定核素都会自发地放出射线，最终变为稳定核素。

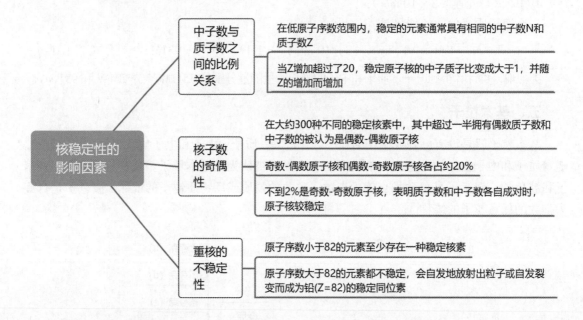

二、放射性度量

（一）衰变常数

放射性衰变的计算建立在简单的事实上，即每单位时间分裂的原子数（$\Delta N/\Delta t$）与当前的放射性原子数（N）成比例。用符号表示：

$$\frac{\Delta N}{\Delta t} = -\lambda N \qquad\qquad （公式 2-1-2-1）$$

其中，λ 称为衰变常数，表示单位时间内每个原子核衰变的概率，负号表示放射性原子的数目随时间减少。

如果 ΔN 和 Δt 足够小，以致于可以用其相应的微分 dN 和 dt 代替，那么就会变成一个微分方程，即：

$$N = N_0 e^{-\lambda t} \qquad （公式 2-1-2-2）$$

其中，N_0 是放射性原子的初始数目，e 表示自然对数（$e =2.718$）。

公式 2-1-6 说明放射性衰变服从指数规律。

（二）放射性活度

放射性活度是指一定量的放射性核素在一个很短的时间间隔内发生的核衰变数除以该时间间隔之商，可用公式表示为：

$$A = -\frac{\Delta N}{\Delta t} = \lambda N = \lambda N_0 e^{-\lambda t} = A_0 e^{-\lambda t} \qquad （公式 2-1-2-3）$$

其中，A 和 A_0 分别是 t 时刻和初始时刻的放射性活度。

放射性活度的国际单位制单位是贝可勒尔（Bq），在此之前，活度单位是居里（Ci），1Ci=3.7×10^{10}Bq。

放射性比活度是指单位质量放射源的放射性活度，其单位是 Bq/g。放射性比活度是衡量放射性物质纯度的指标。任何核素的放射源不可能全部由该种核素组成，而是被浓度大得多的相同元素的稳定同位素所稀释，还可能含有与放射性元素相化合的其他元素的一些稳定同位素，还会有衰变子核。含其他核素少的，放射性比活度就高，反之则低。

（三）半衰期和平均寿命

放射性物质半衰期（$T_{1/2}$）的定义是，活度或放射性原子数衰减至初始值一半所需的时间。将 $N = N_0/2$ 代入公式 2-1-2-2，得半衰期与衰变常数的关系为：

$$T_{1/2} = \frac{0.693}{\lambda} \qquad （公式 2-1-2-4）$$

一个半衰期后，物质的活度是最初的 1/2；两个半衰期后，仅是原来的 1/4，以此类推。因此，在 n 个半衰期后，物质的活度将下降至最初的 $1/2^n$。

平均寿命（T_a）是指放射性原子核平均生存的时间。假想放射源以与初始活度相同的恒定速率衰变，而且与从时间 $t=0$ 到 $t= \infty$ 呈指数衰变的特定放射源产生相同的衰变总数。因为初始活度 $=\lambda N_0$，且衰变总数必须等于 N_0，我们得到：

$$T_a \lambda N_0 = N_0 \text{ 或 } T_a = \frac{1}{\lambda} \qquad （公式 2-1-2-5）$$

由公式 2-1-2-4 $T_{1/2} = \dfrac{0.693}{\lambda}$ 可以得出：$T_a = 1.44 \, T_{1/2}$。

三、衰变类型

不稳定核素自发地放出射线，转变为另一种核素，这种现象称为放射性，这个过程称为放射性衰变，这些核素称为放射性核素。发生衰变前的核称为母核，发生衰变后的核称为子核，衰变过程中释放的能量称为衰变能。根据能量守恒定律，衰变能等于衰变前后诸粒子静止质量之差所对应的能量，并以子核和发射粒子动能的形式释放。如果衰变后的子核处于激发态，则激发态与基态能量之差也是衰变能的一部分。由于子核的质量往往远大于发射粒子的质量，因此发射粒子的动能近似等于衰变能或衰变能与子核的激发能之差，而子核的动能一般可以忽略。

原子序数 Z 和质量数 A 的放射性母核 X 通过下列衰变方式变成子核 Y：α、β^-、β^+、γ 衰变和电子俘获和内转换。

（一）α 衰变

$$_{Z}^{A}\text{X} \rightarrow {_{Z-2}^{A-4}\text{Y}} + {_{2}^{4}\text{He}}(\alpha) \qquad （公式 2-1-2-6）$$

其中，$_{2}^{4}\text{He}(\alpha)$ 是一个 4He 核，也称作 α 粒子。α 衰变的一个例子是 ^{226}Ra 衰变成 ^{222}Rn，半衰期 1600 年：

$$_{88}^{226}\text{Ra} \rightarrow {_{86}^{222}\text{Rn}} + {_{2}^{4}\text{He}} \qquad （公式 2-1-2-7）$$

（二）β^- 衰变

$$_{Z}^{A}\text{X} \rightarrow {_{Z+1}^{A}\text{Y}} + \beta^- + \bar{\nu}_e \qquad （公式 2-1-2-8）$$

一个中子转变成一个质子和一个电子 β^-，并从原子核中发射出反中微子 $\bar{\nu}_e$ 带走部分能量。β^- 衰变的一个例子是 ^{60}Co 核素衰变到 ^{60}Ni 激发态，半衰期为 5.26 年：

$$_{27}^{60}\text{Co} \rightarrow {_{28}^{60}\text{Ni}}^* + \beta^- + \bar{\nu}_e \qquad （公式 2-1-2-9）$$

（三）β^+ 衰变

$$_{Z}^{A}\text{X} \rightarrow {_{Z-1}^{A}\text{Y}} + \beta^+ + \nu_e \qquad （公式 2-1-2-10）$$

一个质子转变成一个中子和一个正电子 β^+，并从原子核中发射出中微子 ν_e 带走部分能量。β^+ 衰变的一个例子是 ^{13}N 衰变到 ^{13}C：

$$_{7}^{13}\text{N} \rightarrow {_{6}^{13}\text{C}} + \beta^+ + \nu_e \qquad （公式 2-1-2-11）$$

（四）γ 衰变

$$_{Z}^{A}\text{X}^* \rightarrow {_{Z}^{A}\text{X}} + \gamma \qquad （公式 2-1-2-12）$$

一般由 β^- 或 β^+ 衰变产生激发态的原子核 $_{Z}^{A}\text{X}^*$，通过发射一个或几个 γ 光子到达基态 $_{Z}^{A}\text{X}$。γ 衰变的一个例子是由 ^{60}Co 进行 β^- 衰变产生激发态的 $_{28}^{60}\text{Ni}^*$，通过发射能量分别为 1.17MeV 和 1.33MeV 的两个 γ 射线，跃迁到稳定的 $_{28}^{60}\text{Ni}^*$。

（五）内转换

$$_Z^A X^* \rightarrow {}_Z^A X + e_K^-$$ （公式 2-1-2-13）

除了发射光子，还可能原子核跃迁能量传递给 K 壳层轨道电子而将其发射出，这个电子的动能等于跃迁能量减去轨道电子结合能。K 壳层空穴被更高能级的轨道电子填充，跃迁能量以特征光子或俄歇电子形式放出。内转换的一个例子是由 ^{125}I 发生电子捕获，生成激发态的 ^{125}Te，再通过发射 35keV 的 γ 射线（7%）和内转换电子（93%）衰变到稳定的 ^{125}Te。

（六）电子捕获

$$_Z^A X + e_K^- \rightarrow {}_{Z-1}^A Y + \nu_e$$ （公式 2-1-2-14）

原子核捕获一个自身的 K 层轨道电子，一个质子转变成一个中子并发射出一个中微子 ν_e。电子捕获的一个例子是 ^{125}I 衰变成 ^{125}Te 激发态，后者通过 γ 衰变和内转换衰变到 ^{125}Te 基态：

$$_{53}^{125} I + e_K^- \rightarrow {}_{52}^{125} Te^* + \nu_e$$ （公式 2-1-2-15）

K 壳层空穴被更高能级的轨道电子填充，跃迁能量以特征光子或俄歇电子形式从原子中释放。

四、递次衰变和放射平衡

（一）递次衰变和衰变系列

放射性核素转变为稳定核素时，通常需要经历多次衰变过程才能完成。这种连续的衰变过程被称为递次衰变。在递次衰变的过程中，会形成一系列不同的核素，这个系列被称为衰变系列。

（二）平衡状态和子核活度

当母核的半衰期比子核长时，在一定时间后，会达到平衡状态。在这个状态下，子核活度与母核活度的比值将保持恒定，成为一个恒量。这表示虽然母核仍在衰变，但由于新产生的子核与已衰变的子核数量相等，总体上看子核的数量保持稳定。

（三）子核的表观衰变率和母核的特性

子核的表观衰变率（单位时间内发生的衰变事件数）取决于母核的半衰期或衰变率。如果母核的半衰期不比子核长很多，建立的平衡类型称为暂时平衡。在暂时平衡条件下，子核的生成速率和衰变速率大致相等，从而维持了一个相对稳定的子核活度。

（四）长期平衡和母核的半衰期

如果母核的半衰期比子核长得多，就会产生所谓的长期平衡。在长期平衡条件下，母核的衰变速率远慢于子核的生成速率，导致母核的衰变可以忽略不计，同时子核活度保持相对稳定。

综上所述，放射性核素经过递次衰变转变为稳定核素的过程形成了衰变系列。母核的半衰期与子核的关系决定了平衡状态的类型，即暂时平衡或长期平衡。子核的表观衰变率取决于母核的半衰期或衰变率。

当 X 射线或 γ 射线穿过介质时，光子和介质发生相互作用，结果把能量传递给介质。在能量递给的初始伴随着吸收介质原子的电子弹射，这些高速电子沿途通过产生电离或原子激发而传递能量。如果吸收介质是身体组织，这些能量沉积在细胞内，可能会破坏细胞的再生能力。然而，绝大部分的能量转换成热量，没有产生生物效应。

第一节　带电粒子与物质的相互作用

一、基本粒子的种类和物理特性

电子、质子、中子、光子、π 介子和其他一些粒子被认为是物质结构的基本单元，故称其为基本粒子。比较稳定的、寿命较长的基本粒子共有 30 多种，表 2-2-1-1 所列的是放射物理中涉及的基本粒子。

表 2-2-1-1　重要基本粒子的特性

名称	质量	电荷	特性
质子 p	1.007 277u	+1	构成原子核的基本单元，质子束用于放射治疗
中子 n	1.008 665u	0	构成原子核的基本单元，中子束用于放射治疗
电子 e^-、$β^-$	0.000 548u	−1	电子质量与核子相比很小，医用加速器产生的电子束广泛用于放射治疗
正电子 e^+、$β^+$	0.000 548u	+1	正电子质量和电量均与电子相同，但电性相反，用于核医学
光子 γ、X	0	0	光子束是放射治疗中应用最广的一种射线
中微子 ν 反中微子 $\bar{ν}$	小于电子质量的 1/8000	0	因中微子不带电，并且质量和磁矩几乎为零，科学界为证明其存在曾进行过大量实验
μ 介子（$μ^+$、$μ^-$）	207m_e	+1 或 −1	μ 介子不稳定，会自发衰变为电子和中微子，反应式分别为 $μ^+ → e^+ + 2ν$，$μ^- → e^- + 2ν$
π 介子（$π^+$、$π^-$、$π^0$）	273m_e 273m_e 265m_e	+1 −1 0	π 介子是高能光子束或质子束轰击靶物质的产物，很不稳定，会发生衰变反应： $π^+ → μ^+ + ν$，$π^- → μ^- + ν$，$π^0 → hv1 + hv2$ 负 π 介子可用于放疗

注：表中的符号 m_e 表示电子的静止质量。

二、带电粒子与物质相互作用的主要方式

具有一定能量的带电粒子入射到靶物质中，与物质原子发生作用，作用的主要方式有4种。

（一）带电粒子与核外电子的非弹性碰撞

当带电粒子从靶物质原子近旁经过时，入射粒子和轨道电子之间的库仑力使电子受到吸引或排斥，从而获得一部分能量。如果轨道电子获得足够的能量，就会引起原子电离，则原子成为正离子，轨道电子成为自由电子。如果轨道电子获得的能量不足以电离，则可以引起原子激发，使电子从低能级跃迁到高能级。处于激发态的原子很不稳定，跃迁到高能级的电子会自发跃迁到低能级而使原子回到基态，同时释放出特征 X 射线或俄歇电子，X 射线能量或俄歇电子动能等于高低能级能量的差值。如果电离出来的电子具有足够的动能，能进一步引起物质电离，则称它们为次级电子或 δ 电子。由次级电子引起的电离称为次级电离。

带电粒子因与核外电子的非弹性碰撞，导致物质原子电离和激发而损失的能量称为碰撞损失或电离损失。线性碰撞阻止本领〔用符号：S_{col} 或 $\left(\dfrac{\mathrm{d}E}{\mathrm{d}l}\right)_{col}$ 表示〕和质量碰撞阻止本领

〔用符号 $\left(\dfrac{S}{\rho}\right)_{col}$ 或 $\dfrac{1}{\rho}\left(\dfrac{\mathrm{d}E}{\mathrm{d}l}\right)_{col}$ 表示〕是描述电离（碰撞）损失的两个物理量。线性碰撞阻止本领是指入射带电粒子在靶物质中穿行单位长度路程时电离损失的平均能量，其 SI 单位是 $J \cdot m^{-1}$，还常用到 $MeV \cdot cm^{-1}$ 这一单位。质量碰撞阻止本领等于线性碰撞阻止本领除以靶物质的密度，其 SI 单位是 $J \cdot m^2 \cdot kg^{-1}$，还常用到 $MeV \cdot cm^2 \cdot g^{-1}$。

重带电粒子质量碰撞阻止本领可表示如下：

$$\left(\frac{S}{\rho}\right)_{col} = \frac{1}{\rho}\left(\frac{\mathrm{d}E}{\mathrm{d}l}\right)_{col} = 4\pi r_e^2 Ne \frac{z^2 \mu_e}{\beta^2}\left[\ln\frac{2\mu_e\beta^2}{I(1-\beta^2)} - \beta^2 - \sum_i \frac{c_i}{Z}\right] \quad （公式 2-2-1-1）$$

式中 r_e 为电子的经典半径；Ne 为靶物质的每克电子数；μ_e 为电子的静止能量，$\mu_e = m_e C^2$；Z 为带电粒子的电荷数；β 为入射粒子速度与光速之比，I 为靶物质原子的平均激发能，$\sum_i \dfrac{c_i}{Z}$ 为壳修正项，是当入射粒子速度不能满足靶原子内层电子轨道速度这一条件时，因束缚得很紧的内层电子不能参与对入射粒子的阻止作用而引入的修正项。

由公式 2-2-1-1 可以得出如下三点结论：

1. 电离损失近似与重带电粒子的能量成反比，这是因为带电粒子速度越慢，与轨道电子相互作用的时间越长，轨道电子获得的能量就越大；

2. 电离损失与物质的每克电子数成正比；

3. 电离损失与重带电粒子的电荷数平方成正比。

（二）带电粒子与原子核的非弹性碰撞

当带电粒子从原子核附近掠过时，在原子核库仑场的作用下，运动方向和速度发生变化，此时带电粒子的一部分动能就变成具有连续能谱的 X 射线辐射出来，这种辐射称为韧致辐射。

与线性碰撞阻止本领、质量碰撞阻止本领类似，用线性辐射阻止本领［用符号：S_{rad} 或 $\left(\dfrac{dE}{dl}\right)_{rad}$ 表示］和质量辐射阻止本领［用符号 $\left(\dfrac{S}{\rho}\right)_{rad}$ 或 $\dfrac{1}{\rho}\left(\dfrac{dE}{dl}\right)_{rad}$ 表示］来描述单位路程长度和单位质量厚度的辐射能量损失。

$$\left(\frac{S}{\rho}\right)_{rad} \propto \frac{z^2 Z^2}{m^2} NE \qquad （公式 2-2-1-2）$$

由公式 2-2-1-2 可以得出以下三点结论：

1. 辐射损失与入射带电粒子的 m^2 成反比，轻带电粒子的辐射损失比重带电粒子的韧致损失大得多（如相同能量的电子的辐射损失要比质子大 100 万倍），重带电粒子的韧致辐射引起的能量损失可以忽略；

2. 辐射损失与 Z^2 成正比，说明重元素物质中的韧致辐射损失比轻元素物质大；

3. 辐射损失与粒子能量成正比，这与电离损失的情况不同。

（三）带电粒子与原子核的弹性碰撞

当带电粒子与靶物质原子核库仑场发生相互作用时，尽管带电粒子的运动方向和速度发生了变化，但不辐射光子，也不激发原子核，则此种相互作用满足动能和动量守恒定律，属弹性碰撞，也称为弹性散射。碰撞发生后，绝大部分能量由散射粒子带走。重带电粒子由于质量大，与原子核发生弹性碰撞时运动方向改变小，散射现象不明显，因此它在物质中的径迹比较直。相反，电子质量很小，与原子核发生弹性碰撞时运动方向改变可以很大，而且还会与轨道电子发生弹性碰撞。经多次散射后，电子的运动方向偏离原来的方向，最后的散射角可以大于 90°，甚至可能是 180°，因此它在物质中的径迹很曲折。散射角小于 90°、接近 90°、大于 90° 时的多次散射分别称为前向散射、侧向散射和反向散射。

弹性碰撞发生的概率与带电粒子的种类和能量有关。只有当带电粒子的能量很低，其速度比玻尔轨道的电子速度 v_0（2.183×10^3cm/s）小很多时，才会有明显的弹性碰撞过程。

（四）带电粒子与原子核发生核反应

当一个重带电粒子具有足够高的能量（约 100MeV），并且与原子核碰撞距离小于原子核的半径时，如果有一个或数个核子被入射粒子击中，它们将会在一个内部级联过程中离开原子核，其飞行方向主要倾向于粒子入射方向。失去核子的原子核处于高能量的激发态，将通过发射所谓的"蒸发粒子"（主要是一些较低能量的核子）和 γ 射线而退激。当核反应发生时，入射粒子的一部分动能被中子和 γ 射线带走，而不是以原子激发和电离的形式被局部吸收，因此这将影响吸收剂量的空间分布。对于质子束，如果在计算剂量时未考虑核反应，计算值将会偏高 1% ～ 2%。对于电子束，核反应的贡献相对于韧致辐射完全可以忽略。

三、总质量阻止本领

总质量阻止本领定义为带电粒子在密度为 ρ 的介质中穿过路程 $\mathrm{d}l$ 时，一切形式的能量损失 $\mathrm{d}E$ 除以 $\rho \mathrm{d}l$ 而得的商，用符号 $\dfrac{1}{\rho}\left(\dfrac{\mathrm{d}E}{\mathrm{d}l}\right)$ 或 $\left(\dfrac{S}{\rho}\right)$ 表示。

当电子能量低时，电离损失占优势；当能量变高时，辐射损失变得重要。这种电离损失与辐射损失相等时的电子能量称为临界能量。随物质的原子序数或有效原子序数增加，电子的临界能量减少（表 2-2-1-2）。

表 2-2-1-2　电子在某些物质中的临界能量

物质	临界能量（MeV）	物质	临界能量（MeV）
水	150	铝	60
空气	150	铅	10

四、质量角散射本领

当一平行电子束垂直入射到一吸收块时，通过上述 4 种作用形式，一部分会被吸收，余下的部分会经多次散射后从吸收块另一侧飞出。这些散射电子的飞行方向可能各不相同，从而形成一个散射角的概率分布。这种分布的基本特征可用国际辐射单位和测量委员会（Internation Commission on Radiation Units & Measurements, ICRU）定义的质量角散射本领来描述。质量角散射本领定义为均方散射角 $\overline{\theta^2}$ 除以吸收块密度 ρ 和厚度 l 之积所得的商，即 $\dfrac{\overline{\theta^2}}{\rho l}$。

质量角散射本领与原子序数的平方成正比，因此当相同能量的电子入射到高原子序数材料的吸收块时要比入射到低原子序数材料的吸收块时被散射得更厉害；质量角散射本领与入射电子的动量平方近似成反比，因此随电子能量增加，质量角散射本领减小。

五、重带电粒子的相互作用

带电粒子因电离作用引起的能量损失速率或阻止本领与粒子电荷的平方成正比，并与其速度的平方成反比。因此，当粒子速度慢下来，其能量损失速率增大，介质的电离和吸收剂量也增大。如图 2-2-1-1 中所看到的，在水中沉积的剂量起初随着深度慢慢增加，然后在射程尽头附近跌落至零之前急剧增加。在粒子射程尽头附近的这个剂量吸收峰值称为布拉格（Bragg）峰。

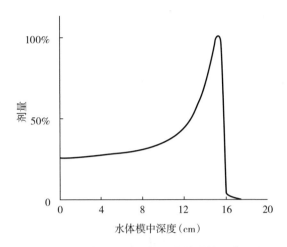

图 2-2-1-1　带电重粒子深度剂量分布的特性，表现为 Bragg 峰

由于布拉格峰效应和最小化散射，质子束和重带电粒子射束在放射治疗中有一个极受欢迎的优越性——将剂量集中在靶区并使周围正常组织剂量最小化的性能。

六、电子的相互作用

电子穿过物质时与物质间的相互作用和重粒子相似。由于电子质量较小，会遭遇更多重散射和运动方向的改变，在电子慢化过程中方向的多次变化消除了 Bragg 峰。在水或软组织中，像其他带电粒子一样，电子主要通过电离和激发损失能量。这样在介质中导致能量的沉积或剂量的吸收。电离过程包括电子脱离原子，如果传递给轨道电子能量不足以克服结合能，电子从稳态被移置然后又回到稳态，这个作用过程称为激发。在电离过程中脱离电子偶尔具有足够的能量使另一轨道电子电离，这个被弹射电子称为二级电子或者 δ 线。

此外，因为电子质量小，电子可能与原子核电磁场作用而急剧减速，并通过韧致辐射损失部分能量。作为韧致辐射的结果，电子能量损失速率随着介质原子序数及电子能量的增加而增加。

第二节　X射线或γ射线与物质的相互作用

一、电离

1. 电子和质子的电离过程　中性原子获得正电荷或负电荷时形成离子。脱离的电子称为负离子，剩下的原子是正离子。在某些情况下，中性原子可能获得一个电子形成负离子。

2. 直接致电离辐射粒子　带电粒子如电子、质子、α 粒子等穿过物质产生电离。入射粒子在介质中逐渐释放能量，有足够能量使另一轨道的电子电离。弹射出去的电子具有足够能量使另一轨道的电子电离，称为 δ 线。入射粒子传递给电子的能量不足以使其弹射出去，只是使其跃迁至较高能级，称为激发。

3. 间接致电离辐射粒子　不带电粒子如中子、光子与物质相互作用，使原子直接释放电离粒子。光子与物质相互作用通过光电效应、康普顿效应和电子对效应等产生高速电子。

二、光子束的衰减

测量光子束衰减特性的实验装置如图 2-2-2-1 所示，一窄束单能光子从可调节厚度的吸收体上入射，探测器与放射源的距离固定在某一长度，并且与吸收体的距离足以只使原发光子（直接穿过而没有与吸收体发生相互作用的光子）进入探测器。假设这个装置不会检测到吸收体产生的任何散射线，那么光子与原子相互作用后，要么被完全吸收，要么散射离开探测器。

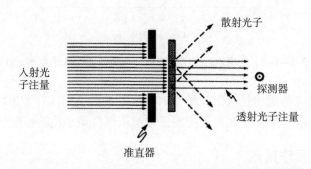

图 2-2-2-1　研究吸收体对窄束光子衰减的实验装置示意图

在此条件下，减少的光子数（dN）与入射光子数（N）和吸收体厚度（dx）成正比：

$$dN=-\mu Ndx \qquad （公式 2-2-2-1）$$

μ 是比例常数，称为衰减系数，负号表示光子数目随着吸收体厚度的增加而减少。也可用强度（I）来表示：

$$dI=-\mu I_0 dx \qquad （公式 2-2-2-2）$$

如果厚度 x 用长度表示，μ 称为线性衰减系数，解算衰减微分方程式可得出下式：

$$I(x)=I_0 e^{-\mu x} \qquad （公式 2-2-2-3）$$

$I(x)$ 是穿过 x 厚度后的强度，I_0 是在吸收体上的入射强度。如果以 x 为函数对窄束单能射束的强度 $I(x)$ 绘半对数图（图 2-2-2-2A），结果是一条直线，表明单能射线束呈指数衰减。

半价层（half-value layer，HVL）定义为使射束强度衰减至一半所需的吸收体厚度。半价层可用下式表示：

$$HVL=0.693/\mu \qquad （公式 2-2-2-4）$$

指数衰减严格上只适用于单能射束。图 2-2-2-2B 适用于单能射束或吸收体半价层厚度不变的射束的通用衰减曲线。这种曲线可用来计算穿透强度减少至入射强度预期百分值所需的半价层数目。

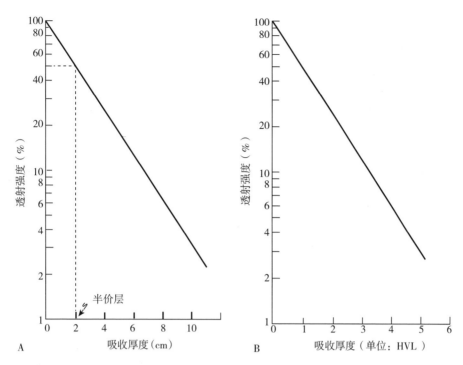

图 2-2-2-2　A. 窄束单能光子束对于吸收体厚度的百分穿透图示，线质和吸收材料为 HVL=2cm，μ =0.347cm^{-1}；B. 吸收体厚度以半价层（HVL）为单位的窄束单能射线穿透百分比通用衰减曲线

　　实际上 X 线机产生的射束由光子能量谱组成，并不呈指数衰减。因为穿透强度的半对数图不是一条直线。衰减曲线的斜率随着吸收体厚度的增加而减小，因为低能光子首先被吸收体或滤过器吸收了。第一半价层定义为把入射束强度减小 50% 所需的材料厚度，第二半价层是在第一半价层基础上射束的强度再减小 50% 所需材料的厚度。通常多能射束的第一半价层会小于随后的其他半价层。因为滤过器增厚，透过射束平均能量也增加或线束愈加变硬。因此增加 X 线束的滤过，其穿透能力提高或其半价层增大。

三、系数

（一）衰减系数

　　线性衰减系数 μ，单位为 cm^{-1}，其值通常取决于光子能量和吸收材料的性质。既然物质厚度 x 产生衰减，衰减取决于该厚度物质里的电子数，所以 μ 决定于物质的密度；因此，将 μ 除以 ρ，其结果 μ/ρ 这个系数与密度无关，μ/ρ 称为质量衰减系数。因为密度的影响被消除了，质量衰减系数 μ/ρ 只与光子线能量和物质原子序数有关。

　　衰减过程或衰减系数代表每单位厚度使光子减少的分数。

（二）能量转移系数

　　光子与物质的电子发生作用，将部分或全部能量转换成电子的动能。如果光子只把部分能量给予电子，那它丢失部分能量并散射开；这些散射光子再次通过相互作用把部分或全部能量传递给电子。这样，一个光子可能经历一次或多次相互作用而把它损失的能量转换成电子动能。

假设一束光子穿过物质，那么光子传递给每单位吸收厚度带电粒子动能的能量分数称为能量转移系数（μ_{tr}）。这个系数与μ的关系如下式：

$$\mu_{tr} = \frac{\overline{E_{tr}}}{h\nu}\mu \qquad (公式\ 2\text{-}2\text{-}2\text{-}5)$$

其中，$\overline{E_{tr}}$是每次相互作用传递给带电粒子动能的平均能量。μ_{tr}/ρ称为质量能量转移系数。

（三）能量吸收系数

受激于光子的大多数电子与物质电子发生非弹性碰撞（电离或激发）而损失能量，少数（取决于物质的原子序数）与原子核产生韧致辐射作用而损失能量。韧致辐射能量以 X 线的形式从轨迹体积辐射出去，不计算在局部体积的吸收能量内。

能量吸收系数（μ_{en}）定义为能量传递系数与（$1-g$）的乘积，g 是在物质中传递给产生韧致辐射的次级带电粒子的能量分数。

$$\mu_{en} = \mu_{tr}(1-g) \qquad (公式\ 2\text{-}2\text{-}2\text{-}6)$$

如前述，质量能量吸收系数为 μ_{en}/ρ。

与软组织或低原子序数（Z）物质发生作用后，大多数电子的能量几乎全部通过电离碰撞损失，韧致辐射可以忽略。因此，在这些条件下，$\mu_{en}=\mu_{tr}$。当次级粒子的能量和被穿透材料的原子序数都比较高时，这两个系数略有不同。能量吸收系数在放射治疗中是一个重要的量，也是一个在预测放射生物效应中非常重要的量，因其决定组织中吸收的能量值。

四、光子与物质的相互作用

吸收材料主要通过 5 种相互作用方式引起光子束衰减，它们分别是相干散射、光电效应、康普顿效应、电子对效应和光核反应。只有光子具有很高能量（> 10MeV），光子与原子核间的这种核反应才显得重要。各种方式有各自的衰减系数表示，各衰减系数因各自的特有方式，随着光子能量和吸收物质原子序数而不同。这些方式的衰减系数之和称为总衰减系数。

（一）相干（瑞利）散射

相干散射也称为经典散射或瑞利散射（图 2-2-2-3），这个作用过程可想象为电磁辐射的波象性。

这种相反作用包括电磁波从电子附近经过并使其振荡，振荡电子再辐射与入射电磁波相同频率的能量。这些散射光子与入射线有相同的波长，因此没有能量转变为电子动能，也没有能量被介质吸收，唯一的不同是光子以一小角度散射开。高原子系数物质和低能光子很可能发生相干散射。在放射治疗中，这种相互作用只在学术上具有重要性。

（二）光电效应

光电效应是光子与原子发生作用把轨道电子从原子弹射出去的现象（图 2-2-2-4）。在这一过程中，原子首先吸收光子的全部能量（$h\nu$），然后传递给其轨道电子。被弹射电子（成为光电子）的动能等于 $h\nu-E_B$，其中 E_B 为结合能。这种相互作用形式可发生在 K、L、M 和 N 壳层电子。

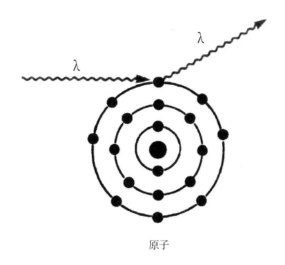

图 2-2-2-3　相干散射过程图示，散射光子与入射光子波长相同，没有能量转移

电子被弹射出原子，壳层中出现一个空穴，原子处于激发态。外壳层轨道电子填补该空穴并发射特征 X 线，也可能发射俄歇电子。俄歇电子是特征 X 线在原子内被吸收而产生的单能电子。由于软组织的 K 壳层结合能约只有 0.5keV，所以生物吸收体产生的特征光子能量很低，可以认为在局部被吸收。高能光子和高原子序数材料产生较高能量的特征光子，与光电子的射程相比，可长距离沉积能量。

光电吸收概率取决于光子能量（图 2-2-2-5）。图 2-2-2-5 中水代表与组织接近的低原子序数材料，而铅代表高原子序数材料。在对数坐标纸上，差不多是条斜率约为 -3 的直线，因此，对 τ/ρ 和光子能量给出下面关系式：

$$\tau/\rho \propto 1/E^3 \qquad （公式 2-2-2-7）$$

光电衰减强烈依赖于吸收材料的原子序数，下面的关系式大概表达了这种内在联系：

$$\tau/\rho \propto Z^3 \qquad （公式 2-2-2-8）$$

这种关系成为放射诊断学许多应用的基础。若光电效应是主要的相互作用形式，那么不同组织如骨、肌肉、脂肪等 Z 的差别增强了 X 线吸收差别。Z^3 这种依赖关系也应用在造影剂如 $BaSO_4$ 混合物和泛影钠中。在放射治疗中，浅层 X 线机产生的低能射线因 Z^3 这种关系在骨中导致不必要的大量 X 线能量吸收，合并得到下式：

$$\tau/\rho \propto Z^3/E^3 \qquad （公式 2-2-2-9）$$

光电效应过程中电子发射的角度依赖于光子能量，对于低能光子，光电子很可能与入射光子成 90° 方向发射。光子能量越高，光电子越朝向前的方向发射。

（三）康普顿效应

当入射光子与原子内一轨道电子发生相互作用时，光子损失一部分能量并改变运动方向，电子获得能量而脱离原子，这种作用过程就是康普顿效应。损失能量的光子称散射光子，获得能量的电子称反冲电子。相对康普顿效应占优势的光子能量范围，轨道电子结合能很小，因此可以忽略结合能的作用，把康普顿效应看作是光子和处于静止状态的自由电子之间的弹性碰撞（图 2-2-2-6）。

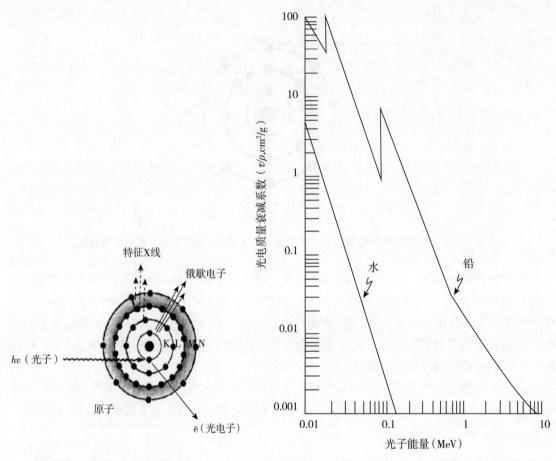

图 2-2-2-4　光电效应示意图　　　　　图 2-2-2-5　光电质量衰减系数（τ/ρ）与光子能量的函数图

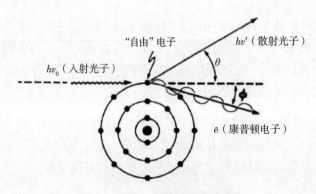

图 2-2-2-6　康普顿效应示意图

设散射光子与入射方向成 θ 角，反冲电子与入射方向成 ϕ 角，根据动量和能量守恒定律，可推导出散射光子能量 $h\nu'$ 和反冲电子能量 E 的计算公式：

$$E=hv\frac{\alpha(1-\cos\theta)}{1+\alpha(1-\cos\theta)}$$

$$hv'=\frac{hv_0}{1+\alpha(1-\cos\theta)}$$

（公式 2-2-2-10）

$$\cos\phi=(1+\alpha)\tan\frac{\theta}{2}$$

hv_0、hv' 和 E 分别为入射光子、散射光子和电子的能量，$\alpha=hv_0/m_0c^2$，其中 m_0c^2 是电子静止能量（0.511MeV）。

康普顿效应是光子与自由电子间的相互作用，这意味着入射光子能量必须远大于电子结合能。这与光电效应相反，当光子能量等于或略大于电子结合能时，发生光电效应可能性很大。因此，当光子能量增大超出 K 层电子结合能时，光电效应随着能量增高而迅速减少，同时康普顿效应变得很重要。然而，随着光子能量继续增高，康普顿效应也减少。

因为康普顿效应本质上涉及吸收材料的自由电子，所以不依赖于原子序数 Z。由此得出康普顿质量衰减系数（σ/ρ）不依赖于 Z 只依赖于每克电子数。尽管元素的每克电子数随着原子序数慢慢减少，但除氢外的大多数物质的每克电子数可认为近似相同。因此，一切材料的 σ/ρ 近似相同。

（四）电子对效应

如果光子能量大于 1.02MeV，光子可通过电子对产生机制与物质相互作用。如图 2-2-2-7 所示，当光子从原子核旁经过时，光子与原子核电磁场发生强烈作用丢失全部能量而产生由一个负电子（e^-）和一个正电子（e^+）组成的电子对。因为一个电子的静止能量等于 0.51MeV，所以产生电子对所需的最小能量是 1.02MeV。因此，电子对产生的阈能是 1.02MeV，超出阈能的光子能量分配给粒子的动能，电子对可得到的总动能等于（$hv-1.02$）MeV。相对于入射光子，电子对粒子趋向前的方向发射。

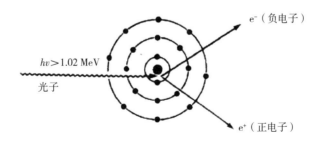

图 2-2-2-7　电子对产生过程示意图

尽管任何能量分配都可能发生，但最大的可能是每个粒子获得可得动能的一半。例如在极端的情况下，一个粒子可能得到全部的动能而另一个粒子却为零。正如爱因斯坦方程式 $E^2=mc^2$。

所以，电子对产生过程是能量转变成质量的一个例子。相反的过程是质量转换成能量，一个正电子与一个电子相结合产生两个光子的过程称为湮没辐射。

1. 湮没辐射　电子对效应过程产生的正负电子穿过物质时通过电离、激发、轫致辐射等与电子相互作用而减少其能量，当正电子停下来时，与附近的自由电子结合而产生两个能量为 0.51MeV 的湮没光子。因在这一过程中动量守恒，所以这两个光子的发射方向相反（图 2-2-2-8）。

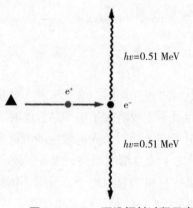

图 2-2-2-8　湮没辐射过程示意图

2. 电子对产生随能量和原子序数的变化　电子对效应是光子与原子核的电磁场相互作用的结果，原子的电子对效应截面与 Z^2 成正比，其关系式：

$$当\ hv > 2mc^2\ 时\ \sigma_p \propto Z^2 hv$$
$$当\ hv \gg 2mc^2\ 时\ \sigma_p \propto Z^2 \ln(hv)$$

（公式 2-2-2-11）

所以电子对效应随着原子序数增大发生概率迅速增大；当能量较低时，随光子能量成线性增加；当能量较高时，随光子能量变化逐渐变慢。这些关系如图 2-2-2-9 所示。对于达到20MeV 以上能量，全部材料的曲线几乎一致。对于更高能量，高 Z 材料的曲线跌落在低 Z 材料曲线的下方，因为核电荷被轨道电子屏蔽。

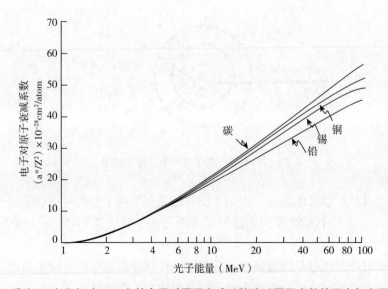

图 2-2-2-9　碳（$Z=6$）和铅（$Z=82$）的电子对原子衰减系数除以原子序数的平方与光子能量的关系图

（五）光核反应

光子与原子核作用引起的核反应称光核反应。光核反应是有阈能的反应。当光子能量大于阈能时，反应截面随光子能量增大而增大；当光子能量大于阈能数个 MeV 时，反应截面达到最大，此后随光子能量增大而减小。由于光核反应截面很小，在剂量学考虑中往往忽略光核反应的贡献。但在机房防护设计时，如果加速器光子能量大于 10MeV，则应考虑光核反应。

（六）不同相互作用形式的相对重要性

总质量衰减系数是 4 个单独衰减系数之和：

$$\underset{\substack{\text{总质量} \\ \text{衰减系数}}}{\mu/\rho} = \underset{\substack{\text{光电衰} \\ \text{减系数}}}{\tau/\rho} + \underset{\substack{\text{相关散射} \\ \text{衰减系数}}}{\sigma t/\rho} + \underset{\substack{\text{康普顿} \\ \text{衰减系数}}}{\sigma c/\rho} + \underset{\substack{\text{电子对效应} \\ \text{衰减系数}}}{\chi/\rho} \qquad （公式 2-2-2-12）$$

如前所述，相干散射只有在光子能量很低（＜10keV）和高 Z 材料条件时才重要，在治疗能量水平，相干散射系数经常可忽略。

图 2-2-2-10 为分别代表低原子序数的水和高原子序数的铅两种不同材料的总系数与能量的关系图。对于低能和高原子序数介质，质量衰减系数大，因为在这些条件下光电效应处于优势。衰减系数随着能量增加迅速减小，直到光子能量远超出电子结合能时，康普顿效应成为主要作用方式。在康普顿能量范围内，铅和水的 μ/ρ 没有太大区别，因为康普顿效应不依赖于原子序数；然而衰减系数随着能量增高而减小直到电子对效应成为主要方式。当能量远高于阈能（1.02MeV）时，电子对效应占优势。

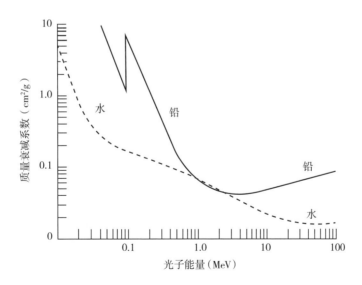

图 2-2-2-10　铅和水的总质量衰减系数与光子能量的关系图

第三节　中子与物质的相互作用

中子与物质的相互作用主要包括弹性散射、非弹性散射、吸收和俘获。

1. 弹性散射　中子在与原子核碰撞后改变方向和能量，但不改变其自身特性。弹性散射是中子与物质相互作用中最常见的过程之一。

2. 非弹性散射　中子在与原子核碰撞时能量损失，并可能激发或使原子核处于高能级状态。这种非弹性散射可以导致中子散射成 γ 射线。

3. 吸收　中子可以被物质吸收，其中一部分或者全部中子的能量会转化为原子核的内能或激发态。吸收截面取决于中子的能量及目标物质中特定核素的属性。

4. 俘获　某些核素对中子具有俘获能力，中子被核素俘获后与核反应生成新的核素。这个过程在核工程和放射治疗等领域具有重要的应用。

通过研究中子与物质相互作用的规律，可以对中子辐射的效应和防护进行评估，并应用于医学放射治疗、核材料检测等领域。

与 X 射线和 γ 射线一样，中子是间接致电离，它们与物质主要通过两个过程发生相互作用：①来自氢元素的反冲质子和来自其他元素的反冲重核；②核蜕变。第一个过程可比作撞球，在粒子碰撞后能量重新分配。如果碰撞粒子质量相同，能量转移非常有效率（如中子与氢核碰撞）。当中子与重核碰撞时损失很少的能量。中子束最有效的吸收体是含氢的材料如固体石蜡和聚乙烯。X 线很好的吸收材料——铅，对于中子是弱屏蔽材料。

高能中子束在组织中的沉积剂量主要通过反冲质子完成。由于脂肪比肌肉含氢成分高，中子束照射时脂肪比肌肉多吸收 20% 的剂量。中子产生的核蜕变导致重带电粒子、中子和 γ 射线的发射，并产生约 30% 的组织剂量。因为中子相互作用产生多种次级放射线，所以中子放射性测量比其他临床射线相对复杂。

第四节　射束特点的比较

X 射线和电子线是最常用的射束，但还没有一种放射线对放射治疗是理想的。它们各自有独特的特性，放射治疗射束的物理优势来自深度剂量分布和散射特点。从图 2-2-4-1 可以

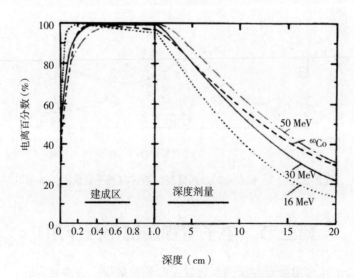

图 2-2-4-1　与 ^{60}Co γ 线对比，中子的深度剂量分布

看出中子线的深度剂量分布与 ^{60}Co γ 线相似。重带电粒子束用滤过器调节的布拉格峰值区域显示一个剂量分布平台和在射程外的锐利剂量跌落区。电子束在大约半射程内也有一个相对恒剂量区及在这半射程点后的剂量急剧跌落区，然而高能电子的剂量衰减特点是渐进的。质子在射程外维持了急剧的剂量跌落，并与能量无关（图 2-2-4-2）。

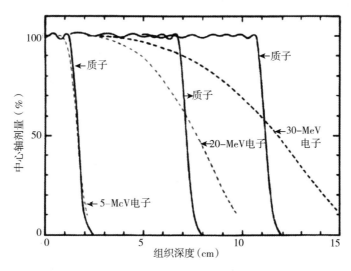

图 2-2-4-2　质子和电子的深度剂量分布对比

第一节　剂量学中的辐射量及其单位

一、粒子注量

粒子注量 Φ 是以入射粒子数目描述辐射场性质的一个量，它等于 dN 除以 $d\alpha$ 所得的商，即辐射场中以某一点为球心的一个小球，进入该小球的粒子数 dN 与其截面积 $d\alpha$ 的比值：

$$\Phi = \frac{dN}{d\alpha}$$

（公式 2-3-1-1）

粒子注量的单位为 m^{-2}。

单位时间内的粒子注量的增量，称为粒子注量率，单位为 $m^{-2} \cdot s^{-1}$。

二、能量注量

能量注量 Ψ 是以进入辐射场内某点处单位截面积球体的粒子总动能描述辐射场性质的一个量，它等于 dR 除以 $d\alpha$ 所得的商，dR 是进入截面积为 $d\alpha$ 的球体内的所有粒子的能量（不包括静止能量）之和。即：

$$\Psi = \frac{dR}{d\alpha}$$

（公式 2-3-1-2）

能量注量的单位为 $J \cdot m^{-2}$。

单位时间内的能量注量的增量，称为能量注量率，单位为 W/m^2 或 $J \cdot m^{-2} \cdot s^{-1}$。

三、照射量

照射量（exposure）X 等于 dQ 除以 dm 所得的商。即 X（γ）辐射在质量为 dm 的空气中释放的全部次级电子（正负电子）完全被空气阻止时，在空气中形成的同一种符号的离子总电荷的绝对值（不包括因吸收次级电子发射的韧致辐射而产生的电离）dQ 与 dm 的比值。即：

$$X = \frac{dQ}{dm}$$

（公式 2-3-1-3）

X 的单位为 $C \cdot kg^{-1}$。曾用单位为伦琴（R），$1R = 2.58 \times 10^{-4} C \cdot kg^{-1}$。

单位时间内照射量的增量，称为照射（量）率，单位为 $C \cdot kg^{-1} \cdot s^{-1}$（曾用单位 R·

s^{-1}）。

四、吸收剂量

吸收剂量（absorbed dose）D 等于 $d\bar{\varepsilon}$ 除以 dm 所得的商。即电离辐射给予质量为 dm 的介质的平均授予能 $d\bar{\varepsilon}$：

$$D=\frac{d\bar{\varepsilon}}{dm} \qquad （公式 2-3-1-4）$$

D 的单位为 $J \cdot kg^{-1}$，专用名为戈瑞（Gy），$1Gy=1J \cdot kg^{-1}$。

单位时间内吸收剂量的增量，称为吸收剂量率，单位为 $Gy \cdot s^{-1}$。

五、比释动能

比释动能（Kerma）是 kinetic energy released per unit mass 每个词第一个字母的缩写。

比释动能 K 等于 dE_{tr} 除以 dm 所得的商。即不带电电离粒子在质量为 dm 的介质中释放的全部带电粒子的初始动能之和：

$$K=\frac{dE_{tr}}{dm} \qquad （公式 2-3-1-5）$$

比释动能的单位是 $J \cdot kg^{-1}$，专用名是戈瑞（Gy）。

比释动能用以衡量不带电电离粒子与物质相互作用时，在单位质量物质中转移给次级带电粒子初始动能总和的多少的一个量。因此，与吸收剂量不同，比释动能只适用于间接致电离辐射，但适用于任何介质。

六、照射量、吸收剂量、比释动能的关系

（一）高能光子在介质中的能量转移和吸收

高能光子指的是放射治疗中所使用的 X 射线和 γ 射线。它在进入介质后和介质原子发生相互作用损失能量，可以分为两个步骤：①高能光子通过和核外电子作用，把全部或部分能量转移到次级电子；②大部分次级电子在它的运动径迹上再连续和介质中的核外电子作用，使得原子电离或激发，即能量被介质吸收，其余少部分次级电子和原子核作用，发生轫致辐射产生 X 射线。

从这个过程可以看出，高能光子损失的能量和介质吸收的能量在概念上有较大区别，高能光子在某点释放的能量一般不可能在释放点被吸收，即比释动能和吸收剂量完全不同；只有当光子能量很低，次级电子的射程很短，几乎在产生的同时就在原处释放全部能量，此时比释动能和吸收剂量在数值上相等。而在放射治疗的光子能量范围内，次级电子大多有一定的射程，会沿着它的运动径迹损失能量，同时次级电子能量的升高，产生轫致辐射损失的份额增加，所以只有在特定的条件下，吸收剂量才会和比释动能在数值上相等。

（二）电子平衡

某点的吸收剂量的能量来自该点周围的次级电子在此点的贡献，而比释动能是射线在该

点产生的次级电子的动能总和，所以在考虑两者相互关系时必须有附加条件，电子平衡就是其中最重要的一项。

如图 2-3-1-1 所示，在辐射场内的小体积 ΔV 内，有体积内产生的次级电子从体积内逃逸出去，也有体积外产生的次级电子在体积内沉积能量，次级电子的最大射程为 R_{max}。和 ΔV 相距 R_{max} 以内产生的次级电子皆有在 ΔV 内沉积能量的可能；如果逃逸出去的电子带走的次级电子动能和体积外产生的次级电子带入的动能相等，则认为此点存在电子平衡。

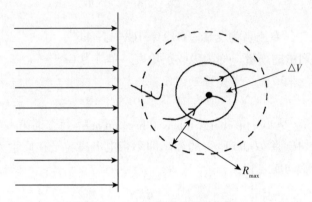

图 2-3-1-1   电子平衡示意图

电子平衡成立的条件是：①小体积 ΔV 周围的辐射场是均匀的，以使 ΔV 周围光子释放的电子注量率保持不变。这不仅要求 ΔV 周围的辐射场强度和能谱不变，还必须保证 ΔV 周围最大电子射程 R_{max} 内的介质是均匀介质。② ΔV 周围和介质边界的距离必须足够大，至少大于次级电子的最大射程 R_{max}。

（三）照射量和比释动能

在空气中，某点的照射量和能量注量有如下关系：

$$X = \Psi \cdot \left(\frac{\mu_{en}}{\rho} \right) \cdot \frac{e}{W} \qquad （公式 2-3-1-6）$$

式中，μ_{en}/ρ 为空气的质能吸收系数，e 为电子的电荷（1.6×10^{-19}C），W 为空气中形成一对离子所需要消耗的平均能量（目前认为其精确值为 33.97eV）。

$$K = \Psi \cdot \left(\frac{\mu_{tr}}{\rho} \right) \qquad （公式 2-3-1-7）$$

式中，μ_{tr}/ρ 为空气的质能转移系数。X（γ）射线在空气中产生的次级电子的能量大部分和空气中的核外电子发生非弹性碰撞，导致原子的电离和激发，小部分和原子核发生轫致辐射。据此把比释动能分为两个部分，即碰撞部分和辐射部分：

$$K = K_{col} + K_{rad} \qquad （公式 2-3-1-8）$$

设辐射部分占的份额为 g，则：

$$K = K_{col} / (1-g) \qquad （公式 2-3-1-9）$$

在电子平衡成立时，次级电子的碰撞能量损失和介质的吸收能量相等，即：

$$\frac{\mu_{en}}{\rho} = \left(\frac{\mu_{en}}{\rho}\right) \cdot (1-g) \qquad \text{（公式 2-3-1-10）}$$

由上面几个公式，可以得到在电子平衡成立的情况下比释动能和照射量之间的关系为：

$$X = K \cdot \frac{e}{W} \cdot (1-g) \qquad \text{（公式 2-3-1-11）}$$

（四）照射量和吸收剂量

当满足电子平衡条件时，空气中照射量（X）与吸收剂量（D_a）的关系式为：

$$D_a(\text{cGy}) = 0.876(\text{cGy/R}) \cdot X(\text{R}) \qquad \text{（公式 2-3-1-12）}$$

（五）吸收剂量和比释动能

由于光子束产生的带电粒子（比释动能）具有一定的能量，从而有一定的射程，所以导致介质中的能量吸收（吸收剂量）不是同时同处发生，用 $\beta = D/K_{col}$ 表示介质中吸收剂量和比释动能中的碰撞部分的比值。图 2-3-1-2 表示高能光子束照射到介质中时比释动能碰撞部分和吸收剂量随深度的变化情况。

如图 2-3-1-2 所示，光子束入射到介质之后，在表面 K_{col} 最大，随深度的增加，光子束不断衰减，比释动能不断降低；而由于次级电子随深度增加逐渐产生，吸收剂量在建成区（build-up）由低到高逐步达到最大值，然后逐渐衰减。在建成区，由于光子束释放的次级电子有一定的射程，导致部分能量被它后面的介质吸收，从而 $\beta < 1$；而在最大建成深度之后的平衡区，某点的吸收剂量是由该点之前的 K_{col} 所贡献，所以 $\beta > 1$；在最大深度剂量处（Z_{max}），电子平衡真正成立，比释动能碰撞部分和吸收剂量相等：

$$D = K_{col} = K \cdot (1-g) \qquad \text{（公式 2-3-1-13）}$$

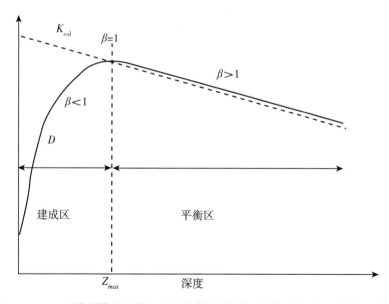

图 2-3-1-2　吸收剂量（实线）和比释动能碰撞部分（虚线）随深度的变化情况

高能光子束的建成区的存在对接受放射治疗的患者皮肤有较好的保护作用，实际测量时可以发现表面的剂量不为 0，大小和射线的能量、照射野的大小及照射条件皆有一定的关系，原因是高能光子束中存在各种原因导致的电子污染。

第二节 电离室测量吸收剂量原理

一、电离室的工作机制

电离室是一种用于测量辐射剂量的设备，由以下 3 个部分组成：放射性源、电极和电子学系统。其工作原理是：

1. 放射性源产生电离辐射，其中的电子和正离子通过电场被吸引到电极上。
2. 电极中的电离辐射产生的电荷会导致电流的变化，这个变化与辐射剂量有关。
3. 电子学系统测量并记录电离室中的电流变化，从而确定辐射剂量大小。

参照如图 2-3-2-1，两个互相平行的电极之间充满空气，虚线所包括范围，称为电离室灵敏体积。当电离辐射，如 X 或 γ 射线射入电离室的灵敏体积内，经与其中的空气介质相互作用，产生次级电子。这些电子在其运动径迹上使空气中的原子电离，产生一系列正负离子对。在灵敏体积内的电场作用下，电子、正离子分别向两极漂移，使相应极板的感应电荷量发生变化，形成电离电流。在电子平衡条件下测到的电离电荷，理论上应为次级电子所产生的全部电离电荷量。

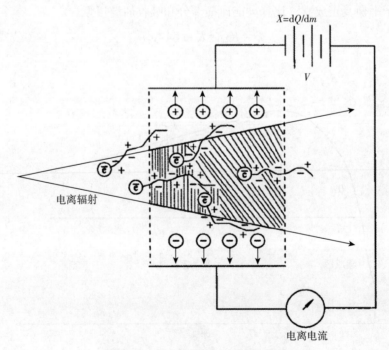

图 2-3-2-1 电离室工作原理示意图

在实际应用中，电离室的输出信号电流约在 10^{-10}A 量级，为弱电流。静电计是用来测量微电流的装置，与电离室连接的静电计是具有高增益、负反馈的运算放大器，它通过反馈通路上的标准电阻器或标准电容器测量电离室中的电流或某一固定时间间隔内收集到的电荷量。

自由空气或标准电离室是根据其定义在伦琴测量中使用的一种仪器。通常这种初级标准电离室只应用于为现场使用而设计的二级仪器的校准。这样，自由空气电离室装置主要用在一些国家标准实验室。

二、指形电离室

自由空气电离室比较精密，但在日常使用时太笨重，因此现场测量我们使用指形电离室，通常它们都具有以下特性：

1. 电离室的基本结构是由外部导电室壁和中心收集电极组成，室壁内是充满气体的空腔。室壁和收集电极之间由高绝缘材料分隔开，这样可以使电离室在加上极化电压时的漏电流减小。

2. 防护电极能够进一步减小电离室的漏电流。防护电极截断漏电流，并绕开收集电极，将漏电流导向地面。它还能确保电离室灵敏体积内的电场具有良好的均匀性，这样可以准确地收集电离电荷量。

3. 使用自由空气电离室测量剂量时，必须对温度和气压进行修正。这是因为当周围环境的温度和气压发生改变时，电离室气腔内的空气质量也会随之改变。

当前医院工作中常用的指形电离室，是由 Farmer 设计并由 Baldwin 最先制造出的灵敏体积为 $0.6cm^3$ 的电离室。

图 2-3-2-2 展示了一个典型的指形电离室。其壁形状像缝纫顶针，因此得名。指形壁的内表面涂上一层特殊的导电材料，形成一个电极。另一个电极是由低原子序数材料如石墨或铝等制成的杆，位于电离室的中央但与室壁相绝缘。在这两个电极间施加适当的电压以收集在气腔中产生的离子。在气腔空气中引起电离的大多数电子是从其周壁释放出来的（至少达到 2MeV 光子）。与自由空气电离室等效的指形电离室，其室壁必须空气等效，这个条件确保从室壁释放的电子能谱与空气中相似。最常使用的室壁材料是石墨（碳）、酚醛树脂或塑料，并在其内表面涂上一层石墨或酚醛树脂和石墨混合导电层。室壁的有效原子序数通常稍小于空气，接近于碳（$Z=6$），结果这种室壁在气腔中产生的电离比自由空气壁少。然而，通常较高原子序数材料的中央电极、电极的尺寸及其在电离室中的几何位置对低原子序数的室壁提供了补偿。

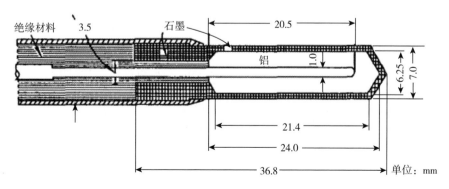

图 2-3-2-2　Farmer 型指形电离室基本结构示意图

三、电离室的工作特性

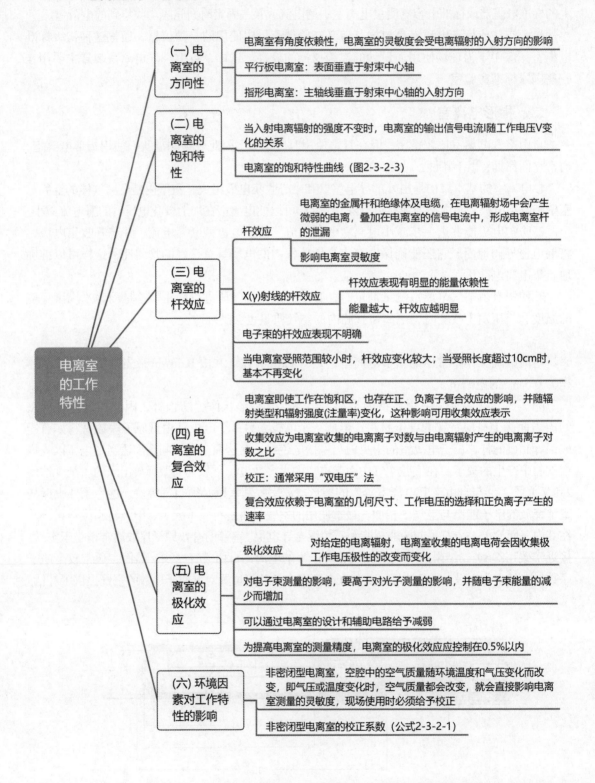

电离室
的工作
特性

(一) 电离室的方向性
- 电离室有角度依赖性，电离室的灵敏度会受电离辐射的入射方向的影响
- 平行板电离室：表面垂直于射束中心轴
- 指形电离室：主轴线垂直于射束中心轴的入射方向

(二) 电离室的饱和特性
- 当入射电离辐射的强度不变时，电离室的输出信号电流I随工作电压V变化的关系
- 电离室的饱和特性曲线（图2-3-2-3）

(三) 电离室的杆效应
- 杆效应
  - 电离室的金属杆和绝缘体及电缆，在电离辐射场中会产生微弱的电离，叠加在电离室的信号电流中，形成电离室杆的泄漏
  - 影响电离室灵敏度
- X(γ)射线的杆效应
  - 杆效应表现有明显的能量依赖性
  - 能量越大，杆效应越明显
- 电子束的杆效应表现不明确
- 当电离室受照范围较小时，杆效应变化较大；当受照长度超过10cm时，基本不再变化

(四) 电离室的复合效应
- 电离室即使工作在饱和区，也存在正、负离子复合效应的影响，并随辐射类型和辐射强度(注量率)变化，这种影响可用收集效应表示
- 收集效应为电离室收集的电离离子对数与由电离辐射产生的电离离子对数之比
- 校正：通常采用"双电压"法
- 复合效应依赖于电离室的几何尺寸、工作电压的选择和正负离子产生的速率

(五) 电离室的极化效应
- 极化效应
  - 对给定的电离辐射，电离室收集的电离电荷会因收集极工作电压极性的改变而变化
- 对电子束测量的影响，要高于对光子测量的影响，并随电子束能量的减少而增加
- 可以通过电离室的设计和辅助电路给予减弱
- 为提高电离室的测量精度，电离室的极化效应应控制在0.5%以内

(六) 环境因素对工作特性的影响
- 非密闭型电离室，空腔中的空气质量随环境温度和气压变化而改变，即气压或温度变化时，空气质量都会改变，就会直接影响电离室测量的灵敏度，现场使用时必须给予校正
- 非密闭型电离室的校正系数（公式2-3-2-1）

图 2-3-2-3 中 OA 段，电离室工作电压逐渐增高，离子或电子的飘移速度加大，逐渐克服复合与扩散作用的影响，输出信号电流也逐渐增加。AB 段内，由于复合与扩散影响已基本消除，信号电流不再随工作电压改变而保持稳定，此段称为电离室的饱和区。电离室正常工作时，其工作电压应处于这一范围。随着工作电压的继续提高，BC 段电离室内电场过强，因离子或电子运动速度加大，产生碰撞电离，离子对数目变大，信号电流急剧上升，超出电离室正常工作状态。

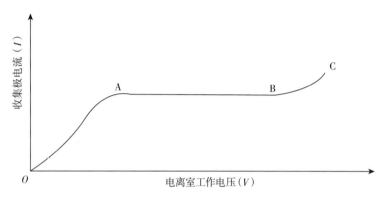

图 2-3-2-3　电离室的饱和特性曲线

$$K_{pt} = (273.2+t) / (273.2+T) \times (1013/p) \qquad （公式 2-3-2-1）$$

式中，T 为电离室在国家实验室校准时的温度，一般为 20℃ 或 22℃；t 为现场测量时的温度；p 为现场测量时的气压。

四、电离室测量吸收剂量的原理

根据电离室的工作原理，可以看出它的作用是用来测量电离辐射在空气中或在空气等效壁中产生的次级粒子的电离电荷。而在空气中每产生一正负离子对所消耗的电子动能，对所有能量的电子来讲，基本是一常数，即平均电离能为 $\dfrac{e}{W}$ =33.97J/C。显然用电离室测量吸收剂量可分为两步：首先测量由电离辐射产生的电离电荷，然后利用空气的平均电离能计算并转换成电离辐射所沉积的能量，即吸收剂量。

对中低能 X（γ）射线电子平衡能够建立，介质中的吸收剂量可用相同位置处的照射量进行转换。而对于高能电离辐射如电子和中子等，则需要引入布拉格 – 格雷（Bragg-Gray）空腔理论，它直接使用电离室在介质中的测量信号来计算剂量。然而 Bragg-Gray 空腔理论并未考虑在剂量仪灵敏体积内初级电子慢化中硬碰撞产生的次级电子（δ）。Spencer-Attix 理论则是更通用的公式，考虑了有足够能量来进一步在其自身体积中产生电离。

需要注意的是：

1. 对中低能 X（γ）射线吸收剂量的测量，首先测量的可以是照射量，但电离室壁材料不仅要空气等效，而且壁厚要满足电子平衡条件。

2. 用 Bragg-Gray 空腔理论测量吸收剂量时，就不需要电子平衡条件，因为根据空腔电离理论，气腔中产生的电离电荷量只和介质中实际吸收的能量有关。对低能 X（γ）射线吸收剂量测量时，只要电离室壁材料和空气等效，对空腔的大小没有特别的限制。如在空气中测量低水平辐射，电离室体积往往较大。

3. 用 Bragg-Gray 空腔理论测量高能电离辐射的吸收剂量时，气腔应足够小，一般要小于次级电子的最大射程，但也不能过份小，以致造成由次级电离产生的电子大量跑出气腔，而使 Bragg-Gray 关系式失效。

适用于放射治疗测量用的电离室和静电计的主要指标见表 2-3-2-1 和表 2-3-2-2。

表 2-3-2-1　适用于放射治疗测量用的电离室的主要指标

指标	描述
漏电流	受电离辐射照射前 5 分钟内电流应小于 10^{-14}A；照射后 1 分钟内漏电流应小于 5×10^{-13}A 和 5 分钟内小于 10^{-13}A
重复性	^{60}Co 照射 5Gy，读数重复性应在 0.5% 以内
杆效应	10cm×35cm 射野，电离室主轴与照射野长轴平行，照射后的读数与照射野旋转 90° 后的读数差别应小于 0.5%
能量响应	电离室对中低能 X 射线（半价层 2mm Al 到 4mm Cu）的响应与 ^{60}Co γ 射线（测量时戴平衡帽）的相应系数差别小于 5.0%
角度依赖性	指形电离室沿其主轴旋转，角度依赖性应小于 0.5%
极化效应	X（γ）光子辐射条件下，改变电离室收集极极性，电离室响应差别应小于 0.5%
收集效率	用"双电压"法测量直线加速器 X 射线辐射场，剂量率为 4Gy/min，收集效率应好于 99.5%
环境影响	非密闭性电离室的灵敏体积应在 1 小时内达到与环境的热平衡

表 2-3-2-2　适用于放射治疗测量用的静电计的主要指标

指标	描述
预热	预热 10 分钟后，零点漂移 24 小时内应小于 1mV
本底电流	经电离辐射照射前及照射后 30 秒内，本底电流应小于 5×10^{-15}A
刻度线性	刻度线性好于 0.01%
环境敏感性	环境温度每变化 1℃，零点漂移小于 150μV
反馈电容的泄漏	静态时，静电计读数变化率每分钟小于 0.05%

第三节　射线质

射线质是放射治疗领域中的一个重要概念，它描述了辐射能量（radiation quality）的特性。

在放射临床治疗中，常用的射线包括中低能、高能 X 射线和高能电子束，以及某些放射性核素发射的 γ 射线。确定吸收剂量时，我们依赖于多个参数，其中许多参数与射线质有关。对于某些类型的射线，如经过改造的治疗机产生的 X 射线，由于其复杂的能谱，测量和规定其能量变得困难。因此，放射治疗物理师关注的焦点主要集中在射线穿透物质的能力上，这也是射线质的定义所在。准确了解和确定射线质对于优化放射治疗计划和确保安全至关重要。下面分别介绍 X（γ）射线和高能电子束射线质的确定方法。

一、中低能 X 射线

1. 用半价层表示中低能 X 射线的射线质　半价层为使射线强度衰减到初始值的一半所需某种材料吸收体的厚度。临床剂量学中，半价层通常按 X 射线机管电压的大小和使用的滤过板，分别用铝或铜材料的厚度来表示，如 2mm Al，0.5mm Cu 等。

2. 半价层的测量和影响因素　半价层值需要在窄束条件下通过实验测量。为避免散射线对测量精度的影响，电离室至少距吸收体50cm以上，并使用小照射野（即窄束条件）进行测量。

3. X 射线的能谱影响射线衰减规律　对于单能射线束其衰减为指数性，而 X 射线机产生的 X 射线的能谱都是连续谱，这时射线束的衰减不再遵循指数规律，射线衰减的速率随吸收体的厚度的增大而减小。这是因为吸收体首先滤除低能光子，第一半价层先使射线束初始强度减小了一半，这时射线束变得更硬，导致第二半价层即将射线束的强度减小到它从第一半价层透射后的强度的一半所需的材料厚度要增加，同理，第三半价层的厚度大于前两个半价层。

4. 对中低能 X 射线质的综合描述　对半价层相同的射线质，其 X 射线的能谱也会不同，百分深度剂量分布也可能不同，因为 X 射线机产生的 X 射线的能谱都是连续谱，该能谱分布取决于峰值加速电压、靶材料和线束滤过等因素，所以通常要用半价层和峰值加速电压或同质性系数（定义为第一和第二半价层的比值）对中低能 X 射线的质进行综合描述。表 2-3-3-1 给出了中低能 X 射线质有关参数。

表 2-3-3-1　中低能 X 射线质有关参数

有效半价层		管电压（kV）	同质性系数	
mm Al	mm Cu		Al	Cu
1.0	0.030	50	0.63	0.64
1.5	0.045	–	–	–
2.0	0.062	75	0.65	0.59
3.0	0.10	–	–	–
4.0	0.15	100	0.67	0.52
5.0	0.20	105	0.69	0.53
6.0	0.25	–	–	–

续表

有效半价层		管电压（kV）	同质性系数	
mm Al	mm Cu		Al	Cu
7.0	0.32	–	–	–
8.0	0.42	140	0.77	0.53
9.0	0.50	135	0.82	0.58
10.0	0.60	–	–	–
11.3	0.80	–	–	–
12.3	1.0	180	0.90	0.61
14.5	1.5	–	–	–
16	2.0	220	0.96	0.70
18	3.0	–	–	–
20	4.0	280	0.98	0.90
21	5.0	–	–	–
23	6.0	–	–	–
27	8.0	–	–	–
32	10.0	–	–	–
39	12.0	2MV	–	–

二、放射性核素产生的 γ 射线

放射性核素产生的 γ 射线的质通常用平均能量和核素名来描述。例如 ^{60}Co 在其衰变过程中释放两种不同能量的 γ 射线，即 1.17 MeV 和 1.33MeV。由于衰变概率相同，所以它们的平均能量为 1.25MeV。^{192}Ir 的能谱较为复杂，γ 射线的平均能量为 360keV，^{125}I γ 射线的平均能量 28keV。因此，放射治疗中放射性核素的 γ 射线质，一般用其核素名和辐射类型表示，如 ^{60}Co γ 射线、^{137}Cs γ 射线等。

三、高能 X 射线

对加速器产生的高能 X 射线，其射线质大多用峰值能量来说明，很少采用半价层。因高能 X 射线通过透射型靶和均整过滤器时已被强制硬化，致使任何外部附加滤板都不能明显改变其束流品质或其半价层值，束流的平均能量约为峰值能量的 1/3。然而相同的峰值加速电压下，不同厂家加速器的 X 射线能谱可能会有很大不同，原因是加速器中产生的轫致辐射 X 射线能谱并不完全依赖于加速电子的能量，它还与加速方式、射束的偏转、准直系统设计，特别是所选择的 X 射线靶和均整器的材料、厚度等因素直接相关。正是由于这些因素的影响，

X 射线质只能直接用反映其穿透能力的因素来表示。

从剂量学角度考虑，对高能 X 射线质的测定，通常的做法是用辐射质指数 I 来表示。辐射质指数的定义方法一般有两种，如图 2-3-3-1 所示，一是保持靶到探测器距离不变，分别以水模体中 20cm 处与 10cm 处的组织模体比（TPR）的比值表示；二是保持靶到模体表面的距离不变，以水模体中 20cm 和 10cm 处的百分深度剂量（PDD）之比表示。表 2-3-3-2 给出了高能 X 射线质上述几种表示方法的数值及相对应的关系。

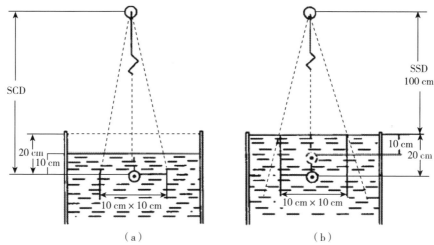

（a）　　　　　　　　　　　　（b）

图 2-3-3-1　测定 X（γ）射线辐射质指数测量方法示意图

（a）源到电离室距离（SCD）保持不变，测量 TPR_{20}/TPR_{10}；（b）源到模体表面距离（SSD）保持不变，测量 PDD_{20}/PDD_{10}

表 2-3-3-2　高能 X 射线质几种表示方法的相应关系

TPR_{20}/TPR_{10}	标称加速电位 /MV	PDD_{20}/PDD_{10}
0.60	3.5	0.520
0.62	3.9	0.535
0.64	4.4	0.550
0.66	5.0	0.570
0.68	5.8	0.585
0.70	7	0.300
0.72	8	0.615
0.74	9.5	0.630
0.75	10.5	0.640
0.76	12	0.645
0.77	14	0.655
0.78	20	0.660

续表

TPR$_{20}$/TPR$_{10}$	标称加速电位 /MV	PDD$_{20}$/PDD$_{10}$
0.79	25	0.675
0.57	^{60}Co γ 射线	0.500

四、高能电子束射线质的测定

加速器产生的高能电子束，在电子引出窗以前，能谱相对较窄，基本可认为是单能。电子束引出后，经过散射箱、监测电离室、空气等介质，并经准直器限束到达模体（或患者）表面和进入模体后，能谱逐渐变宽。电子束的能量在不同位置其数值有很大差别，从临床使用和水中吸收剂量测量考虑，对于高能电子束，首先要关心模体表面和水中特定深度处的能量的定义和表示方法。

（一）模体表面的平均能量

高能电子束在模体表面的平均能量 $\bar{E}_0$，是表示电子束穿射介质的能力和确定模体中不同深度处电子束平均能量的一个重要参数。确定 $\bar{E}_0$ 的方法是通过测量高能电子束在水中的百分深度剂量曲线（图 2-3-3-1），找出它的半峰值剂量深度 R_{50}（cm），其关系为：

$$\bar{E}_0 = 2.33 \cdot R_{50} \qquad \text{（公式 2-3-3-1）}$$

式中，系数 2.33 的单位是 MeV/cm，它是利用蒙特卡罗方法模拟高能电子束百分深度剂量而得来的。需要特别指出，在确定 R_{50} 时，要求固定源（即靶位置）到电离室的距离，然后测量其百分深度剂量。如果采用固定源到模体表面距离（固定 SSD）方法，公式 2-3-3-1 应改写为多项式形式：

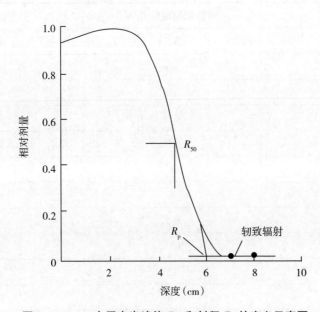

图 2-3-3-2　电子束半峰值 R_{50} 和射程 R_p 的定义示意图

$$\bar{E}_0=0.656+2.0592R_{50}+0.022（R_{50}）^2 \qquad （公式 2-3-3-2）$$

（二）模体表面的最大可几能量

在分析高能电子束的百分深度剂量分布时，模体表面的最大可几能量 $E_{p,0}$ 是一常用的参数，它直接对应于电子射程 R_p。如图 2-3-3-1 所示，电子射程 R_p 定义为水中百分深度剂量曲线下降部分梯度最大点的切线，与轫致辐射部分外推延长线交点处的深度（cm）。百分深度剂量的测量应注意源（靶位置）到模体表面距离为 100cm，采用较大射野。$E_{p,0}$ 与 R_p 的关系为：

$$E_{p,0}=C_1+C_2R_p+C_3R_p^2 \qquad （公式 2-3-3-3）$$

式中，系数分别为 $C_1= 0.22MeV$，$C_2=1.98MeV/cm$ 和 $C_3= 0.0025MeV/cm^2$。该值根据测量和蒙特卡罗方法计算得出，在 1 ～ 50MeV 能量范围内，误差为 2%。

（三）不同深度的平均能量

随模体深度的增加，电子束能量发生变化。在深度 z 处的电子束的平均能量，可近似用其表面平均能量 $\bar{E}_0$ 和射程 R_p 来表示：

$$\bar{E}_z=\bar{E}_0（1-z/R_p） \qquad （公式 2-3-3-4）$$

该式是一近似关系式，仅对较低能量的电子束（$\bar{E}_0 < 10MeV$），或较高的电子能量时较小深度处成立。表 2-3-3-3 给出了利用蒙特卡罗方法计算出的 $\bar{E}_z$ 和 $\bar{E}_0$ 的数值关系。

表 2-3-3-3　高能电子束在水中深度 $\bar{E}_z$ 与表面平均能量 $\bar{E}_0$ 的关系

z/R_p	表面平均能量					
	5MeV	10MeV	20MeV	30MeV	40MeV	50MeV
0.00	1.000	1.000	1.000	1.000	1.000	1.000
0.05	0.943	0.941	0.936	0.929	0.922	0.915
0.10	0.888	0.884	0.875	0.863	0.849	0.835
0.15	0.831	0.826	0.815	0.797	0.779	0.761
0.20	0.772	0.766	0.754	0.732	0.712	0.692
0.25	0.712	0.705	0.692	0.669	0.648	0.627
0.30	0.651	0.645	0.633	0.607	0.584	0.561
0.35	0.587	0.583	0.574	0.547	0.525	0.503
0.40	0.527	0.523	0.514	0.488	0.466	0.444
0.45	0.465	0.462	0.456	0.432	0.411	0.390
0.50	0.411	0.407	0.399	0.379	0.362	0.345
0.55	0.359	0.355	0.348	0.329	0.314	0.299
0.60	0.313	0.309	0.300	0.282	0.269	0.256

续表

z/R_p	表面平均能量					
	5MeV	10MeV	20MeV	30MeV	40MeV	50MeV
0.65	0.270	0.265	0.255	0.239	0.228	0.217
0.70	0.231	0.226	0.216	0.202	0.192	0.182
0.75	0.197	0.191	0.180	0.168	0.159	0.150
0.80	0.164	0.159	0.149	0.138	0.131	0.124
0.85	0.137	0.131	0.120	0.111	0.105	0.099
0.90	0.114	0.108	0.096	0.089	0.084	0.079
0.95	0.091	0.086	0.076	0.069	0.065	0.061
1.00	0.077	0.071	0.059	0.053	0.049	0.045

第四节　吸收剂量的校准

放射治疗设备的剂量标定是临床剂量学各步骤中的首要环节，其测量精度将直接影响随后的应用，因此将现场电离室直接用于测量各种类型的电离辐射的吸收剂量之前，必须对它进行刻度，并选择和确定与之相适应的相关系数。这一工作应由国家级的计量监督部门，作为一级国家标准实验室来完成，或由具授权并经计量标准传递的地方级计量监督部门，作为次级标准实验室来完成。经过刻度的现场剂量仪和电离室的测量总不确定度对 ^{60}Co γ 射线，高能 X 射线及电子线可分别控制在 2.7%、3.4% 和 3.8%。

辐射剂量标定规程及理论的变化和发展如下：

1964 年，ICRU14 号报告推荐的（C λ，CE）方法，忽略了电离室的差异和辐射理论认识的局限性，误差较大。

1983 年，美国医院放射物理学家协会（American Association of Physicists in Medicine，AAPM）基于新理论和数据开发了吸收剂量测量新规程 AAPM TG21，并在 1987 年对电子线部分进行了补充，形成了 AAPM TG25 号报告。

1987 年，国际原子能机构（International Atomic Energy Agency，IAEA）针对 AAPM TG21 中的问题和理论推导方面的缺陷进行了改进，建议采用水模体直接测定水中吸收剂量。发表了 IAEA 第 277 号技术报告，并于 1997 年发布了修订版，成为国际通用的权威规程。

1991 年，中国国家技术监督局根据 IAEA 第 277 技术报告颁布了国家计量技术规范，并于 1992 年开始实施。

为保证测量值的统一及测量结果的准确，国内外的基本做法是，首先建立国家级的剂量基准，并制定相关的吸收剂量测量规程。根据电离室测量吸收剂量的原理，北京中国计量科学院作为国家一级标准实验室，就建立有以照射量基准的国家级的一级标准。并在有条件的省市建立了次级标准实验室,负责对现场如医院使用的测量仪表(电离室和静电计)进行刻度,给出相关的照射量校准因子 NX,或空气比释动能校准因子 NK,并对现场使用给予指导和检查。

一、测量装置的技术要求

不同射线质电离辐射吸收剂量的测量,对电离室特性的要求不尽相同,表 2-3-4-1 给出了我国和 IAEA 测量规程规定的对不同射线质所用电离室的技术要点。

表 2-3-4-1　电离室的结构和技术要点

射线质	X(γ)射线			电子束			
	低能 X 射线	中能 X 射线	高能 X 射线	^{60}Co γ 射线	$\bar{E}_0 < 5\text{MeV}$	$5 \leqslant \bar{E}_0 < 10\text{MeV}$	$\bar{E}_0 \geqslant 10\text{MeV}$
电离室形状	pp.[①]	Cyl.[②]	Cyl.	Cyl.	pp.	pp. 或 Cyl.	Cyl.
入射窗或室壁厚度	薄膜	< 0.1g·cm^{-2}	< 0.1g·cm^{-2}	< 0.1g·cm^{-2}	< 1mm	< 0.1g·cm^{-2}	< 0.1g·cm^{-2}
收集极直径	≤ 20mm	≤ 2mm	≤ 2mm	≤ 2mm	≤ 20mm	≤ 2mm	≤ 2mm
保护极宽度	> 3mm				> 3mm		
气腔内直径		≤ 7mm	≤ 7mm	≤ 7mm		≤ 4mm	≤ 7mm
气腔长度		< 25mm	< 25mm	< 25mm		< 25mm	< 25mm
材料		③	③		③		③
平衡帽 "+" 室壁厚度	0.4 ~ 0.6g·cm^{-2}						

注:除表中所列外,其他技术要点见表 2-3-2-1 和表 2-3-2-2;①平板电离室;②圆柱形,即指形电离室;③入射窗,室壁与中心电极最好为相同低原子序数材料

放射治疗中,人体组织所接受的电离辐射的吸收剂量,一般是通过组织替代水模体中的吸收剂量进行转换。因此,对吸收剂量的校准,一般都是在水模体中进行。将电离室置放在均匀的水模体中进行吸收剂量的校准,电离室会对 X(γ)射线和电子束在水中的注量产生扰动影响,校正的方法是利用扰动因子 P_u 修正测量结果。另外,电离室中心所收集的电离电荷,是源于它前方的某一点产生的次级电子,有必要定义电离室的有效测量点 P_{eff} 以修正电离室气腔内电离辐射的注量梯度变化。有效测量点 P_{eff} 位于电离室中心点 P 的前方(面向电离辐射入射方向)。如以 r 表示电离室的半径,对不同射线质,P_{eff} 分别位于:高能电子束为 0.5r;高能 X 射线为 0.75r;^{60}Co γ 射线为 0.5r;中能 X 射线为几何中心。按照 IAEA 测量规程 1997 年修订版的建议,对高能 X 射线和 ^{60}Co γ 射线,P_{eff} 位于 0.6r,更接近实验结果。

在水模体中测量吸收剂量,需要规范测量的几何条件,如为减少水中吸收剂量梯度变化的影响,一般都将电离室置放在水中一特定的校准深度,具体建议见表 2-3-4-2。

表 2-3-4-2　水模体中测量吸收剂量的几何条件

	射线质	校准深度（cm）	SSD	照射野（cm×cm）
低能 X 射线	HVL ≤ 2mm Al	表面	标称治疗距离	3×3 或 φ3
中能 X 射线	2mm Al ≤ HVL ≤ 3mm Cu	5	标称治疗距离	10×10
$^{60}Co\gamma$ 射线		5	标称治疗距离	10×10
高能 X 射线	$TPR_{20}/TPR_{10} \leq 0.70$	5	标称治疗距离	10×10
电子束	$TPR_{20}/TPR_{10} > 0.70$	10	标称治疗距离	10×10
	$\bar{E}_0 < 5MeV$	d_{100} [①]	标称治疗距离	10×10
	$5MeV \leq \bar{E}_0 < 10MeV$	d_{100} 或 1 [②]	标称治疗距离	10×10
	$10MeV \leq \bar{E}_0 < 20MeV$	d_{100} 或 2 [②]	标称治疗距离	15×15
	$20MeV \leq \bar{E}_0 < 50MeV$	d_{100} 或 3 [②]	标称治疗距离	15×15

注：①最大剂量深度；②选择其中较大值

二、中低能 X 射线吸收剂量校准

中低能 X 射线吸收剂量的校准，首先将现场使用的电离室，经国家标准实验室的照射量基准或空气比释动能基准校准后，得到照射量校准因子 N_X：

$$N_X = X_C/M_C \qquad （公式 2-3-4-1）$$

或空气比释动能校准因子 N_K：

$$N_K = K_{a, c}/M_C \qquad （公式 2-3-4-2）$$

M 为校准时电离室剂量仪的仪表读数，角标 C 表示校准时使用的辐射质。根据照射量和空气比释动能的定义，在中低能 X 射线能量范围内，两个校准因子的关系近似为：

$$N_K = N_X \frac{e}{W} \qquad （公式 2-3-4-3）$$

如图 2-3-4-1 所示，在用户现场如医院，测量均匀水模体中 P 点的吸收剂量，将经过照射量或空气比释动能基准校准的电离室置放在水模体中，电离室的中心 P' 与点 P 相重合。剂量仪仪表读数为 M_u（角标 u 表示用户所用电离辐射的辐射质），则 P'' 点的照射量：

$$X = M_u N_X K_u \qquad （公式 2-3-4-4）$$

公式 2-3-4-4 表示的是以 P 点为中心、直径等于电离室外径的一空气腔置换电离室后的照射量。K_u 为辐射质校准因子，表示当用户现场使用的电离辐射质，与电离室作校准时的辐射质不同时，对电离室能响的校准。在中低能 X 射线的能量范围内，电离室壁对射线的吸收校正和室壁材料不完全空气等校的校正，均包含在照射量校准因子 N_X 之中。

均匀水模体中 P 点的吸收剂量 D_w 为：

$$D_w = M_u N_x K_u \frac{W}{g} \frac{(\bar{\mu}_{en}/\rho)_w}{(\bar{\mu}_{en}/\rho)_a} P_u \qquad （公式 2-3-4-5）$$

如用空气比释动能校准因子 N_k，D_w 为：

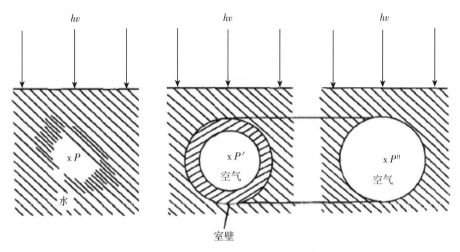

图 2-3-4-1 均匀水介质中电离室测量吸收剂量的原理图

$$D_w = M_u N_x K_u \frac{(\bar{\mu}_{en}/\rho)_w}{(\bar{\mu}_{en}/\rho)_a} P_u \qquad （公式 2-3-4-6）$$

式中，$\dfrac{(\bar{\mu}_{en}/\rho)_w}{(\bar{\mu}_{en}/\rho)_a}$ 为水与空气的质能吸收系数之比，见表 2-3-4-3。P_u 为扰动校正因子，修正以空气和电离室室壁材料置换水后，对辐射场的扰动影响，也称为置换校正因子。该值见表 2-3-4-4，它与最初的数值和我国颁布规程中的数值差别较大，引用时应给予注意。

表 2-3-4-3 不同射线质水与空气的质能吸收系数之比

管电压（kV）	HVL		$(\bar{\mu}_{en}/\rho)_w / (\bar{\mu}_{en}/\rho)_a$		
	mm Al	mm Cu	z=0cm[①]	z=2cm	z=5cm
50	2.24	0.072	1.013	1.012	1.012
70	2.94	0.09	1.017	1.017	1.017
100	4.28	0.17	1.027	1.027	1.028
120		0.30	1.036	1.036	1.036
140		0.49	1.047	1.045	1.044
150		0.83	1.061	1.058	1.057
200		1.60	1.080	1.075	1.073

续表

管电压 （kV）	HVL		$(\bar{\mu}_{en}/\rho)_w / (\bar{\mu}_{en}/\rho)_a$		
	mm Al	mm Cu	z=0cm[①]	z=2cm	z=5cm
250		2.47	1.092	1.089	1.085
280		3.37	1.100	1.097	1.094

注：①水中深度

表 2-3-4-4   指形电离室在水中 5cm 深度时的扰动校正因子

管电压 （kV）	HVL		扰动校正因子
	mm Al	mm Cu	P_u
100	4.28	0.17	1.03
120	6.31	0.30	1.03
140		0.49	1.03
150		0.83	1.02
200		1.70	1.02
250		2.47	1.01
280		3.37	1.01

注：电离室体积 0.3～1cc，外径 5～9mm，壁厚约 0.5mm

三、高能电离辐射吸收剂量标定

按照 IAEA 方法，标定高能电离辐射吸收剂量大致可分为 3 个步骤：

第一步：在国家标准实验室，将用户电离室置于 ^{60}Co γ 射线空气辐射场中。为满足电子平衡，电离室应戴有标准厚度的电子平衡帽［电子平衡帽质量厚度为（0.45±0.05）g·cm^{-2}］，得出空气比释动能校准因子 N_K 或照射量校准因子 N_x。

第二步：定义用户电离室的空气吸收剂量校准因子 N_D：

$$N_D = \frac{D_{a,c}}{M_c}$$

（公式 2-3-4-7）

式中，$D_{a,c}$ 为校准条件下，电离室空腔内的吸收剂量。此条件下的吸收剂量 $D_{a,c}$ 与空气比释动能 $K_{a,c}$ 和照射量 X_C 的关系分别为：

$$D_{a,c} = K_{a,c}(1-g)K_m K_{att}$$

（公式 2-3-4-8）

$$和 \; D_{a,c} = X_C \frac{W}{e} K_m K_{att}$$

（公式 2-3-4-9）

式中，K_m 为电离室材料空气不完全等效的校正因子；K_{att} 为电离室材料（包括平衡帽）

对射线吸收和散射的校正因子，g 为次级电子在空气中以轫致辐射形式损失的能量份额，对于 ^{60}Co γ 射线，$g = 0.003$：

可以分别得出以空气比释动能校准因子 N_K 或照射量校准因子 N_X 计算得到的空气吸收剂量校准因子 N_D 为：

$$N_D = N_K（1 - g）K_m K_{att} \qquad （公式 2-3-4-10）$$

$$N_D = N_X \frac{W}{e} K_m K_{att} \qquad （公式 2-3-4-11）$$

校正因子 K_m 分两种情况计算：

（1）当电离室室壁和平衡帽由同种材料 m 制成时：

$$K_m = \frac{S_a}{S_m} \frac{(\bar{\mu}_{en}/\rho)_m}{(\bar{\mu}_{en}/\rho)_a} \qquad （公式 2-3-4-12）$$

（2）当电离室室壁与平衡帽为不同材料制成时：

$$K_m = \alpha \frac{S_a}{S_{wall}} \frac{(\bar{\mu}_{en}/\rho)_{wall}}{(\bar{\mu}_{en}/\rho)_a} + （1-\alpha） \frac{S_a}{S_{cap}} \frac{(\bar{\mu}_{en}/\rho)_{cap}}{(\bar{\mu}_{en}/\rho)_a} \qquad （公式 2-3-4-13）$$

式中，下角标 a，wall，cap 分别表示空气、室壁材料和平衡帽材料，α 表示由电离室室壁中次级电子产生的电离电荷量的份额，它依赖于室壁厚度，由图 2-3-4-2 给出。（$1-\alpha$）为平衡帽中产生的份额。表 2-3-4-5 给出计算 K_m 所需的空气与不同介质质量的阻止本领和质能吸收系数的比值和计算结果。应该指出这时 K_m 只考虑了电离室室壁和平衡帽的空气不完全等效修正，而对中心收集极材料未给予考虑。

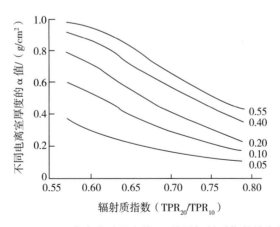

图 2-3-4-2 不同电离室壁厚度的 α 值随辐射质指数的变化曲线

校正因子 K_{att} 对常用的指形电离室，如 NE 0.6cc 电离室，当总厚度（室壁与平衡帽厚度之和）为 $0.45 \sim 0.6 g \cdot cm^{-2}$ 时，为 0.990 ± 0.005。

考虑应用方便，表 2-3-4-6 给出常用电离室的 K_m 和 K_{att} 的数值。

从以上论述可以看出，电离室的空气吸收剂量校准因子 N_D 可分别由空气比释动能校准因子 N_K，或照射量校准因子 N_X 计算得来，特别是后一种情况，更适合目前国内的应用。但在应用时，要注意相互单位之间的转换和注意 N_D 依赖于具体所使用电离室和平衡帽的材料。

表 2-3-4-5　不同室壁和平衡帽材料的 K_m 值

材料	$S_{a, m}$	$(\mu_{en}/\rho)_{m, a}$	K_m
A-150（T.E. 塑料）	0.876	1.101	0.965
C-522（T.E. 塑料）	1.005	1.001	1.006
Delrin（CH_2O）$_n$	0.926	1.068	0.989
石墨（ρ=1.7g/cm^3）	0.998	1.001	0.999
石墨（ρ=2.265g/cm^3）	1.000	1.001	1.001
尼龙 66（$C_6H_{11}ON$）$_n$	0.875	1.098	0.961
PMMA（有机玻璃）（$C_5H_8O_2$）$_n$	0.908	1.081	0.982
聚苯乙烯（C_8H_8）$_n$	0.901	1.078	0.971
特弗隆	—	—	0.979

表 2-3-4-6　常用电离室的 K_m 和 K_{att} 值

电离室名称及型号	K_m	K_{att}	$K_m \cdot K_{att}$
CAPINTEC 0.07 cc PR-05P 微型电离室	1.002	0.988	0.990
CAPINTEC 0.14 cc PR-05 微型电离室	1.002	0.989	0.991
CAPINTEC 0.65 cc PR-06C Farmer 型（AE 帽）	1.006	0.984	0.990
CAPINTEC 0.65 cc PR-06C Farmer 型（聚苯乙烯帽）	0.987	0.990	0.977
CAPINTEC 0.65 cc PR-06C Farmer 型（PMMA 帽）	0.993	0.990	0.983
CAPINTEC 0.60 cc（AAPM）	0.989	0.989	0.978
EXRADIN 0.5 cc Al（2mm 帽）	1.006	0.985	0.991
EXRADIN 0.5 cc Al（4mm 帽）	1.006	0.976	0.981
EXRADIN 0.5 cc T2	0.965	0.985	0.950
EXRADIN 0.5 cc Tl 小柄型	0.965	0.991	0.957
FAR WEST TECH 0.1 cc IC-18	0.965	0.991	0.956
FZH，0.4 cc TK 01 防水型	0.989	0.989	0.978
NE 0.20 cc 2515	0.980	0.988	0.968
NE 0.20 cc 2515/3	0.991	0.987	0.978
NE 0.20 cc 2577	0.994	0.987	0.982

续表

电离室名称及型号	K_m	K_{att}	$K_m \cdot K_{att}$
NE 0.60 cc Farmer 2505（1954—1959 年）	0.980	0.992	0.973
NE 0.60 cc Farmer 2505（1959—1967 年）	0.980	0.990	0.971
NE 0.60 cc Farmer 2505/A（1967—1974 年）	0.971	0.991	0.962
NE 0.60 cc Farmer 2505/3，3A（1971—1979 年）	0.991	0.990	0.981
NE 0.60 cc Farmer 2505/3，3B（1974—至今）	0.974	0.991	0.965
NE 0.60 cc Guarded Farmer 2571	0.994	0.990	0.985
NE 0.60 cc Robust Farmer 2581（PMMA 帽）	0.975	0.990	0.966
NE 0.60 cc Robust Farmer 2581（聚苯乙烯帽）	0.969	0.990	0.959
NE 0.325 cc NPL Sec Std 2561	0.995	0.984	0.979
PTW 0.6 cc 23333（3mm 帽）	0.982	0.993	0.975
PTW 0.6 cc 23333（4.6mm 帽）	0.982	0.990	0.972
PTW 0.4 cc 233331	0.982	0.990	0.971
PTW 0.3 cc 233332	0.982	0.993	0.975
PTW 0.1 cc 穿透型 M233331	0.982	0.992	0.974
PTW0.3 cc 防水型 M2333641	0.982	0.992	0.974
VICTOREEN 0.1 cc Radocon Ⅱ 555	0.989	0.990	0.979
VICTOREEN 0.3 cc Radocon Ⅲ 550	0.974	0.991	0.965
VICTOREEN 0.30 cc 30 ～ 348	0.982	0.993	0.975
VICTOREEN 0.6 cc 30 ～ 351	0.982	0.993	0.975
VICTOREEN 1.00 cc 30 ～ 349	0.982	0.992	0.974
SSI 石墨壁	0.999	0.990	0.989
SSI A-150	0.965	0.990	0.955

第三步：应用于用户辐射场如医院使用的 ^{60}Co 治疗机或各种类型的加速器的辐射场中时，按照前面介绍的几何条件，将经标准实验室校准过的电离室置放在标准水模体中进行测量。根据 Bragg-Gray 理论和关系式，水中特定位置，高能 X（γ）射线和电子束的吸收剂量，即电离室有效测量点处的吸收剂量 D_w 应等于：

$$D_W = M_u N_D \left(\frac{S_w}{S_a} \right)_u P_u K_{cel} \qquad （公式 2-3-4-14）$$

式中，M_u 为经温度和气压校正后的电离室剂量仪仪表读数。$\left(\dfrac{S_w}{S_a}\right)_u$ 为水与空气的阻止本领比值。根据 Spencer-Attix 空腔理论，应用限制性阻止本领，截止能量 $\Delta=10\text{keV}$，对于高能 X（γ）射线和电子束，IAEA 方法根据不同的辐射能谱，使用的数值选用不同作者的计算值。对高能 X（γ）射线，$\left(\dfrac{S_w}{S_a}\right)_u$ 值由表 2-3-4-7 给出，其中射线质分别由 $\dfrac{\text{TPR}_{20}}{\text{TPR}_{10}}$ 或 $\dfrac{\text{PDD}_{20}}{\text{PDD}_{10}}$ 给出，对高能电子束，$\left(\dfrac{S_w}{S_a}\right)_u$ 值由表 2-3-4-8 给出，其中射线质由水模体表面的平均能量 $\bar{E}_0$ 表示。P_u 为扰动校正因子。对于不同能量的 X（γ）射线，电离室室壁厚度约为 0.5mm，相对不同材料的电离室，P_u 由图 2-3-4-3 给出。该值对于多数惯用材料制作的电离室，接近于 1。水中校准深度处不同平均能量的电子束，电离室空腔长度约 15mm，不同内半径 r 的 P_u 由表 2-3-4-9 给出。P_{cel} 为电离室中心收集极空气等效不完全的校正因子。K_m 校正因子，只考虑了电离室室壁材料和平衡帽的空气等效不完全校正，而并未考虑中心收集电极的影响。对由石墨、塑料制成的中心收集极，$P_{cel}=1$，而目前国内常用的 Farmer 型电离室，如 NE2571 型电离室，中心收集极为铝材料制成。不同半径铝收集极的电离室的 P_{cel} 因子由表 2-3-4-10 给出。

表 2-3-4-7　不同射线质 X（γ）光子的水与空气的阻止本领比值（S_w/S_a）$_u$

射线质		S_w/S_a	校准深度（cm）
TPR$_{20}$/TPR$_{10}$	PDD$_{20}$/PDD$_{10}$		
0.50	0.44	1.135	5
0.53	0.47	1.134	5
0.56	0.49	1.132	5
0.59	0.52	1.130	5
0.62	0.54	1.127	5
0.65	0.56	1.123	5
0.68	0.58	1.119	5
0.70	0.60	1.116	5
0.72	0.61	1.111	10
0.74	0.63	1.105	10
0.76	0.65	1.099	10
0.78	0.66	1.090	10
0.80	0.68	1.080	10
0.82	0.69	1.069	10

射线质		S_w/S_a	校准深度
TPR_{20}/TPR_{10}	PDD_{20}/PDD_{10}		（cm）
0.84	0.71	1.059	10
$^{137}Cs\,\gamma$		1.136	5
$^{60}Co\,\gamma$		1.133	5

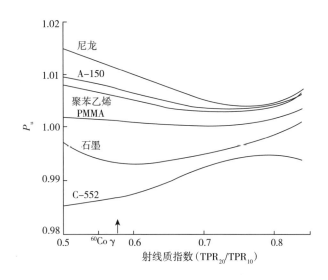

图 2-3-4-3　不同材料电离室的扰动校正因子随射线质指数的变化曲线

四、平行板电离室校准高能电子束的吸收剂量

校准放射治疗中的电子束，权威组织推荐使用平行板电离室，特别是较低能量的电子束如 $\bar{E}_z \leqslant 10MeV$ 的电子束的吸收剂量。这主要是由于平行板电离室的结构特点和物理特性，如扰动影响小、有效测量点易于确定等，对电子束吸收剂量的校准和沿线束入射方向剂量梯度变化较大区域的测量有很明显的优点和较高的测量精度。

对于 X（γ）射线，特别是对于高能 X（γ）射线，一般不用平行板电离室作吸收剂量的校准。这主要是因为电离室壁扰动因子的不确定性较大的缘故。平行板电离室仅用来测量 X（γ）射线的相对剂量分布，如高能 X（γ）射线的中心轴百分深度剂量曲线、射野输出因子等，而 X（γ）射线的等剂量曲线和射线束离轴剂量分布，也不提倡用平行板电离室测量。

根据 1997 年出版的 IAEA 第 381 号技术报告的建议，标定高能电子束的吸收剂量时建议使用平行板电离室。

平行板电离室测量高能电子束吸收剂量的校准方法的第一步是在标准实验室，在 $^{60}Co\,\gamma$ 射线辐射场中，选择一指形电离室作为参考电离室，根据空气比释动能基准，确定其空气比释动能校准因子 N_K^{ref}，并计算得出参考电离室的空气吸收剂量校准因子 $N_{D,a}^{ref}$。

表 2-3-4-8　不同能量电子束在水中不同深度处的水与空气的阻止本领比值（S_w/S_a）$_u$

深度 (cm) \ 电子束能量(MeV)	1	2	3	4	5	6	7	8	9	10	12	14	16	18	20	25	30	40	50
R_p(cm)	0.505	1.01	1.51	2.02	2.52	3.02	3.52	4.02	4.52	5.02	5.91	6.90	7.89	8.88	9.87	12.3	14.8	19.6	24.6
0.0	1.116	1.097	1.078	1.059	1.040	1.029	1.019	1.011	1.003	0.997	0.986	0.977	0.969	0.961	0.955	0.940	0.926	0.912	0.904
0.1	1.024	1.101	1.081	1.061	1.042	1.030	1.020	1.012	1.005	0.998	0.987	0.978	0.969	0.962	0.955	0.941	0.929	0.913	0.905
0.2	1.131	1.106	1.084	1.064	1.044	1.032	1.022	1.013	1.006	0.999	0.988	0.978	0.970	0.963	0.956	0.942	0.930	0.914	0.906
0.3	1.135	1.112	1.089	1.067	1.046	1.034	1.024	1.015	1.007	1.000	0.989	0.979	0.971	0.964	0.957	0.943	0.931	0.915	0.907
0.4	1.136	1.117	1.093	1.071	1.050	1.036	1.026	1.017	1.009	1.002	0.990	0.980	0.972	0.965	0.958	0.944	0.932	0.916	0.908
0.5		1.122	1.098	1.076	1.054	1.039	1.028	1.019	1.010	1.003	0.991	0.982	0.973	0.966	0.959	0.945	0.933	0.917	0.909
0.6		1.126	1.103	1.080	1.058	1.043	1.031	1.021	1.012	1.005	0.993	0.983	0.974	0.967	0.960	0.946	0.934	0.918	0.909
0.8		1.133	1.113	1.090	1.067	1.050	1.037	1.026	1.016	1.009	0.996	0.985	0.976	0.969	0.962	0.948	0.936	0.920	0.911
1.0			1.121	1.099	1.075	1.058	1.043	1.031	1.021	1.013	0.999	0.988	0.979	0.971	0.964	0.950	0.938	0.922	0.913
1.2			1.129	1.108	1.085	1.066	1.050	1.037	1.026	1.017	1.002	0.991	0.981	0.973	0.966	0.952	0.940	0.924	0.914
1.4			1.133	1.117	1.095	1.075	1.058	1.044	1.032	1.022	1.006	0.994	0.984	0.976	0.968	0.954	0.942	0.925	0.916
1.6				1.124	1.104	1.084	1.066	1.050	1.038	1.027	1.010	0.997	0.987	0.978	0.971	0.956	0.944	0.927	0.917
1.8				1.130	1.112	1.093	1.074	1.057	1.044	1.032	1.014	1.001	0.990	0.981	0.973	0.957	0.945	0.929	0.918
2.0				1.133	1.120	1.101	1.082	1.065	1.050	1.038	1.018	1.004	0.993	0.983	0.975	0.959	0.947	0.930	0.920
2.5					1.131	1.120	1.102	1.083	1.067	1.053	1.030	1.013	1.000	0.990	0.981	0.964	0.952	0.934	0.923
3.0						1.129	1.119	1.102	1.084	1.069	1.042	1.023	1.008	0.997	0.987	0.969	0.956	0.938	0.926
3.5							1.128	1.118	1.102	1.085	1.056	1.034	1.017	1.004	0.994	0.974	0.960	0.941	0.929
4.0								1.126	1.116	1.101	1.071	1.046	1.027	1.012	1.001	0.979	0.964	0.944	0.932

表 2-3-4-9　水中校准深度处平均能量 $\bar{E}_z$ 的电子束电离室内半径为 r 时的 P_u 值

$\bar{E}_z$/MeV	r=1.5mm	r=2.5mm	r=3.5mm
4	0.981	0.967	0.955
6	0.984	0.974	0.963
8	0.988	0.980	0.971
10	0.991	0.984	0.978
12	0.993	0.988	0.984
15	0.995	0.992	0.989
20	0.997	0.995	0.994

表 2-3-4-10　铝收集极电离室的 P_{cel} 值

收集极半径 /mm	电子束	$^{60}Co\gamma$ 射线和 X 射线 $(h\nu)_{max} \leqslant$ 25MeV	X 射线 $(h\nu)_{max} \geqslant$ 25MeV
0.5	1.008	1.000	1.004
1.0	1.015	1.000	1.008
1.5	1.020	1.000	1.010
2.5	1.032	1.000	1.016

　　第二步：是在标准水模体中，对待校准的平行板电离室与参考电离室在电子束辐射场中进行比较。选择的电子束能量尽可能高，以使得在最大剂量深度形成一剂量坪区。参考电离室可选择 Farmer 型指形电离室，电子束的表面平均能量为 15 ～ 25 MeV。测量时源皮距 SSD=100cm，照射野应等于或大于 12cm×12cm。两种电离室的有效测量点应位于同一深度 Z_{ref}，并对其作复合效应的修正。平行板电离室的空气吸收剂量校准因子 $N_{D,a}^{pp}$，由式（2-3-31）给出：

$$N_{D,a}^{pp} = N_{D,a}^{ref} \frac{M_{ref}}{M_{pp}} \frac{P_{wall}^{ref} P_{cav}^{ref} P_{cel}^{ref}}{P_{wall}^{pp} P_{cav}^{pp}}　　（公式 2-3-4-15）$$

　　式中，上角标 pp、ref 分别表示平行板电离室和参考电离室；M 为电离室经环境因素修正后的平均读数；P_{cav} 为电离室空气气腔扰动修正因子；P_{cel} 为指形电离室中心电极扰动修正因子；P_{wall} 为电离室室壁扰动修正因子。在 IAEA 第 381 号技术报告中，推荐扰动因子 P_{wall}^{ref}，P_{cav}^{pp}，P_{wall}^{pp} 取值为 1；电子束条件下，P_{cel}^{ref} 对石墨材料电极取值为 1，对 1mm 直径铝材料电极取值为 0.998；扰动因子 P_{cav}^{ref} 值列于表 2-3-4-11。

表 2-3-4-11　电子束测量中指形电离室的扰动因子 P_{cav}^{ref}

$\bar{E}_z$/MeV	r=1.5mm	r=2.5mm	r=3.15mm（Farmer）	r=3.5mm
4	0.982	0.969	0.961	0.959
6	0.985	0.974	0.970	0.965
8	0.988	0.979	0.977	0.972
10	0.991	0.985	0.983	0.979
12	0.994	0.989	0.988	0.986
15	0.997	0.994	0.992	0.993
20	0.998	0.997	0.995	0.996

第三步：是在用户现场，将经校准并已确定其空气吸收剂量校准因子 $N_{D,a}^{pp}$ 的平行板电离室置放在水模体的校准深度处直接测量，几何条件为 SSD=100cm，或临床中常用距离，照射野尺寸 10cm×10cm，平行板电离室的前表面应与模体表面相平行。如果测量在固体模体中进行，测量深度需要与水模体深度进行等效转换，由式 2-3-4-16 给出：

$$Z_{ref,塑料} = Z_{ref,w} \frac{\rho}{\rho_{用户}} \frac{1}{C_{P1}} \qquad （公式 2-3-4-16）$$

参数 ρ、C_{P1} 由表 2-3-4-12 给出。

表 2-3-4-12　电子束剂量学中不同固体材料的物理参数

	PMMA	聚苯乙烯	聚乙烯	A－150	固体水（WT1）	塑料水
C_{P1}	1.123	0.981	0.908	1.067	0.967	0.991
ρ（g·cm^{-2}）	1.190	1.060	0.940	1.127	1.020	1.013
$\bar{Z}$	5.85	5.29	4.75	5.49	5.95	6.61

测量深度 Z_{ref} 处的吸收剂量为：

$$D_{W,Q}(Z_{ref}) = M_Q^{PP} N_{D,a}^{PP} (S_w/S_a)_Q P_Q \qquad （公式 2-3-4-17）$$

式中，M_Q^{PP} 为经环境温度、气压校正后的仪表读数，P_Q 为平行板电离室的总扰动因子，由表 2-3-4-13 给出，$(S_w/S_a)_Q$ 表示射线质为 Q 的水与空气的阻止本领比值，由表 2-3-4-14 给出。

表 2-3-4-13　常用平行板电离室的总扰动因子 P_Q

$\bar{E}_z$/MeV	Capintec PS-033	Exradin P11	Holt pancake	NACP	PTW Markus M23343	PTW Schulz M23346	Roos FK-6
2	—	1.000	1.000	1.000	0.978	—	1.000
3	0.961	1.000	1.000	1.000	0.983	0.969	1.000
4	0.970	1.000	1.000	1.000	0.987	0.968	1.000
5	0.977	1.000	1.000	1.000	0.990	0.975	1.000
6	0.982	1.000	1.000	1.000	0.993	0.980	1.000
7	0.986	1.000	1.000	1.000	0.995	0.985	1.000
8	0.989	1.000	1.000	1.000	0.996	0.988	1.000
10	0.994	1.000	1.000	1.000	0.998	0.995	1.000
12	0.996	1.000	1.000	1.000	0.999	0.999	1.000
15	0.998	1.000	1.000	1.000	0.999	1.000	1.000
20	1.000	1.000	1.000	1.000	1.000	1.000	1.000

表2-3-4-14　电子束水与空气的阻止本领比值

水中深度(cm) ＼ 电子能量 E_0/MeV	1	2	3	4	5	6	7	8	9	10	12	14	16	18	20	22	25	30	40	50
R_p(cm)	0.36	1.088	1.40	1.91	2.43	2.94	3.45	3.96	4.47	4.98	5.99	6.99	7.99	8.98	9.96	10.93	12.38	14.77	19.41	23.88
0.0	1.117	1.088	1.066	1.049	1.034	1.026	1.014	1.066	0.998	0.993	0.981	0.969	0.961	0.955	0.948	0.943	0.936	0.924	0.912	0.907
0.1	1.125	1.096	1.072	1.033	1.040	1.030	1.018	1.016	1.002	0.996	0.905	0.970	0.365	0.959	0.981	0.048	0.038	0.927	0.014	0.008
0.2	1.131	1.104	1.079	1.060	1.045	1.033	1.022	1.014	1.005	0.999	0.988	0.976	0.968	0.962	0.954	0.948	0.941	0.929	0.915	0.909
0.3	1.134	1.111	1.085	1.065	1.049	1.037	1.026	1.018	1.009	1.002	0.990	0.979	0.971	0.964	0.957	0.951	0.943	0.982	0.917	0.911
0.4	1.136	1.117	1.091	1.070	1.053	1.041	1.029	1.021	1.011	1.005	0.993	0.982	0.973	0.966	0.959	0.958	0.945	0.984	0.918	0.912
0.5		1.123	1.097	1.075	1.057	1.044	1.032	1.023	1.014	1.007	0.995	0.984	0.975	0.968	0.961	0.955	0.948	0.985	0.920	0.913
0.6		1.127	1.102	1.079	1.061	1.048	1.035	1.026	1.016	1.009	0.997	0.986	0.977	0.970	0.963	0.957	0.948	0.987	0.921	0.914
0.8		1.132	1.112	1.089	1.069	1.055	1.041	1.033	1.021	1.013	1.001	0.989	0.980	0.973	0.966	0.960	0.951	0.940	0.924	0.916
1.0		1.135	1.120	1.098	1.077	1.062	1.047	1.036	1.025	1.018	1.004	0.992	0.983	0.975	0.969	0.962	0.953	0.948	0.026	0.918
1.2			1.127	1.107	1.086	1.070	1.054	1.042	1.030	1.022	1.008	0.995	0.985	0.978	0.971	0.954	0.956	0.945	0.928	0.920
1.4			1.132	1.116	1.095	1.079	1.061	1.048	1.035	1.027	1.011	0.998	0.988	0.981	0.973	0.965	0.958	0.947	0.930	0.922
1.6			1.135	1.128	1.104	1.087	1.069	1.054	1.041	1.031	1.015	1.001	0.991	0.983	0.975	0.360	0.980	0.948	0.932	0.923
1.8			1.137	1.129	1.112	1.095	1.076	1.061	1.047	1.037	1.018	1.004	0.994	0.986	0.977	0.971	0.952	0.950	0.933	0.924
2.0				1.183	1.118	1.103	1.084	1.068	1.053	1.042	1.023	1.008	0.997	0.983	0.930	0.973	0.964	0.952	0.935	0.925
2.5					1.128	1.120	1.102	1.086	1.066	1.056	1.034	1.016	1.004	0.994	0.986	0.978	0.969	0.956	0.938	0.928
3.0					1.133	1.131	1.118	1.103	1.086	1.072	1.047	1.027	1.012	1.002	0.992	0.984	0.974	0.960	0.941	0.931
3.5						1.132	1.129	1.118	1.102	1.087	1.060	1.038	1.021	1.008	0.998	0.989	0.978	0.964	0.944	0.933

第五节　吸收剂量的其他测量方法

除用电离室方法测量电离辐射的吸收剂量以外，实践中还使用其他一些方法进行测量，如量热法、化学剂量计法等。辐射剂量计和剂量测定系统有多种形状和形式，它们对剂量测量信号的存储和读出依赖于许多的物理效应。

一、量热法

量热法是一种直接测量介质中的吸收剂量的方法。

量热法的基本原理：当介质受到电离辐射照射后，介质所吸收的辐射能量，除少部分可能引起化学反应外，主要会转换成热能，从而导致该介质温度的升高。如果能够准确测量出介质温度的变化，那么就能够确定单位质量吸收的能量或吸收剂量。

量热法具有良好的能响特性和极高的精度，一般在国家标准实验室里作为吸收剂量的测量基准。

二、化学剂量计法

化学剂量计学的原理：物质吸收电离辐射的能量，从而引起化学变化，如果这一变化可以被测定，即可使用它来测量吸收剂量。目前已有许多这种测量系统的报道，其中使用最普遍，测量精度最高的是硫酸亚铁化学剂量计（ferrous sulfate dosimeter），或称为福瑞克剂量计（Fricke dosimeter）。

三、固态测量法

目前有几种可用的电离辐射的固态测量系统。然而，没有一种系统是绝对的，也就是说，这些系统都需要在一已知的辐射场中先进行校准，然后才能用于吸收剂量的测量。

固态测量计有两种类型：①整合型剂量计（热释光晶体，辐射光致发光玻璃，光密度剂量计如胶片）；②导电导体剂量计（如半导体耦合探测器，感应导电性的绝缘材料）。

其中，用于吸收剂量测量的最广泛使用的系统是热释光剂量计（TLD）、半导体剂量计和胶片。

四、常用剂量测定系统的总结

辐射剂量计和剂量测定系统有多种形状和形式，它们对剂量测量信号的存储和读出依赖于许多的物理效应。4种最常用的辐射剂量计是：电离室剂量计、胶片剂量计、热释光剂量计和半导体剂量计。各种方法的优缺点见表2-3-5-1。

表 2-3-5-1　4 种常用剂量计系统的主要优点与缺点

辐射剂量计	优点	缺点
电离室剂量计	有良好的精确性和准确性 推荐作为射束校准 能够良好地做必要的修正 能直接读出	需要连接电缆 需要提供高电压 高能射束剂量测定需要做许多修正
胶片剂量计	二维空间分辨率极好 非常薄：不扰动射束	需要暗室和处理设备 处理条件较难控制 不同胶片间有差别 需要用电离室剂量计做适当校准 能量依赖性问题 不能作为射束校准使用
热释光剂量计	尺寸小：能够作为点剂量测量 在单次照射中能够使用多个热释光剂量计 可做成不同形状 有较好的组织等效性 价格较低廉	读数过程中信号会消去 容易丢失读数 不能直接读出 为保证精确性需要谨慎操作 需要较多读出和校准时间 不推荐作为射束校准使用
半导体剂量计	尺寸小 高灵敏度 能直接读出 不需要外置偏压 仪器简单	需要连接电缆 需要做温度校准 累积剂量会改变灵敏度 需要谨慎操作以保证剂量响应不变 不能作为剂量校准使用

放射治疗设备

第一章

放射源的种类及应用

要学习和研究放射治疗设备，我们首先需要弄明白"放射""放射源"和"放射线"，其从核医学或放射医学界的角度来归纳和定义见表 3-1-1。

表 3-1-1　核医学 / 放射医学界关于放射的相关定义

概念	定义
放射	能使物质电离的电磁波或粒子流的辐射过程
放射线	能使物质电离的电磁波或粒子流，简称射线
放射源	能输出射线的物质（元素）或设备
放射性	发射电离辐射的物质（元素）或设备的性质
电离辐射	能够引起物质电离的辐射
核医学 / 放射医学界的定义	与放射相关的概念，以能否产生电离辐射为标准进行定义

从物理学上我们知道，

电磁波具有"波粒二重性"。对波长特别短的 X 线和 γ 射线等电磁波而言，它们更显粒子特性，因此，物理学上把它们叫作"光子"。但是，这种粒子具有自己的特殊性，故本章有时采用"光子"辐射来表示 X 线和 γ 射线，以便与其他的粒子辐射进行区别。

第一节　放射源的类型

通常用"半衰期"和"平均寿命"来表示放射性核素的衰减特性。但半衰期过后，甚至衰减报废以后的放射性核素仍然会有射线输出，因此，放射性核素的储存、防护、使用和废源处理等环节，都必须严格执行国家的法律和有关的行业规定，以免造成人员的意外放射性伤害。

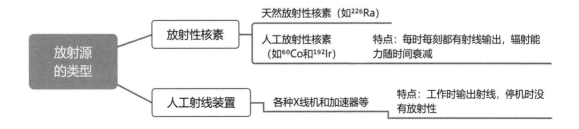

人工射线装置不存在废源处理问题，停机时也不会对工作人员造成意外的辐射伤害。但人工射线装置的结构比较复杂，而且输出射线的能量越高、性能越先进、结构越复杂，价格就越昂贵。人工射线装置是随着科学技术和社会经济的不断发展而逐步发展起来的。目前，放射治疗使用的人工射线装置正在朝着多功能、高性能、高精度的方向发展。

第二节　放射线的类型

虽然放射源有天然放射源和人工放射源之分，放射线的种类繁多，但从本质上来讲，可分为光子辐射（电磁辐射）和粒子辐射两大类。表 3-1-2-1 为放射线的类型和特点。

表 3-1-2-1　放射线的类型和特点

类型	射线与放射源	与物质相互作用	本质
光子辐射	γ 射线（放射性核素产生） X 射线（加速器等设备产生）	光子与物质相互作用间接致电离辐射	波长很短、频率非常高的电磁波辐射
粒子辐射	α 粒子（中子，由放射性核素产生） β 粒子（电子，由放射性核素产生） 电子束（加速器等设备产生） 质子束（加速器等设备产生） 中子束（加速器等设备产生） 其他重粒子束（加速器等设备产生）	带电粒子与物质相互作用直接致电离辐射，非带电粒子（中子）与物质相互作用间接致电离辐射	粒子射线束

^{60}Co 和 ^{192}Ir 是放射性核素，发射出的是 γ 射线；千伏级 X 线治疗机和各类加速器是人工射线装置，其中，千伏级 X 线治疗机放射出的是 X 射线；质子加速器放射出的是带电粒子——质子，而目前临床上应用最为广泛的医用电子直线加速器既能产生光子束——X 线，也能发出粒子束——电子射线。

可见，同一种放射源，并不一定只能发射一种射线，有的放射性核素既可以发射 γ 射线，同时又发射 α 粒子和 β 粒子。但同一个放射源发射的不同的射线，往往具有不同的强度或能量，因而具有不同的放射特性。正是利用各种射线具有不同的放射特性的特点，才为放射诊断技术和放射治疗技术提供了多种可能的选择，可以满足临床的不同需求。

一、光子辐射（X 射线和 γ 射线）

根据电磁场理论我们知道，无线电波、微波、红外线、可见光、紫外线、X 线、γ 射线等都是电磁波，也称为电磁辐射，在真空中的传播速度都是 3×10^8m/s。之所以具有不同的外在表现和特点，是因为它们的"波长"和"频率"各不相同。电磁波谱各个频段的名称、波长和频率见图 3-1-2-1。由于整个波谱的范围太广，两边没有尽头，所以，该图只是按大概范围绘制的示意图，以便使我们对整个电磁波谱建立起一个整体概念和清晰的印象，从而真正弄明白到底什么是 X 射线，什么是 γ 射线。

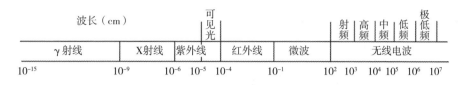

图 3-1-2-1 电磁波谱

由图 3-1-2-1 可以发现，可见光和我们在日常生活及科学技术的各个领域中所经常接触到的各种辐射，都能在电磁波谱图中找到它们的位置。X 射线和 γ 射线就是波长最短或者说频率最高的电磁波，X 射线的波长是 $10^{-9} \sim 10^{-6}$cm，γ 射线的波长是 $10^{-15} \sim 10^{-9}$cm。其实，各频段之间并没有严格的界限，因此，X 射线和 γ 射线之间也没有明显的界限，只是 γ 射线比 X 射线的波长更短一些而已。

X 射线通常指来自原子核外层电子的电磁波；γ 射线通常指从原子核内产生的电磁波。这两种射线能谱不同，X 射线能谱是连续的，而 γ 射线能谱是断续的。表示 γ 射线的能量是发射光子的实际能量，单位是兆电子伏特（MeV），若原子核内同时产生多种 γ 射线，则用有效平均值表示；用 X 线球管产生的 X 射线，其能量用球管的电压表示（KV、MV），是波谱中的最高能量，平均有效能量值是管电压值的 $1/3 \sim 1/4$。

电磁辐射具有波粒二象性（wave-particle duality），也就是说，电磁辐射既有"波"的特性，又有"粒子"特性。但是，这种双重特性并不是所有的电磁辐射都完全一样，而是按照波长的不同而有很大的差异。一般来说，波长越长，"波"的特性越强；波长越短，"粒子"特性越强。因此，无线电波、微波等向外辐射时，"粒子"特性非常微弱，一般是用波动理论进行描述，所以，通常叫作电磁波。对红外线、可见光、紫外线而言，"波"的特性依次减弱，"粒子"的特性依次增强，即红外线的"波"的特性略强，"粒子"特性较弱；紫外线则是"波"的特性较弱，"粒子"的特性略强；而可见光的"波粒二象性"最为典型；到了电磁波谱的另一端，X 射线和 γ 射线主要以"粒子"特性表现，几乎显不出"波"的特性，因此，可以把 X 射线和 γ 射线看成是"粒子"，但这种粒子具有自己的特殊性质，为了有所区别，人们把这种"粒子"叫作"光子"。在科学技术的各个领域，尤其是在放射治疗医学领域，人们往往把"光子"的概念等同于 X 射线或 γ 射线就是这个道理。

那么，X 射线和 γ 射线有哪些特点呢？主要有两点：穿透物质的能力和致电离辐射。

一方面，X 射线和 γ 射线具有穿透物质的能力。对特定能量的 X 射线或 γ 射线而言，物质的密度越小，穿透能力越强；反之，物质的密度越大，穿透能力越弱。现代医学影像设备中的 X 线机、CT 机等就是根据这一原理而设计制造的。

另一方面，X 射线和 γ 射线对不同的物质具有不同的穿透能力。通常是物质的原子序数越高，X 射线或 γ 射线的穿透能力越弱。根据这一特点，我们可以选用穿透能力弱的材料对 X 射线和 γ 射线进行控制与防护。由于铅能有效地阻止 X 射线和 γ 射线穿过，而且性能稳定，经济实惠，因此，作为最实用而有效的防护材料，铅及其合金（低熔点铅等）被广泛应用在各类"射线"装置与放射防护场所。

"电离辐射"是 X 射线和 γ 射线的另一个重要特点，而且能量越高，辐射深度越深，"电离"性能越强。医用电子直线加速器、^{60}Co 治疗机、近距离后装治疗机等现代肿瘤放射治疗设备就是按照 X 射线和 γ 射线的这一特性而设计生产并逐渐发展起来的。

从这里可以看出，X 射线和 γ 射线的发现和发展，对现代医学的发展尤其是对现代医学影像检查学和放射治疗技术领域而言，都做出了不可或缺的贡献。

不同频率不同波长的电磁波分别在放射治疗、放射诊断、加热治疗中有不同用途，见表3-1-2-2。

表 3-1-2-2 临床常用电磁波

类型	波长范围	应用领域
诊断用 X 射线	$(1 \sim 0.1) \times 10^{-10}$m	放射诊断
深部治疗 X 射线	$(0.1 \sim 0.001) \times 10^{-10}$m	放射治疗
γ 射线	$(0.1 \sim 0.001) \times 10^{-10}$m	放射治疗
高能 X 射线	0.01×10^{-10}m	放射治疗
微波	1mm $\sim$ 1m	加温治疗
射频	1 $\sim$ 10m	加温治疗

在微波和 X 射线之间为红外线、可见光、紫外线。

二、粒子辐射

粒子辐射（电子、质子、中子等）包括带电粒子辐射和中性粒子辐射。带电粒子又分为带正电的粒子和带负电的粒子，可分别叫作正电粒子和负电粒子；从粒子辐射的质量上区分，又有轻粒子和重粒子两大类。例如，电子和质子是带电粒子，其中电子是负电粒子，质子是正电粒子，而中子是中性粒子。从粒子的质量上来看，电子是轻粒子，质子和中子是较重的离子，而碳、氧、氮等粒子是重粒子。一个质子和一个电子的电荷量相等，都是 1.60×10^{-19}C；而一个质子的质量是 1.67×10^{-27}kg，是一个电子质量的 1836 倍，两者的质量差别巨大。而碳离子等重离子的质量更大。

显然，不同的粒子辐射，需要通过不同的射线装置或射线设备来产生，不同的设备所输出的粒子辐射具有各不相同的放射特性，正是利用这些各具特色的放射特性，我们才可以开发制造出能够输出各种粒子束的放射治疗设备，以满足临床放射治疗的不同需求。

第三节 各种射线的特点

不同类型的放射线具有各不相同的放射物理特性和放射生物学特性；而同一种放射线具有相似的放射物理特性，其区别在于，射线的能量不同，最大剂量点的辐射深度也不相同，显然，能量越高，辐射深度越深。为理解各种放射治疗设备的工作原理和结构特点及放射治疗设备的发展历史和发展趋势，有必要首先搞清楚各种射线的主要放射物理特性。

一、直接致电离辐射

直接致电离辐射的射线都具有比较明显的"射程"，即电子线、质子束和重离子线（高能力射线）这 3 种射线都有比较明显的终点，这是带电粒子辐射的共同特点。但电子的射程很浅，只适于皮肤和较浅部位病变的治疗；而质子和重离子的射程比较远，其最大优势还在于，达到最大射程以后的射线剂量迅速降低到零点（这种曲线称为"布拉格峰"），从而可以有效地保护后面的正常组织，比较适合重要器官周围病灶的治疗。

二、间接致电离辐射

间接致电离辐射的射线没有"射程"，即 kV 级 X 射线、γ 射线、高能 X 线和中子束这 4 种射线几乎没有终点，这是间接致电离辐射，包括光子和中性粒子（中子）的共同特点，但它们的最大剂量点的深度随能量的增加而加深，为了表示这种射线的特点，通常将从表面到最大剂量点的区域称之为"建成区"。通过选择合适的能量，即根据病灶深度选择合适的"建成区"，并采取合理布野照射技术，这类射线可以用于多数病灶的放射治疗。

放射治疗技术是利用天然放射源或人工放射线对肿瘤或病变组织治疗的过程。放射线的应用首先在放射诊断领域，然后发展到放射治疗领域；首先应用天然放射线，然后发展到人工放射线；首先应用千伏级（kV 级）射线，然后发展到兆伏级（MV 级）射线。

根据能量范围，将 X 线治疗机分为 3 类：接触 X 线治疗机（10 ～ 60kV）、浅部 X 线治疗机（60 ～ 160kV）和深部 X 线治疗机（160 ～ 400kV）。

自 1885 年伦琴发现 X 线以来，起初主要是用于临床影像诊断。20 世纪初，随着科学技术的进步和发展，X 线机产生的 X 射线的能量可以进一步提高，为治疗人体部分组织的病灶奠定了技术基础。20 世纪 40—50 年代，X 线治疗机在临床上得到了较广泛的认可。

一、基本结构

由于千伏级 X 线治疗机的作用是提供治疗用的 X 射线，所以也不用配置影像增强器和相关的影像处理器件。除此之外，一台千伏级 X 线治疗机的基本结构包括以下几个部分。

1. X 线管　是千伏级 X 线治疗机的心脏，是产生 X 线的关键部件。它主要包括阴极（灯丝）和阳极（钨靶）两大部分（图 3-2-1）。阴极由钨丝绕制而成，这些钨丝同时兼作灯丝。阳极由粗大的铜棒和钨靶组成，钨靶与灯丝相互对应。包绕阴极和阳极的是密封的玻璃层，俗称球管，内部要抽成真空，真空度为 $1 \times 10^{-7} \sim 1 \times 10^{-6}$Torr。其目的：①避免烧坏灯丝；②避免电子在打靶前损失能量；③防止高压打火。

2. 高低电压发生器　低压部分主要是灯丝变压器，电压可以调节，供给灯丝进行加热，以便形成"电子源"。高压部分可以产生几百千伏（kV）的直流高电电场。该电压一般是采用自隔变压器调节。高电压加在球管阳极，以便在钨靶和灯丝之间形成加速电场。

3. 控制系统　是 X 线治疗机的控制中心，包括各种控制电路和控制台上的开关、调节旋扭和监视仪表，可以进行电源控制、电压和电流的调节、工作方式的选择等操作。

4. 机械装置和辅助设备　一台千伏级 X 线治疗机还必须具备比较完整的机械装置和相应的辅助设备，如支架、立柱、导轨、治疗床，以及定位装置、显示装置和存储与输出装置等设备。

另外，由于千伏级 X 线治疗机所产生的 X 射线能谱比较复杂，其中的低能 X 射线对治疗不但无益，反而会造成皮肤受量过高。因此，每台 X 线治疗机要根据不同的管电压配备适当材料和适当厚度的滤过板，用滤过之后的 X 射线进行放射治疗。

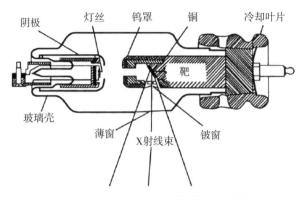

图 3-2-1 X 线治疗机球管的基本结构

二、工作原理

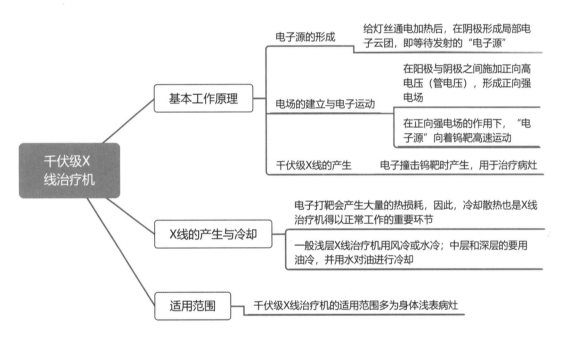

根据工作原理不难理解，一般来说，在球管正极施加不同的管电压，就会产生不同能量的 X 线。放射物理学上，人们将千伏级的 X 线的能量称为 X 线的"质"。主观上认为，管电压越高，X 线的质就越高，因为管电压高，管内电场强度就高，电子在真空加速电场内加速的能量就高，也就是 X 线的质会提高。但从本质上来讲，X 线的质是由不同波长的 X 线的分布情况来决定的，波长越短则 X 线的质越高。除了管电压之外，影响 X 线质的因素还很多，就两台 X 线治疗机来说尽管它们的管电压相同、kV 相等，但由于结构上的差异、球管管壁吸收的影响、过滤板材料及厚度的差异等因素的影响，所产生的 X 线的质就会不同。因此，对千伏级 X 线治疗机而言，不能用管电压来表示 X 线的质。临床上，一般是用"半价层（HVL）"来定义低能 X 线的射线质。半价层的概念与定义参见其他章节。

一般 120 kV 以下的浅层 X 线用铝表示半价层，120 ~ 400 kV 的中、深层 X 线用铜加铝表示半价层。

第三章 ^{60}Co 治疗机

随着核技术的应用与发展,人们发现,放射性核素 ^{60}Co 发射出的 γ 射线可以达到兆伏(MV)级能量,具有更强的穿透能力,不但可以治疗浅表组织的病变,还适合于治疗较深处的病变,而且结构比较简单,制造和运行成本都比较低。因此自 20 世纪 60 年代起,外照射 ^{60}Co 治疗机就逐步取代了千伏级 X 线治疗机而成为当时临床放射治疗设备的主流机型。

一、基本结构

^{60}Co 治疗机的类型按结构分有固定式和旋转式两种。固定式 ^{60}Co 治疗机是早期产品,已被旋转式治疗机 ^{60}Co 逐步取代。旋转式 ^{60}Co 治疗机的机架可以做 360° 旋转,机头也可朝一定方向移动,照射起来方便,可以做多种治疗,如等中心治疗、切野照射等,有些还能做钟摆照射和定角照射等。旋转式 ^{60}Co 治疗机的外形结构见图 3-3-1,它主要由治疗机头、准直器、治疗机架、治疗机床和控制操作部分等组成。

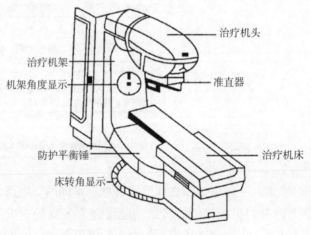

图 3-3-1 ^{60}Co 治疗机的一般结构

(一)治疗机头

治疗机头是 ^{60}Co 治疗机的关键部件。在治疗机头内,装有放射性核素 ^{60}Co,俗称钴源。为使放射源能在关机储存和开机照射状态之间自如转换,治疗机头内必须装遮线器装置。当遮线器处于关位时,射线束被遮挡,治疗机处于安全状态;当遮线器处于开位时,射线束从机头射出,处于治疗状态。

常用的遮线器有钨门式遮线器、旋转式遮线器、水银柱式遮线器和抽屉式遮线器 4 种基本形式。其中，抽屉式遮线器是目前最常用的一种方式，最具有代表性。

抽屉式遮线器的工作原理是，首先将钴源的源容器装在一只抽屉中，防护机头中间有一条可以自由运动的滑道，抽屉的运动动力是靠压缩空气完成的，在压缩空气的气路中，有一套两位五路的电控阀门，把压缩空气注入到气缸的左端或右端，使抽屉自由运动，达到放射源自由开启或关闭的功能。其遮线器用机头本身防护，机头是用铅浇铸而成，外壳用钢板成型。在钴源储存处用净化铀和钨加强防护。钴源固定在钢柱中心，钢柱沿轨道可以滑行，利用空气压缩机使钢柱移动，变换安全位和照射位。抽屉式遮线器的特点是结构比较简单。万一钴源钢柱运动时被卡住，该机器有强行回源按钮，启动后可自动强行回源。否则，就只能采用人工方法强制回源。

由于 ⁶⁰Co 是活度很高的放射源，必须加强放射防护才能保证使用安全，因此，治疗机头主要的就是一个大安全防护壳，它用高密度材料做成，一般是由铅或钨合金浇铸而成，外表面则用钢材做套壳。

根据国际放射防护委员会（ICRP）推荐，机头的基本防护要求是，任何一个远距离放射性核素治疗机，当机器处于关闭位置时，在距离放射源外壳 1mm 处测量，各方向平均剂量应 < 2mR/h，同时，在此距离处不应有超过 10mR/h 的地方。根据这一要求，对千居里 ⁶⁰Co 治疗机而言，需要约 10^{-6} 的衰减系数，或近似 20 个半价层。为了达到这一要求，通常储源容器是用钨或铀合金制作的，容器周围再用铅做防护层，机头的外壳用钢材料做成，所需要的材料厚度衰减系数为 1.5×10^{-6}。

（二）准直器

除遮线器外，治疗机头还要包括一套准直器系统。准直器就是限制线束的范围，即限定一定的照射野大小以适应治疗需要。根据国际放射防护委员会（ICRP）推荐：准直器的厚度应使漏射量不超过有用照射量的 5%。按照这个要求，⁶⁰Co 准直器的最小吸收厚度应为 4.5 个半价层（HVL）。若用铅 HVL=1.27cm，1.27cm × 4.5=5.7cm，一般取 6cm。摆位时托架上的铅挡块也应不小于 6cm。

准直器一般有固定式和可调式两种。因为准直器本身很笨重，所以固定的很少有人使用，大多数是可调的准直器。

钴源包壳一般是直径为 20 多毫米厚的不锈钢容器，并非"点源"，因此，"半影"较大。为了减少几何半影，准直器距体表越近越好，但太近不利于机器转角旋转，同时由于准直器的散射测量破坏建成效应反而提高了表面剂量。因此，准直器一般距离体表不能低于 15 ～ 20cm。

另外，采用复式结构的准直器的主要目的是减小几何半影（图 3-3-2）。

（三）治疗机架

治疗机架是机器的支撑装置，整个机器的所有部件都由机架将其连为一体。直立固定式 ⁶⁰Co 治疗机的机架较为简单，主要就是支撑防护机头和平衡体，而回转式机器除有支撑作用外，还是等中心技术的最基本组成部分。

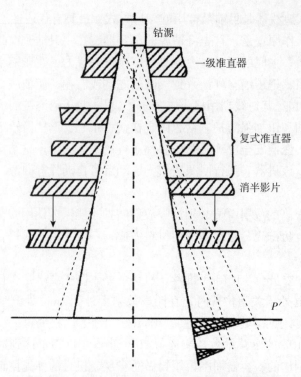

钴源
一级准直器
复式准直器
消半影片
P'

图 3-3-2 ^{60}Co 治疗机复式准直器（消半影装置）

（四）治疗机床

治疗机床要能够承载足够体重的患者，而且当射线通过时，其吸收剂量小、散射少。同时，床面能垂直升降，既满足治疗需要，患者上下床方便，左右移动灵活，又可保持稳定。纵向移动也是同样要求。床座和床面可旋转角度都是 ±90°。

（五）控制系统

^{60}Co 治疗机的控制系统由电气控制、机械控制和安全保护控制等部分组成。控制台配有总电源开关、源位指示灯、双道计时系统、治疗机控制钥匙开关、门连锁指示、气源压力系统、机头机架角度指示、电视监控和对讲机等。

为保证机器的正常运行，保证患者及工作人员的安全，^{60}Co 治疗机必须设置一系列的安全连锁装置，这些装置都要连接到主控电路中，也就是说，无论哪一个安全连锁不在正常位置，机器都不能顺利出源治疗。

二、^{60}Co 治疗机的半影种类

半影是指照射野边缘剂量随离开中心轴距离的增加而发生急剧变化的区域，一般用垂直于中心轴的射野平面与中心轴交点剂量的 20% ～ 80% 距离表示。半影主要由几何半影、穿射半影和散射半影组成（图 3-3-3）。

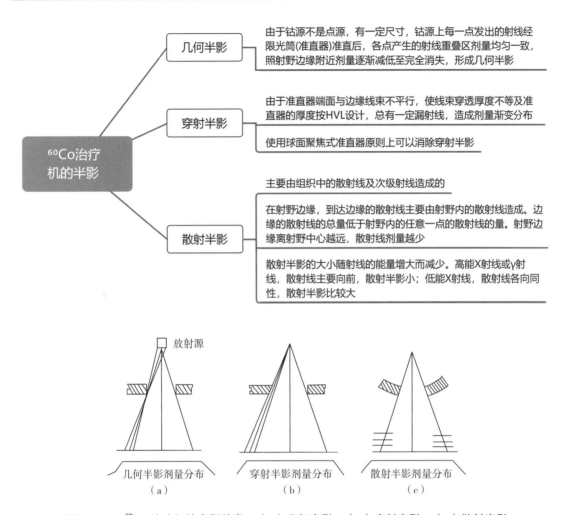

图 3-3-3 ^{60}Co 治疗机的半影种类。（a）几何半影；（b）穿射半影；（c）散射半影

三、工作原理

^{60}Co 是一种放射性核素，是由普通金属 ^{59}Co 在反应堆中经热中子照射轰击所产生的不稳定核素，人们就是利用 ^{60}Co 在核衰变过程中放射出的 γ 射线对肿瘤进行放射治疗。由于 ^{60}Co 是核反应堆的产物，所以称为人工放射性核素。钴源放射出的 γ 射线平均能量为 1.25MeV，半衰期是 5.27 年（5 年零 3 个月），约平均每月衰减 1.1%，使用寿命一般是 7.6 年。

临床上常用的钴源多是颗粒状，钴粒被封装在金属不锈钢包壳里面。目前常用的钴源包壳外形有 $\varPhi$23.4mm × 36.7mm 和 $\varPhi$26mm × 27mm 两种结构尺寸。

封装好的钴源平时被存储在机头的"源容器"内。需要治疗时，通过特制的机械装置，将钴源自动推到照射窗口处，通过准直器等射线控制与遮挡装置进行放射治疗。治疗结束后，机器会自动将钴源拉回"源容器"内储存。由于 ^{60}Co 源是活度很高的放射性核素，如果回源不到位，就会造成放射事故，因此，必须随时检查钴源归位情况，以保证患者和工作人员不会因为意外照射而受到伤害。

更换钴源时，每个程序都要考虑周到，严格按照程序操作。装源过程中和装源结束后，都要进行严格检测，做到万无一失，确保工作人员安全。

γ射线辐射能量可达1.25MeV，比千伏级X射线的辐射能量高出许多，但"建成区"仍然太浅，皮肤受量仍然较大，因此，也不是很适合深部肿瘤的放射治疗。

^{60}Co治疗机的主要缺点是射线的剂量分布特性不够理想，皮肤受量较大，能量不可调节，适应证受到一定限制；而且需要定期换源，对工作人员具有较大的潜在放射危险性。其主要优点是结构简单，成本较低。

第一节　医用电子直线加速器的基本结构

医用电子直线加速器一般由加速管、电子注入系统、微波功率源、微波的传输系统、脉冲调制系统、控制系统、束流系统、真空系统、机械系统、恒温冷却系统、电源分配系统和应用系统等组成（图3-4-1-1），其中，加速管、磁控管或速调管、闸流管及电子枪是加速器的核心部件，称为加速器的"三管一枪"。

一、加速管

加速管是电子与电磁场能量交换的空间，馈入的微波功率在其中建立电磁场，产生同电子运动方向和速度都一致的轴向加速电场，电子可以获得能量而得到加速。加速管是加速器的核心部件，一般是由高电导率无氧铜制成的，要求有精密的加工精度和良好的光洁度，又称加速结构或加速波导。加速管根据其加速原理可以分为行波加速管和驻波加速管（图3-4-1-2）。

行波加速管是在一段光滑的圆形波导管中按一定的规律放置具有中间束流孔的圆形盘片组成的一段盘荷波导。盘片可以看成是圆形波导的负载，起到减低行波相速度的作用，故称盘荷波导。通过控制电子注入加速管时的相位，使电子处于行波峰上，获得最大的加速度。如果电磁波的相速度和电子的速度保持同步，电子就像骑在行波峰上，随行波一起同步前进，不断得到加速。

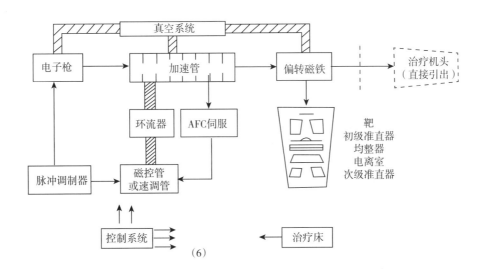

(6)

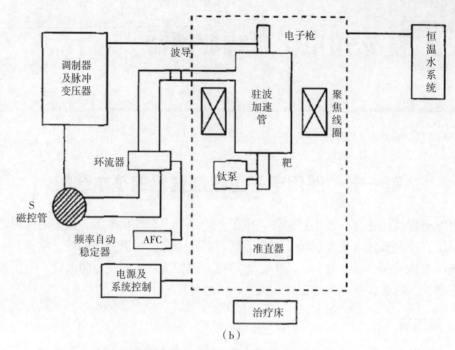

（b）

图 3-4-1-1　医用电子直线加速器结构框图。（a）行波；（b）驻波

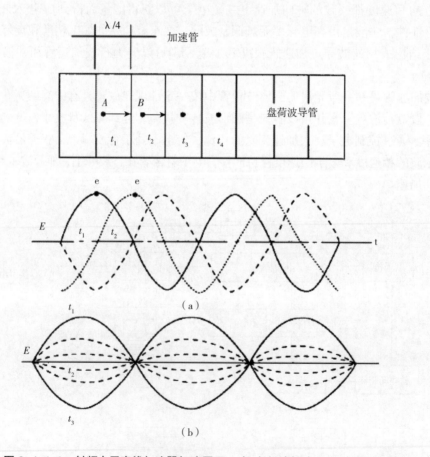

图 3-4-1-2　射频电子直线加速器加速原理。（a）行波加速；（b）驻波加速

驻波电子直线加速器的加速管是由一系列相互耦合的谐振腔链组成。目前多采用边耦合驻波加速结构。在这种结构中，波节处的场强几乎为零，对电子没有加速作用，所以将耦合腔从束流轴上移到轴线的外边，缩短加速管的长度。加速腔经过优化设计之后可以得到很高的分流阻抗。

二、微波功率源

医用电子直线加速器一般工作在 S 波段，频率为 2998MHz（波长 10cm）和 2856MHz（波长 10.5cm）。射频功率源通常在低能时用磁控管，高能时用速调管。速调管比磁控管更能直接、可靠、稳定地提供高能加速器所要求的大功率射频脉冲。

磁控管本身能够振荡。它通过自动频率控制系统（AFC）把加速管中的射频信号反馈回来，然后控制磁控管腔链中的电动调谐器，使磁控管谐振频率与加速管的固有频率一致。

速调管本身不能振荡，只用作放大器，其频率由射频驱动器的频率决定。射频功率源一般用环流器与加速管隔离，以免被加速管反射回来的微波损坏。驻波加速管比行波加速管的隔离要求更高。

三、微波的传输系统

微波的传输系统一般由隔离器、传输波导、取样波导、波导窗、输入输出耦合器、终端吸收负载和自动频率控制系统组成。

四、电子注入系统

电子注入系统包括电子枪和预聚焦线圈。电子枪用于发射电子。预聚焦线圈装在电子枪和加速管之间，确保从电子枪发射的电子以较小的散射角注入加速管。

五、脉冲调制系统

脉冲调制系统为微波功率源（磁控管或速调管）提供具有一定波形或频率要求的高压脉冲，一般由高压直流电源、脉冲形成网络、自动电压控制电路和开关电路、脉冲变压器组成。在加速器脉冲调制器中一般采用氢闸流管作为开关管。

六、束流输运系统

束流输运系统主要是指电子束流在加速管加速过程中及束流离开加速管后到打靶前这段空间中对束流的控制系统，一般包括聚焦线圈、导向线圈、偏转磁铁或扫描磁铁。为了克服电子束同种电荷的斥力所产生的散焦和径向电场对电子的散焦作用，加速管的外面设置聚焦线圈，用以产生轴向磁场，使电子产生径向聚焦力。导向线圈用于校正轨道的偏斜误差，使射束垂直打到靶的中央位置。偏转磁铁使束流偏转较大的角度，改变运动方向。

七、真空系统

为了保护电子枪的阴极免受氧化、延长使用寿命，避免高速运动的电子在加速过程中与气体分子碰撞而损失能量，提高加速管内高频电场的击穿强度，加速器一般用溅射离子泵来维持加速系统的高真空。

八、机械系统

机械系统是医用直线加速器完成肿瘤放射治疗的重要组成部分。其主要包括辐射头、机架和治疗床。辐射头中的独立准直器或多叶光栅可以根据需要形成合适大小和形状的治疗束；机架带动辐射头从不同的方向射入辐照靶区（肿瘤或病灶）；治疗床可以前后、左右、上下运动，以及旋转运动，能方便地对患者进行摆位（图 3-4-1-3）。

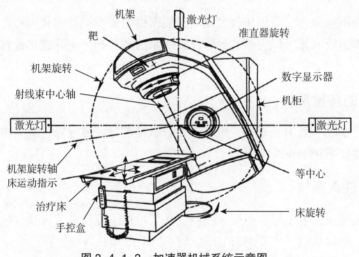

图 3-4-1-3 加速器机械系统示意图

九、恒温冷却系统

加速管、微波功率源和靶等部件在工作时产热量很高，且工作性能受温度的影响很大，必须保持在适当的温度范围内。冷却系统可确保机器的工作温度维持在一定的范围内。

十、电源分配系统

电源分配系统是指将用户动力电稳压之后供机器使用，一般包括主电源系统、辅助电源系统和低压电源系统。主电源系统将三相电源通过自动稳压器后，经高压断路器和高压接触器送到调制器的高压电源变压器。辅助电源系统经断路器、保险丝和继电器，为机器提供单相交流电源。低压电源系统将交流电源变压整流形成各种低压直流电源，供相关电路使用。

十一、控制系统

控制系统是加速器的中枢，主要完成信号的控制、数据的输入和输出、联锁的检测和控制。高能加速器的控制系统更为复杂，当切换不同射线种类和能量模式时，系统选择相应的治疗束形成通道（譬如靶位置、均整器或散射箔等）和能量控制参数（譬如微波功率、枪电流、枪电压、偏转磁铁电流等）。现代加速器采用智能化微机控制系统实现许多复杂的控制：将机器参数和状态的模拟量变成数字量，显示机器状态；人机对话更加灵活；实现智能化治疗参数校验、智能化自动摆位、多段弧形照射、适形照射；完成加速器状态自检、剂量管理、病历存取、机电参数偏差显示；远程故障诊断等功能。

十二、应用系统

应用系统包括治疗头和治疗床。治疗头主要由电子引出窗、X线靶、初级准直器、均整器、散射箔、电离室、光栅、附件架、限光筒、光野灯与反射镜、光距灯和屏蔽块组成。由于 MLC 技术比较成熟，有些公司将 MLC 作为加速器的基本配置。治疗床用于支撑患者，旋转治疗床或床面可以实现非共面照射（图 3-4-1-4）。

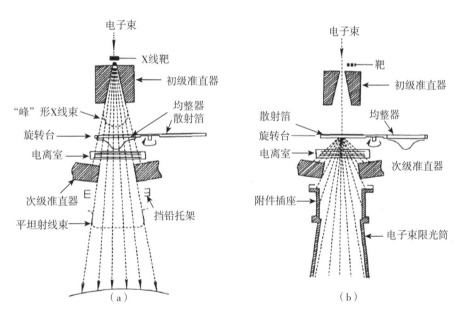

图 3-4-1-4　直线加速器治疗头的结构示意图
（a）X线模式；（b）电子束模式

十三、直线加速器治疗附件

治疗附件是用于指示机器重要参数、进行 X 线异型照射和电子线照射需要的一些实用装置。

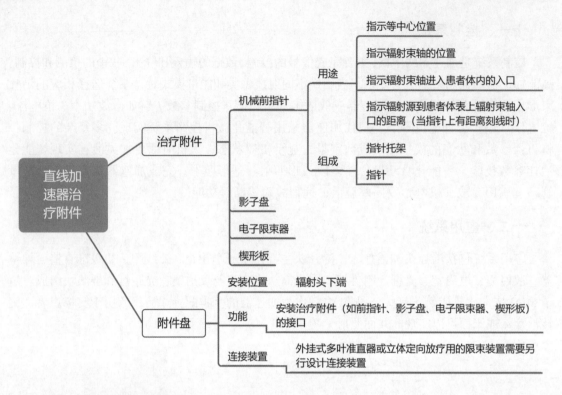

十四、楔形过滤系统

有两种，即物理楔形板和虚拟（动态）楔形板。

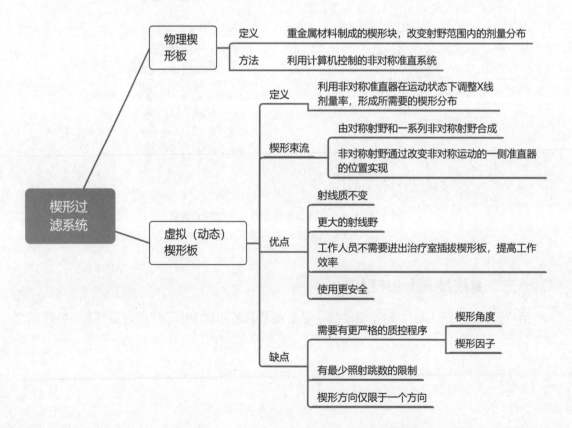

十五、非对称准直系统

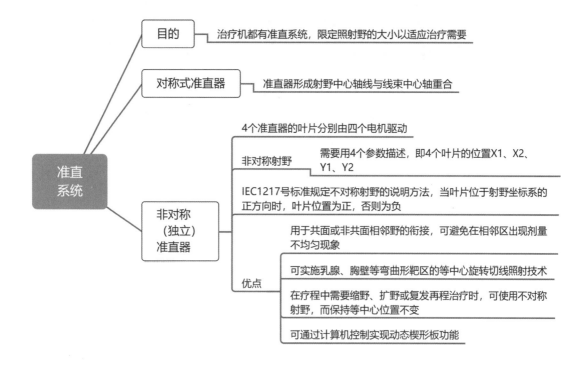

十六、多叶准直器

多叶准直器（MLC）是将一对对称式或独立式准直器相对两个叶片制作成多个叶片，每对小叶片都可以彼此跨越线束中心轴运动到对侧，形成多对独立式准直器，因而它具有独立式准直器的一切临床功能。多叶准直器最初设计主要用于形成不规则射野而不使用附加射野挡块。随着适形治疗，特别是调强适形治疗的发展，多叶准直器为调强治疗提供了一种有用的工具。

（一）MLC 的工作原理

1. 手动 MLC　通过手动驱动每个叶片，达到调整辐射野轮廓的目的。其在适形放射治疗中的功能受到限制，如无法实现等中心旋转式动态适形放射治疗，无法实现动态调强，无法实现动态楔形板的功能等，而在静态子野调强中的应用也有不便，因为执行每个子野照射前操作者都必须进入治疗室改变手动 MLC 的叶片位置。

2. 电动 MLC　通过计算机控制多个微型电机独立驱动每个叶片单独运动，达到射野动态或静态成形的目的。由于其机械结构方面的优良性能和计算机自动化控制下的精确运动的灵活多样性，电动 MLC 不仅克服了挡块和三维物理补偿块的缺点，而且可实现逆向调强等，使手动 MLC 无法实现的多种功能得以实现。因此，电动 MLC 已逐渐成为医用加速器治疗准直器的标准配置（图 3-4-1-5）。

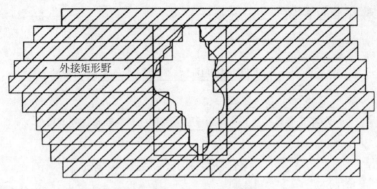

图 3- 4-1-5　MLC 示意图

（二）MLC 的基本结构

MLC 从问世到现在，结构设计就一直在改进、完善。为适应各种不同的功能和用途，世界各国先后推出多种结构形式的 MLC。纵观其历史发展，MLC 主要是围绕着提高适形度、减小透射半影、降低漏射、适应动态调强与动态楔形板等高级功能展开的。

MLC 的基本构成单位是单个叶片，见表 3-4-1-1。

表 3-4-1-1　MLC 的构成

项目	描述
材料	一般由钨或钨合金制成
宽度	垂直于射线穿射方向和叶片运动方向的叶片的物理厚度，等于叶片两侧面之间的宽度
长度	平行于叶片运动方向的叶片物理长度
顶面	接近放射源一侧的叶片表面
底面	接近患者皮肤一侧的叶片表面
高度	沿射线入射方向的叶片顶面和底面之间的物理高度
叶片端面	叶片深入射野内形成射野边界的表面
叶片组	邻叶片沿宽度方向平行排列构成
MLC	两个相对的叶片组组合成

叶片宽度决定 MLC 形成的不规则射野与计划靶区（PTV）形状的几何适合度，叶片宽度越薄窄，适形度越好；但叶片越窄，制作越困难，造价也相应提高，因此必须在适形度和造价之间做出合理的折中选择。

叶片高度必须使原射线的辐射强度削弱到 5% 以下，即至少需要 4～5 个半价层的高度。由于需要保持叶片间低阻力的相对动态移动，叶片间常有一些漏射线，会降低叶片对原射线的衰减效果，叶片高度应适当加厚，一般需要 5cm 厚的钨合金。如果将漏射线剂量降到 2% 以下，通常需要 7.5cm 的钨合金。

（三）MLC 的漏射线和半影

射线穿过 MLC 叶片时，存在 3 种漏射线情况：相邻叶片间漏射线、射线穿过叶片产生的漏射线和相对叶片合拢时端面间的漏射线。

（四）MLC 的安装位置

目前安装在加速器机头中的 MLC 主要有 4 种方式：①原有的准直器不动，直接在下面安装一组多叶准直器（Varian 公司）；②拆掉原先的一对下层准直器（X 方向），用多叶准直器代替（Siemens 公司）；③用多叶准直器替换原来的上层（Y 方向）准直器，但在 MLC 与 X 方向准直器之间再加上一对 Y 方向的备用准直器（Elekta 公司）；④无传统准直器，直接以双层（正交或上下平行）MLC 组成准直系统（苏州雷泰或 Varian 公司）。早期有外挂式自动或手动微型 MLC。微型 MLC 多半在立体定向放射治疗中使用。

影响全自动 MLC 精度的因素主要有以下 3 个方面：①相邻叶片间的漏射线；②叶片前端面半影和侧端面半影；③叶片重复运动定位的精度。

（五）MLC 的临床应用

① MLC 替代铅挡块；②实现适形放射治疗：在旋转治疗过程中根据射野方向观（BEV）所见的靶区形状自动调整射野形状；③ 作为实现调强放射治疗的手段之一。多叶光栅在治疗过程中受计算机控制启动态楔形过滤的作用。调强放射治疗旨在形成一个与靶区形状一致的均匀剂量分布。

（六）MLC 叶片位置的验证

随着 MLC 临床应用的推广，叶片位置的验证成为极其重要的问题之一。目前的验证方式主要是利用 TV、观测叶片末端的反射图像、电位计及射野影像系统等。射野影像系统是一套相对独立的位置验证系统。为确定计划的执行与否，要求验证治疗射野和计划射野是否一致的时间越短越好。

第二节　电子射野影像系统

在放射治疗中，射野位置和患者摆位都可能存在误差。为了验证治疗过程中患者的摆位是否正确，检验射束与临床靶区的对准情况，一种常用的方法就是拍摄射野照片。由于胶片冲洗需要一定的时间，射野照片只能起验证记录的作用，不能实时纠正摆位的作用，已经不能满足精确放射治疗的需要。随着放射治疗技术的发展，特别是三维适形放射治疗和逆向调强放射治疗技术的不断推广，电子射野影像系统（electron portal imaging device，EPID）在保证放射治疗质量方面发挥着越来越大的作用。加速器厂家推出了不同的 EPID，如 Varian 公司的 PV（Portal Vision） aS1000 和 aS500，Elekta 公司的 iViewGT（图 3-4-2-1），Siemens 的 PRIMEVIEW 3i。

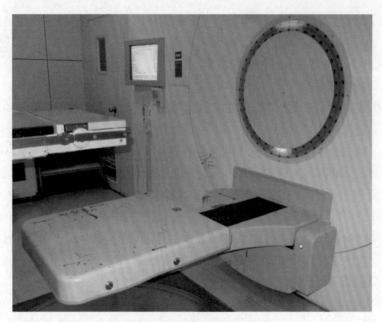

图 3-4-2-1 Elekta iViewGT

一、EPID 的基本原理

1. 定义 EPID 是在放射治疗中，使用电子技术作为获取影像的器件，在出射方向获得的影像。

2. 组成 一般由射线探测器、影像处理部分、机械运动部分和运动控制部分组成。

3. 射线探测器的类型 根据探测方式的不同，EPID 可分为以下 3 类：

（1）固体探测器：固体探测器系统具有体积小、效率高、分辨率高、动态范围大的优点，现在使用的多数是固体探测器。

（2）荧光探测器。

（3）液体电离室探测器。

4. 固体探测器系统的工作原理 固体探测器系统是用非晶硅或非晶硒等材料做成的半导体构成的矩阵。它分为间接方式和直接方式两种工作方式。

（1）间接方式：将由闪烁体把射线变成的可见光，再用非晶硅光电管生成电信号。

（2）直接方式：用非晶硒直接将射线转化为电信号。

5. 非晶硅的制作方法及特点 非晶硅也叫无定型硅，是由硅蒸气沉积成的非晶态的薄膜，不易被射线损伤，且不受晶体生成的限制，可以在玻璃或金属基板上做成较大面积的影像阵列。制作方法是在反应器中采用等离子增强化学蒸气沉积技术，将掺有乙硼烷或磷化氢等气体的硅烷沉积在基板上，制作出各种非晶硅器件如光电管和薄膜晶体管（TFT）。

6. 光电管和薄膜晶体管的工作原理 光电管从底层向上分别是铬层、40nm 厚的 N 型层、1000nm 厚的本征型层、20nm 厚的 P 型层和顶层的透光金属。薄膜晶体管是一种场效应管，其源极与光电管相连、栅极与控制线相连、漏极与数据线相连，在控制信号作用下处于开通或截止状态。在采集图像信号期间，所有薄膜晶体管控制极保持负电压，薄膜晶体管处于截止状态，光电管不断充电。经过一段时间的信号采集之后，逐行改变薄膜晶体管的控制电压，使存储于光电管的电信号送到数据输出线，经放大后由计算机转为数字图像信号。

二、EPID 系统的应用

EPID 是一种快速的二维剂量测量系统，其最初设计是为了解决布野和患者治疗的几何位置实时验证问题。但人们越来越开始关注其剂量学特性，如用 EPID 测量靶区、非均匀组织和敏感器官的剂量及照射范围的变化等；或者从出射影像中获取剂量分布的信息，用以自动设计补偿器。在质量保证方面和患者剂量验证方面的应用包括以下几个方面：

1. 取代胶片、电离室等测量设备，可直接测量射野半影、均整度、对称性，可用于验证射野的大小和形状。

2. 用于射野位置验证和患者摆位，包括治疗前校正射野、治疗前校正患者摆位、治疗中校正患者摆位、治疗间校正患者摆位、离线评价患者摆位、调强射野强度分布的验证等。

3. 射野设计和验证：EPID 可方便地用于补偿器设计及其厚度分布的验证，如 Yin 等用 EPID 自动设计出用于修正肺不均匀性的补偿器。

4. EPID 在患者剂量验证方面的应用：患者剂量验证是保证放射治疗质量的重要措施。其主要方法可分为两类：一类是设计算法计算出探测器平面处的透射剂量分布，与 EPID 测量结果进行比较；另一类是由 EPID 测量的透射剂量及其他信息反推出患者的出射剂量、中平面剂量，甚至患者体内的三维剂量分布，与治疗计划系统计算结果比较。Varian 公司推出的 Portal Dosimetry 即为剂量分布验证软件。

5. 检查校正 MLC 的位置：EPID 配套相应软件，检查 MLC 叶片的位置精度，然后调整位置，是一种快速简便的方法。Elekta 公司推出的 AutoCAL 就是配合 iViewGT 的实用程序。

6. 用加速管产生 X 线：EPID 作为探测器，获得 MV 级锥形束断层扫描成像（CBCT），Siemens 公司有产品推出，在我国有多台该配置加速器应用。其获得图像比 kV 级 CBCT 稍差。

VARIAN EPID aS1000 运动参数

升降位置	2.5cm ～ -82cm	运动范围 84.5cm
横向运动	15.6cm ～ -19.4cm	运动范围 35cm
纵向运动	24cm ～ -20cm	运动范围 44cm

Elekta EPID iViewGT 运动参数

T 方向	11.5cm
A 方向	11.5cm
B 方向	11.5cm
升降范围	0cm

三、EPID 质量保证检查

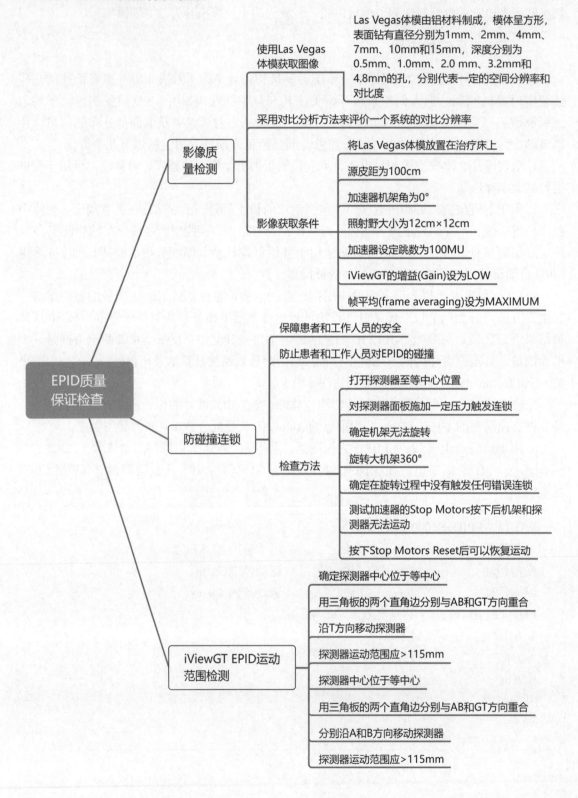

- EPID质量保证检查
  - 影像质量检测
    - 使用Las Vegas体模获取图像
      - Las Vegas体模由铝材料制成，模体呈方形，表面钻有直径分别为1mm、2mm、4mm、7mm、10mm和15mm，深度分别为0.5mm、1.0mm、2.0 mm、3.2mm和4.8mm的孔，分别代表一定的空间分辨率和对比度
    - 采用对比分析方法来评价一个系统的对比分辨率
    - 影像获取条件
      - 将Las Vegas体模放置在治疗床上
      - 源皮距为100cm
      - 加速器机架角为0°
      - 照射野大小为12cm×12cm
      - 加速器设定跳数为100MU
      - iViewGT的增益(Gain)设为LOW
      - 帧平均(frame averaging)设为MAXIMUM
  - 防碰撞连锁
    - 保障患者和工作人员的安全
    - 防止患者和工作人员对EPID的碰撞
    - 检查方法
      - 打开探测器至等中心位置
      - 对探测器面板施加一定压力触发连锁
      - 确定机架无法旋转
      - 旋转大机架360°
      - 确定在旋转过程中没有触发任何错误连锁
      - 测试加速器的Stop Motors按下后机架和探测器无法运动
      - 按下Stop Motors Reset后可以恢复运动
  - iViewGT EPID运动范围检测
    - 确定探测器中心位于等中心
    - 用三角板的两个直角边分别与AB和GT方向重合
    - 沿T方向移动探测器
    - 探测器运动范围应>115mm
    - 探测器中心位于等中心
    - 用三角板的两个直角边分别与AB和GT方向重合
    - 分别沿A和B方向移动探测器
    - 探测器运动范围应>115mm

第三节　kV级成像装置

能够实现图像引导下的放射治疗（IGRT）的放射治疗设备多数安装了kV级成像装置。Varian公司的加速器配置有OBI系统，即On-Board Imager。在加速器的两侧分别增加了两个精确的机械臂，一侧是kV级的X线源，主要是CT球管；另一侧是非晶硅探测影像板，面积30cm×40cm。系统配备有手控盒，IX机型是独立红外线手控盒，Truebeam机型与控制床控制EPID共用一个手控盒，控制机器臂的伸出和收回，也可以在控制室远程控制OBI机器臂的伸缩。系统具有kV级X线数字造影和锥形束成像功能，见图3-4-3-1。

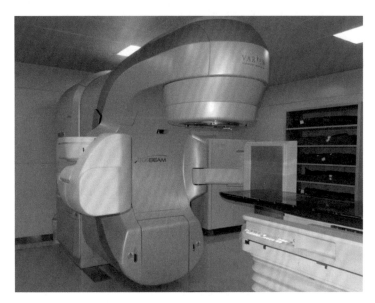

图3-4-3-1　Varian Truebeam加速器

Varian OBI 技术参数

1.0 Imager

为kV级X线设计的高效率、高帧频非晶硅数字化影像装置。

1.1　Model：PaxScan® 4030CB flat panel detector

1.2　最大像素矩阵：2048 × 1536

1.3　阵列：397mm × 298mm

机械臂运动范围

Motion	探测器臂	球管臂
垂直方向	−2/+80	−80/−100
横向	−18/+16	N/A
纵向（等中心处）	−4/+5	−7/+45
纵向（等中心30～50cm）	−20.5/+24	N/A
纵向（等中心77cm）	−19/+24	N/A

Elekta 公司 Synergy 直线加速器配备有 XVI 系统，XVI 扫描系统包括 kV 源（70～150kVp）和平板多晶硅探测器。kV 源和探测器与机架成 90°，XVI 系统与加速器使用同一等中心，扫描可使用 3 种射野（field of view，FOV），对于每种 FOV，有相应的 X 线准直器。XVI 主要技术参数如下：

---

kV 成像板有效传感面积：不小于 410mm × 410mm

图像灰度级：16 bit

像素分辨率：0.120mm

图像空间分辨率：> 10 lp/cm

kV 影像模式：2D 摄片 /3D 透视 /CBCT

2D 影像配准：手动 / 自动

3D 配准工具：自动（骨性标记、灰度）或手动

kV–CBCT 扫描孔径：90cm

kV–CBCT FOV：最大：26cm×50cm；中间：26cm×41cm；最小：26cm×26cm

kV–CBCT 最大 FOV：50cm × 26cm（应可显示整个骨盆）

kV–CBCT 成像的 Z 轴距离：最大至 26cm

kV–CBCT 计算矩阵：1024 × 1024、512 × 512

kV 帧频：不高于 5.5 FPS（采用最先进的算法，用最少量的投影来重建出最佳的图像质量，并减少剂量）

两次图像采集之间球管冷却时间：无（投影数少，并采用脉冲式）

kV–CBCT 所需剂量（使用 $CTDI_w$ 体模）：体部——16mGy，头颈部——1.5mGy

kV–CBCT 重建计算速度：< 5 秒同步在线式计算，零等待

第四节   γ-刀系统

γ- 刀系统是以许多 ^{60}Co 颗粒为辐射源的三维聚焦脑部精确放射治疗系统。

1949 年，瑞典神经外科学家 Leksell 提出了放射外科的概念之后，瑞典的科学家于 20 世纪 60～70 年代先后研制并推出了脑外科专用的第一代和第二代 γ- 刀系统。随着 CT、MRI 等现代医学影像技术的临床应用，20 世纪 80 年代 γ- 刀系统得到了进一步发展。目前临床上应用的 γ- 刀系统基本上都是以 201 颗 ^{60}Co 为辐射源的高精度聚焦放射治疗系统。该系统的外形结构，由于 ^{60}Co 产生的是 γ 射线，通过多点聚焦辐射能使损毁靶区的边缘如手术切除般的整齐，或者说病灶周围的剂量分布梯度很陡，就跟刀切的效果一样，因此，用这种设备实施脑部放射治疗通常称为"γ- 刀手术"，所用的设备称为 γ- 刀系统（图 3-4-4-1）。

γ- 刀系统的组成除了系统主机之外，还包括定位头盔、患者治疗床、液压驱动系统、操作控制系统和计算机治疗计划系统等部分。

以 ^{60}Co 为辐射源的 γ- 刀系统主要有以下特点。

1. 无手术创伤。用 γ- 刀系统不用开颅即可"切除"颅内病变，治疗中不需要麻醉，患者保持清醒，无痛苦，不出血，无术后感染。

2. 手术精确，误差小（±0.1mm），如使用得当，对周围组织不会造成伤害。据称，其效果可达到显微外科水平，尤其适合于常规手术难以治疗的部位。

3. 简便，省事，通常只需要治疗一次。手术时间（包括准备、影像定位、设计治疗计划和实施照射等）一般只需要 3 ～ 5 小时，患者可在门诊或住院 1 ～ 2 天内完成，不良反应小，不需要术后疗养。

4. γ- 刀系统的最大缺点是辐射源具有放射性污染，对工作人员具有潜在的放射损伤危险。

5. 功能比较单一。

6. 设备造价高，性价比较低。

γ- 刀系统曾在 20 世纪 80—90 年代辉煌一时，但随着以医用电子直线加速器为辐射源的立体放射治疗技术（X- 刀系统）和"适形""调强"等精确放射治疗技术的发展，γ- 刀系统的市场需求逐渐萎缩。虽然目前临床上仍有应用，但未来的发展趋势是必将被射线能量更高、可以一机多用、适应证广、安全性高等为优势的直线加速器"X- 刀准直系统"所替代。

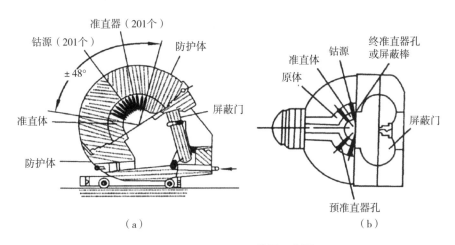

图 3-4-4-1　γ- 刀装置示意图
（a）Elekta γ- 刀装置；（b）OUR γ- 刀装置

第五节　X-刀系统

X- 刀系统是以医用加速器为核心设备，附加三维立体定向定位装置，在现代影像设备（CT、MRI 等）和计算机技术的配合下，实施立体定向精确治疗的放射治疗系统。

X- 刀系统一般包括医用加速器、二级圆形准直器、三维坐标定位系统、CT（MRI）成像系统和 X- 刀治疗计划系统等。

X-刀系统的基本工作原理是：将患者固定于三维立体定位坐标上，使病灶处于三维坐标之内，经 CT（MRI）断层扫描得到带有特定三维坐标的图像之后，在 X-刀治疗计划系统的计算机上进行三维图像重建，同时勾画出靶区和重要器官，并确定靶区在三维坐标上的精确位置，设计出最合理的治疗计划。进行治疗时，患者仍要置于图像扫描时的三维坐标之内，并保持人体与三维坐标之间的原始位置不变。通过三维坐标系统与医用加速器系统的配合设置，使病灶严格置于加速器的等中心处。之后，在计算机控制下，按照设计好的治疗计划进行多角度、多弧面、全方位立体定向聚焦放射治疗，可以达到与"γ-刀"系统类似的治疗效果。由医用电子直线加速器输出的是 X 线，所以称为"X-刀"。

X-刀系统不但与 γ-刀系统具有相同的治疗优势和治疗效果，而且可以一机多用，平时做普通放射治疗，需要时可做头部 X-刀或体部 X-刀。投资少，效率高。随着加速器技术的发展，目前 X-刀只是外照射诸多技术的其中一项。

第六节　近距离后装治疗机

体内照射也称为近距离照射，是通过人体的自然腔道或组织间置入的方法，将核素放射源直接贴近病灶部位进行照射。其特点是对某些部位的病灶如食管癌、直肠癌、宫颈癌等直接实施放射治疗，对周围组织损伤较小，治疗效果较好。

早期的内照射或近距离照射，一般是手工操作，缺点是定位不够准确，照射剂量难以掌握，对工作人员的放射防护也比较困难。随着计算机技术和自动控制技术的不断发展，20 世纪 80 年代中期，荷兰的核通公司率先研制生产出了以 ^{192}Ir 为放射源的内照射近距离后装治疗机，推动了内照射近距离放射治疗技术的迅速发展。当前临床上使用的内照射近距离后装治疗机，其基本结构和工作原理，都与核通公司的产品大同小异，没有根本区别。

内照射近距离后装治疗机的基本结构包括后装治疗机、各种施源器、治疗计划系统和操作控制系统四大部分。

一、后装治疗机

1. 基本结构　包括机座、立柱、机头和放射源 4 个部分。后装治疗机的实物外形见图 3-4-6-1。

图 3-4-6-1 中最上面的机头是后装治疗机的核心部分，内有储源器、驱动器、施源器接口和放射源出源位置检测装置等部分。储源器处在机头的中间部位，是在钢壳内浇灌铅钨合金铸造而成，中间留有一个很小的空腔，是平时储存放射源的地方，以保护工作人员不受射线照射；在储源器的后面部分是驱动器，它可以根据计算机指令，将放射源拉回储存或送出去用于治疗；储源器的前面设有放射源出源位置检测装置，用来随时检测放射源的出源情况和出源位置；机头的最前面是可以与施源器连接的接口。一般设有多个接口，可以根据临床需要同时连接多个施源器，在计算机的控制下分别出源治疗，以达到比较理想的剂量分布效果。

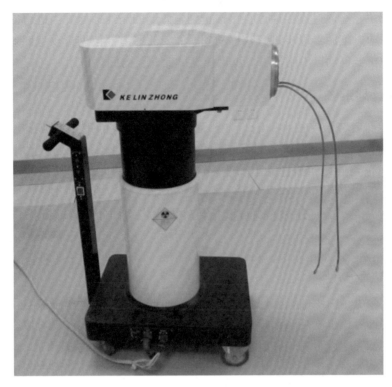

图 3-4-6-1 国产后装机

2. 放射源 现代近距离后装治疗机使用的放射源是放射性核素 ^{192}Ir，这是一种高剂量率放射源，放射出的是 γ 射线，其平均能量为 380keV。出厂时的初始放射性活度为 10 ～ 12Ci，半衰期只有 74 天，约 6 个月时间就需要更换新源。也有机型使用 ^{60}Co 源。

^{192}Ir 源的物理机械性能比较好，可以做成各种形状。但后装治疗机使用的铱源一般是做成颗粒状，体积只有米粒大小，出厂之前被封装在不锈钢包壳里面，并焊接在特定长度（一般是 1 ～ 1.5m）的驱动钢丝的一端，钢丝截面直径与不锈钢包壳的外径相同。然后，将焊接铱源的一端插到一个铅罐里面锁住，以便进行储存和运输。钢丝的另一端露在外面，换源时，工作人员将钢丝露在外面的一端连接到后装治疗机的驱动器上，通过施源器接口，由驱动器自动将铱源拉到机头中间部位的储源器内备用。

通常，后装机内部都要设置一套与铱源（真源）钢丝长度一致的"假源"钢丝。在进行实际治疗之前，要先送出假源检验管路是否畅通，以避免"卡源"现象。假源检验无误后，再送出真源进行实际照射治疗。

二、施源器

施源器是内照射近距离后装治疗机的重要组成部分，其作用是：在治疗之前，先将施源器置于病灶附近，接口处与主机连接。根据被照射腔体或组织的不同部位和不同形状，可以设计制作各种各样的施源器，施源器的外形要与相应部位的腔体吻合，内部正好能够插进带有颗粒状辐射源的钢丝绳。施源器的另一端与机头最前面的施源器接口连接之后，辐射源可以从机头内的储源腔里通过连接通道直接输送到施源器的病灶部位。当进行内照射放射治疗时，辐射源可以通过施源器以步进方式移动到所需要的照射部位进行逐点照射治疗，治疗结束后，辐射源被机器自动拉出施源器，退回机器的储源腔内储存备用。

三、治疗计划系统

要开展近距离后装治疗技术，治疗计划系统是不可缺少的重要组成部分。在进行近距离放射治疗之前，都要应用安装在计算机上的专门软件设计治疗计划。治疗计划系统的软件一般包括图像输入处理和图像输出功能、剂量规划与计算功能和治疗计划的评估与优化功能。治疗计划设计得好坏，直接影响治疗效果，因此，往往要进行多次修改和优化处理。在得到主治医师认可后，可通过软盘或其他传输方式将治疗计划传输到操作控制系统进行治疗。

四、操作控制系统

操作控制系统也是由硬件和软件两部分构成，通过电缆和控制线路与治疗室内的后装治疗机连接。控制计算机上安装与治疗计划软件相配套的操作控制软件，通过执行计划系统传过来的治疗计划，实施近距离放射治疗。

与体外远距离放射治疗相比，体内近距离放射治疗具有病灶局部治疗剂量大、正常组织受量少、全身反应轻等优点。除了通过人体的自然腔道实施近距离照射之外，还可以进行术中放射治疗、组织间植入和表面敷贴等方法完成近距离放射治疗。体内某些部位的病灶，配合体外远距离放射治疗，会取得比较好的治疗效果。

第七节　TOMO放射治疗系统

TOMO 为螺旋断层放射治疗系统（TomoTherapy）的简称，是指类似螺旋 CT 扫描来实现机架的持续旋转和床的运动，使用兆伏级 CT （MVCT ，或 CT） 图像实时引导的调强放射治疗。螺旋断层放射治疗机的设计目的是实行图像引导的 IMRT，治疗开始前进行 CT 成像扫描，重建靶区的三维影像，与治疗计划 CT 的影像进行比较，从三维方向上修正摆位误差，实现图像引导下的 IMRT 治疗。TomoTherapy 在放射治疗技术发展中的地位见图 3-4-7-1。

螺旋断层放射治疗是一种 IMRT 照射技术，由威斯康辛州麦迪逊的 TomoTherapy 公司开发并以 TomoTherapy 系统出售，现在由 Accuray 公司销售。自 2003 年该设备常规在临床应用以来，是市场上唯一一个使用基于切片式螺旋出束的放射治疗设备（Langen 等，2010）。目前已发展到第四代 Tomo Therapy 平台 Radixact 螺旋断层放射治疗系统。TomoTherapy 治疗机综合了 IMRT 治疗技术、计算机断层扫描成像（MV CT 或 kV CT）和一体化治疗计划系统。

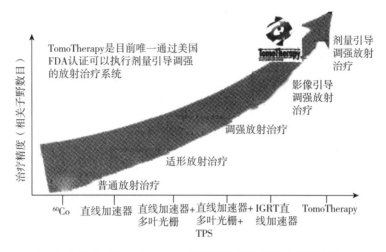

图 3-4-7-1 TomoTherapy 在放射治疗技术发展中的地位

一、螺旋断层放射治疗系统的结构组成

螺旋断层放射治疗系统一般包括旋转机架、患者治疗床、激光定位系统、操作台工作站、状态控制台、计划系统等。图 3-4-7-2 为螺旋断层放射治疗系统主机外形图。

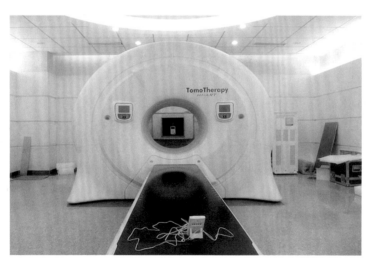

图 3-4-7-2 主机外形图

TomoTherapy 环形机架内部的主要部件是旋转机架，外形和普通 CT 基本一样，但在其内部以结构较小的 6MV 直线加速器替代普通 CT 的 X 线球管。该直线加速器具有两种工作状态：成像状态时能量为 2.8MV，治疗状态时能量为 6MV。直线加速器采用水冷系统降温。此外，在机架内还有产生微波振荡的磁控管、CT 探测器、高压电源、滑环驱动机构等部件。患者治疗床是带有复合材料的平板床面，用于支持和移动患者。激光定位系统：用于患者在床上的初始定位，在断层图像匹配后也可实现患者位置修正。操作台工作站：位于控制室内，操作人员可监视机器工作情况和患者治疗情况，在紧急情况下可立即关闭机器。计划系统工作

站：用于治疗 CT 图像的采集和组织定义、评估及保存优化治疗计划。

二、螺旋断层放射治疗机的工作特点

螺旋断层放射治疗机是一种 IMRT 技术，它结合了直线加速器和螺旋 CT 扫描仪的特点。结构上，它属于直线加速器，被安装在 CT 机样臂架上。治疗时机头发出的扇形束随机架旋转对人体进行 360° 旋转照射，单次照射多达 2 万个子野数目，使靶区的均匀性和适形度更高。治疗时治疗床缓慢跟进，通过治疗床的连续移动能够实施全身调强治疗，长度可达 160cm。治疗时无须考虑患者和机头碰撞的危险，也无须考虑楔形板角度、挡铅、机架角度、准直器角度、床角度、MLC（多叶准直器）和托架、电子线、电子线限光筒等常规加速器需要考虑的计划因素。

三、TomoTherapy 优点

高精度：TOMO 刀成像源和照射源相同，机械精度相同，成像精度和照射精度都是 ±0.1mm，高于传统加速器的 ±1mm。TOMO 刀每个螺旋周期中有弧形照射野，每个弧形照射野有 64 个可调节的子野，TOMO 刀每个子野都有 10 级强度可调。TOMO 刀的单位剂量率达到 850MU/min。TOMO 机架和治疗床的等中心精度达到 ±0.1mm。

快速运算能力，更高的图像质量，更高的肿瘤适形度和剂量均匀性，自适应放射治疗（ART）功能。

第八节　射波刀

射波刀（CyberKnife）是一种新型立体定向放射治疗机，采用影像引导实时跟踪系统，指导机械臂带动直线加速器追踪靶区进行治疗。它重复性好，精确度高，创伤小且适应面广，可进行正 / 逆向治疗计划，也可分次治疗，且兼容放射外科和放射治疗两种功能。射波刀由美国 Stanford 大学医疗中心脑外科与 Accuray 公司合作研发，1994 年投入使用，1997 年 Adler 教授首次介绍其临床应用。射波刀已被美国食品药品监督管理局（FDA）批准应用于全身多种疾病的治疗。其在国内也已规范投入临床使用。

一、射波刀治疗系统组成

射波刀是一种立体定向治疗机，整合了影像引导系统、高准确性机器人跟踪瞄准系统和射线释放照射系统，可完成任何部位病变的治疗。将一个能产生 6MV X 线的轻型直线电子加速器安放在一个有 6 个自由度的机械臂上，通过运算 X 线摄像机及 X 线影像处理系统所得的低剂量三维影像来追踪靶区位置，执行治疗计划，以准确剂量的放射线来"切除"肿瘤（图 3-4-8-1）。

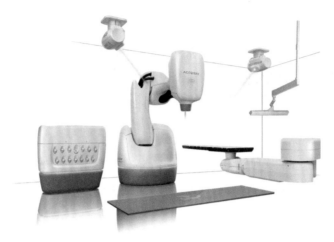

图 3-4-8-1　射波刀

二、射波刀治疗的治疗过程及特点

（一）射波刀的治疗过程

1. 治疗前准备

（1）确定内标记：应与肿瘤位置关系固定。可为易辨认的骨性标志（颅底及头颈部椎体）或植入金属内标记（一般 4 ～ 6 颗，至少 3 颗）。

（2）摆位：无创性无框架体膜固定，重复性好，治疗前随时可行扫描、治疗计划模拟、质量确认。

（3）储存基础影像（CT 或 MRI，允许两者融合）。

（4）设计最佳治疗计划（可正 / 逆向计划设计；可单 / 多次治疗，兼容放射外科和放射治疗两种功能）。

2. 实时监测和跟踪　用 X 线照像机分别获取内标记图像，传至影像处理系统，根据基础影像中内标记与靶区关系分析出病灶实测位置。不断将实测影像与基础影像进行比较，反复确定靶区正确位置，传至机械臂，使其修正治疗位置进而消除运动误差，提高治疗精度。头颈部器官相对静止，X 线实时跟踪系统每 10 秒获取 1 次影像信息即可。胸腹脏器随呼吸和心跳而运动，10 秒间隔时间过长，不能准确获取影像。缩短间隔或连续照射可满足要求，但患者受照量过高，诊断性 X 线发射器易过热，故射波刀引入一套红外线跟踪系统作为补充来实现对活动脏器的实时跟踪。

确定内标记后，在胸腹部皮肤上粘贴 4 ～ 6 只红外发光二极管（外标记），用红外线摄像机连续接收信号。综合运算平静呼吸条件下内 / 外标记的相对运动轨迹，找出瘤体相对外标记的运动轨迹。治疗时，患者保持平静呼吸，X 线跟踪系统关闭，机械臂在红外线跟踪系统连续接收的信号引导下，实时跟踪照射。若深呼吸等使靶区运动幅度超出了红外跟踪调节范围，则立即停止照射，启动 X 线跟踪系统，探测内标记，自动重新定位靶区，确认后再开始照射。如此反复，完成整个治疗过程。

（二）射波刀的特点

1. 均匀性和适形度　射波刀的机械臂有 6 个自由度，可支撑并保证轻型加速器自由旋转。它可使直线加速器调整到 100 多个位点，每个位点又可从多个角度照射，故可从多达 1200 个方位照射，即可从任意方向照射身体任何部位病灶，达到完全的"适形治疗"。这使得射波刀增添了非等中心治疗的功能，均匀性和适形度更高。

2. 剂量率　轻型直线电子加速器能产生 6MV 的 X 射线，比伽玛刀（^{60}Co）的剂量率高，剂量率稳定。

3. 射波刀的精确度　CT 层厚为 0.625mm、3.75mm 时，射波刀的测量误差分别为 0.7mm 和 1.97mm；而 CT 层厚为 1.25mm 时，精确度为（1.1±0.3）mm。

三、射波刀的临床应用

美国食品药品监督管理局（FDA）1999 年批准射波刀用于头颈部肿瘤治疗，2000 年批准用于肺癌、前列腺癌、脊髓肿瘤及胰腺癌的治疗，2001 年批准用于体部肿瘤和其他良性疾病。现世界各地包括中国均已成熟开展此项技术。射波刀可用来治疗躯体不同部位的多种良恶性病变，特别是在脑脊髓病变方面成效显著。

射波刀在物理学方面已经达到了较高精度，与适形、调强、伽玛刀等相比也具有一定的优势，这是新时代物理、机械、计算机等学科迅猛发展的结果。射波刀提供了分次大剂量放射治疗的可能性，但仍存在如何选择最佳的分割方式及单次剂量、总剂量，如何评价有效生物剂量等有待解决的问题。在现有的条件下，结合放射生物学、临床医学等的相关知识，优化治疗策略，进行包括放射治疗增敏、化疗、热疗甚至其他放射治疗方式在内的综合治疗，尽可能地提高疗效，则是将来的主要研究方向。

一、质子治疗技术

（一）基本原理及系统介绍

质子放射治疗设备是一种以质子束流作为治疗手段的治疗设备。它的核心技术是将质子加速到临床上可以应用的能量，并将质子束流准确地照射到人体内肿瘤部位。从物理学角度来说，质子就是经过电离后的氢核，与传统的光子治疗具有本质的区别。首先，加速氢核到临床上可以应用的能量就需要一种更高效的加速器，同时由于质子束流带电，在人体内的相互作用也与光子完全不同。William Bragg 第一次提出了带电粒子在与物质相互作用时，会在射程的末端迅速释放大量的能量，即为 Bragg 峰（图 3-5-1）。质子束的最大特征是它进入人体内形成尖锐的 Bragg 峰。在形成峰之前的低平坦段为坪（plateau），峰后则是一个突然减弱陡直的尾。由于 Bragg 峰过于狭窄，所以一般都将它扩展后形成与肿瘤大小吻合的扩展 Bragg 峰（SOBP）。但对于小的肿瘤，则可调整质子束的能量，使 Bragg 峰直接作用于肿瘤。

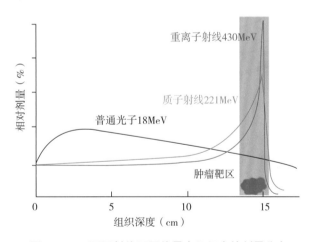

图 3-5-1　不同射线不同能量在组织中的剂量分布

质子技术与光子技术最大的区别在于：①在射线到达肿瘤区前，剂量相对光子技术要低很多，这非常有助于降低射线路径上对正常组织的伤害，当选择的照射束在到达靶区的途径上必须经过某些重要器官时，这些器官和组织所受到的照射剂量也要比光子照射低得多，因此有更多的投射角度可供选择；②在靶区位置，剂量大幅度提升，在可以最大限度保护肿瘤靶区周围及后方的重要器官和正常组织的前提下满足对肿瘤的处方剂量，对靶区给予更高的剂量，并可使用低分割照射，以提高肿瘤的局部控制率；③在靶区后部，射线剂量迅速降低，对正常组织的影响几乎可以忽略。

质子治疗系统从结构上可以大致分成以下几部分：

1. 质子加速器　主要分为回旋加速器和同步加速器两种。

（1）回旋加速器：其特点是体积相对较小，独立的系统即可完成质子的生成和加速。质子的产生通常有两种：一种是通过水的电离产生氢气，再将氢气电离产生质子；另一种则是直接使用氢气，电离后产生质子。电离后的质子在回旋加速器中会受到电场和磁场的双重作用。磁场的方向与质子运动平面相垂直，由此产生的洛伦兹力始终与质子运动方向垂直，宏观上就产生了质子在磁场中的螺旋运动。为了将质子有效加速，在回旋加速器中设置交变电场，质子在高频电场中持续加速。多次通过高频电场供电的间隙后，随着能量的增加，质子的旋转半径持续增加，直至达到百 MeV 能量级，再利用磁和电偏转将质子束从加速器引出。回旋加速器工作原理及示意图见图 3-5-2。

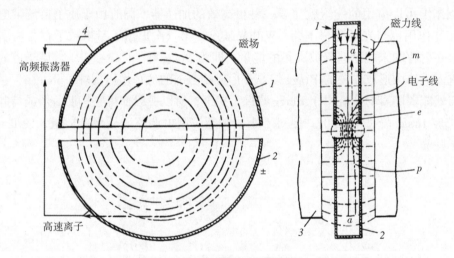

图 3-5-2　回旋加速器原理

质子治疗时要根据肿瘤本身深度和厚度选用不同能量的质子，由于回旋加速器引出的质子能量是固定的，因此需要在回旋加速器和治疗室之间设置一个能量选择系统（ESS），该系统由降能器、准直器与离子光学用的各种磁铁和测量元件组成。降能器材质一般为石墨、铍（Be）和铝（Al），当质子通过降能器时，降能器厚度越大质子能量降低越多，因此使用不同厚度的降能器即可得到不同程度能量的降低。当回旋加速器引出的能量为 230MeV 的质子进入能量选择系统，通过调节降能器的不同厚度，就可以在输出端得到能量为 70～230MeV 连续可调的不同能量的质子束流。

市场上的回旋加速器分为常温回旋加速器和超导回旋加速器。在电流产生磁场的过程中，电阻会消耗大量的电能，这不仅需要更大的体积实现磁场的强度，同时能源的消耗也是巨大的，而与常温回旋相比，超导回旋加速器是磁力线圈在 4K 的低温下工作，这样的低温会产生超导效应，电阻消失，在应用中可大大减少能量以热能的形式损耗，同时达到相应磁场的要求时，体积也会大幅度缩减。

（2）同步加速器：与回旋加速器相比，质子的加速原理完全不同。通常的设计需要一个质子的加速段，能将质子产生并加速到一个相对较低的能量（大多数质子设备会将质子加速到 7MeV 左右），之后质子会被注入一个环形的加速环中，在加速环中不断加速到设定的能量，最后将其引出。

同步加速器首先经过直线加速管将质子加速到一个较低的能量，之后注入加速环中将质子加速到临床可用的能量，是通过加速环中的直线段加速质子，之后根据质子的能量调整偏转段的磁场场强，以保证质子束流在不同能量下的准确偏转。同步加速器在某个特定的时间加速同一束质子，在质子达到期望的能量导出后，才能加速下一束质子。所以同步加速器的质子流是脉冲式的，每个脉冲中约含质子 10^{10} 个。质子可以以任何期望的能量被导出，传输到患者体内。而不需要如回旋加速器需要设置能量选择系统（ESS）从固定的最高能量降低到期望值，从而减少在能量选择系统 ESS 上的有害辐射，也降低整个质子系统的辐射防护要求。脉冲的导出时段可即时变化，随时开始或停止。同步加速器设计及控制特点为将扫描射束投放到移动目标上提供了较大的灵活性，快速的能量变动及强度调制可支持最先进的三维笔形束扫描技术。同步加速器与回旋加速器具有显著区别。

总之，回旋加速器和同步加速器都可将质子加速到临床可用的能量，从物理学角度来说殊途同归。回旋加速器的优点是：加速器的体积小，占地面积小。一些质子中心对质子区的占地面积有很多的限制，在这种情况下，回旋加速器即可显示其优势。而同步加速器的加速物理原理相对清晰，所以不仅是质子，其他重离子也可经由加速环进行加速。目前市场上的重离子设备均采用同步加速器。

2. 束流传输部分　束流传输系统用于将加速器产生的质子束流输送到患者治疗部位附近。沿束流传输线管道放置四极磁铁、偏转磁铁、导向磁铁、束流测量设备和真空设备。四极磁铁用于对质子束流进行聚焦，偏转磁铁用于改变束流的方向，导向磁铁用于纠正质子束流在系统安装时产生的偏离。

3. 治疗部分　质子治疗室终端为治疗患者的场所，包括固定束治疗室和旋转机架治疗室。旋转机架治疗室内含有旋转机架及旋转治疗头。旋转机架能够环绕卧姿患者进行转动，可实现 180°～360° 旋转。通常每台加速器设备会连接一间到多间治疗室，这样的设计可以更高效地为患者提供治疗，更加节省治疗时间，提高治疗效率。引入每间治疗室的束流线前端均设有一个束流闸，用于控制束流通过。当该治疗室没有治疗任务时，束流闸关闭，阻断束流进入治疗室；当需要治疗时，治疗控制系统即打开束流闸，允许束流通过。每间治疗室在照射时间上相互错开，即同一时刻只能向一间治疗室提供束流。

每间治疗室内均设有一套治疗定位系统，用于患者治疗前的定位。治疗定位系统由 X 线球管、接收器和高压发生器组成。由高压发生器提供高压电源到球管上，球管发出 X 射线到接收器上形成图像，最后在治疗控制系统内进行图像处理，使其满足放射治疗中图像使用的要求。每间治疗室内部设有单独的操作间，用于操作治疗定位系统，进行治疗前的模拟定位。操作间的位置应避开 X 射线的照射方向。

使用质子束治疗患者有以下几种方式：单散射（新设备已不再采用，本文中不做介绍）、双散射、摇摆式扫描和笔形束扫描。

（1）双散射（double scattering）：笔形束扫描技术引入质子治疗前，临床上应用的主要是双散射技术。双散射是一种通过双散射膜横向分散束流的被动技术，对射入的狭窄束流进行散射成治疗野，再根据不同角度下靶区的形状制作挡块，使其在指定区域和指定深度形成平坦且对称的束流（调制），从而进行肿瘤治疗。这种方法与传统的电子线治疗法相类似。

为了在深度上达到合适的剂量分布，需要根据治疗计划传输所需的质子束能量。首先要选择预定义的能量并传输至治疗头，再根据靶区的厚度使用射程调制器产生不同射程的多个Bragg峰，之后组合起来形成一个扩展Bragg峰。不同的厂商有多种射程调制器的设计。

在横向上需要将束流扩展在处方靶区上，以照射处方剂量。双散射模式是基于成熟的、众所周知的双散射方法，是一种静态的横向束流扩展系统。射入的狭窄束流先后经过初级固定散射器和次级散射器进行散射，形成一个最大射野尺寸的平坦且对称的束流分布。次级散射器是双材料设计，用于在射野区域内使束流平坦。对靶区的照射限制是通过挡块实现的，挡块放置在治疗头末端，形成对靶区的射野形状，并尽可能接近患者，以减小半影。

由于每名患者都需要在不同角度进行挡块的设计，人工成本和周期较长，成本较高。不仅如此，质子线的散射不可避免地会出现中子散射。中子线穿透力强，对患者的辐射剂量也很难在临床计算，尤其是在用于治疗孕妇和儿童患者时更应慎重。无论如何，过量的照射通常是来自质子而非中子。

（2）摇摆式扫描（wobbling method）：是一种横向分散束流的技术。射入的狭窄束流尺寸相对照野而言，占一个较大比例的面积，由磁铁扫描进行移动以产生平坦的射野。束流受2块磁铁影响，在X和Y方向上移动，使束流（圆角）沿锯齿形路线行进。和双散射模式一样，摇摆式扫描同样需要患者专用的准直孔径和挡块。纵向的束流分散是通过使用静态模式的某种射程调制器实现的。摇摆式治疗模式是由多次微小照射组成的，用于在治疗区域内形成一个扩展Bragg峰，治疗区被分成多层，每一层对应一个穿透深度。为了在深度上实现合适的剂量分布，需要根据治疗计划传输所需的质子束能量。

（3）笔形束扫描（pencil beam scanning, PBS）：是一种在治疗区域内分散质子束流的主动技术。通过精确控制Bragg峰的位置，将高剂量点置于靶区，同时在靶区之前的路径上以较低的剂量沉积，保证正常组织受到低剂量照射，而在靶区后部，射线剂量会降低到几乎可忽略不计，这对肿瘤位于危及器官之前时，可以非常好地保护危及器官。笔形束的使用是与对束流的精确控制有关的。对三维空间的靶区进行投照，实质上是通过控制束流的能量，从远层到近层进行逐点扫描。不同层间扫描的切换速度会影响到总的治疗效率。

笔形束扫描技术通过调节能量控制治疗深度，通过扫描磁铁控制横向扫描运动，通过控制各点停留时间控制剂量分布。由于笔形束可以用来设计高度适形的治疗计划，故可以帮助放射治疗医师实现前所未有的精确性。采用扫描法时，质子在患者体内可产生接近完全的能量传递，可不用或减少使用挡块，因此可减少质子与患者周围物质的相互作用，显著降低不必要的中子。笔形束扫描的缺点在于治疗移动肿瘤时缺乏鲁棒性，因此当前双散射技术仍是治疗移动肿瘤的最佳选择，但是多家公司正在研究不同的解决方案，以期用质子扫描技术来治疗移动肿瘤。

质子治疗技术相较光子治疗技术具有剂量学优势。首先，质子对射线路径上的危及器官的保护作用就是光子所不能比拟的。其次，在保护正常组织的前提下，对肿瘤靶区即可进行更大剂量的治疗，以期更快地消灭肿瘤。越来越多的质子治疗中心都会逐步开展大分割的质子治疗，有限次数的照射达到临床上的效果是肿瘤治疗的根本目标。不同的束流发生装置和照射手段都是为了能将临床需要的射线投照到肿瘤位置。此外，与直线加速器的发展类似，质子治疗设备的发展也需要图像引导装置的配合。不论是传统 CBCT 或是新型双能 CT/CBCT，从根本上说都是使肿瘤更加无处遁形，将剂量集中在靶区。包括质子 CT 技术在内，这都将是质子治疗技术临床应用和研究的趋势。

（二）主要治疗设备简介

以下仅就目前已具有上市销售许可资质且拥有完成安装的用户的几大主要质子治疗设备商及其设备技术特点予以介绍。

1. 比利时 IBA 公司　IBA 公司于 1998 年提出了生产 230MeV 质子（粒子）回旋加速器解决方案。2001 年，位于美国波士顿的麻省总医院 Francis H.Burr 质子中心利用 IBA 安装的质子治疗系统 Proteus PLUS 治疗了首位患者。

Proteus PLUS 系统采用 IBA C-230 回旋加速器是一种固定能量、等时回旋加速器，可以产生连续的 230MeV 固定能量的束流。通过能量选择系统把由加速器引出的 230MeV 固定能量束流转化为绝对能量和能散度可控可验证的束流，束流变化范围为 70 ～ 230MeV。自回旋加速器引出的 230MeV 的质子束首先经过四极磁铁聚焦到降能器，借由降能器可做连续能量调节，其能量的调节时间少于 500 毫秒。之后通过束流传输系统在每间治疗室的入口处和能量选择系统相连接。在治疗室内，束流传输系统将在旋转机架或固定束流线延续到束流配送系统。束流传输使用磁束传输单元，可自动调节。

Proteus 采用旋转机架，机架上装有质子束偏转磁铁和聚焦磁铁、真空系统和射线监测器。该机架使质子能依照同心旋转，以在治疗室内进行多野不同入射角的照射。机架直径约 11m，重达 100t，可进行 ±185° 旋转。机架半径的精度小于 1mm。

治疗头分通用治疗头和专用治疗头两种。通用治疗头适用于笔形束扫描和双散射两种治疗方式治疗，数分钟即可完成不同模式之间的转换。其临床应用特点体现为以下两点：①笔形束扫描：更好的计划适应性，可以快速层扫描和在最小的层转换时间进行体积重复扫描；②双散射：无须手动调换大量的调节盘，每一射程和每一调制即能自动且完美地实现平坦地扩展 Bragg 峰。通常双散射模式应用于移动肿瘤，安全且有效。笔形束扫描专用头则支持单野均匀剂量和多野优化或者称为调强质子治疗。

除了常规型 Proteus PLUS 质子治疗系统，IBA 在 2010 年推出一款单室紧凑型质子治疗系统 Proteus ONE。这一单室系统尺寸仅为当前旋转机架配置的 1/3，回旋加速器更加小巧，从加速器到治疗室的束流路径更短。

2. 日本日立公司　日立的质子治疗系统的加速器为同步加速器，搭配高频驱动引出技术来提供质子射束，非常适合点扫描应用。此外，单次周期内多级能量引出技术使得质子束流能量可以在同步加速器的一个运行周期内实现多级能量引出，切换时间约 0.3 秒，可实现在单个运行周期内的多层照射，大幅度提高了剂量率（约 +30%），缩短了照射时间。

一体化的同步加速器另一优势是可以加速多种粒子，系统可以在 2 分钟内实现从质子照射到碳离子照射的切换，同时具备质子点扫描照射技术、碳离子点扫描照射技术、质子旋转机架锥形束 CT，可充分发挥质子和碳离子两种粒子的治疗优势。采用离散点扫描（discrete spot scanning）方式可以更好地保护患者的正常组织，减少不良反应，提高患者的生活质量。

运动器官实时追踪门控照射技术是通过在肿瘤附近植入 2mm 的金标，并使用 CT 装置预先掌握肿瘤中心与金标的位置关系，再利用双向 X 线透视装置，通过模型识别技术自动识别透视画面上的金标，并周期性地反复计算其空间位置。只有当金标位于计划位置数毫米范围内时，才会进行照射。而且加速器的可变运行周期技术可实现高效率门控照射（呼吸门控、运动器官实时追踪门控照射技术）。为解决运动器官照射问题提供了帮助。

日立也有紧凑型同步加速器，可为单室和多室系统提供动力并提供完整的旋转机架选择，包括 360° 和 190° 机架。

3. 日本住友公司　住友质子治疗系统可提供单室或多室的布局，此外还可提供垂直射束传输设计以缩小设置空间。对于机架的选择有传统的旋转机架或固定束治疗机架，且多功能照射喷嘴，也能在不更换硬件的情况下更改扩束方法或扫描方法。

住友的质子加速器系统采用回旋加速器，其质子治疗系统具有以下特点：①通过笔形束扫描照射法进行三维照射。②高精度多叶准直器。③多功能照射头，兼容笔形束扫描照射法和扩束照射法（摇摆照射法）。④高照射剂量率（15Gy/min）。⑤配备高精度的患者定位系统，使用可交叉双向同时拍摄的 DR 系统和 6 轴控制治疗床；呼吸门控系统，可对肺癌等运动器官进行精准照射。

住友紧凑型质子治疗系统使用的是短轴型旋转机架。束线通过三维排列将旋转轴方向的长度减半。此外，可通过将短轴型旋转机架和回旋加速器设计成垂直配置方式，可以减少 66% 的占地面积及减少 57% 的建筑物容积。

4. 美国 VARIAN 公司　美国瓦里安医疗系统公司（Varian Medical Systems）的产品 ProBeam 紧凑型超导回旋质子治疗系统能够实施笔形束扫描，提供 360° 全方向射束治疗、采集患者图像，同时可搭配使用 CBCT，取得三维解剖图像和软组织影像。瓦里安的 ProBeam 系统目前提供多室与单室的解决方案。

ProBeam 的超导回旋加速器重量为 90 吨，能量可达 250MeV，使用水电离方式作为主质子源，氢气瓶作为备份的方式，这样可保证质子的产生，其中一种方式的故障也不会影响使用。采用紧凑离子源设计以缩小体积与降低成本，并采用碉堡设计，以方便借由上部铁轭升降控制系统以便维修操作。可变能量狭缝选择系统的质子能量调整范围为 70 ～ 250MeV。借由调控三个高密度的石墨楔型器于射束路径中，来精准且快速地调整射束能量。束流传输系统将质子传送到选定的治疗室，并允许射束特性不受机架旋转角度的影响。其设计可灵活运用于多治疗室，且各室切换时间约 30 秒。

瓦里安的笔形束扫描技术可以在 0.9 秒内进行层间切换，保证治疗效率。瓦里安的笔形束斑可以在 30cm 的水中控制在 4mm 出射。同时为了保证治疗系统的鲁棒性还配备了 Dynamic Peak 运动管理系统。瓦里安同样提供了紧凑型 ProBeam 单室系统，其占地面积更小，与常规型多室系统相比，单室系统占地面积为其 1/3。

5. 美国 MEVION 公司　Mevion 质子治疗系统的设计理念是实现类似于直线加速器的现代化质子治疗平台，高集成化结构占地小（相当于常规加速器机房），采用与现有直线加速器放射治疗类似的工作流程。其超导质子加速器采用"零液氦"技术的低温超导同步回旋加速器技术，缩小了质子加速器的尺寸和重量，实现了质子加速器的小型化、轻量化、低耗能；加速器可被直接安装在旋转机架上；从加速器直接引出射束，无须偏转系统。

同心式双结构型旋转机架配合 DirectDose 专利质子束流传输技术，能够准确适应不同治疗计划。加速器直接安装在外层旋转机架上，束流调制等设备安装在内层旋转机架上，可明显提高稳定性。

精准投照系统标配有 X 线成像设备，并可根据需求在治疗室内配备 CBCT 或诊断级 CT/MR 等影像设备，配合六维机器人治疗床及患者自动摆位及动态跟踪系统，可实现亚毫米级IGRT ART 质子放射治疗。超高速笔形束扫描技术的设计结构可保证在提高放射治疗稳定性的同时提供较高品质的 IMPT 治疗。所采用的新型技术——Adaptive Aperture 自适应孔径，是一种质子多叶准直器，可实现锐利的横向剂量梯度。Mevion 的自适应孔径质子多叶准直器是质子治疗所特有的，用于保护治疗中的敏感器官，仅需 6 秒即可全面均匀扫描体积 1L 的肿瘤，可以显著减少由于肿瘤或患者运动所造成的不确定因素。同时专利的自适应准直孔径技术可保证在需要的地方（肿瘤的边缘）提供较好的半影尺寸，使整个靶区都能得到较好的剂量测定半影。

Varian 质子系统在中国安装几套之后公司 2022 年已宣布停止生产销售。美国 PRONOVA公司的 ProNova 系统为回旋加速器，在中国没有安装。美国 PROTOM 公司的 Radiance330 质子治疗系统为紧凑型同步加速器，在中国尚未安装。上海应用物理研究所研制的质子治疗系统在上海瑞金医院已安装完成。

二、重离子治疗技术

（一）重离子治疗技术发展历史及现状

1946 年，罗伯特·威尔逊（Robert Wilson）首先提出了利用高能粒子束治疗肿瘤的设想。1952 年，在美国加州大学伯克利分校的劳伦斯·伯克利国家实验室（Lawrence Berkeley National Laboratory，LBNL）开展了最初的质子和氦粒子放射治疗实验，并于 1954 年该实验室进行了世界上首例质子射线治疗晚期乳腺癌患者。至此，拉开了人类利用高能粒子（质子和重离子）治疗恶性肿瘤的序幕。此后，世界各国在加速器物理实验室内相继开展了相关临床试验。1957 年劳伦斯·伯克利国家实验室开始了氦离子治疗的临床试验，1975 年开始了氖粒子的临床试验，但是由于研究经费等问题，这些项目在 1992 年被终止了。在 LBNL 之后，1993 年，日本国立放射线医学综合研究所（National Institute of Radiological Sciences, NIRS）在千叶县（Chiba）建造了重离子医用加速器（Heavy-Ion Medical Accelerator in Chiba，HIMAC），1994 年起开始进行重离子（碳离子）放射治疗临床试验，成为最早开始重离子治疗的中心。

相对于质子放射治疗来说，重离子放射治疗的技术、设备要求更高，投入更大，因此重离子的放射治疗临床试验起步比较晚。目前，重离子治疗中心主要集中在日本、欧洲和中国。

在欧洲，德国国家重离子研究中心（GSI Helmholtz Centre of Heavy Ion Research）于 1997年首先开始进行重离子放射治疗临床研究，其在重离子治疗前期临床研究开展和推广方面做了大量工作。2009 年，由海德堡离子束治疗中心（Heidelberg Ion-Beam Therapy Center，HIT）延续其工作，开展质子/重离子治疗。2011 年，意大利的国立肿瘤强子治疗中心（National Centre of Oncological Hadrontherapy，CNAO）开始了质子/重离子治疗。随后德国马尔堡大学（Marburg University）在 2015 年开始质子/重离子治疗。2016 年，奥地利粒子束中心（MedAustron）也开始了临床研究。

在日本，由于 NIRS 的示范效应，重离子治疗发展很快。2011 年，兵库离子束医疗中心（Hyogo Ion Beam Medical Center，HIBMC）成为日本第一家质子/重离子治疗中心。群马大学重离子医学中心（Gunma University Heavy Ion Medical Center，GHMC），佐贺重离子医学中心（SAGA Heavy Ion Medical Accelerator in Tosu，SAGA HIMAT）和神奈川癌症中心（Kanagawa Cancer Center，iROCK）相继于 2010 年、2013 年和 2015 年开始治疗。目前日本还有两家在建的重离子中心，分别位于山形县和大阪府。

在中国，质子重离子治疗的起步相对较晚。2006 年，在甘肃省兰州市，中国科学院近代物理研究所自主研发设备并开展相关临床试验；2015 年 5 月，经过十几年的论证、筹建工作，上海市质子重离子医院（复旦大学附属肿瘤医院质子重离子中心）正式运营，该院也是国内第一家手续齐备的质子重离子医疗机构。同时，中国科学院近代物理研究所在甘肃省武威市也安装了自主研发的设备，目前有两个治疗室已通过 CFDA 的审核。中国质子重离子发展情况见表 3-5-1。

美国虽然最早开始重离子治疗的临床研究，但是目前美国并没有重离子治疗中心。这主要有两个原因：一是重离子设备造价昂贵，如果没有国家支持，很难达到投资收益；二是目前缺乏比较重离子与其他类型治疗方法的证据。因此，目前美国把重离子定义为科研项目而并非临床项目。目前，美国国家癌症协会（National Cancer Institute，NCI）已经为即将开始的两个科研用重离子治疗中心项目提供了资金。此外，美国能源部（Energy Department）也将为研发重离子治疗加速器和传输系统提供资金支持。2015 年，美国国家癌症协会也资助了达拉斯的得克萨斯西南医学中心（Texas Southwestern Medical Center，UTSW）和加利福尼亚旧金山分校粒子治疗研究组（Particle Therapy Research Group of UCSF）开展重离子治疗的研究。

另外，据最新的报道，韩国延世大学医院及中国台湾省荣民总医院都将设立重离子治疗中心。

（二）重离子治疗系统概述及发展趋势

1. 重离子治疗系统的构成和原理　与质子治疗系统可以选用同步加速器或回旋加速器两种技术路线不同，重离子由于结构比质子复杂，粒子撞击后的核子反应也更复杂，无法使用固定能量加速器（回旋加速器）、阻挡式降能器和能量选择系统（ESS）来调节束流能量。重离子治疗系统只能采用可输出可变离子能量的同步加速器。重离子治疗系统的构成与同步加速器类型的质子治疗系统非常类似，也分为同步加速器、束流传输系统和治疗室三个部分。

表3-5-1 中国质子重离子发展情况

序号	城市	项目名称	项目进展		完成治疗患者数	数据时间	装置供应方	备注
			注册	进展				
1	上海	上海市质子重离子医院	2015-03	投入临床运营	5300	2023-02	西门子	
2	台湾林口	长庚国际医疗质子治疗中心		投入临床运营	3500	2021-12	住友重工	
3	山东淄博	山东万杰肿瘤医院质子治疗中心		投入临床运营	2018	2021-12	IBA	
4	甘肃武威	甘肃省武威重离子中心		投入临床运营	702	2023-03	兰州科近泰基	
5	台湾高雄	高雄长庚医院质子中心		投入临床运营	180	2018-01	住友重工	
6	上海	上海瑞金医院肿瘤质子中心	2022-09	投入临床运营	47	2022-09	上海艾普强	
7	安徽合肥	中国科学技术大学第一附属医院离子医学中心		完成临床试验	47	2022-08	瓦里安	
				国产设备开工		2022-11	合肥中科离子	
8	台湾台北	台北医学大学癌症中心质子治疗中心		投入临床运营	1	2022-08	IBA	
9	河北涿州	河北一洲肿瘤医院质子治疗中心		投入临床运营		2019-05	IBA	
10	山东济南	山东省肿瘤医院质子中心		开始临床试验	4	2022-09	瓦里安	
11	甘肃兰州	兰州重离子医院		开始临床试验	22	2023-01	兰州科近泰基	已完成
12	台湾台北	台北荣民总医院重离子中心		开始临床试验		2022-06	日立	
13	广东广州	广州泰和肿瘤医院		开始临床试验		2023-01	瓦里安	
14	福建莆田	妈祖质子重离子中心质子治疗中心		开始临床试验		2023-02	兰州科近泰基	福建医科大学协和医院
15	广东广州	广州国际肿瘤中心质子治疗中心		设备安装调试		2019-12	IBA	恒健

续表

序号	城市	项目名称	项目进展			数据时间	装置供应方	备注
			注册	进展	完成治疗患者数			
16	台湾台北	台湾大学医学院辐射科学暨质子治疗中心		设备安装调试		2021-02	瓦里安	
17	湖北武汉	华中科技大学同济医学院附属同济医院质子医学中心		设备安装调试		2022-07	迈胜	
18	湖北武汉	华中科技大学同济医学院附属协和医院质子医学中心		设备安装调试		2022-09	瓦里安	
19	江苏扬州	江苏省人民医院质子中心		设备安装调试		2022-11	中广核	扬州分院
20	深圳特区	深圳市质子肿瘤治疗中心		设备安装调试		2023-02	IBA	
21	北京	北京质子医疗中心		建筑完工		2019年		
22	香港	香港养和医院质子治疗中心		建筑封顶		2019年	日立	
23	河北廊坊	中国医学科学院肿瘤医院质子中心		建筑封顶		2021-06	IBA	
24	四川成都	四川省肿瘤医院质子中心		建筑封顶		2022-04	IBA	
25	四川成都	华西国际肿瘤治疗中心质子重离子项目		建筑封顶		2022-09	中广核	四川大学华西医院
26	山东青岛	青岛西海岸肿瘤医院质子中心		建筑封顶		2022-09	迈胜	
27	浙江杭州	浙江省肿瘤医院重离子治疗中心		建筑封顶		2022-10	兰州科近泰基	

续表

序号	城市	项目名称	项目进展					装置供应方	备注
			注册	进展	完成治疗患者数	数据时间			
28	江苏徐州	徐州质子重离子医院		开工、环评		2022-06	日立	中固
29	陕西西安	西安国际医疗中心医院		开工、环评		2022-09	瓦里安	
30	广东佛山	和祐国际医院质子重离子肿瘤治疗中心		开工、环评		2022-11	日立	
31	湖南长沙	中核长沙肿瘤医院		开工、环评		2023-03		
32	重庆	重庆全域肿瘤医院质子中心		开工		2019-07	迈胜	
33	吉林长春	吉林省肿瘤医院质子治疗中心		协议签约		2018-03		
34	吉林长春	国文（长春）国际医院		协议签约		2021-11	瓦里安	
35	天津	天津市肿瘤医院质子治疗中心		协议签约		2022-03		中核滨海工程招标
36	台湾台中	台中荣民总医院质子中心		协议签约		2022-12	住友重工	
37	重庆	重庆大学附属肿瘤医院质子重离子中心		质子配置证		2021-07		
38	河南郑州	郑州大学第一附属医院		质子配置证		2021-07		
39	辽宁沈阳	中国医科大学附属第一医院		质子配置证		2020-10		

2. 重离子治疗系统的小型化趋势　日本国立放射线医学综合研究所（NIRS）从 1994 年开始使用世界首个专用于癌症治疗的大型加速器设施 HIMAC 进行碳离子放射治疗，HIMAC 加速器的直径是 40m，能量为 800MeV/n。HIMAC 之后，德国重离子研究所从 1997 年开始碳离子放射治疗研究，并于 2009 年在海德堡离子束治疗中心（HIT）的质子/碳离子中心取得成功，HIT 设施的碳离子旋转机架重达 670t。基于 NIRS 的技术开发，GHMC、SAGA HIMAT 和 iROCK 分别在 2010 年、2013 年和 2015 年出现了小型化的碳离子设施，日本小型化的碳离子加速器直径为 21m，能量为 400MeV/u（430MeV/u）。而最新的大阪重离子中心（2018 年 4 月交付）的碳离子加速器的直径只有 17m，但能量却高达 430MeV/n。

世界唯一的重离子超导旋转机架（重量为 300t，长度为 13m，旋转直径为 11m）在日本的 HIMAC 中心，相比德国 HIT 的重离子常导旋转机架，在一定程度上实现了重离子旋转机架的小型化，代表了未来发展的方向。对于目前的商业化重离子设施来说，重离子超导旋转机架投资额和维护成本还是太大。

（三）主要重离子治疗设备

以下仅就目前已具有上市销售许可资质且拥有完成安装的用户的重离子治疗设备商及其设备技术特点展开介绍。上海质子重离子中心（SPHIC）采用的 Siemens 质子重离子治疗系统因 Siemens 已退出该领域，因此暂不做介绍；而日本三菱的质子重离子业务已于 2017 年年底被日本日立公司收购，因此亦不再单独介绍。

1. 日本日立公司　日立将在核能领域积累的技术和经验应用于医疗领域，从 20 世纪 70 年代起，就开始为日本原子能研究开发机构（Japan Atomic Energy Agency，JAEA）和日本高能加速器研究组等科学研究机构提供超大型的粒子同步加速器及加速器控制系统用于高能物理方面的研究。并参与了日本国立放射线医学综合研究所（NIRS）的重离子设施 HIMAC 的建设，承担了设施核心部分 800MeV/n 同步加速器的建造。这是世界上首个碳离子放射治疗装置，从 1994 开始治疗到现在，NIRS 通过该设施已治疗各类肿瘤患者超过 10 000 名，占全球碳离子治疗患者总数的 60%。

1996 年，日立向日本若狭湾能源研究中心提供可加速质子、氦核及碳离子的多用途同步加速器设施。2009 年以后，若狭湾能源研究中心结束了医学临床研究，目前该设施仅用于生物学、细胞、材料的放射线照射基础研究。

2006 年，日立为德国海德堡离子中心（HIT）提供了同步加速器的核心部件——高频共振腔（RF CAVITY）。

基于技术/商业成熟度的考虑，日立选择优先发展质子放射治疗系统，于 1998 年建造了日本第一个商业化质子设施——筑波大学质子中心，之后先后向美国安德森癌症中心、日本北海道大学医院、美国梅奥诊所、美国约翰·霍普金斯医院、美国圣裘德儿童医院、中国香港养和医院、新加坡国立癌症中心、西班牙纳瓦拉大学医院等多家顶级医疗机构提供了质子治疗系统。

直到 2014 年，日立质碳并举，成功中标大阪重离子中心的碳离子项目。截至 2018 年 4 月，大阪重离子中心的碳离子设施已如约成功交付。该设施的加速器是目前世界上最小的碳离子加速器，直径只有 17m，能量却高达 430MeV/n。

2018 年 4 月，日立又从中国台湾省台北荣民总医院获得了一套重粒子癌症治疗系统的订单。该系统计划设于台北荣民总医院新建的建筑内，将成为台湾省首台重粒子癌症治疗系统。

日立所有在质子治疗系统中可实现的技术均可应用至重离子治疗系统中，包括：同步加速器的紧凑设计、多能量引出技术、实时影像门控动体追踪照射技术（4DRT）、图像引导技术及全部实现碳离子扫描照射的技术。

（1）关于动体追踪技术：动体追踪技术是指在掌握伴随呼吸而移动的器官（如肺和肝脏）的动态后，进行粒子线照射的技术。通过在肿瘤附近植入 1.5mm 或 2mm 的金标，并使用 CT 装置预先掌握肿瘤中心与金标的位置关系，再利用双向 X 线透视装置，通过模型识别技术自动识别透视画面上的金标，并周期性地反复计算其空间位置。只有当金标位于计划位置数毫米范围内时才会进行照射。相对于照射肿瘤全部活动范围的方法，该技术能够大幅减少对正常组织的照射。

（2）关于扫描照射技术：扫描照射技术是粒子线照射技术的一种，与以往的双散射法不同，并不对照射到肿瘤的粒子束进行扩散，而是保持粒子束的细小直径，按顺序切换照射位置的移动及停止状态，从而进行粒子线照射。对于具有复杂形状的肿瘤，依然可以按照其形状进行高精度的粒子线照射，将对正常部位的影响控制到最小。

此外，该技术还具有以下特点：①无须为每名患者专门准备个别的必要模具（Collimator×2、Bolus×3）；②由于粒子束的利用效率很高，所以产生的不必要的放射线也更少，利于降低患者及医院工作人员的身体负担；③能够减少医疗废物。

双散射法：利用粒子束经过物质后会扩散的特性，将细小的粒子束通过两个散乱物体扩大束流的直径。扩大后的束流再经过 Collimator、Bolus 整形，形成与肿瘤相近的形状。

Collimator：使用黄铜等厚板根据肿瘤的轮廓雕刻而成。通过这样来形成与肿瘤形状相近的质子束。

Bolus：使用聚乙烯等块状物体配合肿瘤的形状加工而成。可阻挡粒子束对肿瘤后方细胞的照射。

此外，日立合并了三菱的质子重离子业务。合并后，日立的全球业绩包括 6 个重离子设施（17 间治疗室）和 22 个质子设施（59 间治疗室），已治疗患者总数超过 4.5 万人。

2. 日本东芝公司 东芝的重离子业务从 1984 年，作为兵库离子束医疗中心（HIBMC）的供应商之一，开始了其重离子的业务。最新的客户中心为日本神奈川癌症中心（iROCK），安装了 4 间固定束流治疗室，其中 2 间束流方向为水平，另外 2 间的束流方向为水平 + 垂直方向，都可以使用笔形束扫描模式治疗患者。

东芝的重离子治疗设备同样采用同步加速器产生质子束流。加速器直径为 20m，离子源和注入器位于加速器环的内部。加速器最大能量为 430MeV，加速的粒子可以达到 1.2×10^9 pps。最大的照野为 20cm×20cm。

在 iROCK 的中心，东芝图像引导方案提供了正交的 X 射线系统及房间内的轨道 CT，以更为精确地进行患者定位。

目前，在重离子治疗领域，东芝成为唯一一家研发超导重离子旋转机架的厂家，第一个旋转机架将安装在日本 NIRS。

由于重离子的最大能量可达 430MeV，同时碳离子也远重于质子，因此机架的设计难度也比质子旋转机架大很多。该旋转机架采用超导磁铁技术，大大缩小了机架的尺寸，并可以旋转 360°，极大地弥补了重离子治疗目前只有固定束流方向的缺憾。东芝的机架设计采用圆筒结构，前后端加 2 个圆环。机架总长度 13m，直径为 11m，旋转角度为 ±180°。机架上共安装了 10 块超导磁铁。有了重离子的旋转机架，东芝重离子设备的旋转机架治疗室基本可以实现与质子设备类似的治疗角度和功能。

第六章 模拟定位机

第一节 模拟定位机

常规医用加速器本身无法透视和拍照，因此无法直接观察人体内部的组织结构和病变部位。在放射治疗前，必须借助其他诊断设备来确定患者体内病变的详细情况，包括部位、大小、形状、深度，以及病变部位与重要器官间的相对位置。此外，还需要确定加速器的照射方向、照射野的大小和形状，并确定机架、机头和治疗床的旋转角度等相关的机械参数。这些工作通常会在一个独立的模拟定位系统上完成。模拟定位机是常用的模拟定位系统，但随着精确放射治疗技术的发展，以 CT 为基础发展起来的 CT 模拟定位系统正在逐渐普及。

模拟定位机是一台可以模拟加速器相关参数的 X 线诊断机，是为医用加速器专门设计制造并独立安装的放射治疗配套产品。

一、工作原理

模拟定位机除了具有透视和摄像功能之外，还具有模拟加速器相关机械参数的功能。对患者实施模拟定位的流程为：患者躺在模拟床上→粗调机架高度和治疗床，使病变大致处于等中心处→工作人员退出机房关好防护门→控制室内，透视下遥控调整各运动部件机械参数，使病变处于射野"井"形界定线中间（可放置与病变形状相似的铅丝辅助调整）→记录机架角度、机头角度和射野位置→制作铅挡块（据铅丝形状）→用划痕液或划痕笔画出边界线→确定照射区域和加速器机械参数。

因模拟机的焦点到机架旋转轴距离为 80 ~ 100cm，致使焦点到片盒距离达 120 ~ 140cm，而多数诊断型 X 线机的靶焦点到影像增强器表面或到胶片暗盒的距离为 70cm，由于平方反比关系，模拟机约需要 8 倍多的曝光量（mAs）才能获得诊断 X 线的影像质量。这就要求模拟定位机有高电压大功率输出的 X 线发生器和 X 线球管。X 线球管的靶不仅要能承受短时间大电流的曝光，而且其焦点的大小必须适当，以避免射野"井"形界定线的放大和变得模糊。

模拟机室也要设置与加速器室一样的激光定位灯，用来确定模拟空间的等中心位置。这样，才能保证通过模拟机制订的治疗计划在加速器上得以实现。

二、基本结构

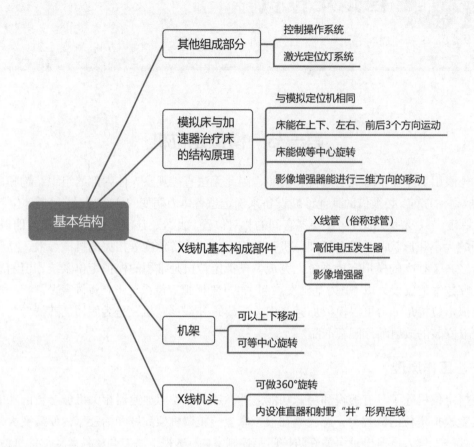

图 3-6-1-1 为 X 线球管示意图。模拟定位机的基本结构见图 3-6-1-2。

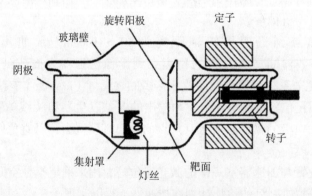

图 3-6-1-1 旋转阳极 X 线球管

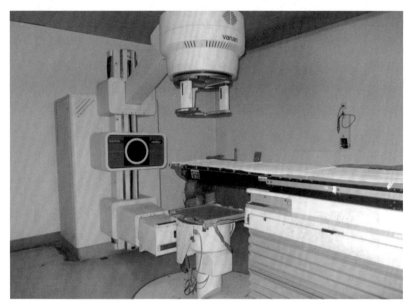

图 3-6-1-2 Varian Ximatron 模拟定位机

　　X 线机头和准直器是模拟定位机的关键组成部分之一。准直器由遮线器和射野"井"形界定线组成，前者为调节和限定透视或照相时的 X 线野大小，后者为模拟治疗机照射野的位置和大小，两者运动相互独立。

　　射野"井"形界定线有两个用途：①用于界定病变和器官的位置，即射野位置和范围；②用于双曝光，观察病变与周围器官的关系。准直器的结构与加速器治疗机的准直器一样，能够随机头一起旋转。

　　为适应新型直线加速器的独立准直器，现代模拟机准直器的遮线器和射野"井"形界定线均做成独立运动式，并且能与对称模式自动切换。X 线机头内还带有灯光射野指示系统，可以模拟加速器的射野大小。机头下方有安装铅挡块托架的插槽，托架结构也与加速器的托架完全一样，可以承担足够重量的铅挡块。

　　模拟机的床面必须是 X 线的透明体，而且应具有治疗床的刚性和承重能力，一般用碳纤维材料制成。

　　图 3-6-1-3 为 Varian Acuity 模拟定位机。新型的模拟定位机在多方面都得到改进：①实现了数字化，将影像增强器更换为 EPID；②机头装有投影装置，可以模拟多叶光栅适形照射野；③增加图像处理软件，获得 CT 图像，实现模拟机 CT 功能，类似加速器的锥形束 CT；④更好实现联网，与 TPS 连接，实现患者摆位功能；⑤使用 EPID 后，成像效果更好，消除了影像增强器引起的枕形失真（表 3-6-1-1）。

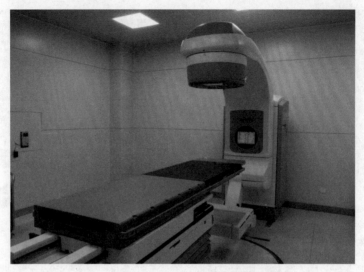

图 3-6-1-4　Varian Acuity 模拟定位机

表 3-6-1-4　Acuity 模拟定位机的性能指标

机架	
等中心距地面高度	123cm
旋转范围	180°～360°，0°～180°
旋转速度	最大 420°/分钟
等中心精度	直径≤ 2mm
X 射线机头机准直器	
源轴距	固定 100cm
遮线器在 100cm 处射野	最大 50cm×50cm
遮线器旋转	±185°
射野"井"字线在 100cm 处	最大 40cm×40cm
源皮距指示	65～175cm
X 线球管和高压发生器	
焦点大小	大焦点直径 0.8mm，小焦点直径 0.4mm
靶角	14°
X 线球管热容量	6MHU
高压发生器	3 相 30kW
高压范围	50～150kV，步进 1kV
照相电流范围	50～300mA
最大透视电流	≥ 20mA

续表

图像采集系统	
电子射野影像装置（EPID ）	
成像面积	40cm × 30cm
图像分辨率	1024 × 768
图像空间分辨率	1.32 lp/mm
图像采集速度	15 幅 / 秒
运动范围	上下 5 ～ 82cm 左右 ± 16cm 前后 ± 16cm
电子射野投影器	
图像尺寸 100cm 处	42cm × 42cm
分辨率	1280 × 1024
床	
床面	236cm × 53cm
床面旋转	无
床体旋转	≥ ± 100°
床面升降	范围 105cm
床面降低高度	≤ 66cm
床面纵向运动	≥ 146cm，14.5 ～ 161cm
侧面运动	± 25cm

第二节　CT模拟机

由于模拟定位机是在普通 X 线诊断机的基础上发展起来的，通常只能采集平面图像，不能满足精确放射治疗的需求。近些年来，人们又逐渐开发生产出可以采集断面图像的 CT 模拟机。

一、CT 成像原理及结构

1963 年，美国教授 Cormack 进一步发展了从 X 射线投影重建图像的准确数学方法。他在一篇文章中详细叙述了所做的试验。该试验是用一个铝圆筒，周围用环状木材围上，然后对其进行扫描而得剖面图像，扫描后采用傅里叶变换法准确地获得铝和木材的实际吸收系数。他是正确应用图像重建数学方法获得吸收系数的第一位研究者，从而为 CT 技术的研究打下了基础。

1967—1970 年，英国 EMI 实验中心的 Hounsfield 博士提出了断层的方法，这种方法仅需要从单一平面获取投射的读数。因此，每个光束通路都可以看作是联立方程的许多方程之一，通过解这组联立方程才能获得该平面的图像。有了这个原理，采用数学模拟法加以研究，采用同位素作为 X 射线源做试验，此试验用 9 天的时间产生数据，用 2.5 小时重建一幅图像。试验结果最终能够区分相差 4% 的衰减系数，而不是理论上的区分相差 0.5% 的衰减系数。

尽管许多人提出了 CT 的思想概念，但只有 Hounsfield 首先把这个思想概念发展为 CT 扫描机。因此，他的发明被认为是"自从伦琴 1895 年发现 X 射线以来，在放射、医学、医学物理和相关学科领域里，没有能与 CT 相比拟的发明了"。为此他和 Cormack 于 1979 年获得诺贝尔奖。

CT 图像形成过程需要 3 个步骤。

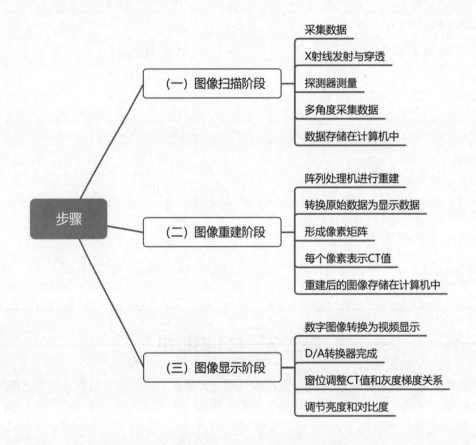

CT 机的组成模型如图 3-6-2-1 所示。

1. 扫描床　是完成扫描任务的运载被检者的工具，具有垂直运动控制系统和水平纵向运动控制系统。它能按程序的要求实现自动进出扫描架孔径，完成自动定位检测对象的扫描位置。

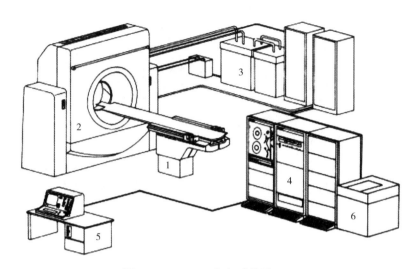

图 3-6-2-1　CT 机组成模型
1.扫描床；2.扫描架；3.高压发生器；4.计算机系统；5.操作台；6.照相机

　　2.扫描架　是 CT 机的重要组成部分，上面装有 X 线球管、滤线器、准直器、参考探测器、探测器及各种电子线路，扫描架能做旋转、前后倾斜运动，运动角度可达 ±20°～±30°。具有几何放大功能的扫描架还可以作直线运动，以改变球管和扫描物体之间的距离。

　　3.高压发生器　为 X 线球管提供正常工作电压（±80 kV）和球管灯丝工作电流。

　　4.计算机系统　是 CT 机的心脏，是产生扫描运动、处理数据、重建影像的控制中心。

　　5.操作台　控制整机电源通断，输入工作指令，拷贝扫描数据，根据诊断要求对影像进行各种技术处理，如放大、病灶体积测量、三维成像等。

　　6.照相机　作扫描机的最后输出终端，扫描数据以胶片作为永久保存的方式。

　　7.其他　包括大磁盘系统、磁带机、软盘驱动器、光盘驱动机等。

二、CT 模拟机

　　CT 模拟机是由 CT 扫描机改造而成的虚拟模拟定位系统，通过增加激光射野模拟器和虚拟模拟工作站构成的。CT 扫描机通常是常规螺旋 CT 机，但床面需要改用平板形碳纤维面板，以减少散射对 CT 图像的干扰。激光射野模拟器由可移动的激光定位灯和专用软件电脑组成，指示机械等中心和射野投影位置。虚拟模拟工作站则进行 CT 图像的三维重建、立体显示及射野模拟功能，可独立使用或融入三维治疗计划系统中，与激光射野模拟器的计算机进行数据交换，确保虚拟模拟定位所确定的靶区处于加速器的机械等中心位置（图 3-6-2-2，表 3-6-2-1）。

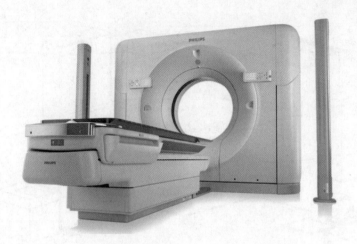

图 3-6-2-2　Philips Bigbore CT 模拟机

表 3-6-2-1　三家大孔径 CT 模拟机主要参数

第一部分：CT 部分

机架

	Philips Brilliance CT BigBore	Siemens Definition AS Open 20	GE Discovery CT590 RT
滑环	低压	低压	低压
孔径（cm）	85	80	80
最大真实扫描视野（SFOV）（cm）	60	50	50
最大显示视野（EFOV）（cm）	70	82（Option）;HD FOV 65（Option）	65
定位灯精度（mm）	±0.5 机架中心处	±1	±1
焦点到等中心距离（mm）	645	570	606
滑环数据传送	激光滑环	射频滑环	射频滑环
滑环数据传送速度	2.5Gbps	1000kbps	1000kbps

X 线发生器

	Philips Brilliance CT BigBore	Siemens Definition AS Open 20	GE Discovery CT590 RT
类型	高频	高频	高频
功率（kW）	60	80	100
kV 设置	90，120，140	70，80，100，120，140	80，100，120，140
mA 范围及调节	20～500（1mA steps）	20～660（1mA steps）	10～800（5mA steps）

X 线球管

	Philips Brilliance CT BigBore	Siemens Definition AS Open 20	GE Discovery CT590 RT
型号	Philips MRC	Siemens Straton	GE Performix Pro
小焦点尺寸（mm）	0.5 × 1.0	0.7 × 0.7	0.6 × 0.7
大焦点尺寸（mm）	1.0 × 1.0	0.9 × 1.1	0.9 × 0.9
球管热容量（MHU）	8	0.6	8
最大散热率（kHU/min）	1608	7300	2100
最大连续螺旋曝光时间（s）	120	100	120
冷却方式	Oil to air	Oil and water	Oil to air
保用时间	1 年无限保用或 20 万秒	1 年无限保用	1 年无限保用

探测器

	Philips Brilliance CT BigBore	Siemens Definition AS Open 20	GE Discovery CT590 RT
类型	Solid state array（Gadolinium Oxysulphide，GOS）	Solid state array（Siemens Ultra Fast Ceramic）	Solid state array（GE HiLight / Lumex）
层数	16	20/16	16
每排探测器实际物理数量	816	736	912
Z 轴探测器排数	24	20	24
探测器宽度（mm）	0.75，1.5	0.6，1.2	1.25，0.625
Z 轴有效覆盖范围（mm）	24	19.2	20

扫描参数

	Philips Brilliance CT BigBore	Siemens Definition AS Open 20	GE Discovery CT590 RT
轴扫旋转时间（s）	0.44，0.5，0.75，1，1.5，2	0.33（option），0.5，1.0	0.5，1.0
螺旋扫描旋转时间（s）	0.44，0.5，0.75，1，1.5	0.33（option），0.5，1.0	0.5，1.0
轴扫层厚（层数 × 宽度，mm）	2 × 0.6，16 × 0.75，16 × 1.5，8 × 3，4 × 4.5	20 × 0.6，2 × 1，6 × 1.2，16 × 1.2，12 × 1.2，1 × 5，1 × 10	2 × 0.625，1 × 1.25，4 × 1.25，1 × 2.5，4 × 3.75，4 × 5
螺旋扫描层厚（通道数 × 宽度，mm）	16 × 0.75，16 × 1.5，8 × 3，4 × 4.5	20 × 0.6，10 × 0.6，16 × 1.2	Info.not available

续表

	Philips Brilliance CT BigBore	Siemens Definition AS Open 20	GE Discovery CT590 RT
螺距因子	0.04～1.7 freely selectable	0.35～1.5 freely selectable（0.15，0.09 option）	0.5625，0.938，1.375，1.75
螺旋扫描算法	Cobra Cone Beam Recons-truction	SureView，AMPR cone-beam artefact reduction	SmartHelical & MDMP，including rossBeamTM & HyperplaneTM

图像质量

	Philips Brilliance CT BigBore	Siemens Definition AS Open 20	GE Discovery CT590 RT
空间分辨率（lp/cm）	MTF0：16	MTF0：17.4±10%〔160mA，120kV，1.0s / 4.8mm，（12mm×1.2mm），Kernel H70h〕	MTF0：15.4±10%
密度分辨率：采用 20cm CATPHAN 水测量	4.0mm @ 0.3% as measu-red at the surface of 32cm phantom（120kVp，250mAs，10mm，0.75s，250mm FOV）	Spiral：5mm @ 0.3% @ 21 mGy：120 kV，140 mAs 10mm	3.0mm@0.3% at 37.6mGy
CT 值精度（HU）	±4	空气：±10 水：±4	水：±3
重建图像	1024×1024	512×512	512×512
重建速度（幅 / 秒）	30	20	10

第二部分：模拟定位部分

	Philips Brilliance CT BigBore	Siemens Definition AS Open 20	GE Discovery CT590 RT
加速器治疗床索引系统匹配	具有	不详	不详
扫描床水平、横向和纵向运动最大偏移	＜2mm（Datasheet 中有明确承诺，满足 TG66）	＜5mm	不详
移动激光灯	可使用 LAP 及其他厂家各款移动激光灯；并与 LAP 共同研发有专门的连接软件	可使用	可使用
模拟定位方式	利用绝对坐标标记方式，完成一次模拟定位，无需外标记（Mark）点	不详	传统定位方式，需要放置标记点

续表

	Philips Brilliance CT BigBore	Siemens Definition AS Open 20	GE Discovery CT590 RT
CT 操作主台定位软件	Tumour LOC	Syngo（Option）	无
独立模拟定位工作站	AcQSim3 工作站	不详	Sim 工作站（Advantage Sim）
原厂治疗计划系统	Pinnacle[3]	无	无
独立模拟工作站可升级为治疗计划系统	无需任何额外硬件，即可升级为治疗计划系统	无	无

呼吸门控部分

	Philips Brilliance CT BigBore	Siemens Definition AS Open 20	GE Discovery CT590 RT
原厂呼吸门控设备	Bellows	不详（必须具备 0.33s 扫描时间的 CT 才能开展 4D）	无
可兼容的加速器厂家呼吸门控设备类型	RPM（瓦里安）ABC（医科达）	RPM（瓦里安）	RPM（瓦里安）ABC（医科达）
国内开展门控技术的医院	每台均有，且已和加速器厂家呼吸门控产品联接	无	无

第三部分：运动机械部分

扫描床

	Philips Brilliance CT BigBore	Siemens Definition AS Open 20	GE Discovery CT590 RT
床面无需扩展水平轴向扫描范围（cm）	186	160（200cm option）	170
床面无需扩展水平螺旋扫描范围（cm）	173	154（197cm option）	160
床最大允许承重（kg）	295	212（307 kg option）	295
床正常操作下最大承重（kg）	295	212（307 kg option）	295
加速器治疗床索引系统匹配	具有	不详	不详
扫描床水平、横向和纵向运动最大偏移	< 2mm（Datasheet 中有明确承诺，满足 TG66）	< 5mm	不详

第一节　加速器的验收

一、安装的组织和实施

加速器的安装是一个比较复杂和长期的过程，一般由公司负责技术问题，医院协助公司提供必要的后勤支持。安装过程一般分为几个阶段，每个阶段都要按公司的要求准备好安装环境。物理师、工程师和技术员尽早参与安装工作，以便于后期的验收更加顺利，但注意不要干扰公司工程师的安装。

在1个月左右的安装和验收期间，医院技术人员应该做到"充分准备、积极参与、虚心学习、严格监督"，不要把自己当成一名旁观者，看别人干活。

（一）充分准备

安装前，医院技术人员有许多工作要完成，为机器顺利安装创造有利条件。第一，机房的建设与装修，包括水、电、空调、高能加速器的空气压缩机等。有的单位为了追求速度，一边装修机房，一边安装机器，这样做对用户其实弊大于利，安装条件达不到要求，灰尘多，温湿度大，会影响安装后机器的性能。第二，做好与加速器相关辅助电路的制作。例如，有的加速器要求用户设计机器启动电路、机房门联锁电路、出束状态指示灯等，用户要提前从公司获取相关资料。第三，技术人员要提前阅读验收手册和各项性能指标验收操作方法。第四，要提前准备必要的搬运工具和安装专用工具。第五，进场准备。加速器机器部件的尺寸和重量超出医院最大货梯承载能力，因此在机器入场前要充分考虑其进场方案及楼层承重能力，需要多部门在施工前期仔细研究厂家提供的机房建设要求，制订详细的入场及施工方案，确保可实施性。

（二）积极参与

这一点对于初次参加安装的技术人员很重要，如果是第一次接触加速器，通过积极参与，与公司安装人员密切合作，可以熟悉加速器的系统结构，了解各种电路板在加速器的位置，掌握系统的调试方法，为以后维修铺平道路。

（三）虚心学习

通常在机器投入使用一段时间后才安排医院维修培训，安装和验收过程是学习加速器维修和日常维护方法的很好机会。第一，如果对加速器原理结构不是很了解，应该首先快速阅读机器的系统手册和电路图，使自己对加速器有一个基本了解，有不懂的地方及时请教公司工程师。第二，如果有些步骤方法与自己的理解或做法不同时，可以与公司工程师一起探讨。第三，安装过程不可能一帆风顺，对碰到的问题和解决方法要做好记录。第四，请公司工程师对维修模式各项参数的含义、使用方法进行简单培训。第五，在安装验收完成后，可以请公司工程师对日常维护进行简单的培训。

（四）严格监督

医院工程技术人员在安装验收过程中，很重要的职责就是严格监督机器的安装质量，监督验收过程是否严格按验收手册执行，维护单位的利益。这要求技术人员必须有很强的责任心，与公司工程师或验收人员在工作之余可以是很好的朋友，但在工作上不要碍于人情而放松要求。在安装方面，发现有电路板损坏、零件性能下降等要求公司给予更换。在设备开箱验收时，与公司人员一起按合同逐一清点，发现缺少要求补发；发现损坏部件，拍照留证，要求更换。在性能指标验收时，严格按验收手册执行，结果必须符合国家标准。这里需要提醒的是，在验收过程不能发现有不合格的指标就立即让公司工程师调整，而是应该待全部验收完毕，对哪些不合格指标统一调整，然后再次验收。这是因为加速器有些指标的调试是相互影响的，如射野的对称性和平坦度就是相互影响，调整对称性、射束位置或角度电位器都会影响到平坦度，结果对称性调整合格了，但原来合格的平坦度可能就变为不合格了。

二、医用电子直线加速器的验收

加速器在安装之后必须经过严格的验收测试，确认各项性能指标符合国家标准和厂家提供的标准之后才能投入临床应用。验收测试的内容很多，一般由工程师和物理师来执行，一般需要几天的时间。根据国家有关法规规定，加速器安装后必须由有资质的机构进行防护及性能参数验收，并在规定的时间内邀请环保和卫生部门进行建设项目竣工验收。

（一）验收的一般原则

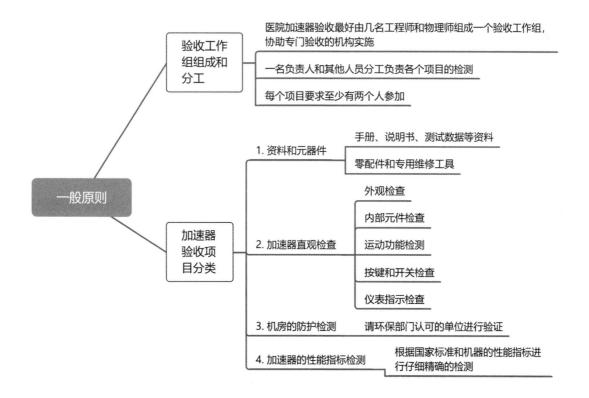

（二）加速器的性能指标

1. 相关标准

（1）防护、安全标准：《医用电子加速器卫生防护标准》《医用电气设备　第一部分：通用安全要求》《医用电气设备　第2部分：能量为1MeV至50MeV医用电子加速器专用安全要求》。

（2）性能和试验方法标准：《医用电子加速器性能和试验方法》规定了医用电子加速器性能和试验方法。该标准等效采用国际标准IEC976《医用电子加速器性能》和IEC977《1-50MeV医用电子加速器性能导则》《医用电子加速器验收试验和周期检验规程》，从2003年10月1日开始实施，已成为医用加速器验收测试的最新标准。

2. 加速器的安全要求　加速器的安全要求必须符合国家标准GB 9706.5—2008《医用电气设备第2-1部分：能量为1MeV至50MeV医用电子加速器专用安全要求》。其包括以下8个方面内容：对电击危险的防护；对机械危害的防护；对不需要的或过量的辐射危险的防护；对医用房间内爆炸危险的防护；对超温、失火及其他危险的防护；运行数据的精确性和对不正确输出的防止；故障状态造成的过热和（或）机械损害以及环境试验；结构要求。

3. 为防止不必要照射和超剂量照射的措施

（1）控制台必须显示辐射类型、标称能量、照射时间、吸收剂量、吸收剂量率、治疗方式、楔形过滤器类型及规格等辐照参数预选值。

（2）辐照启动必须与控制台显示的辐照参数预选值联锁；控制台选择各类辐照参数以前，辐照不得启动。

（3）必须装备有两道独立的剂量监测系统，每一道剂量监测系统必须能单独终止辐照，当其中一道剂量监测系统发生故障时，不得影响另一道系统的功能，以防止超剂量照射。

（4）两道剂量监测系统显示的剂量读数在辐照中断或终止后必须保持不变，辐照中断或终止后必须把显示器复位到零，才能启动下一次辐照；由元件或电源失效造成辐照中断或终止，失效时间读数显示必须储存在一个可读系统内，至少保留20分钟。

（5）两道剂量监测系统采用双重组合情况下，当吸收剂量达到预选值时，两道系统必须都终止辐照。

（6）两道剂量监测系统采用初/次级组合情况下，当吸收剂量达到预选值时，初级剂量监测系统必须终止辐照，次级剂量监测系统必须在超过吸收剂量达到预选值不大于15%或不超过等效于正常治疗距离0.4Gy的吸收剂量时终止辐照。

（7）控制台必须配置带有时间显示的辐照控制计数器，并独立于其他任何控制辐照终止系统，当辐照中断或终止后必须保留计数器读数，必须将计数器复位到零后，才能启动下一次辐照。

（8）若设备处于某一状态下，在正常治疗距离上能产生高于规定最大值且不大于2倍的吸收剂量率，则必须提供一联锁装置，以便在吸收剂量率超出最大值2倍时终止辐照。在任何情况下，不得切断这一联锁。

（9）必须对非直射式加速器提供剂量分布监测装置，当剂量分布相对偏差超过±10%时，终止辐照。

（10）必须装备检查所有安全联锁的设施，用于在辐照间歇期间检查安全联锁，确保各类系统终止辐照能力和防止过剂量照射。

（11）控制台和治疗室内必须分别安装紧急停机开关。

（12）使用计算机控制系统的加速器软件和硬件控制程序必须加密，未经许可不得存取或修改，用于监视联锁或作为测量线路、控制线路一部分的计算机一旦发生故障，必须终止辐照。

4.有用射束内杂散辐射的要求

（1）电子束治疗时 X 射线份额的要求。记电子束能量为 E，电子束中心轴上实际射程外 10cm 处的吸收剂量与最大吸收剂量的百分比为 η。电子束治疗时的 X 射线份额的要求如下：

$$E < 15\text{MeV} \text{ 时}, \eta \leqslant 5\%$$

$$15\text{MeV} \leqslant E < 35\text{MeV} \text{ 时}, \eta \leqslant 10\%$$

$$35\text{MeV} \leqslant E \leqslant 50\text{MeV} \text{ 时}, \eta \leqslant 20\%$$

（2）X 线束治疗时射束内杂散辐射的要求。记 X 线能量为 E，在最大照射野下射束中心轴表面吸收剂量与最大吸收剂量的百分比为 η。X 线束治疗时射束中心轴表面吸收剂量要求如下：

$$E < 2\text{MV} \text{ 时}, \eta \leqslant 80\%$$

$$2\text{MV} \leqslant E < 5\text{MV} \text{ 时}, \eta \leqslant 70\%$$

$$5\text{MV} \leqslant E < 15\text{MV} \text{ 时}, \eta \leqslant 60\%$$

$$15\text{MV} \leqslant E < 35\text{MV} \text{ 时}, \eta \leqslant 50\%$$

$$35\text{MV} \leqslant E \leqslant 50\text{MV} \text{ 时}, \eta \leqslant 40\%$$

5.有用射束外泄露辐射限制

（1）在正常治疗距离（NTD）上，固定限束装置截面内，透过可调限束装置的漏射线吸收剂量与有用射束中心最大吸收剂量之比应满足以下限制：

X 线治疗时，在 10cm × 10cm 照射野内不得超过 2%。

电子束治疗时，在 50% 等剂量曲线外 4cm 至最大有用射束边缘之间的范围内平均不得超过 2%。

电子束治疗时，在 50% 等剂量曲线外 2cm 至最大有用射束边缘之间的范围内平均不得超过 10%。

（2）最大有用射束外的漏射线（中子除外）限制：在正常治疗距离上，垂直于有用射束中心轴并以轴点为圆心、半径为 2cm 的圆平面上，漏射线最大值不得超过射束中心轴吸收剂量的 0.2%，漏射线平均值不得超过射束中心轴吸收剂量的 0.1%。

距离电子轨道 1m 处的漏射线不得超过 NTD 有用射束中心轴 X 线吸收剂量的 0.5%。

（3）最大有用射束外的中子泄漏限制：对 X 线标称能量大于 10MV 的加速器，在正常治疗距离上，垂直于有用射束中心轴并以轴点为圆心、半径为 2cm 的圆平面上，最大有用射束外的中子泄漏辐射最大值不得超过射束中心轴吸收剂量的 0.05%，平均值不得超过射束中心轴吸收剂量的 0.02%。

距离电子轨道 1m 处的中子泄漏辐射不得超过正常治疗距离有用射束中心轴 X 线吸收剂量的 0.05%。

6. 感生放射性限制　X 线标称能量大于 10MV 的加速器，距离设备表面 5cm 和 1m 处，由感生放射性所造成的吸收剂量率分别不得超过 0.2mGy/h 和 0.02mGy/h。

7. 射线能量

（1）加速器 X 射线的能量：加速器 X 射线的辐射质由剂量比 D_{20}/D_{10} 或组织体模比 TPR_{10}^{20} 确定，它们的测量值与加速器随机文件给出值的偏差不应超过 ±3%。

（2）加速器电子束的能量：加速器电子束的辐射质由其在水面的平均能量 E0 确定。在 SSD=100cm 和宽束条件下，实际测出的吸收剂量和电离半值深度与加速器随机文件给出值的偏差不应超过 ±3%。

8. 剂量监测系统

（1）重复性：重复性用变异系数（相对标准差）S 表示，在同一辐照条件下，剂量监测计数值与吸收剂量监测值之比值 R 的变异系数不得超过 0.7%。

（2）线性：对 X 线辐照和电子辐照的每档能量，在随机文件规定的吸收剂量和吸收剂量率范围内，吸收剂量与剂量监测计数值的关系必须为线性，其最大偏差不得超过 ±2%。

（3）随机器角度位置的变化关系：对 X 线辐照和电子辐照，在机架和限束系统的全部范围内，R 的最大值和最小值之差与平均值之比不得大于 ±3%。

（4）随机架旋转的变化关系：对具有移动束治疗（旋转治疗）的设备，在 X 线辐照和电子辐照两种辐照方式下，在机架旋转的全部角度范围内，当机架连续通过不同扇面所测得的 R 值与（3）中机架静止在不同位置所测得的 R 值的最大值和最小值之差之平均值之间的偏差均不得大于 ±2%。

（5）随机架辐射野的变化关系：随机文件中必须规定，对 X 线辐照和电子辐照，5cm×20cm 的辐射野与 20cm×5cm 的辐射野所测得的 R 值之间最大偏差的额定值（若最大辐射野小于 20cm×20cm，则取最大尺寸）。

（6）短期稳定性：包括高剂量辐照后的稳定性、日稳定性和周稳定性。对 X 线辐照和电子辐照，短期稳定性应小于 ±2%。

（7）移动治疗束的稳定性：对 X 线辐照和电子辐照，在吸收剂量率和单位角度剂量的预选范围内，如果移动束治疗是以机架旋转角度终止辐照，辐照的剂量误差不得超过 ±5%。

9. 深度吸收剂量特性

（1）深度剂量曲线图：在标准实验条件下，对应于 X 线辐照和电子辐照的每档能量，随机文件必须给出 10cm×10cm 及最大辐照野下沿辐射束轴的深度剂量曲线图。

（2）表面剂量：在标准实验条件下，对应于 X 线辐照和电子辐照的每档能量，随机文件必须规定 10cm×10cm 和最大辐射野的相对表面吸收剂量。

（3）深度等剂量曲线图：在标准实验条件下，对应于 X 线辐照和电子辐照的每档能量，随机文件必须给出包含射束轴和任一主轴在内的 1 个或 2 个平面上的典型深度等剂量曲线图。深度等剂量曲线图必须沿射束轴，从最大吸收剂量的 10% ～ 100%，每隔 10% 给出。

10. 辐射野的均匀性

（1）X射线辐射野的均整度：在标准实验条件下，对于每一标称能量，沿X射线束轴水下10cm处垂直于射束轴的平面上，辐射野为10cm×10cm，辐射野内最大吸收剂量点与均整区内最小吸收剂量点处的吸收剂量之比不得大于106%。

（2）电子辐射野的均整度：在标准实验条件下，对于每一标称能量，辐射野为10cm×10cm，在电子束轴上最大吸收剂量深度处垂直于电子束轴的平面上，90%等剂量曲线与几何野投影的主轴及对角线的交点同几何野投影边界的距离不应大于10mm和20mm。

（3）X射线辐射野的对称性：在标准实验条件下，对于每一标称能量，辐射野为10cm×10cm，沿X射线束轴水下10cm处垂直于射束轴的平面上，在均整区内对称于射束轴上任意两点吸收剂量之最大比不应大于103%。

（4）电子辐射野的对称性：在标准实验条件下，对于每一标称能量，辐射野为10cm×10cm，在电子束轴上最大吸收剂量深度处垂直于电子束轴的平面上，90%等剂量曲线内推1cm的均匀区域内对称于电子束轴的任意两点的吸收剂量之最大比值不应大于105%。

（5）辐射野的剂量分布随角度的变化：在标准实验条件下，当机架和限束系统的全部角度范围内，对大于5cm×5cm的全部X线辐射野和所有的电子辐射野，均整区域内任一点的吸收剂量与辐射轴处的吸收剂量之比的变化不得大于±3%。

（6）辐射野的半影：在标准实验条件下，对X线辐照和电子辐照的每档能量，随机文件须给出相对于辐射轴上标准测试深度的吸收剂量，两主轴上80%吸收剂量点和20%吸收剂量点之间的距离。

11. 辐射野的指示

（1）辐射野的数字指示：所有设备都应配有数字装置来指示正常治疗距离处的辐射野尺寸。对所有的标称能量和辐射野，标准测试深度上的辐射野的尺寸与辐射野的数字指示值之间的偏差：

①对5cm×5cm至20cm×20cm的X线辐射野，不得超过±3mm或1.5%。

②对大于20cm×20cm的X线辐射野，不得超过±5mm或1.5%。

③对电子辐射野，不得超过±2mm。

辐射野尺寸由体模表面位于正常治疗距离处时两主轴上50%等剂量点之间距离确定。

（2）辐射野的光野指示：所有设备都必须配有光野指示装置来指示电子辐射野的大小。

在正常治疗距离处，对每档标称能量，在两主轴上，光野的边与辐射野的边（由50%等吸收剂量确定）之间的距离：

①对5cm×5cm至20cm×20cm的X线辐射野，不得超过±3mm或1%。

②对大于20cm×20cm的X线辐射野，不得超过±3mm或1%。

③对电子辐射野，不得超过±2mm。

（3）X线辐照下限束系统的几何形状：X线辐射野对边平行度的最大偏差及相邻边垂直度的最大偏差均不得大于0.5%。

12. 射束轴的指示 对于对称的等中心辐射野，设备必须配有指示患者的入射表面处辐射轴位置的元件，如前指针、十字线等。

在机架和限束系统全部角度范围内，入射面上射束轴实际位置与指示值最大偏差：

①对于 X 线辐照，在 NTD ± 25cm 或设备工作范围内（取两者范围小的），不得超过 ± 2mm。

②对于电子辐照，在 NTD ± 25cm 或设备工作范围内（取两者范围小的），不得超过 ± 4mm。

13. 等中心

（1）辐射束轴相对于等中心的偏移：对于 X 线辐照和电子辐照的每档标称能量和所有的辐射野，在机架和限束系统的全部角度范围内，辐射束轴相对于等中心的偏移不得超过 +2mm。

（2）等中心的指示：等中心的指示装置对等中心的指示点相对于上述所确定的等中心位置的最大偏移不得超过 +2mm。

14. 沿辐射束轴的距离指示　设备必须配有指示装置（如机械前指针、光距尺），指示沿辐射束轴到参考点的距离。对等中心设备，参考点必须是等中心；对非等中心设备，参考点须在射束轴上正常距离处。

在 NTD ± 25cm 或指示装置的工作范围的极限位置处（取两者范围小的），沿辐射束轴到参考点的指示距离与实际距离的最大偏差不得超过 ± 5mm；在等中心处，此偏差不得超过 ± 2mm。

对等中心设备，在机架的全部角度范围内都必须满足这一条件。

15. 旋转运动标尺的零刻度位置　加速器旋转式机架可以有 12 种自由度。对旋转式机架在下列情况时，机架旋转轴、辐射头横向旋转轴、治疗床的等中心旋转轴和床面自转轴的标尺刻度必须为零；除辐射头纵向旋转轴和床面纵向旋转轴外，其他所有的旋转轴共面，束流轴垂直向下，治疗床的纵轴平行于机架旋转轴或辐射头横向旋转轴，床支架远离机架。

当束流轴垂直向下时，机架旋转轴和辐射头横向旋转轴的标尺刻度为零，辐射头纵向旋转轴必须为零。

当光栅系统的两边分别平行和垂直于机架旋转轴，楔形过滤器的薄端指向机架时，限束系统轴的标尺刻度必须为零。

各标尺零刻度位置与规定的零位之间的最大偏差：机架旋转轴、限束系统轴、治疗床的等中心旋转轴、床面自转轴、床面纵向和横向旋转轴不得超过 ± 0.5°；辐射头横向和纵向旋转轴不得超过 ± 0.1°。

16. 前后辐射野的重合性　在等中心处，前后辐射野主轴之间的最大偏差不得超过 ± 2mm。

17. 治疗床的运动　当治疗床床面位于等中心高度，床面纵轴与机架旋转轴共线及治疗床的等中心旋转轴、床面自转轴为零；床面离机架的纵向距离为最大时，治疗床的直线运动标尺必须为零。

（1）治疗床的垂直运动：负载重心均作用在等中心点，在 30kg 负载均匀分布在床面 1m 的范围内和 135kg 负载均匀分布在床面 2m 的范围内两种负载情况下：

治疗床床面做最大纵向延伸，伸展至等中心距不足 1m 时，则 135kg 负载均布在 2 倍从伸展端至等中心的范围内；

治疗床床面在正常治疗距离附近做升降运动，在治疗床高度改变 20cm 时，床面的最大水平位移不得大于 2mm。

（2）治疗床的等中心旋转：在上述负载的情况下，治疗床等中心的旋转轴相对于等中心的最大偏移不得超过 +2mm。

（3）治疗床的平行度：当治疗床床面负载 135kg，均布在床面 2m 范围内，并且重心作用在等中心点时，治疗床的等中心旋转轴与治疗床床面自转轴之间的最大角度应该不大于 0.5°。

（4）治疗床的纵向刚度：在上述 30kg 床面缩回和 135kg 床面伸开两种负载情况下，治疗床床面等中心附近高度的变化不得大于 5mm。

（5）治疗床的横向刚度：上述 30kg 和 135kg 两种负载情况下，治疗床床面做最大横向位移时，床面等中心附近高度的变化不得大于 5mm，治疗床床面相对于水平面的侧向倾度不得大于 0.5°。

加速器性能指标的测试是一个复杂的测试过程，检测项目又比较多，所以厂家一般附有验收手册，详细介绍了测试的项目、测试方法和应达到的标准。在验收前应仔细阅读验收手册，验收时根据手册的指导逐项进行测试。

三、临床测试

加速器验收完毕只能保证其满足加速器的性能指标和防护要求，还不能马上就可以投入临床治疗，须完成临床测试，也称为临床治疗物理参数测量，是对机器各种能量模式与处方剂量计算相关的数量的测量、处理和验证，是加速器进入临床应用前最重要的、必不可少的阶段。数据处理采集和处理数量比较大，特别是旋转治疗、立体定向放射治疗、适形治疗、调强治疗和容积调强等特殊治疗方式的数量更大。该阶段的主要任务是：

1. 测量获取所有治疗束进行剂量计算所需要的参数，如各种种类、能量、射野、深度的输出量，PDD、TMR、OAR，各种因子等。

2. 将所有数据制成原始数据记录手册。

3. 将结果输入到 TPS 中，并验证数据的正确性。

4. 制定加速器剂量计算、计划设计和治疗实施的流程。

5. 应用加速器的临床治疗模式模拟各种治疗技术，譬如等中心静止治疗、适形治疗、调强治疗和容积调强治疗等，按流程执行，并验证结果的正确性。

6. 制订该加速器的质量保证计划和实施方案。

7. 严格培训加速器应用相关的医师、物理师、技师和工程师。

经过上述模拟实施正确无误后，才能进入临床使用。

第二节　模拟定位机的验收

一、CT 模拟定位机的验收

一套完整的 CT 模拟定位系统包括 1 台带有平面床板的 CT，1 套专用的可进行患者体外标记的激光定位系统和 1 台基于三维重建影像进行放射治疗计划设计的专用工作站。定位时首先将射线不透明标记物（一般为直径很小的金点）放置于靶区附近，对患者治疗部位进行 CT 扫描，经扫描后的 CT 断层图像传输给专用工作站，由工作站完成 CT 断层图像的三维重建，找到靶区中心的精确位置并计算出标记点与靶区中心在三维方向上的坐标偏移量，然后将三维坐标的偏移值传输给激光定位系统控制器，驱动激光灯移动到靶区中心点，根据激光灯的投影做患者体表标记，至此 CT 模拟定位过程结束，患者可进入加速器机房进行治疗。

当然，由于可移动的专用激光定位系统价格比较昂贵，而治疗计划系统本身都具有三维重建和计划设计功能，在一定程度上能够代替 CT 模拟专用工作站的工作。所以在实际工作过程中，各家医院都会基于自身的情况来实现 CT 模拟定位。有的没有可移动的外置激光定位系统，利用 CT 自带的内外两组激光灯替代外置激光定位器来完成定位。有的没有基于三维重建影像进行放射治疗计划设计的专用工作站，而是直接将 CT 断层图像传输给三维治疗计划系统，由计划系统完成三维重建并计算三维坐标偏移量，然后根据偏移量手动移动扫描床至靶区中心。

对于 CT 模拟定位机的验收工作，大致包括以下几个方面的内容。

（一）安装前的准备工作

在设备安装前，首先要根据厂家技术资料提供的安装环境因素加以考虑，如电网负载容量，对周围环境是否产生影响，是否需要其他配套设施、空调设备，环境温度、湿度对仪器设备的技术要求。CT 模拟机由于是 X 线放射设备，因此机房建造前要做好防护的设计与计算工作，使其能达到国家相关的辐射防护标准规定的正常范围内。

（二）现场开箱及商检

CT 模拟定位机一到医院，院方应安排专人负责接货，安排存放场地并做好安全措施，同时清点箱数，记录唛头号和箱号。发现外包装有破损，应做好拍照或摄像等记录，作为将来可能发生的索赔依据。在未商检前，不能开箱。在商检人员到达后，院方相关专业对口的工程师等有关人员，会同供货厂家的工程师或工程技术人员，一起到安装现场进行开箱。按照合同要求和厂家提供的装箱清单逐一清点并做好详细书面登记。在验收时，主要仔细察看仪器设备外观有无损伤、掉漆，零配件是否齐全。

（三）备品配件和随机技术资料完整性的验收

对于 CT 模拟机的验收，不能只注重主机而忽视了辅助设备和配件的验收。主机的功能都是在辅助设备和配件的共同协作下完成的，不能保证辅助设备和配件的质量，同样不会有高的使用率和完好率。不论是合同中写明的辅助设备和备品配件，还是诸如 CT 搬运架等专用工具都要列出清单一一点明。不仅收集齐全，还要妥善保管，谨防以后维修、搬迁中使用。特别要注意软件光盘的收集和保存。另外，装箱单、使用手册、维修手册、安装手册、图纸、质保书、合格证等相关资料要逐一核对，对所缺少的资料一定要让供应商及时补上，否则验收不能通过。

（四）安装后设备相关技术指标的验收

CT 模拟机的验收除主要参照 AAPM TG66 号标准外，应依照其生产厂的主要设计指标参数及出厂安装系统标准来考虑验收的具体标准。具体来讲，可分为 CT 模拟机影像质量的检查验收和 CT 模拟机定位精度的检查验收两个大的方面。

1. 影像质量的检查验收　包括以下几个主要的参数指标。

（1）CT 值的准确性：在做放射治疗计划时，经常会遇到不均匀组织的剂量校正问题。目前常用的放射治疗能量范围内（4～25MV），射线与物质的相互作用主要是康普顿效应。在入射能量相同的情况下，碰撞电子的康普顿效应总截面相同，射线在组织中的吸收和散射就主要决定于物质的电子密度。而 CT 扫描成像的基本原理也是基于人体内不同密度的组织对于 X 线的吸收差别来实现的。所以，目前主流的 TPS 都是采用将 CT 值转换成物质的电子密度值，来实现不均匀组织的剂量校正。基于这种剂量校正的原理，CT 值的准确性对于靶区剂量的准确度乃至最终的放射治疗效果都会产生很大的影响，所以 CT 值的准确性的检查验收尤为重要。验收时采用厂家随 CT 模拟机提供的 QA 水模体及相应检测软件进行。要求水的 CT 值偏差小于 5HU。CT 值检测水模体如图 3-7-2-1 所示。

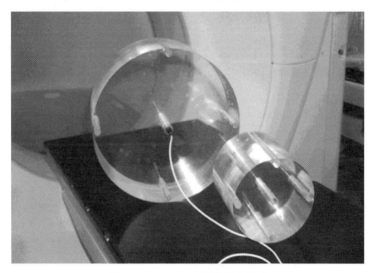

图 3-7-2-1　CT 值检测水模体

（2）CT 图像的均匀性：这是评价 CT 模拟定位机所扫描出的图像是否清晰的标准。扫描设备的硬件设计和影像重建软件的算法等因素会带来系统的不确定性伪影，导致对均匀模体扫描时在不同位置或区域的 CT 值出现不均匀的变化。通过测量均匀模体在不同位置的等区域平均 CT 值，可以评估图像的均匀性情况。使用厂家配置的 QA 水模体及相应检测软件进行验收，要求偏差小于 5HU。

（3）空间分辨率和低对比分辨率的检查：低对比分辨率能够分辨出来两种密度差很小的物质的孔径，空间分辨率能够分辨出两种密度差很大（＞100HU）的圆孔的对比值。这两个数值都严重关系到所扫描出的图片的质量，所以要进行检查验收。验收时使用专用的检测模体进行，要求达到厂家标准。专用检测模体如图 3-7-2-2、图 3-7-2-3 所示。

（4）图像噪声的检查：理想情况下，对均匀模体进行 CT 扫描应该获得均匀分布的像素值（CT 值），但实际得到的却是不完全一致的像素分布，像素分布的偏差可分为随机偏差和系统偏差。CT 值的噪声指的是随机偏差。噪声的大小决定了人眼可分辨的对比度的下限，低对比度背景越均匀，其对比效果越佳，理论上降低噪声水平可以提高肿瘤及正常组织轮廓勾画的准确性。验收时使用厂家配置的 QA 水模体进行。

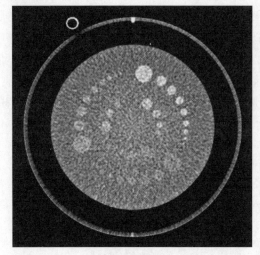
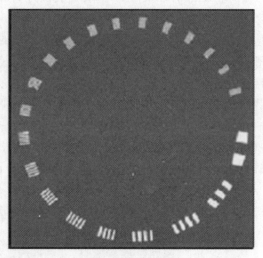

图 3-7-2-2　低分辨率检测模体扫描后图像　　图 3-7-2-3　空间分辨率检测模体扫描后图像

2. 定位精度的检查验收　包括以下几个主要技术指标。

（1）激光定位系统的准确度检查：CT 模拟机的激光定位系统的精确度，直接影响靶区定位是否准确，并最终决定治疗效果的好坏，所以对于激光定位系统的验收至关重要。CT激光定位系统一般分为内外两套激光定位灯，CT 自带的激光定位灯一般只是用于指示扫描层面，而外部激光定位灯则用于设置初始摆位标记和最终定位靶区中心。外部激光定位系统有固定式的，也有可移动式的，可移动式的定位比较方便。激光灯的验收目标和要求视治疗采用的技术而有所不同，调强和三维适形治疗及立体定向治疗要求的定位误差应不超过1mm，常规放射治疗的误差应控制在 2mm 以内。检查验收时，要求 CT 机架激光必须能精确地定位扫描层面，它们安装于旋转机架的扫描环内，扫描环上部的机架激光用于定义矢向和轴向平面，两侧的臂架激光则定义冠状平面和轴向平面，两组激光束应当分别与扫描平面平行和正交，并相交于扫描平面的中心。两侧墙壁垂直激光束定义的平面应当平行于扫描平面，并且与扫描平面间隔的距离准确。墙壁的固定激光定义冠状平面和轴向平面，两组激光束应当分别平行和垂直于扫描层面，并相交于某一扫描平面中心。头顶矢向激光束必须垂直于扫描平面，且其移动必须具备精确性和可重复性，运动轨迹需要呈线性。

（2）定位床运动中的准确度检查：诊断 CT 机的标准床面形状是弧形凹面，而用于进行CT 模拟定位扫描的床面则必须是与加速器治疗床面一致的平面形状，以保证治疗摆位的可重复性。定位床的几何位置精度误差将会导致治疗摆位的误差，而床的位置和步进运动的精度会影响 CT 影像的空间几何失真度。床面的垂直和轴向运动与数字显示刻度误差也会导致体表标志点设置错误，这些都会最终影响放射治疗的质量。所以，对定位床的验收也很重要，要保证 CT 模拟定位床面的几何位置和运动精度在放射治疗设计允许的误差范围以内。验收时用具有定位标志的专用模体、机械尺、水平仪等设备测量验证，要求偏差小于 2mm。

二、常规模拟定位机的验收

常规模拟定位机是用诊断 X 射线球管代替直线加速器和 ^{60}Co 放射治疗辐射源，用 kV 级 X 射线代替直线加速器和 ^{60}Co 的 MV 级治疗用射线，通过模拟定位机的机械运动来模拟各种治疗机的几何位置和运动。就目前而言，常规模拟定位机在放射治疗中仍有不可替代的地位。

对于常规模拟定位机的验收工作，大致可包括以下几个方面的内容。

（一）机房的选址和机器安装底座水平度的检查验收

新建模拟定位机机房应远离土质松软的地方和周边可能进行深挖建设的位置，在这些位置，由于机房地基的不均匀沉降和倾斜，可能造成机架安装底座、床安装底座发生不均匀沉降和倾斜，影响模拟定位机机架、准直器和床三个轴线相对于等中心的偏离误差，从而影响等中心的精度。对于已经安装好的模拟定位机，由于机架安装底座的倾斜度直接影响机架旋转轴和准直器旋转轴的稳定性，所以必须检查测量机架安装底座的倾斜度。首先用水平尺确认固定机架左右方向和前后方向的倾斜度，该倾斜度必须小于 1mm/1000mm。如果发现倾斜度超过这个标准，必须在左前、右前、左后、右后 4 个墩子上增加垫片调整倾斜度，直到满足 1mm/1000mm 为止。该垫片的形状必须与模拟定位机原有的垫片形状一致。床安装底座的倾斜度直接影响床公转轴线的稳定性，必须定期测量床底座安装的倾斜度，该倾斜度同样必须小于 1mm/1000mm。

（二）机械等中心和运动装置稳定性的检查验收

主要包括以下几个技术参数：

1. 机架旋转时等中心精度检查　先将一个细长的探针固定在床面上，针尖探出床面。打开光野灯，调整床的高度和前后左右的位置，通过光学测距灯和光野十字叉丝，使针尖处在等中心位置。机架在 360° 范围旋转时，针尖与光野十字叉丝中心的两个投影应始终重合，装上前指针，记录不同机架角条件下前指针与探针尖位置的偏差应控制在一定精度范围的球面内。或用专用的机架旋转等中心检查工具进行检测，如图 3-7-2-4 所示。对于常规放射治疗，该精度应优于 2mm；对于精确放射治疗，该精度应优于 1mm。

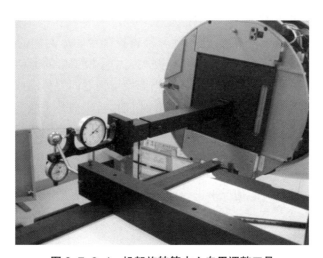

图 3-7-2-4　机架旋转等中心专用调整工具

2. 准直器旋转等中心精度检查　使用水平尺，确认机架位于 0°，将治疗床升至等中心高度，床上放置一张坐标纸并将坐标纸固定好，打开射野灯，使光野十字叉丝中心与坐标纸十字重合，360° 旋转准直器，测量光野十字叉丝中心在坐标纸上的投影所形成的轨迹的最大径向偏离坐标纸十字直径小于 2mm。

3. 治疗床旋转等中心精度检查　目的是检查治疗床的公转轴线与准直器的旋转轴线是否相互重合。机架 0°，治疗床升至等中心平面，床上放置一张坐标纸并将坐标纸固定好，打开射野灯，使光野十字叉丝中心与坐标纸十字重合。左右公转治疗床各 90°，测量光野十字叉丝中心在坐标纸上的投影所形成的轨迹的最大径向偏离坐标纸十字直径小于 2mm。

（三）辐射束相关参数的检查验收

主要包括以下几个技术参数：

1. 光野与射野一致性的检查验收　确认机架 0°，准直器 0°，将免冲洗胶片放置于定位床上并位于等中心高度，准直器大小设定为 10cm × 10cm，曝光后测量射野大小并与光野进行比较，误差小于 2mm。

2. 机架旋转轴与辐射束等中心一致性的检查验收　机架旋转轴的检测仅保证了机架旋转是稳定的，并不能保证机架旋转轴与辐射束等中心的一致性，必须在机架旋转轴调整的基础上，测量机架旋转轴与辐射束等中心一致性。方法是：在机架旋转时等中心精度检查调整的基础上，在 X 线透视下，360° 旋转机架，通过电视监视器观察光野十字叉丝中心影像与探针针尖影像的重合度。若在旋转过程中，两种影像完全重合，说明机架旋转轴与辐射束等中心是一致的，其偏差必须小于 2mm（对精确放射治疗，该精度应优于 1mm）。

3. 准直器旋转轴与辐射束等中心一致性的检查验收　准直器旋转轴的检测仅保证了准直器旋转是稳定的，并不能保证准直器旋转轴与辐射束等中心的一致性，必须在准直器旋转轴调整的基础上，测量准直器旋转轴与辐射束等中心一致性。方法是：在准直器旋转等中心精度检查调整的基础上，在 X 线透视下，将准直器的辐射束轴指示的中心十字叉丝影像调整至与专用检测模体的十字叉丝中心重合，360° 旋转准直器，通过电视监视器观察两种十字叉丝的重合度，如果在旋转过程中，两个十字线影像始终完全重合，则说明准直器旋转轴与辐射束轴是重合的，偏差要求小于 2mm。

4. 安全联锁系统和辐射防护的检查验收　检查控制台和床两侧的急停开关功能是否完好，以便在非正常情况下能够方便地按动急停开关，中止模拟机的运动和 X 射线的辐射；检查影像增强器的防碰撞开关的功能是否完好，当影像增强器向上移动或治疗床向下运动及机架旋转时，如果影像增强器与上述两个部件发生碰撞，防碰撞开关应起作用，此时影像增强器向上运动、治疗床向下运动和机架旋转应立即中止；定期检查门中止射线开关的功能是否完好，门在意外打开时，射线必须立即中止，以加强对工作人员和其他候诊人员的保护；模拟机的辐射防护标准应按照诊断用 X 射线机考虑，其泄漏辐射应按照国家标准控制，测量时要在最高管电压和最大管电流的情况下进行，要求工作人员年累积剂量小于 20mSv 每年，公众年累积剂量小于 1mSv 每年，瞬时剂量率小于 2.5μSv/h。

第三节　治疗计划系统的验收

治疗计划系统在临床使用前对其进行验收是治疗计划系统的一个重要内容。

一、验收内容

验收规格是系统购买合同中的一个技术文件，需要用户和厂商共同协商制订。验收指标一般可分 3 类。①计算机和外围设备：计算机包括 CPU、内存、硬盘和显卡；外围设备包括网络、数字化仪、打印机、绘图仪、磁带机等硬件设施的规格和数量。②管理软件：指本系统的操作系统及与其他第三方的规格。③计划的测试例测试：在非常特定的数据下检查算法、剂量计算的正确性，并考虑计算所需的时间。验收测试内容见表 3-7-3-1。

表 3-7-3-1　验收测试内容

项　目	测试内容
CT 输入	在制造商提供的标准序列 CT 上生成解剖结构，其格式是用户将使用的
解剖结构	用上述 CT 序列产生一个患者模型，勾勒体表和内部器官结构，产生三维显示
射野描述	用制造商提供的标准射野工具验证设野功能
光子剂量计算	用一个标准光子野的数据进行剂量计算，这个测试应包含多个开放野、不同 SSD、挡铅野、MLC 野、不均匀介质、多射野、非对称野和楔形野等
电子线剂量计算	用一个标准电子野的数据进行剂量计算，应包含开放野、不同 SSD、不规则野、不均匀介质和表面不平坦等
近距离治疗剂量计算	对每种类型的单个源进行剂量计算，并推广到多源情况，包括妇科带卵形器的标准布源技术腔内，乳腺癌双平面插植间质治疗
剂量显示、DVH	计算结果的显示、采用制造商提供的标准剂量分布验证 DVH 的正确性，还可以采用用户生成的剂量分布重复上述过程
输出	打印所有计划文件以证实文本和图像输出的正确性

二、外照射野光子剂量计算

光子剂量算法的一般测试内容见表 3-7-3-2。

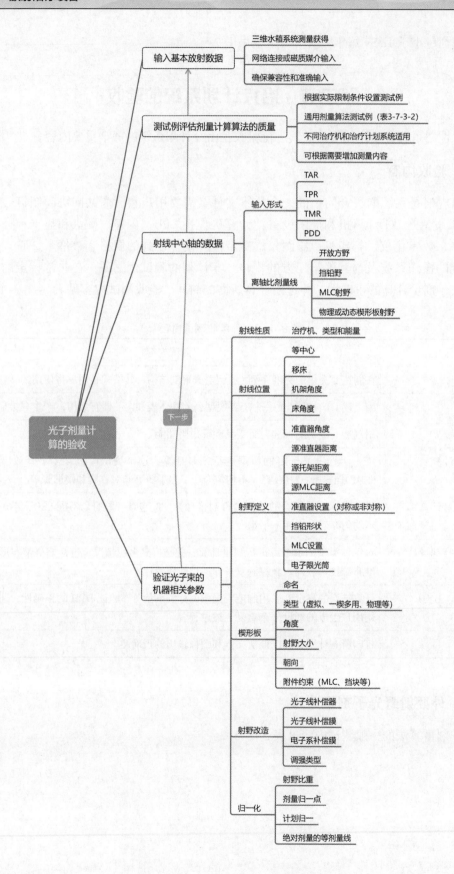

表 3-7-3-2 光子剂量算法的一般测试内容

测试内容	备注
方野（TAR，TPR，PDD，PSF）	射野：5cm×5cm，10cm×10cm，最大射野 测量点：d_{max}，5cm，10cm
矩形野（TAR，TPR，PDD，PSF）	射野：5cm×10cm，5cm×20cm，5cm×30cm，30cm×5cm 测量点：d_{max}，5cm，10cm
MLC 或挡铅不规则 "L" 形野（TAR，TPR，PDD，PSF）	10cm×20cm 射野内加上 10cm×2cm 的挡野
不同源皮距（SSD=80，100，120cm）	射野：10cm×10cm 测量点：d_{max}，5cm，10cm
楔形块	射野：5cm×5cm，10cm×10cm，5cm×20cm 测量点：d_{max}，5cm，10cm
	楔形因子
补偿器	补偿器因子
托架	托架因子
输出因子	射野：5cm×5cm，10cm×10cm，5cm×10cm，5cm×20cm， 5cm×30cm，30cm×5cm，最大射野
射野	对穿野，三野、四野 测量点：射野中心
旋转野	两个 180° 旋转野 测量点：射野中心
离轴 10cm 的点	射野：15cm×30cm 测量点：d_{max}，5cm，10cm
离轴 10cm 的点	射野：最大射野 测量点：d_{max}，5cm，10cm
准直器、床旋转	在 30°～60°
非对称射野	射野：（0，10）cm×20cm，（-5，10）cm×20cm 测量点：d_{max}，5cm，10cm
仿人体模（含有头部、胸部、腹部模块）组织不均匀验证	射野：5cm×5cm，10cm×10cm，5cm×20cm 测量点：d_{max}，5cm，10cm 测量内容：开野、楔形野、补偿器、MLC、挡铅、非对称射野、托架

三、电子线剂量计算

电子的剂量曲线与光子最大的不同是由于电子束在坪区后剂量迅速跌落，因为电子与人体的相互作用与光子有很大的不同，所以计算算法也不同。但是电子束验证的过程原则上与光子束是相似的，随着不同深度和射野大小的变化，选用在水中测得的不同的射野大小，并且也要测量组织不均匀性校正。电子剂量学测试方面与光子相比更复杂，主要是由于电子在深度和横向方向上有迅速的剂量梯度变化。这样，通常超过一种的剂量测定步骤需要获得在二维或三维上测得的数据。基本测量点通常选在中心轴处的 PDD 处接近表面深度点、接近最大剂量深度点、几个剂量跌落区域点。射野大小的变化而发生的深度剂量的变化需要给予特殊的考虑，因为射野大小相应的微小改变可能导致剂量的迅速变化。对由不同的射野剪裁所产生的不规则野的输出量的验证也是很重要的。

对不均匀组织的验证，单个射野的测试就足够了，因为大部分电子束治疗是以单野形式使用的，除了当它们作为接野使用时。电子剂量计算的一些实例验证的测试数据参考 AAPM 53 号报告。

四、后装治疗

后装治疗计算的验证同外照射光束在原则上是相似的，但验证中测量更难进行。与外照射的光子和电子剂量学相比，其剂量跌落梯度更严重，而且这些跌落梯度在三维方向上变化非常迅速。至今，还没有简单的剂量学理论轻易地解决这些迅速的剂量变化，使用者更加依赖于以前发表的数据，那些数据既不是通过高级解析函数或蒙特卡罗算法获得的，也不是在良好的控制条件下精确测量的。因此，治疗计划系统后装治疗部分的验证比外照射更简单明了，理由如下：①标准源的使用；②大多数剂量学数据来源于文献而不是个体的测量；③计算算法相对来说简单；④计算时忽略了许多复杂的因素，如组织不均匀校正等。虽然这样使得验证和计算步骤更简单，但剂量计算会不准确。因此在近距离治疗领域，仍有许多研究需要深入。

近距离验证步骤包括输入正确的源信息，进行一系列的检测以确保计算结果符合已发表的基准数据。相关的基准数据可在 AAPM 43 号报告、AAPM 56 号报告等文献中找到。

AAPM 53 号报告将后装治疗的验收过程分为以下 6 个部分：①源引入的方法；②源库的内容；③源的强度和衰变；④单一源的剂量计算测试；⑤多源的计算测试和优化；⑥各种各样的测试。

五、数据传输

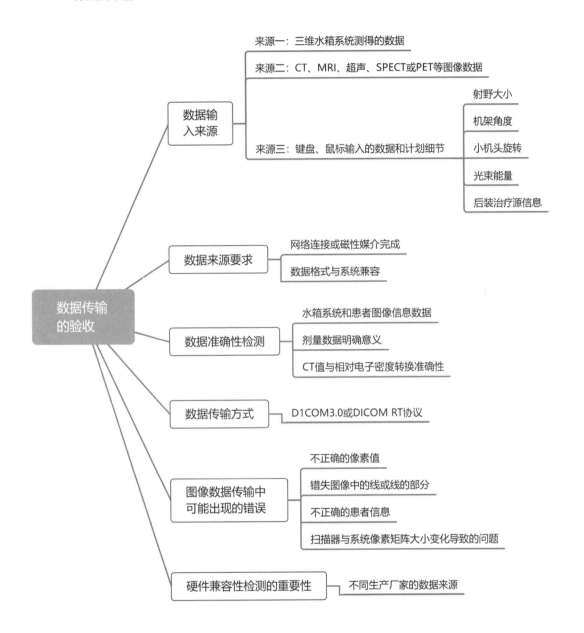

放射治疗生物学基础

放射生物学的主要研究对象是放射线对生物体的影响及与放射线相关的生物效应。这个学科涉及研究放射线（如 X 射线、γ 射线等）对细胞、组织和整个生物体的作用机制、生物学效应、辐射防护等方面。而肿瘤临床放射生物学是在放射生物基础理论研究的基础上，探讨人类肿瘤及正常组织在放射治疗中的放射生物学问题的学科。

第一章

电离辐射对生物体的作用

电离辐射后不同时间将发生不同水平的生物效应，电离辐射的生物效应主要是由于对DNA的损伤所致。

一、辐射生物效应的时间标尺

要理解辐射的生物效应，首先需要了解辐射生物效应的时间标尺，即不同水平生物效应的发生时间、顺序和过程。首先是物理吸收过程（在 10^{-15} 秒左右结束），其次是化学过程（时间稍长）。DNA 残基的存在时间为 $10^{-5} \sim 10^{-3}$ 秒，因此在生物学方面，细胞死亡需要数天到数月，辐射致癌作用需要数年，而可遗传的损伤需要经数代才能观察到，如图 4-1-1 所示。

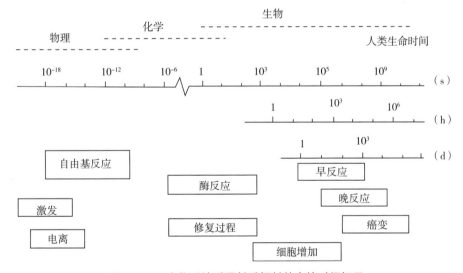

图 4-1-1　生物系统受照射后辐射效应的时间标尺

电离辐射对任何生物体的照射都将启动一系列的变化过程（这个变化过程时间差异非常大），大致可分为物理、化学和生物变化 3 个阶段。

（一）物理阶段

物理阶段主要指带电粒子和构成组织细胞的原子之间的相互作用。一个高速电子穿过DNA 分子约只需要 10^{-18} 秒，而穿过一个哺乳动物细胞则只用 10^{-14} 秒左右。因此，它主要与轨道电子相互作用，将原子中的一些电子逐出（电离），并使原子或分子内的其他电子进入更高的能量水平（激发）。如果能量足够，这些次级电子可以激发或电离与其邻近的其他原子，从而导致级联电离事件。一个 10μm 体积的细胞，每吸收 1Gy 的照射剂量将发生超过 10^5 次的电离。

在放射生物学中有个很重要的概念：X 射线由光子构成。如果 X 射线被生物物质所吸收，则能量就会在组织和细胞中沉积。这种能量的沉积是以分散、不连续的能量包（"packets" of energy）形式，非均匀性地沉积下来的。一束 X 射线中的能量可被量子化为多个大的能量包，每个包的能量大到足以打断化学键而最终引起一系列生物学事件。电离辐射与非电离辐射的主要区别在于单个能量包的大小，而不是射线所含的总能量。具体到能量大小的概念，如单次 4Gy 的 X 射线全身照射在许多情况下将是致死的，这一剂量，对一名体重 70kg 的正常人，所代表的能量吸收只相当于 67cal。这一能量很微弱，若转化成热量，只代表温度升高 0.002℃，这几乎没有任何危害。相同的能量以热的形式被吸收，只相当于喝一口热咖啡，若与机械能做功比较，它相当于把一个人从地面举起约 40cm 所做的功。

热能或机械能能量的吸收是均匀的，需要很大的能量才能使生物体产生损伤。而 X 射线的潜力是它的作用不在于所吸收的总能量的大小，而在于单个能量包的大小。在光子的生物效应中，如果光子能量超过 124 eV（波长小于 10^{-6}cm），就会使生物物质发生电离。

（二）化学阶段

化学阶段是指受损伤的原子和分子与其他细胞成分发生快速化学反应的时期。电离和激发导致化学键的断裂和自由基的形成（即破损的分子）。这些自由基是高度活跃的，参与一系列的反应，最终导致电荷回归平衡。自由基反应在射线照射后约 1 毫秒内全部完成。化学阶段的重要特点是清除反应之间的竞争，如灭活自由基的巯基化合物，以及导致生物学上重要分子稳定化学变化的固定反应。

（三）生物阶段

生物阶段包括所有的继发过程。开始是与残存化学损伤作用的酶反应，大量的损伤，如 DNA 损伤都会被成功地修复，极小部分不能修复的损伤最终将会导致细胞死亡。细胞死亡需要一定时间，实际上小剂量照射以后细胞在死亡之前可以进行几次有丝分裂。

正是由于干细胞的杀灭，以及随之而来的干细胞的丢失，使正常组织在受照射后的头几周或头几个月就会出现损伤的表现，如皮肤或黏膜破损、肠黏膜裸露和造血系统损伤。在正常组织和肿瘤内都存在细胞杀灭的继发效应，即代偿性的细胞增殖；在随后的一些时间，受照射的正常组织会出现晚期反应。这包括受到照射的皮肤毛细血管扩张，各类软组织或脏器的纤维化，中枢神经（脑或脊髓）受照射部位损伤和血管损伤。更晚的放射损伤表现为出现继发肿瘤（辐射致癌）。可观察到的电离辐射效应甚至可以延长到受照射后许多年。

二、电离辐射的直接作用和间接作用

电离辐射的生物效应主要由对 DNA 的损伤所致，DNA 是关键靶。任何形式的辐射，都有可能直接与细胞内的结构发生作用，直接或间接地损伤细胞 DNA，导致细胞死亡。

（一）直接作用

电离辐射直接将能量传给生物分子，引起电离和激发，导致分子结构的改变和生物活性的丧失。此时，射线对生物分子的作用是随机的，但生物分子在吸收辐射能量后所形成的损伤往往局限于分子的一定部位或较弱的化学键上。若以 RH 代表人体组织的有机分子，射线直接使 RH 电离。产生有机自由基 R·，造成生物分子损伤，这损伤可因与巯基（–SH）

化合物的作用而修复，但若组织内富氧，则 R·可与 O_2 作用而产生 RO_2，使生物分子损伤，这种损伤不易修复。

（二）间接作用

射线直接作用于细胞内外的水，引起水分子的活化和自由基的生成，然后通过自由基再作用于生物分子，造成它们的损伤，这样的作用方式称为间接作用。其过程是射线使水分子激发、超激发和电离，产生 H_2O^+、H^+、H_2O^-、OH^-、H_3O^- 和自由电子，并产生性质十分活跃的中性自由基 OH·、H·、HO_2· 和具极强氧化能力的 H_2O_2，这些产物可破坏正常分子结构而使生物靶受损伤。低 LET 射线（X 射线、γ 射线、电子）在缺氧状态下照射水只产生 OH· 和 H· 自由基，而在有氧情况下尚可产生 HO_2· 和 H_2O_2。而高 LET 射线照射时，不论在有氧或缺氧情况下，都能产生 OH·、H·、HO_2· 和 H_2O_2，从中可见低 LET 射线对氧的依赖性大。同时，高 LET 射线形成的电离轨迹极为密集，通过 DNA 分子时可产生大量的能量贮存，因而即使在缺氧情况下亦可产生直接效应，高 LET 射线可产生不可修复的双链断裂。DNA 损伤的直接作用和间接作用机制见图 4-1-2。其中，直接作用为 DNA 分子和一个吸收一个光子后的运动电子相互作用；间接作用为吸收一个光子后的运动电子和一个水分子相互作用，产生一个自由基 OH· 并对 DNA 产生损伤。根据图 4-1-2 所示，沿 DNA 分子距离轴心 2nm 的一个圆柱内产生的自由基能攻击 DNA。对低 LET 射线辐射，间接作用占优势。

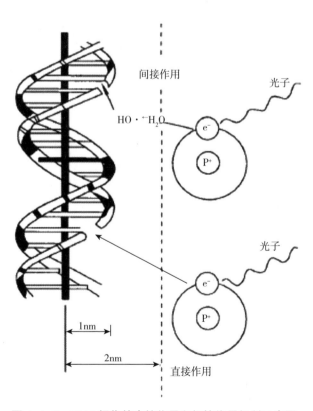

图 4-1-2　DNA 损伤的直接作用和间接作用机制示意图

第二章 电离辐射的细胞效应

一、辐射诱导的 DNA 损伤及修复

DNA 是引起一系列放射生物学效应（包括细胞死亡、突变和致癌作用）的关键靶。其是双螺旋结构的大分子，由两条链组成。细胞受 X 射线照射后许多单链会发生断裂，然而，在完整的 DNA，单链断裂对细胞杀灭几乎没有什么作用，因为它们很容易以对侧的互补链为模板使损伤得到修复，但如果是错误修复则可能产生突变。

如果 DNA 的两条链都发生断裂，但彼此是分开的（间隔一段距离），也很容易发生修复，因两处断裂的修复是分别进行的。相反，如果两条链的断裂发生在对侧互补碱基位置上，或仅间隔几个碱基对，这时可能会发生双链断裂。双链断裂是电离辐射在染色体上所致的最关键损伤，两个双链断裂的相互作用可以导致细胞的死亡、突变和致癌作用。

在 DNA 的两条链上，可以有多种形式的双链断裂和不同种类的末端基团形成。在受照射细胞中，双链断裂约是单链断裂的 0.04 倍，与照射剂量呈线性关系，表明是由电离辐射的单击所致。双链断裂可以通过两个基本过程被修复，即同源重组和非同源重组。

二、电离辐射致细胞死亡的特点

（一）细胞杀灭的随机性

细胞群经照射后，产生部分细胞死亡，但细胞死亡是随机分布的，即假设在 100 个细胞组成的细胞群中，则经 100 次可产生致死性损伤的照射并不能杀灭全部 100 个细胞，而按平均值计算，其中 37 个细胞未被击中，37 个细胞仅被击中一次，18 个细胞被击中 2 次，6 个细胞被击中 3 次，1 个细胞可能被击中 4 次或 5 次。因此，细胞死亡呈随机分布，使细胞成活率和剂量之间呈半对数关系。

（二）细胞死亡的表现形式

辐射造成的细胞死亡常见于那些不断进行分裂的细胞，但也见于那些不进行分裂的细胞。不进行分裂的细胞放射敏感性很低，或者说具有很强的抗拒性，一般而言，研究中所提的均是那些不断增殖的细胞。细胞的死亡是放射线对细胞的遗传物质和 DNA 造成不可修复的损伤所致。

辐射所致的细胞死亡是细胞被照射后的主要的生物效应，包括增殖性细胞死亡和间期性细胞死亡（细胞凋亡）两种形式。

1. 增殖性细胞死亡或有丝分裂死亡　增殖性细胞死亡是指细胞受照射后一段时间内，仍继续保持形态的完整，甚至还保持代谢的功能，直至几个细胞周期以后才死亡。增殖性细胞死亡是最常见的细胞死亡形式，受照射后损伤何时表达与不同的组织有关，也与组织的更新

速度有关。

2. 间期性细胞死亡　间期性细胞死亡与细胞周期无关，它不同于增殖性细胞死亡，其一般发生在照射后几小时内，这就造成一种印象，似乎这种死亡形式的细胞放射敏感性较高。在临床上，最典型的间期性死亡的细胞是淋巴细胞。

（三）细胞死亡的机制

1. DNA 是关键靶　相对于细胞浆而言，辐射引起细胞死亡的敏感部位是在细胞核。

2. 凋亡和坏死　"凋亡"一词，首先被 Kerr Wllie 和 Curri 所使用，作为放射所引起的细胞死亡形式。它是高度细胞类型依赖性的，是主动的、有计划的过程。与凋亡相比，坏死是一种非程序性细胞死亡形式，由缺氧、创伤等各种其他损伤引起组织和细胞的严重损害导致坏死。淋巴细胞更易于通过凋亡途径发生放射后的快速细胞死亡。而在大多数肿瘤细胞照射后是否丧失了再繁殖完整性则最重要。

三、细胞存活曲线

（一）细胞存活的概念

放射线照射后可以引起大量细胞的死亡，但放射治疗却对受照射后的"存活细胞"更加关注，因为这对放射可治愈性非常重要。

细胞存活：经照射后，细胞仍具有无限增殖能力，即仍具有再繁殖完整性。

肿瘤放射治疗的最终目标是消灭肿瘤，但临床放射治疗的目的是抑制肿瘤继续生长，使肿瘤细胞失去繁殖传代的能力，最终使肿瘤消退。在临床上，细胞经照射后若失去无限增殖能力，即使在照射后细胞的形态仍保持完整、有能力制造蛋白质、有能力合成 DNA，甚至还能再经过一次或数次有丝分裂，产生一些子细胞，但最后不能继续传代者均称为已"死亡"的细胞。对于那些不再增殖的已分化的细胞，如神经细胞、肌肉细胞、分泌细胞等，若丧失其特殊机能，也被认为是死亡细胞。

细胞存活与否的关键并非细胞是否活着，而是细胞是否具有无限增殖的能力。

根据细胞存活的定义，放射治疗的效果主要是根据有否残留有无限增殖能力的细胞，而不是要求瘤体内的细胞达到全部破坏。因此，在放射治疗后的病理切片中，发现有形态完整的肿瘤细胞不一定证明是肿瘤残留。当然，按细胞存活定义规定下的存活细胞，则是治疗失败的主要原因，如何消灭这些存活细胞，需要肿瘤放射生物学和放射治疗学家共同关注和加以研究。

（二）细胞存活曲线的概念

细胞存活曲线：描述放射线照射剂量和细胞存活分数（surviving fraction, SF）之间的关系，用以研究和评估电离辐射对哺乳动物细胞增殖能力（再繁殖完整性）的影响，对放射生物学研究和临床放射治疗具有重要意义。

为了解肿瘤细胞对放射的敏感性，并进行如何提高肿瘤放射敏感性的研究，以便指导临床工作，1956 年 Puck 和 Marcus 根据细菌培养的方法用 Hela S_3 瘤细胞株建立起单个细胞平皿培养形成集落的方法，计算用不同剂量 X 射线照射后，单个细胞生长成克隆的比例数，得出了肿瘤放射生物学研究历史上的第一条细胞存活曲线，以此定量研究细胞增殖能力的放射效应。

（三）细胞存活曲线的形状

细胞存活曲线的形状随研究对象（细菌、酵母、哺乳动物细胞）的不同而改变，曲线还会受多种因素的影响。为更好地拟合哺乳动物细胞的存活曲线，已有不少生物数学研究者提出了数种数学模型。

1. 指数性存活曲线　指数性存活曲线是指细胞存活率与照射剂量呈指数性反比关系，即在细胞的放射敏感性不变时，剂量越大，细胞死亡越多，以同一剂量照射放射敏感与放射抗拒的细胞，其存活率也不同。但根据指数性反比关系，即使照射的剂量达到极大时（临床上一般不可能用这么高的剂量），也会有少数细胞存活（图4-2-1a）。

按照靶学说，指数性存活曲线是单靶单击的结果。所谓"靶"，是指细胞内放射敏感的区域；所谓"击"，是指射线粒子的打击。单靶单击，是假定细胞内只有一个靶，可理解为放射敏感区域大或靶面积较大，只要打击一次便可造成细胞死亡。

2. 非指数性存活曲线　实际上，在治疗性照射时，人类肿瘤细胞的存活曲线形式是非指数性的，称为非指数性存活曲线。照射后，细胞不是立即出现指数性死亡，而是在存活曲线上先出现一个"肩段"，对辐射表现一定的抗拒，以后随剂量增加，才呈指数性死亡。在用稀疏电离辐射源时，细胞存活曲线可始终没有指数性死亡的直线部分（图4-2-1b）。

这种现象可用多靶单击说或单靶多击说解释。多靶单击说认为一个细胞内有多个放射敏感区域（多靶），射线打中细胞内一个靶或打中多个靶，但尚剩一个靶未被打中，均不能使细胞死亡，只有所有靶均被打中时才有效；单靶多击说则认为射线击中靶一次，不能造成细胞死亡，只有多次击中后才见效。

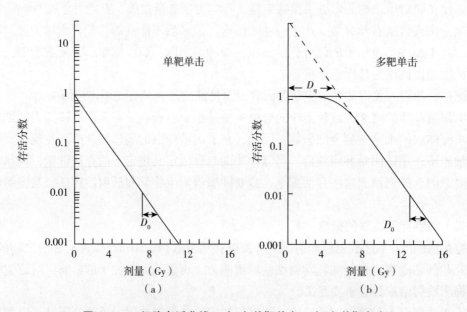

图4-2-1　细胞存活曲线。（a）单靶单击；（b）单靶多击

（四）放射损伤的修复

细胞受电离辐射后，不完全像上面所说的不是死亡，就是存活。实际上，有很多细胞经照射后，受到一定的损伤，但一段时间后或在适当的条件下可得到修复，这对受照射区的

正常组织有很大的意义，我们应竭力保护这种修复机制，或创造条件使之加快修复。已知从分子水平到细胞水平，至少有 8 种以上的放射损伤修复。在肿瘤放射治疗中最需要注意的是亚致死性损伤（sublethal damage，SLD）修复和潜在致死性损伤（potentially lethal damage，PLD）修复两种。

（五）细胞存活曲线有关参数的含义

在临床应用中，细胞存活曲线主要是指非指数性存活曲线即有肩段的存活曲线，在这曲线中可反映出几个参数，各个参数表示不同的生物学含义。非指数性存活曲线（多靶单击型存活曲线）的各参数代号见图 4-2-2。

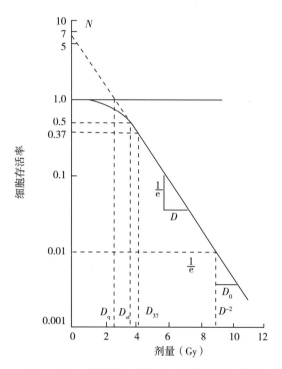

图 4-2-2　多靶单击型存活曲线的各参数表示

1. D_0（平均致死剂量）　D_0 为存活曲线直线部分斜率 k 的倒数（$D_0=1/k$），表示细胞的放射敏感性，即照射后余下 37% 细胞所需的放射量。D_0 值越小，即杀灭 63% 细胞所需的剂量就越小，曲线下降迅速（斜率大）。

2. N 值（外推数）　N 值是指细胞内所含的放射敏感区域数，即靶数，表示细胞内固有的与放射敏感性相关的参数，是存活曲线直线部分的延长线与纵轴相交处的数值。靶数（即 N 值）一般均在 2～10 的范围内。

3. D_q 值（准阈剂量）　D_q 值代表存活曲线的肩段宽度，故也称"浪费的辐射剂量"。肩宽表示从开始照射到细胞呈指数性死亡所浪费的剂量，在此剂量范围内，细胞表现为亚致死性损伤的修复（全部细胞进入 n-1 状态之前）。D_q 值越大，说明造成细胞指数性死亡的所需剂量越大。经存活率为 100% 的点做与横轴平行的直线，再延长存活曲线直线部分与之相交即可得出 D_q 值。

（六）细胞存活曲线的临床意义

细胞存活曲线主要用于研究以下几个方面的放射生物学问题，并指导临床实践。

1. 研究各种细胞与放射剂量的定量关系。

2. 比较各种因素对放射敏感性的影响。

3. 观察有氧与乏氧状态下细胞放射敏感性的变化。

4. 比较不同分割照射方案的放射生物学效应，并为其提供理论依据。

5. 考查各种放射增敏剂的效果。

6. 比较单纯放射治疗或放射治疗加化疗和（或）加温疗法的作用。

7. 比较不同 LET 射线的生物学效应。

8. 研究细胞的各种放射损伤（致死性损伤、亚致死性损伤、潜在致死性损伤）及损伤修复的放射生物学理论问题。

四、细胞周期时相与放射敏感性

（一）细胞周期的基本概念

多细胞动物细胞繁殖的基本机制是有丝分裂。哺乳动物细胞通过有丝分裂繁殖和传代。当一个细胞分裂时，会产生两个子细胞，每个子细胞都携带一套与母细胞完全相同的染色体。两次有效的有丝分裂之间的时间，称为有丝分裂周期时间，通常称作细胞周期时间。不同环境中各种哺乳动物细胞的细胞周期时间有所不同（图 4-2-3）。

分裂间期 {
作用：为有丝分裂做物质准备（90%~95%）
划分 {
G_1 期：生长期（主要是 RNA 和蛋白质的生物合成）
S 期：关键期（DNA 复制）
G_2 期：准备期（还有 RNA 和蛋白质的合成）
}
细胞变化：细胞核大，染色深，核仁明显，DNA 复制加倍，有关蛋白质合成
}

分裂期 {
前期：核膜、核仁消失，出现染色体和纺锤体
中期：染色体着丝点排列于赤道板上
后期：着丝点分裂，子染色体被拉向细胞两极
末期：染色体和纺锤体消失，出现核膜、核仁等
}

图 4-2-3　细胞周期的划分

（二）细胞周期时相及放射敏感性

1. 离体培养分裂细胞的同步化

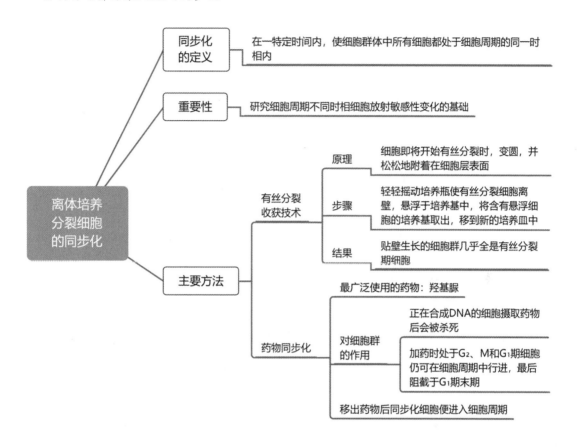

2. 细胞周期中不同时相细胞的放射敏感性　细胞分裂的不同阶段，对放射线的敏感性不同。图 4-2-4 显示早、晚 S 期及 G_1 和 G_2、M 期的细胞存活曲线。细胞周期中不同时相细胞放射敏感性变化的主要特征可概括为：①有丝分裂期细胞或接近有丝分裂期的细胞是放射最敏感的细胞；②晚 S 期细胞通常具有较大的放射抗拒性；③若 G_1 期相对较长，G_1 早期细胞表现相对辐射抗拒，其后渐渐敏感，G_1 末期相对更敏感；④ G_1 期细胞通常较敏感，其敏感性与 M 期的细胞相似。

细胞时相效应的机制目前尚未充分了解，已提出了一些看法，主要有：X 射线照射后，分子关卡基因使细胞阻滞在 G_2 期，以便在有丝分裂前启动或完成修复。巯基是天然放射保护剂，趋势是 S 期处于最高水平而在接近有丝分裂时水平最低。

3. 细胞周期时相效应在放射治疗中的意义　对非同步化的细胞群进行单次放射线照射，周期内不同时相的细胞对照射的反应也不相同。有丝分裂或接近有丝分裂的细胞会被杀死，小部分处于 DNA 合成期的细胞也会受到损伤或被杀死，从而一次照射后的总效应是倾向于细胞群体的同步化，留下来的细胞主要是处于相对放射耐受时相的细胞。分次照射之间，细胞通过周期进入更敏感时相的再分布，可能是增加肿瘤周期内细胞群对分次方案中以后照射剂量的敏感性的重要因素。

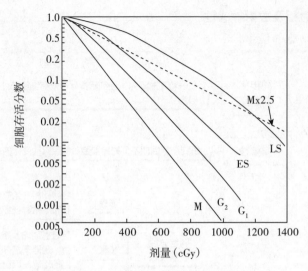

图 4-2-4　不同周期时相细胞放射敏感性变化

五、氧效应及乏氧细胞的再氧合

（一）氧的重要性

早期的研究发现，细胞对电离辐射的效应强烈依赖于氧的存在。人们把氧在放射线和生物体相互作用中所起的影响，称为氧效应；将在乏氧及空气情况下达到相等生物效应所需的照射剂量之比称为氧增强比（oxygen enhancement ratio，OER），通常用其来衡量不同射线氧效应的大小。OER= 乏氧细胞辐射致死量 / 富氧细胞辐射致死量。

实验表明，氧效应只发生在照射期间或照射后数毫秒内，在照射前或照射后供氧（用高压氧舱或输氧）均无明显意义。随着氧水平的增高，放射敏感性有一个梯度性增高，最大变化发生在 0 ～ 20mmHg。氧浓度进一步增高至空气水平（155mmHg）甚至 100% 氧气时（760mmHg），放射敏感性也只有很小的增加。氧效应的机制尚不完全清楚，比较公认的理论是"氧固定假说"，即当带电粒子穿过生物物质时产生许多电子对，这些电子对寿命极短，约为 10^{-10} 秒，当生物物质吸收了放射线以后形成自由基。这些自由基是高活度分子，能击断化学键造成靶分子的损伤（通常是 DNA），从而启动一系列事件并最终以损伤的形式表达出来。低 LET 射线（X、γ、电子）在有氧存在的情况下，氧与自由基 R· 作用形成有机过氧基（RO_2·），并最终在靶分子上形成 ROOH，它是靶物质的不可逆形式，于是损伤被化学固定下来，因此认为氧对照射的损伤起了"固定"作用，称为"氧固定假说"（图 4-2-5）。高 LET 射线照射时，不论在有氧或缺氧情况下，都能产生有机过氧基（RO_2·），同时，高 LET 射线形成的电离轨迹极为密集，通过 DNA 分子时可产生大量的能量贮存，因而即使在缺氧情况下亦可产生直接效应，可产生不可修复的双链断裂。

OER 依赖于 LET，低 LET 射线［X（γ）射线或高能量电子］，OER 值为 2.5 ～ 3.0，而用 15MeV 快中子（属于高 LET 射线）时，其 OER 值为 1.6（图 4-2-6），说明低 LET 射线对氧的依赖性大，而高 LET 射线对氧的依赖性明显较小。

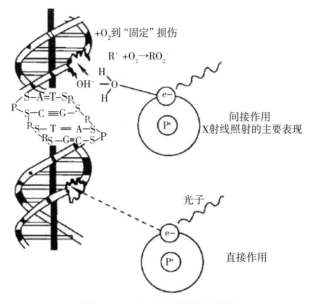

图 4-2-5 氧固定假说示意图

X 射线产生的生物损伤，有 2/3 是自由基所致的间接作用造成的。自由基所产生的 DNA 内的损伤在乏氧情况下可以修复；但如有氧分子则损伤可能被固定（形成永久性和不可回复的损伤）

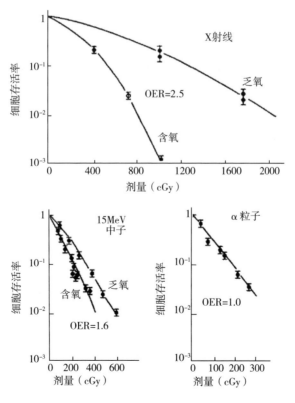

图 4-2-6 不同类型射线的 OER

（二）肿瘤乏氧

肿瘤供氧主要靠肿瘤毛细血管内的血流将氧弥散给瘤细胞，因此瘤细胞越靠近毛细血管则含氧越丰富，而远离毛细血管者则称为乏氧细胞。Thomlinson 形象地提出了"肿瘤索"的概念，称其为肿瘤组织的最小单位，指出毛细血管不是向肿瘤内生长而是将瘤细胞团块（肿瘤索）包围，氧通过弥散到达肿瘤团块内的细胞，故越靠近中心的细胞含氧量较低，最终发生坏死，而越接近中心坏死区的细胞氧张力越低。该作者曾对 163 例支气管鳞癌的新鲜标本进行组织学检查，测量毛细血管至坏死区的距离，发现凡是大于 200μm 半径的肿瘤索中心均有坏死，小于 160μm 半径者均没有坏死，但无论中心坏死的半径有多大，有活力组织的厚度为 10 ~ 180μm，与计算所得的氧扩散距离相似。提示氧在基质的扩散被细胞所消耗，当肿瘤细胞层的厚度超过氧的有效扩散距离时，细胞将不能存活。那些处于即将坏死边缘部位的细胞即是仍有一定活力的乏氧细胞，时常被称为慢性乏氧细胞。

（三）乏氧细胞的再氧合

如果用大剂量单次照射肿瘤，肿瘤内大多数放射敏感的氧合好的细胞将被杀死，剩下的那些活细胞是乏氧的。因此，照射后即刻的乏氧分数将会接近 100%，然后逐渐下降并接近初始值，这种现象称为再氧合。再氧合现象发生于许多不同类型的肿瘤且再氧合的速度变化范围很大，有些肿瘤发生在几小时以内，而另一些却需要几天。与照射前的值相比，再氧合后的最终乏氧水平可以高于或低于照前值。乏氧细胞再氧合的发生机制还不甚清楚。如果再氧合发生得快，可能是由于曾短暂关闭的血管再通或细胞呼吸的下降（这会增加氧弥散距离）。

再氧合对临床放射治疗具有重要意义，图 4-2-7 说明分次放射治疗后肿瘤内的假定情况。在这个例子中，98% 的肿瘤细胞是氧合好的，2% 是乏氧的。图中说明了大剂量分次照射氧合好的细胞和乏氧细胞的效应。假如没有再氧合发生，则每分次剂量照射后只能期望杀死极小数量的乏氧细胞，乏氧细胞存活曲线将会比氧合好的细胞的存活曲线平坦。在疗程后期，乏氧细胞群体的效应将占重要地位，如果分次间有再氧合发生，则放射对初始乏氧细胞的杀灭将会增大，从而减少乏氧细胞的负面效应。目前，尚不能直接检测到人肿瘤的再氧合，2Gy × 30 次分次放射治疗所达到的局部控制率的事实间接支持有再氧合现象的存在。分次照射有利于乏氧细胞的再氧合，因此可采用分次放射治疗的方法使乏氧细胞不断氧合并逐步杀灭之。

六、再群体化

损伤之后，组织的干细胞在机体调节机制的作用下，增殖、分化、恢复组织原来形态的过程称为再群体化。这一概念早先用于描述正常组织损伤之后的恢复过程。例如，皮肤被割伤以后出现了一连串的细胞丢失，数天以后，这个缝隙便被填满了。伤口边缘部位的细胞快速倍增使皮肤原来的形态得到正确恢复。再群体化效应可以被增殖层细胞的缺失或非增殖性功能细胞层的缺失所启动。

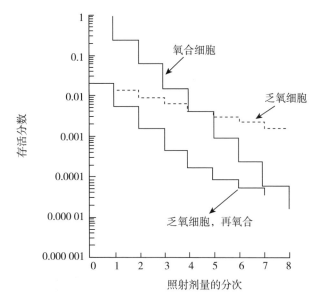

图 4-2-7 计算所得的放射治疗分次照射肿瘤细胞再氧合的存活曲线

再群体化的概念也用于肿瘤，但含义有所不同。照射或使用细胞毒性药物以后，可启动肿瘤内存活的克隆源细胞，使之比照射或用药以前分裂得更快，这称为加速再群体化。图 4-2-8 说明单次 20Gy X 射线照射后大鼠移植瘤消退和再生长的总生长曲线，值得重视的是，在这段时间里肿瘤还在明显皱缩和消退，而存活克隆源细胞的分裂数目比以前更多、更快。在临床上，人的肿瘤也存在着相似现象。

受照射组织的再群体化反应的启动时间在不同组织之间有所不同。放射治疗期间存活的克隆源性细胞的再群体化是造成早反应组织、晚反应组织及肿瘤之间效应差别的重要因素之一。在常规分割放射治疗期间，大部分早反应组织有一定程度的快速再群体化，而晚反应组织由于其生物学特性一般认为疗程中不发生再群体化。如果疗程太长，疗程后期的分次剂量效应将由于肿瘤内存活干细胞已被启动进入快速再群体化而受到损害。正如 Withers 在资料中所示，头颈部肿瘤在疗程后期（4 周左右）出现加速再群体化。因此从生物学角度来看，根据情况对治疗方案进行时间－剂量的必要调整是可行的。

除上述因素外，近年来的研究表明，肿瘤内的干细胞数和细胞内在放射敏感性也会从不同角度影响肿瘤放射治疗疗效。

1987 年，Withers 提出 4 个 R 的概念，即修复（Repair）、再群体化（Repopulation）、再氧合（Reoxygenation）和再分布（Redistribution）。这 4 个 R 是决定放射生物效应的重要因素，4 个 R 不仅对肿瘤组织，而且对正常组织在放射治疗过程中产生的效应都需要十分重视，对当前的临床实践具有十分重要的指导意义。

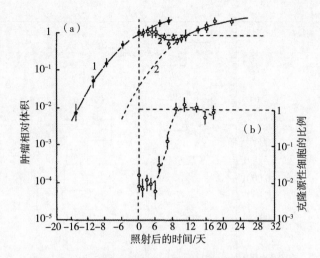

图 4-2-8 加速再群体化大鼠横纹肌肉瘤的生长曲线

（a）曲线 1 是未照射的对照组的生长曲线，曲线 2 是照射后即刻的生长曲线；（b）照射以后不同时间克隆性源细胞的比例变化

第三章

电离辐射对肿瘤组织的作用

肿瘤是机体细胞在不同致瘤因素作用下，发生过度增生及分化异常而形成的新生物，其生物学特点、辐射效应有别于正常组织。

一、肿瘤的增殖动力学

（一）肿瘤的细胞动力学层次

肿瘤内的恶性细胞可根据其动力学特性分为 4 个动力学层次。

第一层次，由分裂活跃的细胞组成，所有在这一层次内的细胞都将通过细胞周期并可以用细胞标记技术予以辨认。所有新生的肿瘤细胞都是从这一层次产生的，因此这一层次的细胞是肿瘤体积增长的主要来源。该层次细胞在整个肿瘤细胞群体中所占的比例，称为生长比例（growth fraction，GF），有时将这个层次的细胞称为 P 细胞或增殖细胞。

第二层次，由静止或 G_0 期细胞组成。G_0 细胞时常被称为 Q 细胞或静止细胞，G_0 层次的细胞可再进入细胞周期。有些 G_0 细胞可能是克隆源性的（有能力再群体化出一个肿瘤），因此是危险的，必须在治疗中将其消灭。

第三层次，由分化的终末细胞组成，终末分化细胞不再具有分裂能力。一般来说，采用细胞动力学技术是不容易把 G_0 细胞和不能再分裂的终末细胞区别开的。那些已分化的细胞在肿瘤中所占比例较大时，可能因其庞大的体积而给患者造成不便或不适，但对患者已没有什么严重的威胁。

第四层次，由已死亡及正在死亡的细胞组成。由于血液供应不足而致坏死是肿瘤的特征，各个肿瘤被坏死细胞所占有的体积极不一样，有时可能很广泛。其他参与形成肿瘤包块的主要成分是间质，这包括血细胞和成纤维细胞等正常组织细胞，在某些情况下可能比恶性细胞还要多。

细胞从一个层次向另一个层次的转化在肿瘤内是持续发生的。在一些治疗的进行期间或之后可能出现细胞从 Q 层次向 P 层次移动，称为再补充，而从 P 到 Q 的转化也是必然存在的（否则在肿瘤的生长中，由于 P 细胞的倍增，Q 细胞的比例将下降到零）。另外，有些细胞由于营养不足（如乏氧）而不能继续分裂，有些细胞也可能由于自然分化进程而进入分化层次。最后，有些细胞可能会离开原发肿瘤包块（其中有活性的细胞会导致转移，而死亡细胞会被吸收），这些过程导致了肿瘤的细胞丢失现象。

（二）肿瘤的生长速度

1. 概念　肿瘤患者整个疾病的进程很大程度依赖于原发和转移肿瘤的生长速度。在治疗不成功的患者中，复发的速度和患者的存活时间与肿瘤生长速度有关。对肿瘤生长速度的描述包括以下几个参数：

（1）肿瘤体积倍增时间（tumor volume doubling time，T_d）：是描述肿瘤生长速度的重要参数，由 3 个主要因素所决定：细胞周期时间（the cell cycle time，T_c）、生长比例（GF）和细胞丢失率。如果细胞周期时间短，生长比例高，细胞丢失低，则肿瘤生长得就较快。

（2）潜在倍增时间（potential doubling time，T_{pot}）：是用来描述肿瘤生长速度的理论参数。它的定义是：假设在没有细胞丢失的情况下肿瘤细胞群体增加 1 倍所需要的时间。这取决于细胞周期时间和生长比例。潜在倍增时间（T_{pot}）可以通过测定胸腺嘧啶的标记指数（LI）或 S 期比例（T_s），根据以下关系式得到。

$$T_{pot} = \lambda \ (T_s/\text{LI}) \qquad （公式 4-3-1）$$

式中，T_s 是 S 期持续时间；λ 是校正系数，通常在 0.7～1.0。T_s 可以通过胸腺嘧啶类似物标记技术进行测算。

（3）细胞丢失因子：肿瘤的细胞丢失可通过计算细胞丢失因子表达：

$$细胞丢失因子 = 1 - (T_{pot}/T_d) \qquad （公式 4-3-2）$$

2. 肿瘤的指数性和非指数性生长　肿瘤的指数性生长是指肿瘤体积在相等的时间间隔内以一个恒定的比例增加。1 个细胞通过分裂会产生 2 个细胞，在下一个周期后又会生成 4 个，然后是 8 个、16 个等，这就是指数生长。指数性生长的公式是：

$$V = \exp \left[0.693 \ (T_t/T_d) \right] \qquad （公式 4-3-3）$$

式中，0.693 是 $\log_e 2$，T 是时间，肿瘤体积的对数随时间呈线性增长。由于作图的一般常规是，肿瘤生长曲线的肿瘤体积是在对数坐标轴上，因此，一旦出现指数性生长的偏离是很容易被观察到的。指数性生长非常重要，因为这是生长的最简单模式。在通常条件下，如果允许细胞增殖，且没有细胞丢失，则细胞数量的增加将是指数性的。已知有两个过程会引起肿瘤生长的倍增时间长于细胞周期时间，即细胞丢失和去周期（指增殖细胞移动进入非增殖状态）。因此，3 个因素中任何 2 个的组合（如延长细胞周期时间、降低生长比例及增加细胞丢失率）都会导致肿瘤的非指数性生长。

（三）人体肿瘤的生长速度

图 4-3-1 是一些经过仔细测量后得到的人体肺肿瘤生长曲线。这些曲线基本上都是直的或接近直的，因此它们是代表指数性生长的很好例子。

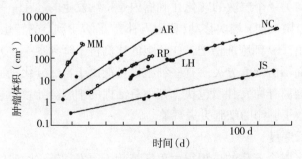

图 4-3-1　人原发性肺肿瘤的生长曲线图

MM、AR、RP、LH、NC、JS 为不同类型的人体肺肿瘤细胞株

在任何一个肿瘤类型内都有很宽范围的体积倍增时间。例如，肺转移腺癌的体积倍增时间，有些体积在 1 周内就增加 1 倍，而有些则需要 1 年或更长时间，其中位数则是 90 天左右。这一中位数在其他人体肿瘤类型中也有代表性。淋巴瘤、畸胎瘤和乳腺癌表浅转移灶比肿瘤平均值生长得快；原发肺腺癌和结肠癌则生长较慢。

二、在体实验肿瘤的放射生物学研究中得到的一些结论

从 20 世纪 70—80 年代，大量动物实验肿瘤的放射生物实验研究结果提示了许多重要的概念，主要概括如下。

（一）肿瘤的体积效应

大肿瘤比小肿瘤难治愈，这主要是由于大肿瘤所需要杀灭的克隆源细胞数多，大肿瘤中的克隆源细胞对治疗的敏感性小。

（二）再群体化的加速

1969 年，Hemens 和 Barendsen 在其经典观察中就已提出那些在照射中存活下来的克隆源性细胞可能使肿瘤很快再群体化。

（三）瘤床效应

研究人员仔细地测量了接受过放射治疗后复发的实验肿瘤的生长速度，常会发现它比未接受过治疗的同样大小的肿瘤的生长速度慢，这被称为瘤床效应。

（四）乏氧和再氧合

绝大部分肿瘤都含有处于不同氧合水平的肿瘤细胞，这一事实对辐射控制肿瘤及提高肿瘤控制质量有深刻的影响。

相对于肿瘤组织而言，正常组织细胞的增殖是高度有规律的。细胞的增殖是高度受控的，在成人组织，正常状态下，细胞的繁殖严格地被分化成熟细胞的丢失所平衡。身体中细胞更新快的组织（如小肠上皮、皮肤及造血组织）被称为转化组织或结构等级制约组织，这些组织的细胞丢失因子等于 1.0，而有丝分裂后组织（如神经组织）细胞丢失因子是 0。正常组织细胞与细胞之间不是孤立存在的，它们形成复杂的结构。在正常情况下，细胞的生死之间维持着精确的平衡，这是机体调节机制作用的结果。它使机体的组织结构及构成组织的细胞数量保持在稳定状态。细胞损伤时不仅要考虑死亡细胞本身，而且要考虑由死亡细胞带来的连锁反应。这就有必要掌握组织的结构及动力学。

一、正常组织结构

（一）正常组织中的细胞分化层次

增殖和功能层次内细胞的组成状态对正常组织放射效应的结局是非常重要的。正常组织被分为两种主要类型。

1. 第一种组织类型　在这种组织中，干细胞群（具有无限自我繁殖能力）、扩增细胞群（快速增殖，但只具有限的分裂次数）与功能细胞群之间具有清楚的可以识别的界限。一般来说，这种组织中有 3 种不同分化层次的细胞。

（1）干细胞：指可以分裂很多次并形成有一定分化特征的可辨认的干细胞和即将分化的细胞。干细胞具有自我繁殖能力，能避开细胞分裂和分化之间的联系，即其他细胞在每次有丝分裂后就会失去部分分化潜能而最终分化成不分裂的功能性细胞。正常情况下大部分干细胞都处于 G_0 期，但刺激以后可很快进入细胞周期。

（2）分化的功能细胞：是与干细胞完全不同的另一层次的细胞（如血循环中的粒细胞和小肠黏膜绒毛细胞），这些细胞通常没有分裂能力，最后因衰老而死亡。

（3）正在成熟的细胞：在干细胞和分化的功能细胞之间存在一个由正在成熟的细胞组成的中间层次。在这个层次中，分化的干细胞后代在分化进程中倍增，如骨髓中的幼红细胞和成粒细胞就是中间层次的细胞。

2. 第二种组织类型　其特点是：细胞层次间没有明显的界限，也称为灵活组织。在这种组织中，至少一部分功能性细胞具有自我更新能力。

（二）早反应组织和晚反应组织

根据正常组织的不同生物学特性及对电离辐射的不同反应性，将正常组织分为早反应组织和晚反应组织两大类。

早反应组织的特点是细胞更新很快，因此照射以后损伤很快便会表现出来。这类组织

的 α/β 比值通常较高，损伤之后以活跃增殖来维持组织中细胞数量的稳定，进而使组织损伤得到恢复。早反应组织有小肠、皮肤（基底细胞）、黏膜、骨髓、精原细胞等。

晚反应组织的特点是这些组织中细胞群体的更新很慢，增殖层次的细胞在数周甚至 1 年或更长时间也不进行自我更新（如神经组织），因此损伤很晚才会表现出来。晚反应组织的 α/β 比值较低，细胞非致死性损伤的修复几乎是其唯一的保护效应。晚反应组织有脑、脊髓、肺、肾、骨、肝、皮肤（真皮细胞）、脉管组织等。

人体组织中，早反应组织和晚反应组织照射以后的反应特点是不同的。在临床放射治疗中，应根据生物学特性分别考虑早反应组织和晚反应组织对分次剂量和总治疗时间的不同效应，在提高肿瘤治疗剂量的基础上应同时注意正常组织，特别是晚反应组织的防护。

1. 早反应组织、晚反应组织与分次剂量　晚反应组织比早反应组织对分次剂量的变化更敏感。加大分次剂量，晚反应组织损伤加重，而早反应组织对分次剂量的变化相对不太敏感。当分次剂量大于 2Gy 时，晚期并发症明显增加。因此，在临床放射治疗中应充分注意晚反应组织的耐受性。

2. 早反应组织、晚反应组织与总治疗时间　由于晚反应组织更新很慢，在放射治疗期间一般不发生代偿性增殖，因此对总治疗时间的变化不敏感。与此相反，早反应组织对总治疗时间的变化很敏感。一般来说，缩短总治疗时间，早反应组织损伤加重。大多数肿瘤组织的放射效应类似早反应正常组织（称早反应肿瘤组织），每次剂量过低或疗程延长对杀灭肿瘤不利。因此，在不引起严重急性反应的情况下，为保证肿瘤控制应尽量缩短总治疗时间。

二、早期放射反应和晚期放射反应的发生机制

一般来说，早期放射反应和晚期放射反应的区别是，早期放射反应发生在照射期间或治疗以后的最初几天或几周，而晚期放射反应则延迟至数月或数年后才表现出来。

（一）早期放射反应的发生机制

正常组织的早期放射反应多发生于更新快的组织，反应的发生是由等级制约细胞系统产生的。等级制约细胞系统是由干细胞及正在分化的子代细胞组成的。早期放射反应的发生时间取决于分化了的功能细胞的寿命，反应的严重程度反映了死亡与存活干细胞再生率之间的平衡。

对放射的早期反应而言，靶细胞的特征通常是清楚的，相反，晚期反应的潜伏期很长。值得一提的是，有些组织同时存在早期反应和晚期反应的发生机制。如皮肤，除了早期的上皮反应，还会发生严重的晚期损伤（如纤维化、萎缩和毛细血管扩张）。因此，在同一器官，可以顺序地发生不同类型的损伤，其发生机制和靶细胞均不相同。

放射的早期、晚期反应之间的区别具有重要的临床意义。因为早期反应在常规分次放射治疗期间可被观察到，因此有可能对剂量进行调整，以保持组织修复所需的充足的干细胞，以免发生严重的放射损伤。那些存活的干细胞将通过再群体化恢复快增殖组织的完整性。如果治疗结束时存活干细胞数低于组织有效恢复所需的水平，则早期反应可以作为慢性损伤保持下去，也被称为后果性晚期并发症。

（二）晚期放射反应的发生机制——经典及分子机制

细胞损伤后（如照射），正常组织晚期效应表达的病理生理机制是一个整体问题，它包

括机体和组织器官成分的相互作用和动力学。

经典概念对晚期放射性损伤的认识主要强调的是特异性靶细胞的存在及靶细胞的放射损伤修复和再群体化能力。如纤维化与损伤的成纤维细胞有关，脱髓鞘与胶质细胞丢失有关，而肾损伤与肾小管细胞的耗减有关。

目前对正常组织晚期损伤形成机制的基本认识是：受照射以后，由细胞因子和生长因子所介导的各种细胞群之间的相互作用，最终导致了晚期放射损伤形成。在不同组织中，导致晚期损伤的细胞类型途径差别很大。许多器官内皮细胞的损伤是基本机制之一，可以见到血栓形成，血管通透性增大所致的间质水肿。这些变化可以被直接诱发，也可被其他细胞（如巨噬细胞等）产生的炎性细胞因子所诱发。

三、正常组织的体积效应

（一）正常组织的结构与功能放射耐受性

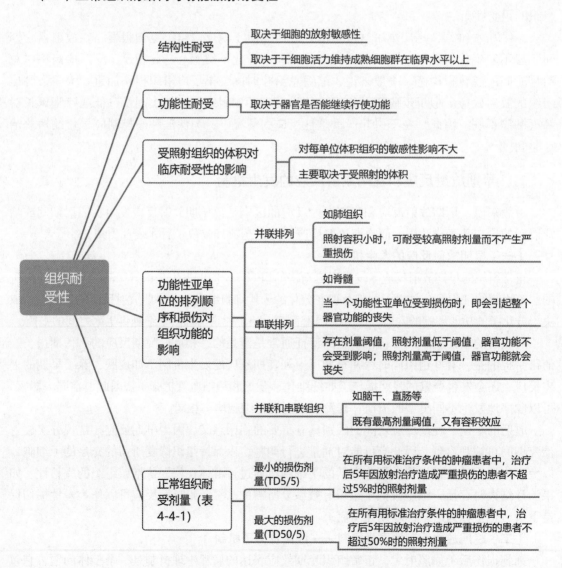

表 4-4-1　正常组织耐受剂量

器官	TD5/5			TD50/5			放射损伤
	1/3	2/3	3/3	1/3	2/3	3/3	
肾	5000	3000*	2300		4000*	2800	临床性肾炎
膀胱	N/A	8000	6500	N/A	8500	8000	膀胱挛缩和体积变小（有症状的）
骨							
股骨头	—	—	5200			6500	坏死
颞颌关节及下颌骨	6500	6000	6000	770	7200	7200	关节功能显著受限
肋骨	5000	—	—	6500	—	—	病理性骨折
皮肤	10cm²/-	30cm²/-	100cm²/5000	10cm²/-	30cm²/-	100cm²/6500	毛细血管扩张
	7000	6000	6000	—	—	7000	坏死、溃疡
脑	6000	5000	4500	7500	6500	6000	
脑干	6000	5300	5000	—	—	6500	坏死、梗死
视神经	无部分体积		5000	—	—	6500	失明
视交叉	无部分体积		5000	无部分体积		6500	失眠
脊髓	5cm/5000	10cm/5000	20cm/4700	5cm/7000	10cm/7000	20cm/-	骨髓炎坏死
马尾	无体积效应		6000	无体积效应		7500	临床上明显的神经损伤
臂丛	6200	6100	6000	7700	7600	7500	临床上明显的神经损伤
眼晶体	无部分体积		1000	—	—	1800	需要处置的白内障
眼视网膜	无部分体积		4500	—	—	6500	失明
耳（中/外）	3000	3000	3000*	4000	4000	4000*	急性浆液性耳炎
	5500	5500	5500*	6500	6500	6500*	慢性浆液性耳炎
腮腺	—	3200*	3200*	—	4600*	4600*	口干
				（DT100/5is 5000）			
喉	7900*	7000*	7000*	9000*	8000*	8000*	软骨坏死
	—	4500	4500*	—	—	8000*	喉水肿
肺	4500	3000	1750	6500	4000	2450	肺炎
心脏	6000	4500	4000	7000	5500	5000	心包炎
食管	6000	5800	5500	7200	7000	6800	临床狭窄/穿孔

续表

器官	TD5/5			TD50/5			放射损伤
	1/3	2/3	3/3	1/3	2/3	3/3	
胃	6000	5500	5000	7000	6700	6500	溃疡穿孔
小肠	5500		4500*	6500		5500	梗阻 / 穿孔 / 窦道
结肠	5500		4500	6500		5500	梗阻穿孔 / 溃疡 / 窦道 / 严重直肠炎
直肠	100cm³	无体积效应	6000	100cm³	无体积效应	8000	坏死 / 窦道 / 狭窄
肝	5000	3500	3000	5500	4500	4000	肝衰竭

注：* 小于 50% 体积不会有显著改变。

（二）剂量 – 体积直方图的临床应用

剂量 – 体积直方图（dose and volume histogram，DVH）的概念：在某一感兴趣的区域或结构内多少体积受到多少剂量的照射。

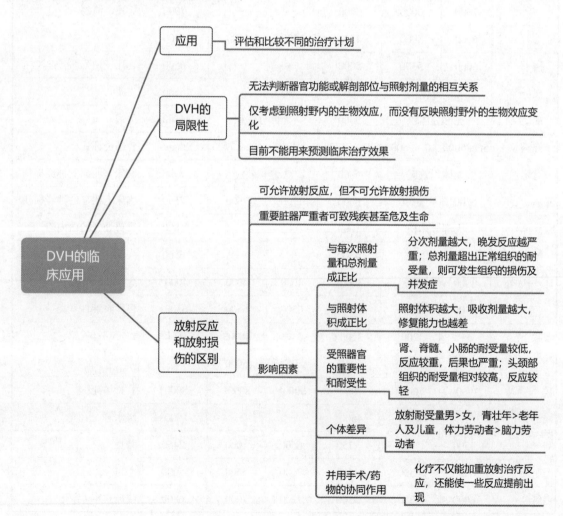

第五章

提高肿瘤放射敏感性的措施

为实现肿瘤放射治疗的效果，就要设法提高肿瘤的放射敏感性并尽可能减少正常组织的辐射剂量以保护正常组织。有不少措施可提高肿瘤放射敏感性，从放射生物角度分析，主要有4个方面：放射源的选择、利用时间－剂量－分割关系、使肿瘤细胞再分布和利用氧效应。

一、放射源的选择

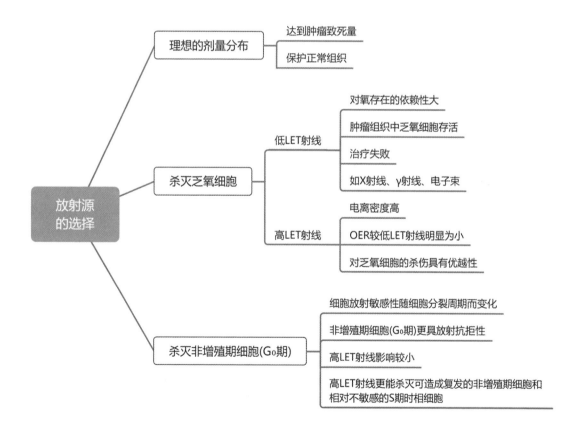

二、利用时间－剂量－分割关系

大多数肿瘤细胞比相应的正常组织对放线治疗敏感，细胞的非致死损伤修复也慢一些。我们把正常组织耐受量和肿瘤致死量之比称为"治疗比例"（TR），但治疗比一般较小。为了提高疗效，可以用时间－剂量－分割关系来扩大治疗比，既使肿瘤受到最大限度的破坏，又使正常组织得以很好的修复。图 4-5-1 是时间 - 剂量 - 分割照射对正常细胞群和肿瘤细胞群的动力学改变示意图。

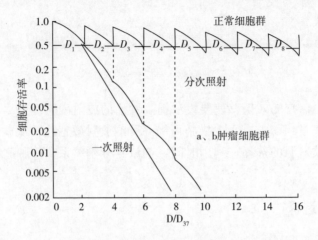

图 4-5-1　正常细胞群及肿瘤细胞群分次照射后动力学改变示意图

（一）选择适宜的剂量

若照射量太小（总剂量或分次剂量），则不足以杀灭肿瘤，量太大则又损伤正常组织。

（二）适宜的疗程时间

按治疗计划采用的各种分割方法，产生的生物效应可用生物等效剂量来表达，如 NSD、TDF、LQ（α/β）因等数学模式计算。临床上应注意以下几点。

1. 不要在放射治疗疗程中随意停顿间歇。

2. 用对穿平行的双侧野或多野照射时，应尽量采取双侧野或多野同天照射（剂量平均分配）。

3. 在临床上强调重视早反应和晚反应组织的不同生物学特性。

（三）采用分割照射法

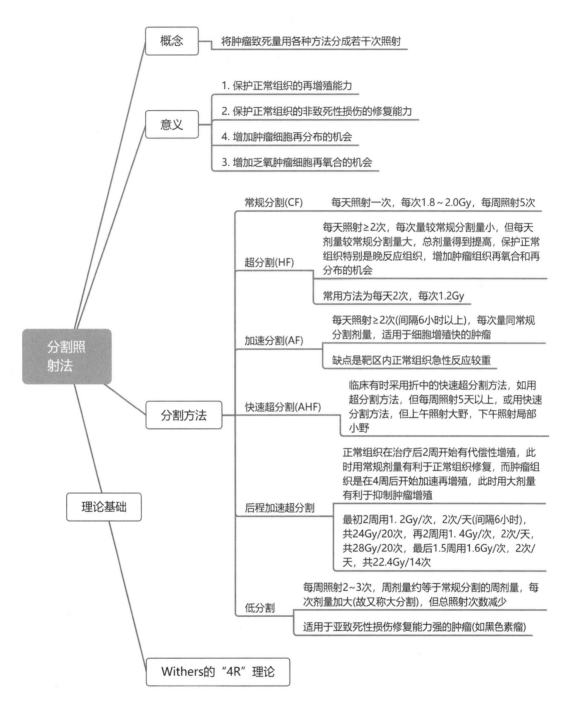

分割照射法

概念——将肿瘤致死量用各种方法分成若干次照射

意义
1. 保护正常组织的再增殖能力
2. 保护正常组织的非致死性损伤的修复能力
4. 增加肿瘤细胞再分布的机会
3. 增加乏氧肿瘤细胞再氧合的机会

分割方法

常规分割(CF)——每天照射一次，每次1.8~2.0Gy，每周照射5次

超分割(HF)
- 每天照射≥2次，每次量较常规分割量小，但每天剂量较常规分割量大，总剂量得到提高，保护正常组织特别是晚反应组织，增加肿瘤组织再氧合和再分布的机会
- 常用方法为每天2次，每次1.2Gy

加速分割(AF)
- 每天照射≥2次(间隔6小时以上)，每次量同常规分割剂量，适用于细胞增殖快的肿瘤
- 缺点是靶区内正常组织急性反应较重

快速超分割(AHF)——临床有时采用折中的快速超分割方法，如用超分割方法，但每周照射5天以上，或用快速分割方法，但上午照射大野，下午照射局部小野

后程加速超分割
- 正常组织在治疗后2周开始有代偿性增殖，此时用常规剂量有利于正常组织修复，而肿瘤组织是在4周后开始加速再增殖，此时用大剂量有利于抑制肿瘤增殖
- 最初2周用1.2Gy/次，2次/天(间隔6小时)，共24Gy/20次，再2周用1.4Gy/次，2次/天，共28Gy/20次，最后1.5周用1.6Gy/次，2次/天，共22.4Gy/14次

低分割
- 每周照射2~3次，周剂量约等于常规分割的周剂量，每次剂量加大(故又称大分割)，但总照射次数减少
- 适用于亚致死性损伤修复能力强的肿瘤(如黑色素瘤)

理论基础——Withers的"4R"理论

三、使肿瘤细胞再分布

理论基础：放射治疗最敏感的是增殖周期中的 M 期及 G_2 期，抗拒的是 S 期，G_0 最不敏感。细胞再分布（同步化）的目标是将肿瘤细胞处理后使其全处于放射敏感的期相。

虽然实际上很难做到这一点，但有些方法可使各阶段细胞尽可能靠近。

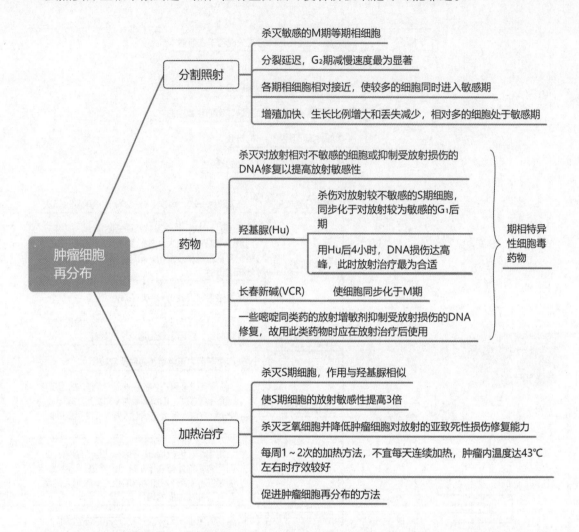

四、利用氧效应

在用常规射线（低 LET 射线）时，氧增强比（OER）为 2.5 ~ 3.0，即要杀灭乏氧细胞，所用的放射量要比同类富氧细胞高 2.5 ~ 3.0 倍。在实际工作中，不可能用 2.5 ~ 3.0 倍的剂量进行治疗，只有设法减少肿瘤组织中的乏氧细胞才能达到消除肿瘤的目的。

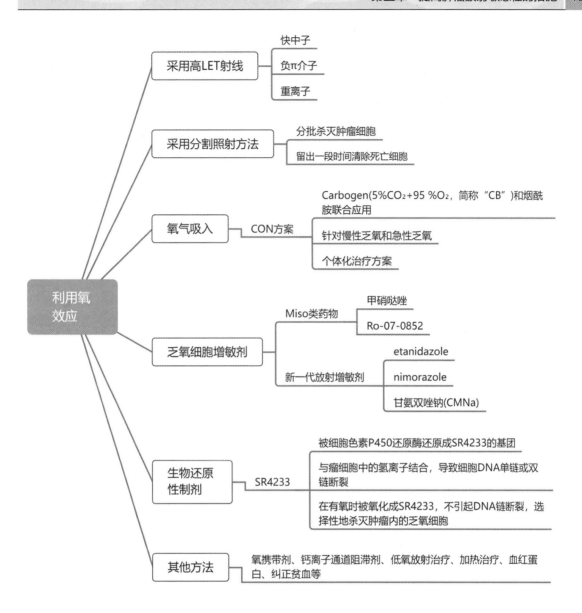

进行生物剂量等效换算的作用主要有：①对临床研究中的不同分割方案进行比较；②改变原有治疗方案或开展一个新的治疗模式与常规治疗方案进行生物剂量等效估算，以获得最好的治疗效益并使患者的利益得到保护（即应确保新方案的疗效不低于常规方案）。因此正确理解和运用生物剂量的概念及相关数学换算模型是非常必要的。

一、生物剂量的概念

根据国际原子能委员会第 30 号报告定义，"生物剂量"是指对生物体辐射响应程度的测量。生物剂量与物理剂量是两个不同的概念，单野下的等剂量曲线，实际生物效应剂量与物理剂量并不一致。这是由于随每次剂量的大小，生物效应也发生变化，与治疗有关的放射生物学效应不仅与物理量有关，而且与疗程时间、分割次数、每次剂量、照射体积及射线品质等诸因素有关。

二、放射治疗中生物剂量等效换算的数学模型

（一）名义标准剂量

名义标准剂量（nominal standard dose，NSD）是 1967 年 Frank Ellis 等提出的不同分割方案的等效应曲线，用公式表达时，则：

$$D_{NS}=D \cdot N^{-0.24} \cdot T^{-0.11} \qquad （公式 4-6-1）$$

式中，D 为吸收剂量（以 rad 为单位），N 为照射次数，T 为疗程总天数（照射第一天不算）。D_{NS} 的单位为 ret（瑞特）。

D_{NS} 一般代表正常组织的耐受量，并不代表杀灭肿瘤的单次量，适用于 3 ～ 100 天内的分割治疗，N 必须大于 4。

结缔组织的耐受量（相当皮肤鳞癌的致死量）约为 6000rad/30 次 /6 周，按 NSD 公式计算，则 D_{NS}= 1760ret。在使用 N_{SD} 公式时，一般先确定 D_{NS} 值，据此设计或调整分割治疗方案。

Ellis 公式是依据两个主要假说：①对于肿瘤，其时间因子是可以忽略的（即在治疗期间细胞增殖很少），当治疗总时间增加时出现的等效剂量的增加是由于分次数的改变；②对于皮肤和黏膜的 N 值是一样的，这暗示相应的存活曲线的形状是一样的，在肿瘤和正常组织之间在分次方面没有可区别的效应。

NSD 模式的贡献是第一次将时间、剂量、分割各不相同的治疗方法以 NSD 处理后，可

比较疗效和放射损伤率，就两个不同方案的比较而言，所需要做的就是比较两个方案的 NSD 值。NSD 可被认作是一个生物效应剂量，即是一个与时间和分次数相关的剂量。但 NSD 仅适用于连续的分割治疗方式，若用分程治疗，则不能将各段的 D_{NS} 直接相加，因为 NSD 不是分次数的线性函数，NSD 是以总耐受量为基础的，未考虑到分程治疗时的时间间隔中因组织修复而造成的生物效应衰减。

（二）时间 – 剂量 – 分割

1972 年，Orton 和 Ellis 在部分耐受量的基础上提出了实用简便的时间 – 剂量 – 分割（time–dose–fraction，TDF）概念，用公式表达，则：

$$TTDF = n \cdot d^{1.538} \cdot X^{-0.169} \cdot 10^{-3} \qquad （公式 4-6-2）$$

式中，n 为实际治疗次数，X 为总时间（T）/ 照射总次数（N），d 为每次剂量。

若在疗程中有治疗间隔时间（中间停照多天），则可按衰减系数公式求得衰减系数：

$$衰减系数 = \left(\frac{T_1}{T_1 + R} \right)^{0.11} \qquad （公式 4-6-3）$$

式中，T_1 为疗程第一段天数，R 为两段疗程中的间隔天数：

$$TDF_总 = （TDF）_1 \cdot \left(\frac{T_1}{T_1 + R} \right)^{0.11} + （TDF）_2 \qquad （公式 4-6-4）$$

（三）累积放射效应

1971 年，Kirm 等在 NSD 基础上提出累积放射效应（cumulative radiation effect，CRE）的概念，主要考虑了放射学当量的问题，并考虑了前次放射治疗造成邻近组织的损伤。它描述了正常相邻组织的亚耐受量，涉及分割方法、在疗程中使用不同品质的放射源、照射面积（或体积）和放射源的半衰期诸因素。其公式为：

$$CRE = D \cdot q \cdot \varphi \cdot N^{-0.24} \cdot T^{0.11} = q \cdot \varphi \cdot p \cdot d \cdot N^{0.85}（用单位 reu 表示） \qquad （公式 4-6-5）$$

式中，q 为射线的品质系数，以"相对生物效应（relative biological effectiveness，RBE）"表示，假定 ^{60}Co γ 射线的 $q=1$，则 HVL1.0mm，Al 的 X 射线为 1.22，4MeV 的 X 射线为 0.94，快中子为 $2.5 \sim 3.0$。

D 为吸收剂量 rad（cGy），N 为分割次数，T 为总疗程时间，$\rho=（T/N）^{0.11}$，d 为每次剂量（$d=D/N$）。

φ 为面积或体积校正因子，面积因子 $\varphi_A=（A/100）^{0.24}$，体积因子 $\varphi_v=（V/1000）^{0.16}$，式中 A 表示面积（cm^2），V 表示体积（cm^3）。

当发生治疗间断或分程治疗时，前一段的 CRE 值可用衰减公式求得。

衰减系数 $r（G）= e^{-0.008G}$，式中 G 为间断天数，e 为自然对数底 =2.718。求得的衰减系数乘以前一段的 CRE 值（reu），即为第 2 段放射治疗前的 CRE 值。

在用放射性核素做腔内或组织间连续照射时，还要考虑长寿源或短寿源的半衰期因素，也有公式表达，在此不作赘述。

以上介绍的 NSD、TDF 和 CRE 等统称为时间 – 剂量 – 分割数学模式。该模式的提出，在放射治疗的历史上起到了积极的作用。

1. 临床意义 主要有以下几个方面。

（1）NSD 公式说明了不同分割照射方式可产生不同的生物效应，在总剂量不变的情况下，增加照射次数或延长总疗程时间均可降低放射效应，导致治疗的失败。故在临床上不能随意令患者停照休息，也不能过分减少每次照射的剂量。此外，利用上述的数学模式，可改变治疗计划，调整因某种原因而导致停照间期的生物效应损失，以达到计划的生物当量剂量。

（2）CRE 模式中的 φ 因子，说明照射范围可使放射效应发生很大变化，临床上可用缩野技术来提高肿瘤区的总剂量，而减少亚临床区或正常组织剂量。

（3）用相对平行的双侧野或前后野照射时，应尽量进行双野同天照射（剂量平均分配），因用隔天轮照一野的方法将使肿瘤与外周组织的生物效应不一致，使外周正常组织的损伤加重，特别当外周组织为重要脏器（如脊髓）时更应注意。

（4）在进行科研和临床疗效、放射并发症的评价时，对同一部位的肿瘤或正常组织用不同分割照射方法，可利用上述数学模式进行比较。

由于临床情况变化多端，如肿瘤大小、病理形态、分化程度、局部情况或肿瘤内突然发生血栓形成等均可影响肿瘤对放射的敏感性，因而改变放射生物效应，各种正常组织对放射线的反应和修复机制也不同。

2. 缺陷 NSD、TDF 和 CRE 数学模式存在的主要缺陷在于：

（1）对早期或晚期反应组织未加区别，均采用相同的 N，T 指数显然是不合理的。对于晚期反应组织，决定生物效应的参数更重要的是每次剂量大小，而不是分割次数（N）。

（2）用 $T^{0.11}$ 的指数函数（正常皮肤的再增殖因子），对早期反应组织和肿瘤组织在照射过程中的再增殖因素估计过低，而对晚期反应组织则估计过高。而且，组织照射后的重激性再增殖是先慢后快，与 $T_{0.11}$ 的推算结果正好相反。

（四）线性二次模型（linear quadratic model，LQ）

线性二次（LQ）模型将 DNA 的双链断裂作为辐射引起各种生物效应最基本的损伤，而 DNA 分子双链断裂的辐射沉积方式理论上有两种可能。一种为一个辐射粒子在靠近 DNA 双链部位的能量沉积，同时造成了两条单链的断裂（单次击中），其断裂数 N 将直接与吸收剂量 D 成正比，即 $N=\alpha \cdot D$，α 为其比例系数，与射线性质及被照射细胞的遗传特性本质相关。另一种可能为两个辐射粒子分别在 DNA 互补链相对不远的两个位置的能量沉积，同时造成了两条单链的分别断裂（多次击中），这种方式导致的双链断裂与吸收剂量的平方成正比，即 $N=\beta \cdot D^2$，β 为其比例系数。LQ 模型认为给予剂量 D 与导致 DNA 双链断裂的关系可表达为：

$$N=\alpha D+\beta D^2 \tag{公式 4-6-6}$$

那么双链断裂数与细胞受照射后的存活比率 S 之间有什么关系呢？大量实验数据的数学模拟提示 $S=e^{-N}$，亦即断裂数与存活比率呈指数性反比关系，因此剂量 D 和存活率的指数关系可表达为：$S=e^{-(\alpha \cdot D+\beta \cdot D^2)}$。当进行 n 次照射，分次剂量为 d 时，LQ 模型公式可表达为：

$$S=e^{-n(\alpha d+\beta d^2)} \text{（简称 } \alpha/\beta \text{ 公式）} \tag{公式 4-6-7}$$

式中，S 为存活比例，e 为自然对数底，n 为照射次数，d 为分次照射的剂量，α，β 为系数。

α/β 的比值表示引起细胞杀伤中单击和双击成分相等时的剂量，以 Gy 为单位。早反应组织和大多数肿瘤的 α/β 值大（约 10Gy），晚反应组织的 α/β 值小（约 3Gy）。

LQ 模型比 NSD 或 TDF 获得了更多认可，因为它可从细胞存活曲线直接推导得出，现已广泛地应用于临床放射生物学研究和临床放射治疗，对当前放射生物理论研究和临床放射治疗实践产生了重大影响。临床上应用 LQ 模型等效公式的基本条件如下：①组织的等效曲线是相应靶细胞等效存活率的表达；②放射损伤可分成两个主要类型（能修复及不能修复），而分割照射的保护主要来自能修复的损伤；③分次照射的间隔时间必须保证可修复损伤的完全修复；④每次照射所产生的生物效应必须相等；⑤全部照射期间不存在细胞的增殖。

Fowler 用 α/β 公式的概念，提出了生物效应剂量（biological effective dose，BED）D_{BE} 公式，经计算可分别求出对早反应组织和晚反应组织的等效剂量。

$$D_{BE}=N \cdot d \left(1+\frac{d}{\alpha/\beta}\right) \qquad （公式 4-6-8）$$

式中，N 为照射次数，d 为分次剂量。

表 4-6-1 列出了正常组织的 α/β 值，但必须注意以下几点：①表中所列的 α/β 值多数是离体细胞或动物实验中所得出的数据，临床应用时应慎重。②一般只适合 α/β 值在 2～8Gy 的剂量范围内使用，特别要注意在估计重要组织如脊髓等时，当分次量＜2Gy 时，运用这一方程计算有过量危险。③在组织的 α/β 值较低时，与剂量关系较大，如 α/β 值在 2～4Gy，其等效曲线差别极大，在 10～20Gy 间则差别很小。晚反应组织的 α/β 值小，应用 α/β 公式时，等效剂量估量的不正确性危险亦最大。④肿瘤内乏氧、坏死等因素也会使 α/β 值有变异。⑤α/β 模式是基于分次照射期间假设没有细胞的再增殖，这是它的最主要缺陷。而事实恰恰相反，在整个治疗过程中，肿瘤和早反应组织至少能产生一次再增殖（一般约在放射第 2 周后开始），肿瘤在放射治疗后期（3～4 周起）可出现加速再增殖。故应考虑因组织修复和再增殖而"浪费"的剂量，因此提出了外推反应剂量（extrapolated response dose，ERD）概念。

表 4-6-1　正常组织的 α/β 值

组织	α/β（Gy）*
早反应组织	
皮肤（脱皮）	9.4（6.1～14.3）
	11.7（9.1～15.4）
	21（16.2～27.8）
毛囊（脱毛）	7.7（7.4～8）
	5.5（5.2～5.8）
唇黏膜（脱皮）	7.9（1.8～25.8）
小肠（克隆）	7.1（6.8～7.5）

续表

组织	α/β（Gy）*
结肠（克隆）	8.4（8.3～8.5）
睾丸（克隆）	13.9（13.4～14.3）
脾（克隆）	8.9（7.5～10.9）
晚反应组织	
脊髓（瘫痪）	2.5（0.7～7.7）
颈段	3.4（2.7～4.3）
颈段	4.1（2.2～6.5）
腰段	5.2（2～10，2）
脑（LD_{50}/10 个月）	2.1（1.1～14.4）
眼（白内障）	1.2（0.6～2.1）
肾	
兔	1.7～2.0
猪	1.7～2.0
大鼠	0.5～3.8
小鼠	0.9～1.8
	1.4～4.3
肺	
LD_{50}	4.4～6.3
LD_{50}	2.8～4.8
LD_{50}	2.0～4.0
呼吸率	1.9～3.1
膀胱（排尿频率、容量）	5～10

注：* 同一组织有不同的 α/β 值，是引自不同资料来源。

三、外推反应剂量概念

1982 年，Barendsen 最先将时间 – 增殖因素引入 α/β 模式，随后很多国家的学者纷纷对外推反应剂量（ERD）提出了简便的数学模式，并进行了实验验证，提出了外推反应剂量概念。考虑对组织的有效剂量应包括总剂量，以及因组织修复浪费的剂量，故 ERD 不是实际所照射的剂量。

ERD= 总剂量 × 相对效应（与修复有关）– 增殖因子。以公式表达为：

$$D_{ER}=N \cdot d \cdot （1+ \frac{d}{\alpha/\beta}）-KT（Gy）\qquad\qquad （公式 4-6-9）$$

式中，d 为分次剂量，N 为总次数，T 为总时间；K（时间系数）$=0.693/（\alpha \cdot \varphi）$，$\varphi$ 为倍增时间。

对于晚反应组织而言，因增殖不起主要作用，可以略去增殖因子。ERD 公式即为上述的 BED 公式。

低剂量率照射时，另有公式表达。

当然，ERD 概念也并不是最完善的，并需要有一定的技术措施，如需要测定每位患者肿瘤的倍增时间等。

生物剂量等效换算的数学模型都是为了更实际地反映放射过程中发生在肿瘤及正常组织内的变化，以数学模式定量化，根据公式获得的各种数据不是实际照射的剂量，在阅读文献时应加以注意，不能作为吸收剂量进行套用。

放射治疗

光子射线包括 X 射线与 γ 射线，是现代放射治疗中应用最广泛的射线之一。光子射线剂量学的主要内容是研究射线的质和量及其测量方法。

一、原射线与散射线

人体或模体中任意一点的剂量可分为原射线和散射线剂量贡献之总和。

1. 原射线　从放射源（或 X 射线靶）射出的原始 X（γ）射线。为射线经电子打靶后（或辐射源）直接产生原始 X（γ）光子，穿透过程中没有碰到任何物体或介质而产生散射，经常用零野来表示，它在空间或模体中任意一点的注量遵从平方反比定律和指数吸收定律。

2. 散射线

（1）原射线与准直器系统相互作用产生的散射线光子，准直器系统包括一级准直器、均整器、治疗准直器、射线挡块等。

（2）原射线及穿过治疗准直器和射野挡块后的漏射线光子与模体相互作用后产生的散射线。区别这两种散射线是很重要的，例如加射野挡块时，对射野输出剂量影响很小，约不到 1% 的范围，但减少了模体内的散射剂量。

3. 有效原射线　来源于射线穿过一级准直器、均整器、治疗准直器（包括射野挡块）的散射线，射线质比较硬，穿透力比较强，对输出剂量的影响类似于原射线的影响，故一般将这种散射线归属于始发于放射源（或 X 射线靶）的原射线的范围，称为有效原射线（图 5-1-1）。

4. 有效原射线剂量和散射线剂量　由有效原射线产生的剂量之和称为有效原射线剂量，而将模体散射线产生的剂量单位称为散射线剂量。模体中射野内任意一点的原射线剂量可理解为模体散射为零时的该射野的剂量。

二、平方反比定律

X（γ）光子产生后，假如在真空中，不和任何介质发生作用，则射线强度只和与源点的距离有关，此时射线强度变化的规律就是距离平方反比关系（图 5-1-2）。

如图 5-1-2 所示，在真空中，从源点 S_1 处发射的光子经过 P_1 点所在矩形的总数和经过 Q_1 点所在矩形的总数必然相同，这两个矩形的面积比为 f_1 和 f_2 的比值的平方：

$$S_P : S_Q = f_1^2 : f_2^2 \qquad （公式 5-1-1）$$

则单位面积上通过的光子数 N_P、N_Q 的比值为：

$$N_P / N_Q = f_2^2 / f_1^2 \qquad （公式 5-1-2）$$

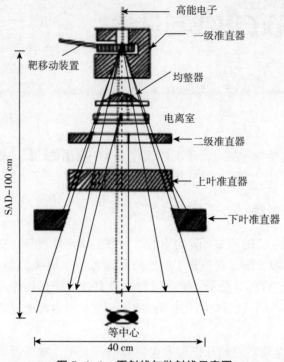

图 5-1-1　原射线与散射线示意图

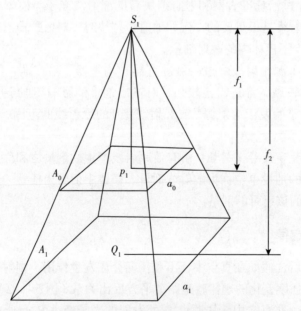

图 5-1-2　平方反比关系示意图

空间某一点的剂量和经过该点的光子数成正比：

$$D=k \cdot N$$

（公式 5-1-3）

所以，P_1 点和 Q_1 点的剂量比值：

$$D_P / D_Q = N_P / N_Q = f_2^2 / f_1^2 \qquad （公式 5-1-4）$$

即空间某点的剂量与该点到源的距离平方成反比。

在外照射放射治疗的高能光子剂量计算过程中，平方反比关系和线性衰减规律是最重要的两个公式，它们考虑了剂量变化过程中的一级效应，其余因素的影响均远小于这两个方面（在内照射治疗中，只有平方反比关系是一级效应，散射和衰减对剂量的影响不大，是次级作用）。

三、百分深度剂量

当射线入射到人体（或模体）中时，人体（或模体）吸收剂量将随深度变化。其影响因素有射线能量、射线种类、组织深度、组织密度、射野大小、源皮距和线束准直系统等。在计算患者体内剂量时，必须考虑这些因素对深度剂量分布的影响。

（一）有关名词定义

有关名词定义见表 5-1-1。

表 5-1-1　有关名词定义

术语	定义
放射源（S）	一般规定为放射源前表面的中心，或产生辐射的靶面中心
射束中心轴	射线束的中心对称轴线
射野中心轴	临床上一般用放射源 S 穿过照射野中心的连线作为射野中心轴
照射野	射线束经准直器后垂直通过模体的范围，用模体表面的截面大小表示照射野的面积。 临床剂量学中规定模体内 50% 同等剂量曲线的延长线交于模体表面的区域定义为照射野的大小
光学野	临床上用内置灯光来模拟射线所产生的照射野 必须定期进行照射野与光学野一致性验证
参考点	规定模体表面下射野中心轴上某一点作为剂量计算或测量参考的点 表面到参考点的深度记为 d_0 400kV 以下 X 射线，参考点取在模体表面（$d_0=0$）
最大剂量点深度（d_{max}）	对高能 X 射线或 γ 射线参考点取在模体表面下（或皮下）射野中心最大剂量点位置（$d_0=d_{max}$） 该位置随能量变化并由能量确定： ·6MV 最大剂量点在表面下（或皮下）1.5cm 处 ·8MV 最大剂量点在表面下（或皮下）2.0cm 处 ·10MV 最大剂量点在表面下（或皮下）2.5cm 处 ·15MV 最大剂量点在表面下 3.0cm 处
校准点	在射野中心轴上指定的用于校准的测量点 模体表面到校准点深度记为 d_c

续表

术语	定义
源皮距（SSD）	放射源到模体表面照射野中心的距离
源瘤距（STD）	放射源沿射野中心轴到肿瘤内所考虑点的距离
源轴距（SAD）	放射源到机器等中心的距离

（二）百分深度剂量定义

如图 5-1-3 所示，百分深度剂量（PDD）：定义为射野中心轴上某一深度 d 处的吸收剂量率与参考点深度 d_0 处剂量率的百分比：

$$PDD = \frac{\dot{D}_d}{\dot{D}_{d_0}} \times 100\% \qquad （公式 5-1-5）$$

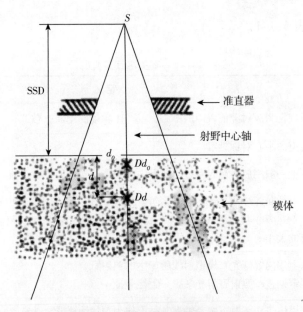

图 5-1-3　百分深度剂量定义示意图

对能量 $\leqslant$ 400kV X 射线，因参考点取在模体表面（$d_0 = 0$），上式变为：

$$PDD = \frac{\dot{D}_d}{\dot{D}_s} \times 100\% \qquad （公式 5-1-6）$$

式中，$\dot{D}_s$ 为射野中心轴上皮肤表面剂量率。而对高能 X（γ）射线，因参考深度取在射野中心轴上最大剂量点深度 d_{max} 处，式（5-1-5）变为

$$PDD = \frac{\dot{D}_d}{\dot{D}_m} \times 100\% \qquad （公式 5-1-7）$$

式中，$\dot{D}_m$ 为射野中心轴上最大剂量点处剂量率。最大剂量深度 d_{max} 随射线能量增加而增加，如 ^{60}Co γ 射线，最大剂量点深度在距表面（或皮下）5mm 深度处，10MV X 射线，最

大剂量点深度在表面 2.5cm 处，半价层为 1 ～ 2mm Cu 的低能 X 射线，当射野很大时，最大剂量点略在表面下，此时参考点仍然在表面，故最大吸收剂量点处的百分深度剂量大于 100%。其原因是大照射野造成的过量散射。原则上说，应该按最大剂量点作为参考点，实际上对能量小于 400kV X 射线，参考点依然放在表面上。

（三）剂量建成效应

图 5-1-4 表明 ^{60}Co γ 射线两种不同准直器的百分深度剂量随表面下深度变化情况。对 B 型准直器（距人体或模体表面 20cm），百分深度剂量在表面为 33%，到 4 ～ 6mm 处达到 100%。随深度进一步增加，变化较慢。从表面到最大剂量深度区域称为剂量建成区域，此区域内剂量随深度增加而增加。对高能 X 射线，一般都有建成区域存在。如果原射线中电子含量少，表面剂量可以很小，但是不会为零，因为各种散射及原射线中总有少量电子存在。对 25MV X 射线，表面剂量可以小于 15%。对 A 型准直器，^{60}Co γ 射线由表面为 85% 到 6mm 处达到 100%，表明入射线中既含有低能 X 射线又有散射电子。实验证明，如果将准直器端面离开人体皮肤表面 15 ～ 20cm，大多数散射电子可以消除。有些 ^{60}Co γ 治疗机的准直器的末端封有数毫米的塑料，使得电子建成不发生在人体内而在人体外，最大剂量点取在表面。如果想要利用电子建成效应来保护皮肤，最好不使用这种准直器。

图 5-1-5 表示了各种能量的 X（γ）射线的剂量建成情况。可以看到，能量上升时，表面剂量减少，最大剂量深度随能量增加而增加。200kV X 射线，建成区非常窄；140 kV X 射线，无建成区；32MV X 射线，建成区为 5 ～ 6cm。

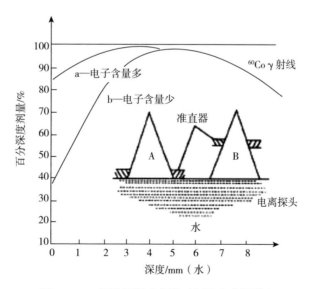

图 5-1-4　两种不同准直器对剂量建成的影响

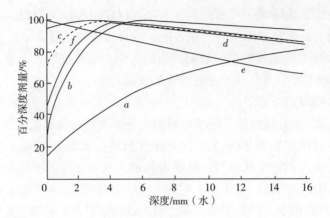

射线质	射野	SSD	射线质	滤片	射野	SSD
a：22MV X	10cm×10cm	70cm	d：200kV X	1.0mm Cu	10cm×10cm	50cm
b：4MV X	10cm×10cm	70cm	e：140kV X	2.5mm Al	$\phi 5cm^2$	15cm
c：1MV X	10cm×10cm	70cm	f：^{60}Co γ		10cm×10cm	80cm

图 5-1-5　各种能量的 X（γ）射线百分深度剂量随深度的变化

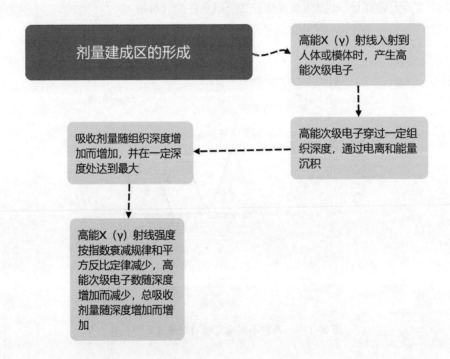

（四）射线能量对百分深度剂量的影响

图 5-1-6 所示为各种能量 X（γ）射线的百分深度剂量曲线。曲线 *j* 为 1g 镭源、SSD =5cm 的百分深度剂量曲线。镭的 γ 射线在水中的穿透力基本上和 ^{60}Co γ 射线的相同。由于高

活度的镭源不能得到，SSD 必须用得很短，所以，百分深度剂量由于平方反比定律迅速随深度下降，此类镭治疗机现已不再使用。曲线 i 表示能量 100kV，HVL=2mmAl，SSD=15cm 的浅层治疗机的百分深度剂量曲线。从分布曲线上看，j、i 非常近似，5cm 深度处，两者约有25% 的百分深度剂量。尽管百分深度剂量相同，但两种机器不能换用。因为镭 γ 射线对骨和软组织的吸收几乎相等，而低能 X 射线的骨和软组织吸收差别很大。曲线 h 是铯 –137 治疗机 SSD=15cm 的百分深度剂量曲线，在 10cm 深度时，百分深度剂量可达 25%。曲线 g 为 200kVX 射线机 SSD=50cm，HVL=1.5mm Cu 的百分深度剂量曲线，曲线 g 类似于曲线 h，在 10cm 深度处百分深度剂量为 35%。f 为铯 –137 治疗机 SSD=35cm 的曲线，在小深度时，百分深度剂量f 较 g 小；在大深度时，由于铯 –137 γ 射线有较大的穿透能力，百分深度剂量较高；在 10cm深度处，约有 40%。曲线 e 为 2MV 超高压 X 射线机 SSD=100cm 时的百分深度剂量曲线，其分布基本上和 ^{60}Co 治疗机 SSD=80cm 的曲线相同。在 10cm 深度处，两者百分深度剂量约为58%，并有同样的建成区域，可以很好地保护皮肤。4MV X 射线（曲线 c）比 ^{60}Co γ 射线（曲线 d）百分深度剂量稍大一些，曲线 a、b 较 ^{60}Co γ 射线有更高的百分深度剂量，剂量建成区域也比 ^{60}Co γ 射线的大。

图 5–1–6 概括了临床放射治疗中使用的各种能量的射线。从百分深度剂量曲线的角度看，22MV 加速器的 X 射线在治疗较大深度肿瘤时具有一定的优势。我国目前临床上常使用的为^{60}Co γ 射线和加速器产生的 6 ～ 18MV X 射线。普通 220kV X 射线使用则已不多。个别需要表浅的治疗，可以使用铯 –137 γ 射线短距离治疗机。表层治疗时，100kV X 射线仍然适用，但它完全可以用 4 ～ 20MeV 的高能电子束来代替。

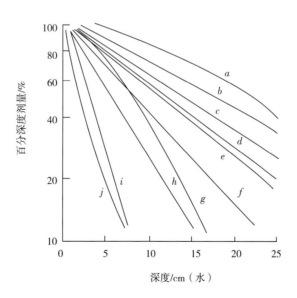

图 5–1–6　各种能量 X（γ）射线的百分深度剂量曲线

a—22MV X 射线；b—8MV X 射线；c—4MV X 射线；d—^{60}Co γ 射线；e—2MV X 射线（SSD=100cm）；f—铯 –137 γ 射线（SSD=35cm）；g—200kV（1.5mm Cu HVL）X 射线（SSD=50cm）；h—铯 –137 γ 射线（SSD=15cm）；i—100kV（2mmAl HVL）X 射线（SSD=15cm）；j—镭 –226（1g）（SSD=5cm）

（五）射野大小和形状对百分深度剂量的影响

射野面积很小时，由于达到某一点的散射的体积小，表面下某一点的剂量 D_d 基本上是由原射线产生，这时的原射线是指穿射过介质，但未与介质发生相互作用的那部分光子，窄束照射时的散射线贡献几乎为零；当照射野面积增大时，散射线增多，D_d 随之增加。开始时，随面积增加快，以后变慢。百分深度剂量随射野面积改变的程度决定于射线的能量。低能时（如 220kV X 射线），由于向各方向的散射线几乎同等，所以百分深度剂量随射野面积改变较大。高能时，由于散射线主要向前，所以百分深度剂量随射野面积改变较小。对 22MV、32MV 高能 X 射线，百分深度剂量几乎不随射野面积而变化。图 5-1-7 给出了 3 种不同能量射线的比较。

放射治疗中用列表的方法表示各种大小方形野的百分深度剂量随组织深度的变化。但因临床上经常使用矩形野和不规则形野，对这些野的百分深度剂量又不能全部列表，需要进行对方形野的等效变换。射野等效的物理意义是：如果使用的矩形或不规则形状射野在其射野中心轴上的百分深度剂量与某一方形野的相同时，该方形野称为所使用的矩形或不规则形射野的等效射野。最精确的计算方法应采用原射线和散射线剂量分别计算的方法。由于原射线贡献的剂量不随射野面积变化，射野面积及形状只影响散射线的贡献，因此射野等效的物理条件是对射野中心轴上诸点的散射贡献之和相等。但临床上经常使用简便的面积／周长比法，如果使用的矩形野和某一方形野的面积／周长比值相同，则认为这两种射野等效，即射野中心轴上百分深度剂量相同。设矩形野的长、宽边分别为 a、b，等效方形野的边长为 s，根据面积／周长比相同的方法有：

$$s=\frac{2ab}{a+b}$$

（公式 5-1-8）

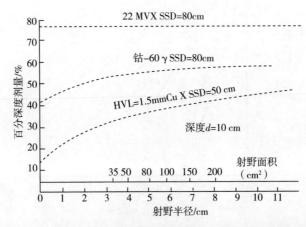

图 5-1-7　三种不同能量射线的射野面积对百分深度剂量的影响

按公式 5-1-8 计算的等效方野边长与表 5-1-2 给出的方形野边长非常接近。例如：对 10cm×18cm 矩形野，按式（5-1-8）计算，s=12.9cm（表 5-1-2 中 12.7cm）；对 10cm×12cm 矩形野，计算值 s=10.9cm（表 5-1-2 中 10.9cm）。但对窄长条矩形野，式（5-

1-8）给出的方形野边长偏离表5-1-2较远，建议用表5-1-2中的数字。面积/周长比法虽然没有很好的物理基础，只不过是一个经验公式，但在临床上得到广泛的应用；对半径为r的圆形野，只要其面积与某一方形野近似相同，就可认为其等效，即：

$$s = 1.8r \qquad （公式5-1-9）$$

表5-1-2 矩形野边长速查等效方野表

边长/cm	1	2	4	6	8	10	12	14	16	18	20	22	24	26	28	30
2	1.4	2.0														
4	1.7	2.7	4.0													
6	1.9	3.1	4.8	6.0												
8	2.1	3.4	5.4	6.9	8.0											
10	2.2	3.6	5.8	7.5	8.9	10.0										
12	2.2	3.7	6.1	8.0	9.6	10.9	12.0									
14	2.3	3.8	6.3	8.4	10.1	11.6	12.9	14.0								
16	2.3	3.9	6.5	8.6	10.5	12.2	13.7	14.9	16.0							
18	2.3	3.9	6.6	8.9	10.8	12.7	14.3	15.7	16.9	18.0						
20	2.3	4.0	6.7	9.0	11.1	13.0	14.7	16.3	17.7	18.9	20.0					
22	2.4	4.0	6.8	9.1	11.3	13.3	15.1	16.8	18.3	19.7	20.9	22.0				
24	2.4	4.1	6.8	9.2	11.5	13.5	15.4	17.2	18.8	20.3	21.7	22.9	24.0			
26	2.4	4.1	6.9	9.3	11.6	13.7	15.7	17.5	19.2	20.9	22.4	23.7	24.9	26.0		
28	2.4	4.1	6.9	9.4	11.7	13.8	15.9	17.8	19.6	21.3	22.9	24.4	25.7	27.0	28.0	
30	2.4	4.1	6.9	9.4	11.7	13.9	16.0	18.0	19.9	21.7	23.3	24.9	26.4	27.7	29.0	30.0

（六）源皮距对百分深度剂量的影响

图5-1-8源S_1、S_2照射皮肤上的P_1、P_2点，在皮肤表面的面积均为A_0，皮肤下某一深度d处，面积为A_1、A_2。根据百分深度剂量特性和距离平方反比定律，Q_1点百分深度剂量为：

$$\mathrm{PDD}(d, f_1, A_0) = 100\% \cdot \left(\frac{A_0}{A_1}\right) \cdot \mathrm{e}^{-\mu(d-d_{\mathrm{m}})} \cdot K_s \qquad （公式5-1-10\,a）$$

$$= 100\% \times \left(\frac{f_1+d_{\mathrm{m}}}{f_1+d}\right)^2 \cdot \mathrm{e}^{-\mu(d-d_{\mathrm{m}})} \cdot K_s \qquad （公式5-1-10\,b）$$

式中，$\mathrm{e}^{-\mu(d-d_{\mathrm{m}})}$为指数衰减定律引起的原射线的衰减；$K_s$为射野面积即散射线的影响。对相同面积的射野，若 $f_2 > f_1$ 则 $d/f_2 < d/f_1$，说明 f 变短时，d/f 值变大，根据式（5-1-10b）计算的百分深度剂量随深度变化较快，所以短距离治疗机的百分深度剂量较小，远距离治疗机的百分深度剂量较高。

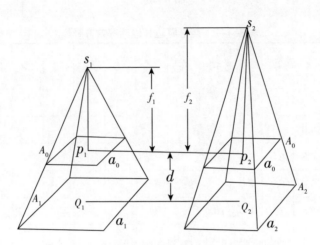

图 5-1-8　源皮距对百分深度剂量的影响示意图

同样，Q_2 点的百分深度剂量为：

$$\text{PDD}\,(d,\ f_2,\ A_0) = 100\% \times \left(\frac{f_2+d_m}{f_2+d}\right)^2 \cdot e^{-\mu(d-d_m)} \cdot K_s \qquad （公式 5-1-11）$$

两式相比，则得源皮距从 f_1 增加到 f_2 时，两种源皮距下的 PDD 的比值：

$$\frac{\text{PDD}\,(d,\ f_2,\ A_0)}{\text{PDD}\,(d,\ f_1,\ A_0)} = \left(\frac{f_2+d_m}{f_2+d}\right)^2 \times \left(\frac{f_1+d}{f_1+d_m}\right)^2 = F \qquad （公式 5-1-12）$$

两百分深度剂量之比，称 F 因子。在 d_m 处射野面积相同，但由于源皮距不同，较短源皮距的深度 d 处的射野比较长源皮距 d 处的射野要大，散射条件不同，因此百分深度剂量随源皮距增加的程度始终小于 F。对低能 X 射线和大照射野，该方法的误差较大，一般用 $\dfrac{F+1}{2}$ 因子代替 F，可以近似将一种源皮距的百分深度剂量换算为另一种源皮距的百分深度剂量。

四、射野输出因子、总散射因子和模体散射校正因子

即使是空气，也会产生散射，从放射源到体模，路径中的均整块、电离室和准直器都会产生散射，照射野大小的改变必然会导致照射野内散射剂量的改变。本节讨论的是照射野的改变对空气剂量和最大剂量深度处剂量的影响。

（一）射野输出因子

射野输出因子（Output，OUF）：射野在空气中的输出剂量率与参考射野（一般为 10cm×10cm）在空气中的输出剂量率之比。

由于有效原射线中的原射线和准直器系统的散射线的影响，射野输出剂量（照射剂量率或吸收剂量率）随射野增大而增加，这主要是因为准直器的散射，包括一级准直器、均整器、治疗准直器、射线挡块等，描述这种变化关系的称为射野输出因子（OUF）。此定义的射野输出因子（OUF）就是准直器散射因子 S_c。

设原射线生成输出剂量率为 $P_{原}(FSZ)$，准直系统的散射线所致的剂量率与原射线的输出剂量率成正比，即为 $P_{原}(FSZ)f_c(FSZ)$，则有效原射线生成的输出剂量率为两者之和：

$$P_{有效}(FSZ)=P_{原}(FSZ)+f_c(FSZ)\times P_{原}(FSZ) \qquad （公式 5-1-13）$$

根据射野输出因子或准直器散射因子 S_c 的定义，则有：

$$S_c(FSZ)=\frac{P_{有效}(FSZ)}{P_{有效}(FSZ_0)} \qquad （公式 5-1-14）$$

式中，FSZ 和 FSZ_0 分别为使用射野和参考射野（$10cm\times10cm$）的大小。将式（5-1-13）代入式（5-1-14），可得到：

$$S_c(FSZ)=\frac{1+f_c(FSZ)}{1+f_c(FSZ_0)} \qquad （公式 5-1-15）$$

如图 5-1-1 所示，式（5-1-14）和式（5-1-15）表达的准直器系统所产生的散射线对剂量贡献主要来自一级准直器和均整器所产生的散射线，治疗（或二级）准直器所产生的散射线对 $f_c(FSZ)$ 的影响很小，不足 1%。因此，治疗准直器包括射野挡块只作为有效原射线的开口影响 S_c 的大小，它本身产生的散射线对 S_c 的影响可以忽略。

如图 5-1-9 所示，测量射野输出因子的电离室必须带有剂量建成套，以达到所需要的电子平衡，在空气中直接测量不同大小射野的剂量率，与 $10cm\times10cm$ 参考射野的剂量率相除后得出射野输出因子（OUF 或 S_c）随射野大小的变化。测量时应注意射野范围必须大于建成套的直径，当射野很小时，即边长小于最大电离电子射程 2 倍时，因缺少旁向散射，测量结果将产生明显的误差。可改进测量方法：①延长源至电离室之间的距离，使远距离处射野投影能覆盖电离室连同平衡帽，再将读数按平方反比定律转换 SSD=100cm 处与标准参考野 $10cm\times10cm$ 比较；②或用较高密度的材料（如铜等）作建成套，缩小建成套直径，满足小野测量的要求。例如，对 10MV X 射线 Farmer 的电离室平衡厚度要求为 2.5cm 的水（或聚乙烯）按等效质量厚度转换可加工成 0.28cm 厚的铜材料平衡帽，以至于使最小测量射野范围在 1cm 左右。只要照射野边长大于建成套的侧向直径，建成套使用的材料和厚度则不会显著影响其测量结果。

（二）总散射因子

如图 5-1-9 所示，如果电离室不是置于空气中，而是置于水模中最大剂量深处，则测得的结果除了准直器的散射还有模体的散射成分，此时不同照射野在最大剂量深处的剂量和参考射野的剂量比值被称为总散射因子 $S_{c,p}$，表示为：

$$S_{c,p}=D_m(FSZ)/D_m(FSZ_0) \qquad （公式 5-1-16）$$

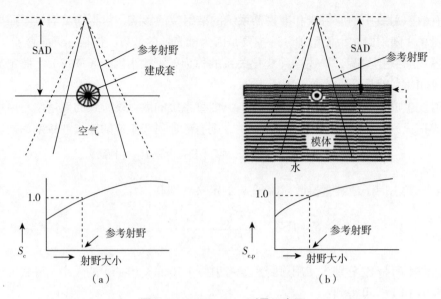

图 5-1-9　S_c、$S_{c,p}$ 测量示意图
（a）带建成套电离室置于空气测量 S_c；（b）同一位置测量在水模体中 $S_{c,p}$

（三）模体散射校正因子

模体散射校正因子（S_p）：射野在模体内参考点（一般在 d_{max}，且 SCD=SAD= 100cm）深度处的剂量率与准直器大小固定时参考射野（10cm×10cm）在同一深度处剂量率之比（图 5-1-10）。根据定义，S_p 原则上可按图 5-1-10 图示方法测量，即保持准直器大小固定不变，用挡铅来改变模体的照射范围而引起的散射份额的变化，不涉及准直器的改变。但实际上做起来相当困难，需要根据式（5-1-17）进行计算：

$$S_p（FSZ）= \frac{S_{c,p}}{OUF} = \frac{S_{c,p}}{S_c} \qquad （公式 5-1-17）$$

上述 OUF（S_c）和 S_P（通过 $S_{c,p}$）的测量只对方形野。矩形野的 OUF（S_c）和 S_p 是使用通过等效方野技术转换的边长为 s 的相应方形野的 S_c 和 S_p 值。对 ^{60}Co 治疗机，因它的输出剂量是用计时器监测的，而且多数 ^{60}Co 治疗机采用复式准直器，这种转换是完全正确的。但在加速器中，输出剂量由电离室监测。如图 5-1-11 所示，电离室位于治疗准直器的上方，它主要监测来自其上方的通过一级准直器、射野均整器等的原射线，同时也部分受到由治疗准直器上端反射来的散射线的影响。准直器反向散射线对电离室读数影响的大小，既决定于加速器治疗头中电离室与治疗准直器间相对位置的距离，也决定于治疗准直器的开口位置。因上端准直器较靠近电离室，它的影响比下端准直器的大。因此，当用等效方野进行矩形野对方野的转换时，最大可引起3% ～ 4% 的误差，必须考虑到它们的影响。设上端 Y 准直器、下端 X 准直器在等中心平面形成的射野的边长分别记为 Y, X，则 X/Y（Y/X）定义为矩形野的边长比，由边长比表述的准直器的散射线对电离室监测读数的影响，用边长因子（elongated function，EF）（X/Y）或 EF（Y/X）表示，它定义为矩形野（X, Y）的输出因子 OUF（X, Y）或 S_c（X, Y）与按式（5-1-18）计算的等效方形野的输出因子 OUF（$s \times s$）或 S_c（$s \times s$）之比：

$$\text{EF}(X/Y)=\text{OUF}(X,Y)/\text{OUF}(s\times s) \text{ 或 EF}(X/Y)=S_{\text{c}}(X,Y)/S_{\text{c}}(s\times s) \quad （公式5-1-18）$$

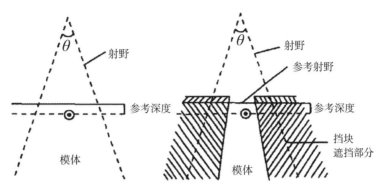

图 5-1-10　模体散射校正因子（S_{P}）定义说明示意图

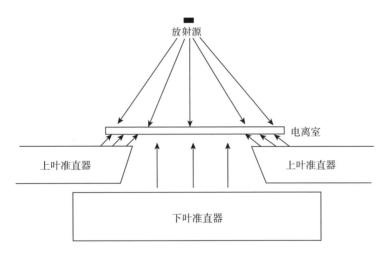

图 5-1-11　上、下准直器的反向散射线对电离室读数的影响示意图

EF（X/Y）可通过固定测量 X 边长值，改变 Y；或固定 Y 边长值，改变 X 的方法对输出因子进行实际测量。

五、组织空气比

组织空气比（tissue air ratio，TAR）的概念首先由加拿大物理学家 Johna 等于 1953 年提出，目的在于定义一种新的描述深度剂量的物理量，更适用于等中心旋转照射。组织空气比（TAR）与百分深度剂量（PDD）的区别在于，PDD 是线束中心轴上两个不同深度位置的剂量百分比，TAR 是空间同一位置两种不同测量条件下的剂量比。

（一）组织空气比的概念和影响因素

在固定野治疗中，照射野的面积和源皮距确定后，照射野中心轴上任何一点的剂量可以由本章第四节方法求得。旋转治疗中的问题比较复杂，此时只有放射源到肿瘤中心（旋转中心）的距离即源瘤距 STD 及在旋转中心的面积 A_0 是固定的（图 5-1-12）。随着机架的转动，入射角度、源皮距及入射野面积 A 不断改变。因此，用计算固定野肿瘤剂量的办法来计算旋转治疗的剂量比较繁琐，而利用组织空气比概念可很容易地计算出旋转中轴的剂量。

组织空气比（TAR）的定义：模体内射束中心轴深度 d 处的剂量率$\dot{D}_t$与空间同一位置自由空气中的剂量率$\dot{D}_{ta}$之比：

$$TAR=\frac{\dot{D}_t}{\dot{D}_{ta}} \qquad （公式 5-1-19）$$

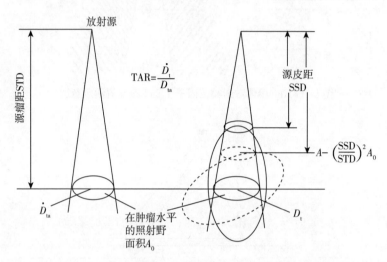

图 5-1-12　组织空气比定义示意图

式中，$\dot{D}_t$ 为肿瘤中心（旋转中心）处的吸收剂量率；$\dot{D}_{ta}$ 为同一空间位置空气中一小体积软组织内的吸收剂量率。公式 5-1-19 定义的组织空气比，在实际测量中会遇到困难。^{60}Co γ 射线能量以下的低能 X 射线因电子平衡可以建立，$\dot{D}_{ta}$ 可以测量；^{60}Co γ 射线能量以上的高能 X 射线，因电子平衡不能建立，$\dot{D}_{ta}$ 无法精确测量，式（5-1-19）不能使用，需要用后面介绍的组织最大剂量比（TMR）代替。

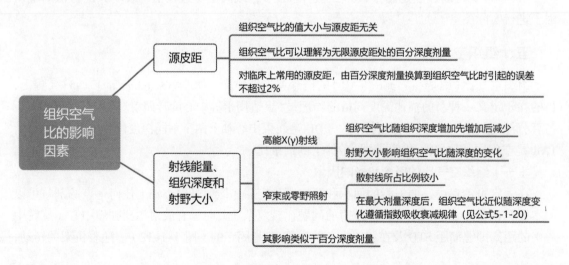

$$TAR\ (d,\ 0)=e^{-\bar{\mu}(d-d_m)} \qquad （公式 5-1-20）$$

式中，$\bar{\mu}$为给定模体材料和射线能量的窄束的平均线性衰减系数。随着射野增大，由于散射线的贡献，使其组织空气比随深度的变化较为复杂。但因高能 X（γ）射线的散射线方向主要向前，组织空气比随深度变化关系仍可由式（5-1-20）确定而不会导致太大误差，只是考虑了射野大小影响在内的有效衰减系数 μ_{eff} 代替 $\bar{\mu}$ 即可。

（二）反向散射因子

反散因子（back scatter factor，BSF）：实际上是 TAR 的一个特例，为射野中心轴上最大剂量深度处的组织空气比。

$$BSF=TAR\ (d_m,\ FSZ_{d_m})\ 或\ BSF=\frac{\dot{D}_m}{\dot{D}_a} \qquad （公式 5-1-21）$$

式中，FSZ_{d_m} 为深度 d_m 处的射野大小；$\dot{D}_m$、$\dot{D}_a$ 分别为射野中心轴上最大剂量深度处模体内和空气中的吸收剂量率。反向散射取决于射线的能量、射野面积和形状，和患者身体的厚度也有一定的关系，与源皮距无关。

1. 反向散射受射线能量的影响　反向散射随能量的变化是一个复杂的函数关系。对低能 X 射线，向前散射和向后散射相等，而直角散射为它的一半。低能时散射光子的能量很低，不能穿透较大的距离。因此低能时虽然散射线强度很大，但散射贡献的体积却较小，其结果使低能有较小的百分反向散射。随着能量的增加，有较多的散射光子向前散射，减小了散射强度，但由于穿透力增加，散射贡献的体积增大，结果造成有较大的百分反向散射。能量更高时，由于散射光子主要向前散射，反向散射减小。对 ^{60}Co γ 射线，当射野面积由 $0\sim400cm^2$ 变化时，百分反向散射仅有 1% ～ 5% 变化。对高能加速器 X 射线（能量 ≥ 8MV 的 X 射线），反向散射基本上等于零。图 5-1-13 给出的是反散因子随半价层的变化。如对 $400cm^2$ 射野，在 0.7mm Cu 半价层处，反向散射达到最大。

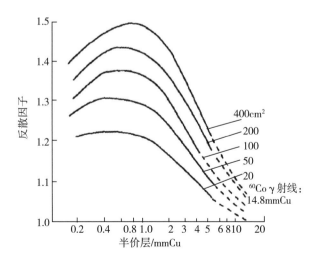

图 5-1-13　不同照射面积的反散因子随射线能量的变化

2. 反向散射与照射野大小和形状的关系　照射野面积增加时，P 点周围向 P 点散射的体积也增加，所以反向散射剂量百分率也增加（图5-1-13）。随着半径的增加，反向散射剂量百分率从0上升到50，各种射线与面积都有类似关系。低能射线，上升的开端比较明显，而且也较快地达到最高值。同等面积的矩形野和圆形野，反向散射剂量随射线能量的变化量百分率不同。一般反散因子用圆形野测量，而矩形野反散因子由等效散射半径办法求得。

3. 反向散射与患者身体厚度的关系　从图5-1-14可以看出，反向散射随患者身体厚度增加而增加，但在10cm左右接近最大值。一般患者至少都有这样的厚度，因此大多不考虑厚度对反向散射的影响。

（三）组织空气比与百分深度剂量的关系

如图5-1-15所示，设TAR（d, FSZ_d）为Q点处的组织空气比，FSZ_d，FSZ分别为深度d和皮肤表面处的射野大小。根据距离平方反比定律得：

$$\frac{D_{d,\text{a}}(Q)}{D_{d\text{m,a}}(P)} = \left(\frac{f+d_\text{m}}{f+d}\right)^2 \qquad （公式5-1-22）$$

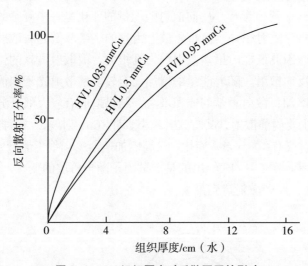

图5-1-14　组织厚度对反散因子的影响

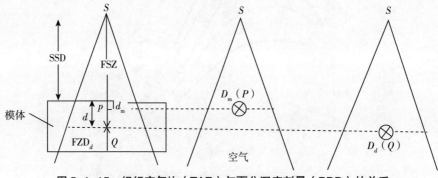

图5-1-15　组织空气比（TAR）与百分深度剂量（PDD）的关系

FSZ_d与FSZ的关系为：

$$FSZ_d = FSZ \cdot \left(\frac{f+d}{f} \right) \qquad （公式5-1-23）$$

根据TAR定义，有：

$$TAR\left(d,\ FSZ_d \right) = \frac{\dot{D}_d\left(Q \right)}{\dot{D}_{d,a}\left(Q \right)} \qquad （公式5-1-24）$$

$$\dot{D}_d\left(Q \right) = TAR\left(d,\ FSZ_d \right) \times \dot{D}_{d,a}\left(Q \right) \qquad （公式5-1-25）$$

因为：$\dot{D}_m\left(P \right) = \dot{D}_{m,a} \times BSF\left(FSZ \right)$

根据百分深度剂量定义有：

$$PDD\left(d,\ FSZ,\ f \right) = \frac{\dot{D}_d\left(Q \right)}{\dot{D}_m\left(P \right)} = TAR\left(d,\ FSZ_d \right) \times \frac{1}{BSF\left(FSZ \right)} \times \left(\frac{f+d_m}{f+d} \right)^2 \quad （公式5-1-26）$$

或　$$TAR\left(d,\ FSZ_d \right) = PDD\left(d,\ FSZ,\ f \right) \times BSF\left(FSZ \right) \times \left(\frac{f+d}{f+d_m} \right)^2 \quad （公式5-1-27）$$

（四）不同源皮距百分深度剂量的计算——组织空气比法

本章第三节中介绍了用 F 因子法可将一种源皮距处的百分深度剂量换算到另一种源皮距处的百分深度剂量。F 因子法只考虑了源皮距的影响，没有考虑到计算深度处射野面积随源皮距的变化所产生的影响，误差较大。用本节介绍的组织空气比与百分深度剂量的关系进行不同源皮距百分深度剂量的换算，精度较高。

设 $SSD=f_1$ 时的百分深度剂量为 PDD_1，求 $SSD=f_2$ 时的百分深度剂量 PDD_2，射野大小和深度相同。由式（5-1-26），有：

$$PDD_1\left(d,\ FSZ,\ f_1 \right) = TAR\left(d,\ FSZ_{d,\,f_1} \right) \cdot \frac{1}{BSF\left(FSZ \right)} \cdot \left(\frac{f_1+d_m}{f_1+d} \right)^2 \quad （公式5-1-28）$$

$$PDD_2\left(d,\ FSZ,\ f_2 \right) = TAR\left(d,\ FSZ_{d,\,f_2} \right) \cdot \frac{1}{BSF\left(FSZ \right)} \cdot \left(\frac{f_2+d_m}{f_2+d} \right)^2 \quad （公式5-1-29）$$

两式相比得：

$$\begin{aligned} \frac{PDD_2\left(d,\ FSZ_d,\ f_2 \right)}{PDD_1\left(d,\ FSZ_d,\ f_1 \right)} &= \frac{TAR\left(d,\ FSZ_{d,\,f_2} \right)}{TAR\left(d,\ FSZ_{d,\,f_1} \right)} \times \left[\left(\frac{f_1+d}{f_2+d} \right)^2 \times \left(\frac{f_2+d_m}{f_1+d_m} \right)^2 \right] \\ &= \frac{TAR\left(d,\ FSZ_{d,\,f_2} \right)}{TAR\left(d,\ FSZ_{d,\,f_1} \right)} \times F \end{aligned} \qquad （公式5-1-30）$$

根据式（5-1-30），很容易利用组织空气比和 F 因子进行不同源皮距的百分深度剂量换算。当没有组织空气比表可查时，利用下式进行换算：

$$PDD_2\left(d,\ FSZ_d,\ f_2 \right) = PDD_1\left(d,\ \frac{FSZ}{\sqrt{F}},\ f_1 \right) \times \frac{BSF\left(FSZ/\sqrt{F} \right)}{BSF\left(FSZ \right)} \times F \quad （公式5-1-31）$$

如前所述，对高能 X 射线，当能量高于 8MV 时，因百分深度剂量随射野大小变化较小，反散因子接近于 1，所以公式 5-1-30 和公式 5-1-31 计算结果相同。

（五）旋转治疗中的剂量计算

旋转治疗是固定野治疗的延伸，用野的旋转照射来代替野的固定照射，从各方向集中于患者体内某一点，此点为旋转中心。常见的旋转治疗采取患者体位固定，放射源围绕着患者用旋转的办法照射肿瘤。因旋转过程中源皮距不断变化，剂量计算时应该用组织空气比。先给出患者受照部位的身体轮廓，确定旋转中心，每 20°（角度分割越小越精确）测量出皮肤到旋转中心的距离，查出相应深度的 TAR 值，列成表，然后求其平均，得到平均 TAR 值，如图 5-1-16 和表 5-1-3 所示。设照射野为 6cm×6cm，SAD=80cm 时，^{60}Co 在空气中吸收剂量率为 86.5cGy/min，求肿瘤剂量 200cGy 时，所需照射时间（360° 旋转）。

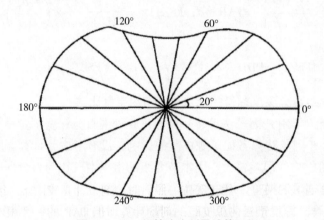

图 5-1-16　旋转治疗剂量计算示例

表 5-1-3　旋转治疗剂量计算示例

角度	深度 /cm	TAR	角度	深度 /cm	TAR
0°	16.6	0.444	180°	16.2	0.450
20°	16.0	0.456	200°	16.2	0.450
40°	14.6	0.499	220°	14.6	0.499
60°	11.0	0.614	240°	12.4	0.563
80°	9.0	0.691	260°	11.2	0.606
100°	9.4	0.681	280°	11.0	0.614
120°	11.4	0.597	300°	12.0	0.580
140°	14.0	0.515	320°	14.2	0.507
160°	15.6	0.470	340°	16.0	0.456

注：平均的 TAR=9.693/18=0.538。

按上述方法计算得到了 $\overline{\text{TAR}}$ =0.538

$$\dot{D}_{\text{m}} = \dot{D}_{\text{m, a}} \times \overline{\text{TAR}} = 86.5 \times 0.538 = 46.5\text{cGy/min}$$

$$T = \frac{200}{46.5} = 4.3\text{min}$$

（六）散射空气比

散射空气比（scatter air ratio，SAR）：模体内某一点的散射剂量率与该点空气中吸收剂量率之比。SAR 主要是为了更好地区分模体中剂量的原射线和散射线的份额，这样对处理不规则射野非常有帮助。与组织空气比的性质类似，散射空气比与源皮距无关，只受射线能量、组织深度和射野大小的影响。

因为模体内某一点的散射剂量等于该点的总吸收剂量扣除原射线剂量，因此某射野 FSZ，在深度 d 处的散射空气比在数值上等于该野在同一深处的组织空气比减去零野的组织空气比：

$$\text{SAR}\,(d,\ \text{FSZ}_d) = \text{TAR}\,(d,\ \text{FSZ}_d) - \text{TAR}\,(d,\ 0) \qquad （公式 5-1-32）$$

式中，TAR（d，0）为零野的组织空气比。零野的物理意义是没有散射线，因此，TAR（d，0）表示了射野的原射线的剂量。

六、组织最大剂量比

百分深度剂量随源皮距变化，用于等中心照射时的剂量计算较困难。组织空气比（TAR）方法克服了这一缺点，适用于任何源皮距的剂量计算，但 TAR 的一个根本缺点是必须测量出空气中计算点处的吸收剂量。随着射线能量的增加，因加在测量电离室上的建成套的体积加大，电子平衡难以建立，不仅使测量变得困难，且因误差大而不能采用。为了解决上述问题，Holt 在 Karzmark 的基础上提出组织最大剂量比（tissue maximum ratio，TMR）概念。

（一）组织模体比和组织最大剂量比

组织模体比（tissue phantom ratio，TPR）：模体中射野中心轴上任意一点的剂量率与空间同一点模体中射野中心轴上参考深度（t_0）处同一射野的剂量率之比（图 5-1-17）。

$$\text{TPR}\,(d,\ \text{FSZ}_d) = \frac{\dot{D}_d}{\dot{D}_{t_0}} \qquad （公式 5-1-33）$$

式中，$\dot{D}_d$ 为模体中射野中心轴上深度 d 处的剂量率；$\dot{D}_{t_0}$ 为空间同一位置参考深度处的剂量率；参考深度 t_0 通常取 5cm 或 10cm。

相应的散射线部分定义为散射模体剂量比（scatter phantom ratio，SPR）。

TPR 中深度 t_0 原则上取最大剂量点深度 d_{m} 及 d_{m} 以后任何深度都可以，但最好要与临床剂量学中常用的参考深度 d_0 相同，便于各种量之间的换算。当 $t_0 = d_{\max}$ 时，组织模体比变为组织最大剂量比（TMR）。

$$\text{TMR}\,(d,\ \text{FSZ}_d) = \text{TPR}\,(d,\ \text{FSZ}_d)_{t_0 = d_{\text{m}}} = \frac{\dot{D}_d}{\dot{D}_{d_{\text{m}}}} = \frac{\dot{D}_d}{\dot{D}_{\text{m}}} \qquad （公式 5-1-34）$$

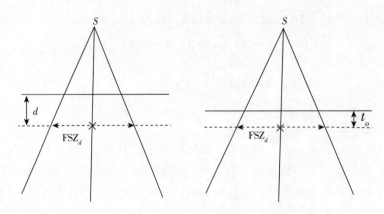

图 5-1-17 TPR 和 TMR 定义示意图

$\dot{D}_m$ 为空间同一位置最大剂量深度处的剂量率。由式（5-1-33）、式（5-1-34）可以看出，TMR 是 TPR 的一个特殊情况。对相同 X(γ)射线的能量，因为 d_{max} 通常随射野增大而减小，随源皮距增大而增大，故 d_{max} 应取最小射野和最长源皮距时的值。

式（5-1-34）定义的 TMR 称为组织最大剂量比，构成 TMR 的散射线剂量随射野增大而增加，这只是由于模体的散射，而与准直器的散射无关，因此零野的 TMR（d，0）代表了有效原射线剂量。

TMR 与百分深度剂量的关系可用下式表示：

$$\text{TMR}(d, \text{FSZ}_d) = \text{PDD}(d, \text{FSZ}, f) \times \left(\frac{f+d}{f+d_m}\right)^2 \times \left(\frac{S_p(\text{FSZ}_m)}{S_p(\text{FSZ}_d)}\right) \quad \text{（公式 5-1-35）}$$

其中，f=SSD，$\text{FSD}_d = \text{FSZ} \times \left(\frac{f+d}{f}\right)$，$\text{FDZ}_m = \text{FSZ} \times \left(\frac{f+d_m}{f}\right)$

对 ^{60}Co γ 射线，因组织空气比有标准数据，可用式（5-1-36）将 TAR 转换成 TMR 值：

$$\text{TMR}(d, \text{FSZ}_d) = \frac{\text{TAR}(d, \text{FSZ}_d)}{\text{BSF}(\text{FSZ}_d)} \quad \text{（公式 5-1-36）}$$

（二）散射最大剂量比

散射最大剂量比（scatter maximum ratio，SMR）：模体中射野中心轴上任意一点的散射线剂量率与空间同一点模体中射野中心轴上最大剂量点处有效原射线剂量率之比。它用来计算模体内的散射剂量，所以需要把来自准直器的散射成分区分开来。由下式计算：

$$\text{SMR}(d, \text{FSZ}_d) = \text{TMR}(d, \text{FSZ}_d) \times \left(\frac{S_p(\text{FSZ}_d)}{S_p(0)}\right) - \text{TMR}(d, 0) \quad \text{（公式 5-1-37）}$$

根据散射最大剂量比和散射空气比的定义，对 ^{60}Co γ 射线，SMR 值与 SAR 值相等。但对高能 X 射线，SMR 值必须按式（5-1-37）计算。因在最大剂量点处 TMR 值等于 1，SMR 在该点的值为：

$$SMR\ (d_m,\ FSZ_m) = \frac{S_p\ (FSZ_m)}{S_p\ (0)} - 1 \qquad （公式 5-1-38）$$

七、等剂量曲线与射野离轴比

在临床治疗中，需要了解模体中射野中心轴以外诸点的剂量。将模体中百分深度剂量相同的点连接起来，即成等剂量曲线。它与中心轴深度量相比反映出线束离轴方向上的剂量变化，其通常按 10% 等剂量间隔绘制成曲线，且归一于线束中心轴上的最大剂量点。

（一）等剂量曲线

图 5-1-18 为 ^{60}Co γ 射线固定源皮距（SSD）和等中心（SAD）照射时平野的等剂量曲线。其有以下特点：①同一深度处，射野中心轴上的剂量最高，向射野边缘剂量逐渐减少。在加速器中，为了使在较大深度处剂量分布较平坦，均整器设计有意使其剂量分布在靠近模体表面处，中心轴两侧的剂量分布偏高一些。②在射野边缘附近（半影区），剂量随离轴距离增加逐渐减少。一方面由几何半影、准直器漏射引起，另一方面由侧向散射的减弱引起。由几何半影、准直器漏射和侧向散射引起的射野边缘的剂量渐变区称为物理半影，通常用 80% 和 20% 等剂量线间的侧向距离表示物理半影的大小，一般 5 ~ 10mm。③射野几何边缘以外的半影区的剂量主要由模体的侧向散射、准直器的漏射线和散射线造成。④准直范围外较远处的剂量由机头漏射线引起。

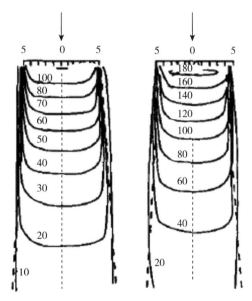

图 5-1-18 ^{60}Co γ 射线 SSD 与 SAD 照射等剂量曲线

图 5-1-19 示出 10cm 深度处 ^{60}Co γ 射线 10cm × 10cm 射野的离轴剂量分布。虚线是以 50% 等剂量标定的灯光（几何）野的边缘。

1. 能量对等剂量分布的影响 射线能量不仅影响百分深度剂量的大小，而且影响等剂量分布的形状和物理半影的宽度。图 5-1-20 给出了 3 种不同能量射线的等剂量曲线，可以看出等剂量分布曲线具有下述特点：

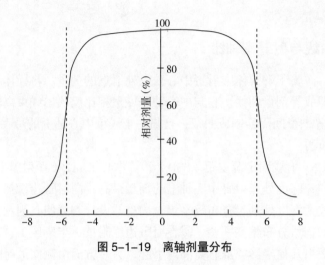

图 5-1-19 离轴剂量分布

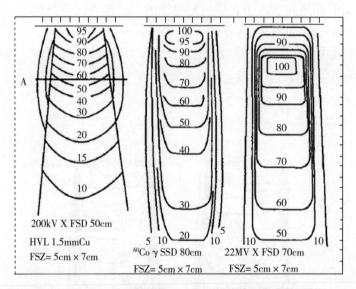

图 5-1-20 3 种不同能量 X（γ）射线等剂量曲线比较

（1）三组曲线在线束边缘很不相同。200kV X 射线的曲线，在线束边缘突然中断。^{60}Co γ 射线及高能 X 射线穿透力比较强，单一准直器无法吸收掉全部射线，总有一部分穿过准直器边缘。低能 X 射线恰恰相反，造成边缘剂量不连续现象。

（2）200kV X 射线的边缘散射多，并明显随射野增大，^{60}Co γ 射线及高能 X 射线缘散射少，并随射野增大不明显。

（3）随着能量升高，射野中心部分等剂量曲线由弯曲（200kV X 射线）逐渐平直（如同高能 X 射线），这主要是由于高能 X 射线的散射线主要向前，而低能 X 射线的散射线各方向都有。

2. 源皮距和放射源大小对 ^{60}Co γ 射线剂量分布的影响　图 5-1-21 给出 4 种不同类型

^{60}Co γ 治疗机的剂量分布，说明各种源皮距、皮肤至准直器间距离及放射源大小的配合对半影的影响作用。

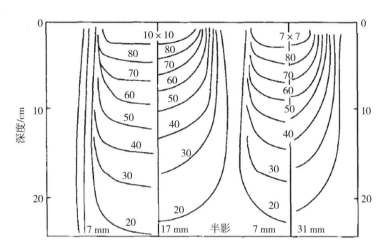

图 5-1-21　具有不同半影的 ^{60}Co 治疗机的等剂量曲线

半影越大，线束边缘等剂量曲线的弯曲越明显，对 31mm 半影的 ^{60}Co 治疗机，外侧的剂量降落区很宽，所以线束边缘非常不清晰，失去了 ^{60}Co γ 射线原有的优点。加速器产生的高能 X 射线，由于靶体积很小，几何半影几乎为零，准直器采用圆形运动方式，也不存在穿透半影，但因准直器的漏射和少量的侧向散射及模体散射，仍然有物理半影。

3. 射野平坦度和对称性　射野平坦度和对称性是描述射野剂量分布特性的一个重要指标。射野平坦度通常定义为在等中心（位于 10cm 模体深度处）或标称源皮距下 10cm 模体深度处，最大射野 L 的 80% 宽度内（图 5-1-22）最大、最小剂量偏离中心轴剂量的相对百分数 m。射野平坦度应小于 ±3%。为得到 10cm 深度处好的射野平坦度，在均整器设计和调整时，必须在近模体表面（d < 10cm）深度处射野中心轴两侧有剂量"隆起"现象，但最大偏离不能超过 7%。在 80% 射野宽度范围内，取偏离中心轴对称的两点的剂量率的差值与中心轴上剂量率的比值的百分数称为射野的对称性（图 5-1-23），其大小亦应不超过 ±3%。

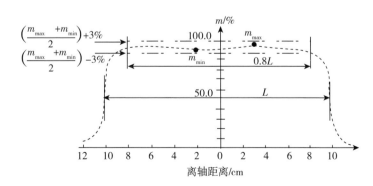

图 5-1-22　射野平坦度定义示意图

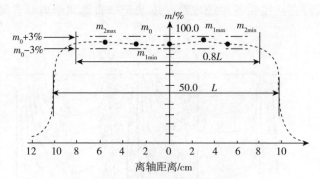

图 5-1-23 射野对称性定义示意图

如果在空气中测量，测量时电离室必须附加剂量建成平衡帽，在等中心处的测量结果即为模体最大剂量深度处的原射线离轴比。

（二）射野离轴比

射野离轴比（offset-axis ratio，OAR）是射野等剂量曲线分布的另一种表示方法。图 5-1-24 所示，射野中心轴平面内任意一点的剂量率$\dot{D}$（x, y, d）可表示为同深度处射野中心轴上剂量率$\dot{D}$（0, 0, d）与偏离中心轴剂量率偏离值 R（x, y, d）的乘积：

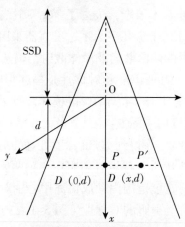

图 5-1-24 射野坐标系

$$\dot{D}（x, y, d）=\dot{D}（0, 0, d）\times R（x, y, d） \qquad （公式 5-1-39）$$

式中，$\dot{D}$（0, 0, d）为射野中心轴上 d 深度处的剂量率，R（x, y, d）称为离轴比（OAR），定义为射野中相同深度平面上任意一点（x, y, d）处的剂量率$\dot{D}$（x, y, d）与同一深度处中心轴上的剂量率$\dot{D}$（0, 0, d）之比：

$$OAR（x, y, d）=R（x, y, d）=\frac{\dot{D}（x, y, d）}{\dot{D}（0, 0, d）} \qquad （公式 5-1-40）$$

OAR（x, y, d）的大小反映了与射野中心轴垂直的射野截面内的剂量分布的情况（图 5-1-25）。源到准直器距离、准直器设计、加速器束流均整器的设计、放射源的大小等对离轴比值的影响很大。因半影大小的不同，造成射野截面的剂量分布有较大差别（图 5-1-26）。^{60}Co γ 射线束的离轴比值和加速器 X 射线束在较大深度处的离轴比值均小于或等于 1，并随离轴距离增加而减少。加速器中因有束流均整器，造成射野中心处射线质较硬，边缘处射线质较软。为了弥补射野边缘因射线能量较低造成的较大深度处的射线强度的较大衰减，在均整器设计中有意将空气中或近模体表面处的线束中心轴周围的离轴比提高，使其大于 1，变成喇叭筒形分布。因此在计算离轴比时，要考虑束流截面内的射线质的变化。

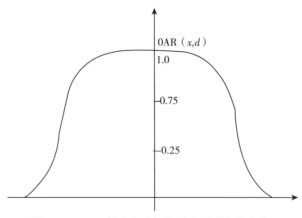

图 5-1-25　x 轴方向离轴比随离轴距离的变化

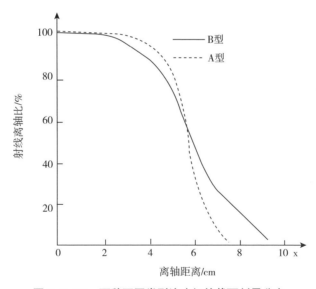

图 5-1-26　两种不同类型治疗机的截面剂量分布

　　射野离轴比虽然有不同的数学模型可以计算，但至少必须对特殊深度处，如最大剂量点深度或 10cm 深度处离轴比进行具体测量，大多数治疗计划系统要求在不同深度处测量 OAR，间隔 5 ～ 10cm 进行一次测量。设深度 d 处沿准直器 x、y 方向测得的离轴比值分别为 OAR（x, 0, d）、OAR（0, y, d），则式（5-1-40）定义的深度 d 处射野截面内任意一点（x, y, d）的离轴比值可表示为 x, y 方向离轴比值的乘积：

$$OAR（x，y，d）=OAR（x，0，d）\times OAR（0，y，d） \qquad （公式 5-1-41）$$

Chui 等提出射野内任意一点的离轴比值，可表示为原射线的离轴比值（POAR）和射野边界因子（BF）的乘积。如图 5-1-27 所示，原射线离轴比定义为射线束垂直照射水模体时，离轴点的原射线剂量率与同深度线束中心轴上相应点的原射线剂量率之比，是离轴点在等中心平面内的相应坐标位置（x，y）和深度 d 的函数。POAR 值的大小，只依赖于离轴距离和模体深度，与射野形状、大小无关。实际工作中，沿最大射野的对角线方向不同深度处进行测量，取其 90% 射野范围内的值为 POAR，然后外推到无限大射野。因为临床上常用的射野都比最大射野的对角线方向的 90% 小，这种外推引起的误差可忽略；即使使用最大射野，这种外推误差亦会被射野 BF 的反向误差抵消。射野 BF 反映射野边缘附近射野剂量截面分布情况，它定义为射野内一点的 OAR 与无限大射野内同一点的 OAR 之比，它是距射野边缘距离、深度、射野大小和形状的函数。实验证明，BF 随深度变化较小，因此对每个射野只需要测量几个深度的 BF，就能保证计算精度。

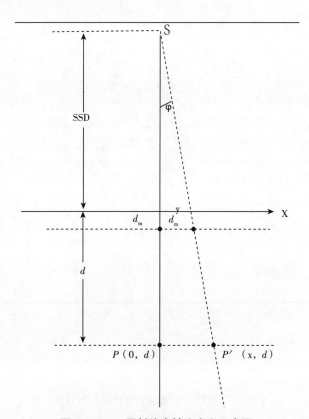

图 5-1-27　原射线离轴比定义示意图

八、组织等效材料

X（γ）射线、电子束及其他重粒子入射到人体时，与人体组织相互作用后，发生散射和吸收，能量和强度逐渐损失。对这些变化的研究，必须使用人体组织替代材料构成的模型代替人体，简称模体。

ICRU44 号报告中建议使用组织替代材料一词，定义是"模拟人体组织与射线相互作用的材料"。替代材料必须具有与被模拟的组织（人体）与射线相互作用相同的有关的物理特性，如原子序数、电子密度、质量密度甚至化学成分等。

为了更逼真地模拟人体中的剂量分布，国内外生产辐射材料的厂家还生产了人体非均质模体，用于仿真测量。人形模体的骨、肺、软组织和气腔与标准人体十分相似，整个模体又被切割成若干层面，每个层面又按要求阵列打了许多圆柱孔，可放置热释光片做体内测量；层面间还可夹持慢感光胶片做胶片剂量测量。

（一）组织替代材料

组织替代材料的选择应考虑被替代组织的化学组成和辐射场的特点。常用某一种材料，它的主要成分能够近似模拟被替代组织与射线的相互作用。对 X（γ）射线，如果某种材料的总线性（或总质量）衰减系数与被替代组织完全相同，则等厚度的该种材料和被替代组织将使 X（γ）射线衰减到相同的程度，则此种材料为被替代组织的 X（γ）射线替代材料。因在不同 X（γ）射线能量段，其作用方式不相同，材料的原子序数 Z 和电子密度对其替代性有较大的影响。对电子束，如果等厚度的替代材料和被替代组织对电子束的吸收与散射相同的话，则它们的总线性（或总质量）阻止本领和总线性（或质量）角散射本领一定完全相同。一般情况下适合 X（γ）射线的组织替代材料一定是电子束的组织替代材料。对中子束，因其主要与组织中的元素的原子核发生作用，替代材料的元素构成必须与被替代组织的相同，而且，它们的 H、C、N、O 的质量相对份数完全相等，这样才能保证替代材料与被替代组织对中子的吸收与散射相等。对重离子，因其与组织的相互作用主要是电子碰撞，所以以线性碰撞本领是选择组织替代材料的首要条件。但对 π− 介子，除考虑线性碰撞本领外，还应考虑被替代组织及组织替代材料的分子结构。

为了保证等体积的组织替代材料和被替代组织的质量相等，两者的质量密度即物理密度必须近似相等。

人体组织特别是软组织中含有大量的水，使得水对 X（γ）射线、电子束的散射和吸收几乎与软组织和肌肉近似；水不仅在世界各地都能得到，而且各地水的辐射作用几乎不变，因此水是最易得到的、最廉价的组织替代材料。但水模也有缺点，如用电离室等做测量探头时，必须加防水措施，使测量免受影响。近年来发展了干水（固体水）、等效组织胶体和其他组织替代材料，表 5-1-4 列出了人体组织和目前临床上常用的组织替代材料的有关物理参数。目前的组织替代材料中，有机玻璃和聚苯乙烯最为常用。虽然它们的质量密度因其来源不同而有些差别（有机玻璃差别较大），但是其原子组成和每克电子数基本相同，保证了高能 X（γ）射线和电子束的剂量学特性。

（二）组织替代材料间的转换

上述组织替代材料作为水的替代材料的效果，决定于被测射线与模体材料的相互作用。对中高能 X（γ）射线，康普顿效应为主要形式。当两种模体材料的组织电子密度相等时，则认为它们之间彼此等效。对水的等效厚度 $T_水$ 为：

$$T_水 = T_{模体} \times \rho_{模体} \times (Z/A)_{模体} / (Z/A)_水 \qquad （公式 5-1-42）$$

式中，$T_水$ 为模体的等效水厚度（cm）；$\rho_{模体}$ 为材料的物理密度，单位为 $g \cdot cm^{-3}$；Z 为材料的原子序数；A 为材料的原子量。

对低能 X 射线，光电效应占主要，两种模体材料通过下式等效：

$$T_水 = T_{模体} \times \rho_{模体} \times \left(Z_{模体,有效} / Z_{水,有效} \right)^3 \qquad （公式 5-1-43）$$

式中，$Z_{模体,有效} = \left[\sum_i \left(n_i / n_0 \right) \times Z_i^3 \right]^{1/3}$，为模体材料的有效原子序数；$n_i$ 为组织模体材料的第 i 种元素的电子数；n_0 为模体材料的总电子数。

对于高能 X 射线，电子对效应占主要，两种模体材料通过下式等效：

$$T_水 = T_{模体} \times \rho_{模体} \times \left(Z_{模体,有效} / Z_{水,有效} \right) \qquad （公式 5-1-44）$$

对电子束，模体材料是通过模体中电子注量进行等效：

$$T_水 = T_{模体} \times \rho_{模体} \times \left(R_0 \right)_{模体} / \left(R_0 \right)_水 \qquad （公式 5-1-45a）$$

表 5-1-4　人体组织及常用组织替代材料的物理参数

材料	化学成分		质量密度（$g \cdot cm^{-3}$）	电子密度（电子数·$cm^{-3} \cdot 10^{23}$）	有效原子序数（光电效应）
肌肉	H（0.102），C（0.123），N（0.035）O（0.729），Na（0.0008），Mg（0.0002）P（0.002），S（0.005），K（0.003）Ca（0.000 07）		1.040	3.44	7.64
脂肪	H（0.112），C（0.573），N（0.011）O（0.303），S（0.000 06）		0.916	3.06	6.46
骨	H（0.064），C（0.278），N（0.027）O（0.410），Mg（0.002），P（0.070）S（0.002），Ca（0.147）		1.650	5.26	12.31
空气	N（0.755），O（0.232），A（0.013）		1.293×10^{-3}	3.89×10^{-3}	7.78
水	H_2O		1.00	3.34	7.42
聚苯乙烯	$\left(C_8H_8 \right)_n$		$1.03 \sim 1.05$	$3.34 \sim 3.40$	5.69
有机玻璃	$\left(C_5O_2H_8 \right)_n$		$1.16 \sim 1.20$	$3.76 \sim 3.89$	6.48
聚乙烯	$\left(CH_2 \right)_n$		0.92	3.16	6.16
石蜡	C_nH_{2n+2}		$0.87 \sim 0.93$	$3.00 \sim 3.21$	5.42
MIXD	石蜡	60.8%	0.99	3.37	7.05
	聚乙烯	30.4%			
	氧化镁	6.4%			
	二氧化钛	2.4%			
M3	石蜡	70%	1.05	3.51	7.35
	氧化镁	29.06%			
	碳酸钙	0.94%			

或 $T_{水}=T_{模体} \times C_{pl}$ （公式 5–1–45b）

式中，$(R_0)_{模体}$，$(R_0)_{水}$ 分别为电子束在两种材料中的连续慢化近似射程，它随着电子束能量而变化，对有机玻璃和聚苯乙烯的 $(R_0)_{模体} / (R_0)_{水}$ 的值分别为 1.123 和 0.981（IAEA 技术丛书第 277 号报告）；C_{pl} 为模体材料中电子射程或深度转换为水材料中的射程或深度的比例系数（IAEA 技术丛书第 381 号报告），它相当于 AAPMTG–25 有效密度。

（三）模体

由组织替代材料组成的模体是用于模拟各种射线在人体组织或器官中因散射和吸收所引起的变化，即模拟射线与人体组织或器官的相互作用的物理过程。ICRU 第 23 号、第 24 号、第 30 号报告中对各种模体做了分类和定义：

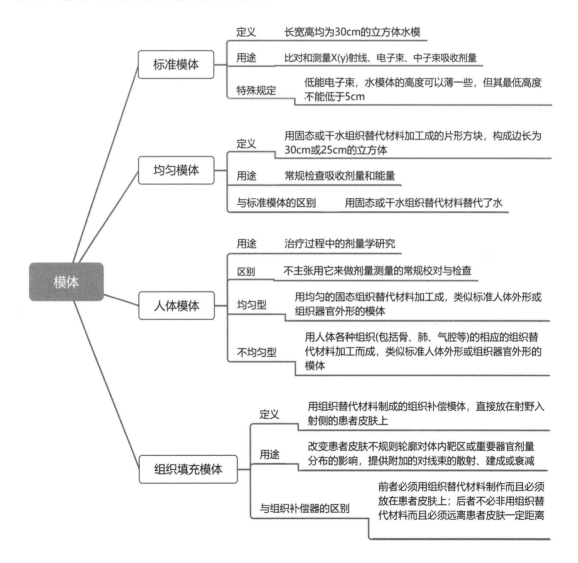

（四）剂量准确性要求

用组织替代材料或水替代材料构成的模体，用于剂量的比对和测量中，它对吸收剂量测量精度的影响，不能超过标准水模体测量值的1%。如果超过1%，则应改用较好的材料，或用下述方法进行修正。对 X（γ）射线，校正系数（C_F）为：

$$C_F = e^{\bar{\mu}(d-d')} \qquad （公式 5-1-46）$$

式中，d 为替代材料的厚度；d' 为等效水厚；$\bar{\mu}$ 为替代材料的射线的有效线性衰减系数。

对电子束，两种模体中射野中心轴上百分深度剂量（PDD）相同时的深度比为：

$$Z_m（PDD）/Z_w（PDD）=（r_0/\rho）_m /（r_0/\rho）_w \qquad （公式 5-1-47）$$

式中，r_0 为电子束的连续慢化近似射程；ρ 为组织替代材料的物理密度；Z 为深度。对中子和其他粒子亦应作相应的修正。

九、人体曲面修正

目前几乎所有临床数据（PDD，OAR等）都是由水中测量得到，或由这些数据计算得到（如TMR），但人体外形不可能平整，内部密度分布也不可能均匀，在计算人体内部剂量分布时必须考虑这些差别，以保证剂量计算的准确性。本节讨论曲面体表对剂量的影响。

（一）均匀模体和人体之间的差别

前面的讨论均为均匀模体中的剂量分布，但均匀模体和标准水模体与实际人体存在下面几个差别：①形状和大小与实际病体有差别。将在模体中测量的数据或计算的数据应用到具体患者时，应该做校正工作。②模体的组织替代材料的成分、密度与实际病体存在差别。人体主要由肌肉、脂肪、骨（海绵状骨和致密骨）、气腔（如气管、喉、上颌窦腔等）及肺组织等组成，而均匀模体只模拟人体的肌肉软组织。因此，将模体中获得的剂量分布用到实际人体时，对不同的组织要做不同的校正。实验测量结果表明（表5-1-4），脂肪组织的密度为 $0.916\mathrm{g \cdot cm^{-3}}$，近似于软组织，有效原子序数依据不同的射线能量而不同，光电效应时等于6.46，电子对效应时为5.2，而肌肉组织为7.64。从密度、原子序数看，脂肪与软组织有差别，但差别不是太大，临床使用时，认为两者相似一般不做校正。

（二）人体曲面的校正

目前有3种方法进行人体曲面的校正。

1.组织空气比或组织最大剂量比方法　校正系数 C_F 为：

$$C_F = \frac{TAR（d-h，FSZ_d）}{TAR（d，FSZ_d）} \qquad （公式 5-1-48）$$

式中，FSZ_d 为深度 d 处（图5-1-28）B 点的射野面积；h 为曲面最高点到最低点的距离。

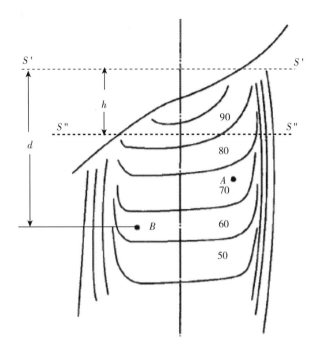

图 5-1-28　人体曲面校正曲线

2. 有效源皮距方法

$$\text{PDD}'_B = \text{PDD}_B \times \left(\frac{f + d_\text{m}}{f + h + d_\text{m}} \right)^2 \qquad （公式 5-1-49）$$

式中，PDD'_B 为假设源皮距 $f = 80\text{cm}$ 取在是 $S'' S''$ 平面时的百分深度剂量。同样，PDD_B 为取在 $S'S'$ 平面时的百分深度剂量。

3. 同等剂量曲线移动法　由于深度 h 处的空气代替了组织，致使 B 点剂量升高，即同等剂量曲线下移，下移距离 t 等于：

$$t = K \times h \qquad （公式 5-1-50）$$

式中，K 为移动系数，具体数值列于表 5-1-5。

表 5-1-5　不同能量射线的移动系数

射线能量	K 值
150kV ～ 1MV X 射线	0.8
1 ～ 5MV X 射线（包括 ^{137}Cs，$^{60}\text{Co} \gamma$ 射线）	0.7
5 ～ 15MV X 射线	0.6
15 ～ 30MV X 射线	0.5
大于 30MV X 射线	0.4

十、不均匀组织（骨、肺）校正

组织不均匀性对剂量分布的影响可以归结为两类：①改变了原射线的吸收和散射线的分布；②改变了次级电子的注量分布。它们对剂量影响的相对重要性取决于吸收剂量计算点所在位置的情况。位于不均匀组织后方的点，所受影响主要是原射线的衰减的改变；位于不均匀组织附近的点，散射线的改变是主要的影响；位于不均匀组织中及组织界面处，次级电子注量的改变是主要的。

对高能 X（γ）射线，因康普顿效应占主要，射线在介质中的衰减主要依赖于介质的电子密度，可用有效深度计算射线穿透介质时的衰减的变化。在组织界面处，情况比较复杂，例如在低密度组织或气腔边界处，电子平衡可能丢失。对低能射线、深部 X 射线，骨吸收影响较大，由于此能量段的光电效应引起次级电子注量的增加，骨组织内或邻近区域，骨吸收剂量可能是相应软组织的几倍。

（一）射线衰减和散射的修正

1. 组织空气比或组织最大剂量比法　骨、肺组织对剂量分布的影响，在康普顿作用占主要的能量段，主要由密度引起，而骨、肺组织密度的具体数值因人而异，一般人的肺密度在 $0.26 \sim 0.4\text{g/cm}^3$。对具体的患者除用 CT 机测量外，一般很难求得实际的肺密度值，通常取 $\rho=0.3\text{g/cm}^3$。

如图 5-1-29，肺后组织一点 P 的实际量，由于肺组织的存在，比计算的量高，校正因子 C_F 为：

$$C_F = \frac{\text{TAR}\,(d',\ \text{FSZ}_d)}{\text{TAR}\,(d,\ \text{FSZ}_d)} \qquad （公式 5-1-51）$$

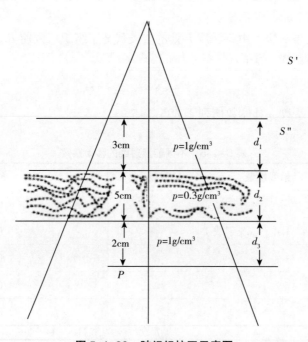

图 5-1-29　肺组织校正示意图

式中，d' 为等效的软组织厚度。d' =3+5×0.3+2=6.5cm，d=3+3+2=10cm，代入式（5-1-51）得：

$$C_F = \frac{TAR（6.5，10）}{TAR（10，10）} = \frac{0.836}{0.700} = 1.19$$

即由于5cm的肺组织的存在，造成 P 点剂量升高19%。

2.有效衰减因子法　此法与组织空气比法相似，将肺组织厚度用等效软组织代替，C_F 为：

$$C_F = e^{\bar{\mu}(d-d')} \qquad （公式5-1-52）$$

式中，$\bar{\mu}$ 为使用射线的平均线性衰减因子，其值大小列于表5-1-6中。

3.同等剂量曲线移动法　由于不均匀组织的存在，致使剂量曲线上移或下移，其移动距离为 $t=N×$ 不均匀组织厚度。对不同组织，N 值列于表5-1-7，正号表示曲线上移，负号表示曲线下移。仍为前例，肺组织造成曲线下移，距离为 $t=N×d_2=-0.4×5=-2.0cm$。

表5-1-6　各种射线的 $\bar{\mu}$ 值

射线能量	$\bar{\mu}$ 值（1/cm）
^{137}Cs γ 射线	0.060
^{60}Co γ 射线	0.050
4MV X 射线	0.050
22MV X 射线	0.025

表5-1-7　不同组织的 N 值

不均匀组织	N 值
气腔	−0.6
肺	−0.4
硬质骨	0.5
海绵骨	0.25

4.组织空气比指数校正法（电子密度法）　见式（5-1-53）。

$$C_F = \left(\frac{TAR（d_2+d_3，FSZ_d）}{TAR（d_3，FSZ_d）} \right)^{\rho_0-1} \qquad （公式5-1-53）$$

式中，ρ_0 为不均匀组织相对于水的电子密度，称为相对电子密度，等于单位体积中不均匀组织中的电子数与水中电子数之比。对于肺组织，ρ_0=0.3；对于脂肪组织，ρ_0=0.92；对于骨组织，ρ_0=1.2～1.8。将前例条件代入公式5-1-53得：

$$C_F = \left(\frac{\text{TAR}(7, 10)}{\text{TAR}(2, 10)} \right)^{0.3-1} = \left(\frac{0.817}{0.992} \right)^{-0.7} = 1.145 \qquad （公式 5-1-54）$$

上述 4 种校正方法比较精确，但对临床医师来说，难免有些困难，建议使用表 5-1-8 来做校正因子，而肺厚度的变化对肺剂量的影响见图 5-1-30。

表 5-1-8　不同射线能量的肺组织校正因子

射线能量	校正因子 /cm 肺
深部 X 射线	+10%
^{60}Co γ 射线	+5%
4MV X 射线	+4%
10MV X 射线	+3%
20MV X 射线	+2%

（二）不均匀组织中的吸收剂量

1. 骨组织　在电子平衡条件下，不同密度的两种组织中的吸收剂量比决定于射线在这两组织中的质能吸收系数之比。因为伦琴拉德转换系数 f 或 rad/R 正比于组织对空气的质能吸收系数比，因此密度不同的两种组织（如骨对肌肉）中吸收剂量比为：

$$\frac{D_{骨}}{D_{肌肉}} = \frac{f_{骨}}{f_{肌肉}} = \frac{(\mu_{en}/\rho)_{骨}}{(\mu_{en}/\rho)_{组织}} \qquad （公式 5-1-55）$$

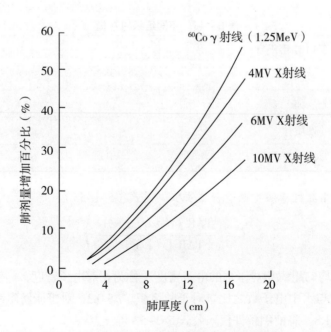

图 5-1-30　肺厚度的变化对肺剂量增加的影响

对深部 X 射线，骨吸收剂量较多而使射线衰减。^{60}Co γ 射线能量较高，康普顿效应占主要作用，骨吸收情况基本和软组织相似，对骨影响较小。高能 X 射线时，这种影响基本可以忽略。

2. 肺组织　肺组织中的剂量主要受肺密度的影响，造成肺中和肺后组织剂量的增加，图 5-1-30 给出了 10cm×10cm 射野不同能量射线肺中剂量增加的百分数随肺厚度的变化。但在较大块肺组织后界面软组织处，由于次级电子数减少，软组织吸收的剂量比用穿射衰减计算的剂量要低。

3. 气腔　气腔对高能射线剂量的影响，一方面由于在界面缺乏电子平衡，使得位于气腔前、后壁的组织的吸收剂量略有减少，特别是较大气腔（4cm 深）后的软组织界面处，由于建成效应，^{60}Co 小野（4cm×4cm）照射时，剂量减低约 10%；另一方面，由于气腔的存在造成原射线衰减的减弱及左右腔壁的散射线的存在，致使前、后壁剂量增加。两种效应的综合结果，当射野相对气腔截面足够大时，气腔的存在不至于造成腔壁表面剂量低于无气腔时腔壁处剂量。

（三）组织补偿

实际工作中，除做校正外还应该进行组织补偿，以得到比较好的剂量分布。从图 5-1-31 可以看出，前野垂直照射颈段食管，由于皮肤表面的弯曲，经曲面校正以后，剂量在食管区或脊髓区分布得很不均匀。为改善这种分布，需要外加组织补偿器，以使剂量分布均匀。

1. 组织填充物　对 200～400kV 的 X 射线，最大剂量点就在皮肤上，可以直接将组织填充物放在患者皮肤表面上 [图 5-1-31（b）]。其填充物材料可以是薄膜塑料水袋、小米袋、石蜡等组织替代材料，现在有很好的固体水、不同厚度的人体补垫等材料。对 ^{60}Co γ 射线、高能 X 射线等，填充物必须远离皮肤，以保护射线的建成效应 [图 5-1-31（c，d）]。如果组织填充物用于修正剂量建成目的时，使用高能 X 射线时，填充物必须放在皮肤表面，而不能离开皮肤。

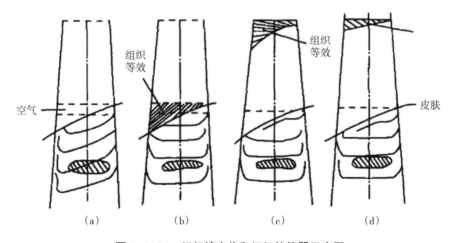

图 5-1-31　组织填充物和组织补偿器示意图
（a）无填充；（b）组织填充物；（c）组织补偿器；（d）高密度材料

2. 组织补偿器　为使用方便，通常组织补偿器的材料不用组织替代材料，而使用金属如铜、铝、铅等来代替，其形状和大小对射线的作用应与被替代的组织填充物等效。补偿器有以下几个作用：①可修正射线束的倾斜；②修正身体表面的弯曲；③修正组织不均匀性的影响；④对不规则射野，通过补偿器改善剂量分布等。补偿器的设计可以适合上述功能的任意一个或几个或全部。从某个意义上来说，楔形滤过板是一种特殊用途的一维补偿滤过板，即可以用楔形滤过板的原理、步骤来制作补偿器。

十一、楔形野剂量学

为适应临床治疗的需要，通常在射线束的途径上加特殊滤过器或吸收挡块，对线束进行修整，以获得特定的剂量分布，楔形滤过板（简称楔形板）是最常用的一种滤过器。楔形板通常是用高密度材料如铜或铅做成的楔形挡块 [图 5-1-32（a）]。σ 为楔形板的楔角，它和下述的楔形角 α 有一定的比例关系，但不等于 α。W 为楔形板的板宽，L 为楔形板的板长。楔形板连同固定托架通常放在准直器上侧近源位置，必须保证楔形板离开模体表面或人体皮肤至少 15cm，避免增加高能 X（γ）射线的皮肤剂量。

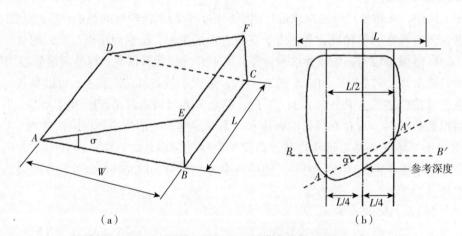

图 5-1-32　楔形板及楔形角定义示意图
（a）楔形板示意图　（b）楔形角定义示意图

（一）楔形野等剂量分布与楔形角

原则上，从能量为 250kV 的 X 射线、^{60}Co γ 射线和高能加速器 X 射线，都可以用楔形板来修正其剂量分布。目前几乎所有的 ^{60}Co 治疗机、加速器都带有各种规格的楔形滤过板，按 ICRU 统一规定，楔形板对平野剂量分布的修正作用，用楔形角 α 表示 [图 5-1-32（b）]，楔形角应定义在某一参考深度。当具有一定能量的 X（γ）射线入射人体后，随深度的增加，起均化作用的散射愈来愈多再加上穿过楔形板后能量的变化，使得楔形的等剂量曲线不可能彼此平行，即楔形角 α 随深度增加愈来愈小。入射线能量越高，α 随深度变化越小（图 5-1-33）；入射能量越低，α 随深度变化越大（图 5-1-34）。定义的楔形角在临床上应该具有一定的使用意义，即应选取适当的深度作为参考深度，ICRU 第 24 号报告中建议用 10cm 作为楔形角的定义深度，按照 IEC976Z 标准 [图 5-1-32（b）]，在 10cm 参考深度处的某一条等剂量线与 1/2 射野宽的交点连线 AA′ 与通过射野中心轴垂直 BB′ 的夹角定义为楔形角 α。传统用的楔形板角度一般为 15°、30°、45°、60°。随着楔形板用途的拓展，希望能有楔形角可变的楔形板，一楔多用楔形板和动态楔形板就是为此而设计的。

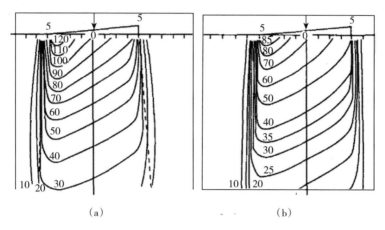

图 5-1-33　楔形角等剂量分布
（a）剂量归一到楔形野中心轴上最大剂量点处；（b）剂量归一到不加楔形板时射野中心轴最大剂量点处

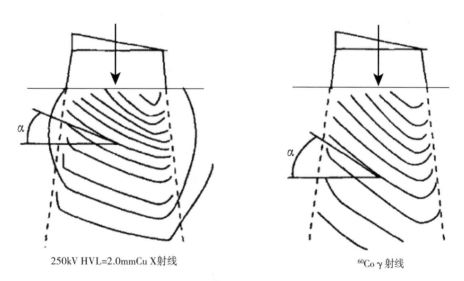

250kV HVL=2.0mmCu X射线　　　　　　　　　^{60}Co γ 射线

图 5-1-34　X 射线与 ^{60}Co γ 射线楔形野等剂量曲线

（二）楔形因子

楔形板不仅改变了平野的剂量分布，也使射野的输出剂量率减少。楔形因子（F_w）定义为加和不加楔形板时射野中心轴上某一点剂量率之比：

$$F_w = \frac{\dot{D}_{dw}}{\dot{D}_d}$$

（公式 5-1-56）

楔形因子一般用测量方法求得，测量深度随所使用的射线的能量不同而不同，但建

议取楔形角 α 定义的参考深度，即 $d=10cm$。楔形板的存在对射线束能量影响的程度依入射线能量的不同而不同，低能 X 射线，加入楔形板后使其射线质变硬；^{60}Co γ 射线因是单能，不受影响，加入楔形板之后，射野的有关参数如反散因子、百分深度剂量、组织空气比、组织最大剂量比等仍与平野的相同；同时楔形因子也不随射野中心轴的深度改变。如图 5-1-33（b）所示，楔形因子可以乘入等剂量曲线中去，即当剂量分布归一到平野的最大剂量点处剂量时，该点的百分深度剂量（PDD$_{max}$=72%）即为楔形因子。因此，当用图 5-1-33（b）的剂量分布作为治疗计划时，不能再用楔形因子，而只有当图 5-1-33（a）的剂量分布时才考虑楔形因子。

楔形因子必须对所使用的射野及其相应的楔形系统进行测量。一般根据射野百分深度剂量表作相应的测量。对图 5-1-35（a）所示的系统，楔形板的尖端总是与射野边缘对齐，线束中心轴通过楔形板的厚度随射野宽度变化，楔形因子随之改变，对图 5-1-35（b）所示的系统因线束中心轴总是通过楔形板中心，不论射野大小，其通过楔形板的厚度不变，楔形因子不变。图 5-1-35（a）所示的系统一般称为射野依赖系统，主要用在 ^{60}Co 治疗机上，以节省照射时间；图 5-1-35（b）所示的系统一般称为通用系统，主要用在直线加速器上，因为加速器的输出剂量率较高。加上楔形板以后，虽然对射野的百分深度剂量、组织空气比和组织最大剂量比的影响较小，当为了便于剂量计算，有必要定义一个楔形野的百分深度剂量。它定义为模体中楔形野中心轴上某一深度处的吸收剂量率 $\dot{D}_{dW}$ 与某一固定参考点处吸收剂量率之比。固定参考点仍选为无楔形板时同样大小的照射野在最大剂量深度处吸收剂量率 $\dot{D}_m$。

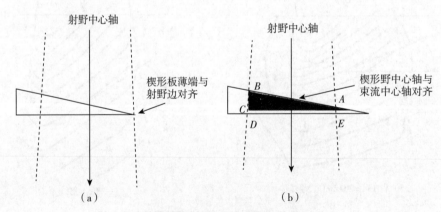

图 5-1-35　两种楔形方式示意图
（a）射野依赖系统；（b）通用系统

根据定义，楔形板的百分深度剂量 PDD$_W$ 为：

$$\text{PDD}_W = \frac{\dot{D}_{dW}}{\dot{D}_m} = \frac{\dot{D}_d \times F_W}{\dot{D}_m} = \frac{\dot{D}_d}{\dot{D}_m} \times F_W = \text{PPD}_{平} \times F_W \qquad （公式 5-1-57）$$

即楔形野百分深度剂量等于相同大小射野的不加楔形板时平野的百分深度剂量（PDD$_{平}$）与楔形因子（F_W）的乘积。

（三）一楔合成

现代新型直线加速器上均装有一楔合成楔形板。所谓一楔合成，就是将一个楔形角较大如楔形角等于60°的楔形板作为主楔形板，按一定的剂量比例与平野轮流照射，合成0°～60°任意楔形角的楔形板。设主楔形板的楔形角为α_n（$\alpha_n=60°$），合成后的楔形角为α，两者的关系为：

$$tg\alpha = K \times tg\alpha_n \qquad \text{（公式 5-1-58）}$$

式中，K为平野和α_n主楔形野的肿瘤剂量配比，即：

$$K = \frac{D_{\alpha_n}}{D_{\alpha_n} + D_{\text{平}}} \qquad \text{（公式 5-1-59）}$$

式中，D_{α_n}为主楔形野给予肿瘤的剂量；$D_{\text{平}}$为平野给予肿瘤的剂量。设主楔形野的楔形因子为$F_{W\alpha_n}$（由测量得到），合成后的楔形角为α的楔形野的楔形因子为$F_{W\alpha}$，根据楔形因子的定义得到：

$$F_{W\alpha} = \frac{F'_{W\alpha_n}}{(1-K)F_{W\alpha_n} + K} \qquad \text{（公式 5-1-60a）}$$

平野和主楔形野在处方剂量中所占的剂量份额比例为

$$D_{m\text{平}} = \frac{(1-K)F_{W\alpha_n}}{(1-K)F_{W\alpha_n} + K} \qquad \text{（公式 5-1-60b）}$$

$$D_{m\alpha_n} = \frac{K}{(1-K)F_{W\alpha_n} + K} \qquad \text{（公式 5-1-60c）}$$

（四）楔形板临床应用方式及其计算公式

楔形板在临床上的应用主要有3个方面：①解决偏体位一侧肿瘤用两野交叉照射时剂量不均匀问题。选定合适角度的楔形板，可得到较理想的适合靶区的剂量分布。②利用适当角度的楔形板，对人体曲面和缺损组织进行组织补偿，亦能取得较好的剂量分布。③利用楔形板改善剂量分布，以适应治疗如胰腺、肾等靶体积较大、部位较深的肿瘤。

1. 两楔形野交角照射　临床上经常用相邻二野夹角照射来治疗颅内肿瘤、眼眶和头颈部肿瘤，因夹角较小，需要用楔形板来改善靶区剂量。图5-1-36所示两楔形野交角照射需要使用的楔形板角度为：

$$\alpha = 90° - \frac{\theta}{2} \qquad \text{（公式 5-1-61）}$$

式中，θ为两楔形野中心轴交角。

2. 利用楔形板作组织补偿　当照射人体部位存在着皮肤曲面不整、等剂量线不满意时也能通过楔形板作组织补偿（图5-1-37）。

3. 利用楔形板三野照射　利用两楔形野（B_2、B_3）对穿照射造成"内野"与另一平野（B_1）

构成三野照射，B_2、B_3 野应使用楔形板来改善等剂量分布（图 5-1-38）。

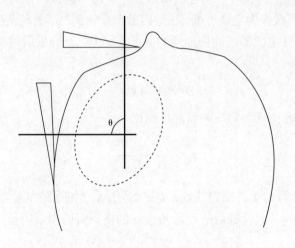

图 5-1-36　两楔形野交角照射

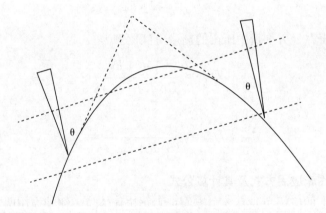

图 5-1-37　利用楔形板作组织补偿

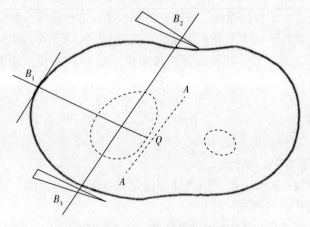

图 5-1-38　利用楔形板三野照射

（五）动态楔形野

固定角度的楔形板及一楔合成用的主楔形板均称为物理楔形板。一楔合成可以生成 $0° \sim 60°$ 任意角度的楔形野，但它们的楔形角一旦确定，整个射野内的剂量分布几乎不变；物理楔形板为一种特殊射线滤过器，对射线质还是有些影响，特别是沿楔形方向；加了物理楔形板之后，射野输出剂量率减低，照射时间加长。采用动态楔形板可以克服上述物理楔形板存在的问题。动态楔形野是利用准直器的运动实现的。开始治疗前，左右准直器叶片各处于射野边缘位置；照射开始后一段时间，一侧叶片不动，另一侧叶片按照一定的运动规律向静止叶片侧运动，直到与之重合，结果必然是运动叶片一侧的剂量低，静止侧的剂量高，形成类似于楔形野的剂量分布，叶片开始运动的时间和运动速度决定楔形角的大小。动态楔形野不仅可以替代物理楔形板，而且是实现一维调强的理想方式。如果两对独立准直器都可运动，就可实现二维调强。

十二、不规则野剂量学

除方形野、矩形野和圆形野以外的其他任何形状射野，统称为不规则射野。不规则射野是根据病变部位的形状或保护重要器官等治疗的需要，在规则射野中加射野挡块形成的。

形成不规则射野的射野挡块的厚度，通常为 5 个半价层，可将原射线（或有效原射线）的剂量减低到 3% 左右。形成不规则射野的挡块，可以是治疗机厂家提供的标准挡块，也可以用低熔点铅制作的患者个体化铅块，或是用多叶准直器（MLC）形成。挡块对规则射野的剂量分布的影响有：①改变规则野原射线或有效原射线的剂量分布；②改变模体内散射线的范围和散射条件。如本章第四节中所述，如果将射野挡块作为准直器的组成部分考虑的话，挡块的第①项影响可用它的穿射因子对原射线或有效原射线的离轴比因子进行修正，第②项影响可用本章第四节中的方法计算。挡块的穿射因子，定义为加挡块和不加挡块时，挡块下射野内某一点剂量率之比。设挡野的穿射因子为 B_T，则：

$$D_P(x, y, d) = D_{m_a} \times \text{TAR}(d, 0) \times \text{OAR}_a(x, y) \times B_T \quad （公式 5\text{-}1\text{-}62a）$$

或 $$D_P(x, y, d) = D_m \times \text{TMR}(d, 0) \times \text{OAR}_a(x, y) \times B_T \quad （公式 5\text{-}1\text{-}62b）$$

用原散射线分别计算的方法，图 5-1-39 中的 Q_1 点 TAR_{Q1}，TMR_{Q1}，分别为：

$$\text{TAR}_{Q1} = \text{TAR}_{Q1(P)} + \text{SAD}_{Q1(S)} \quad （公式 5\text{-}1\text{-}63a）$$

或 $$\text{TAR}_{Q1} = (\text{TMR}_{Q1(P)} + \overline{\text{SAR}}_{Q1(S)}) \times \frac{S_P(0)}{S_P(\text{FSZ}_{Q1})} \quad （公式 5\text{-}1\text{-}63b）$$

式中，P、S 分别表示原、散射线。$\text{TAR}_{Q1(P)}$，$\text{TMR}_{Q1(P)}$，分别由式（5-1-62a）或式（5-1-62b）表示。$\overline{\text{SAR}}_{Q1(S)}$，$\overline{\text{SMR}}_{Q1(S)}$，由公式 5-1-32 求得。

如图 5-1-40 为治疗霍奇金病用的斗篷照射野，深度为 d，Q 为剂量计算点。以 Q 点为圆心，每隔 $10°$ 将不规则野分成 36 个小扇形。分别量出每个扇形的半径 r_i，由表查出相应的散射最大剂量比（或散射空气比）$\text{SMR}(d, r_i)$ 然后将其相加，除以 36 得出该点处的平均散射最大剂量比（平均散射空气比）$\overline{\text{SMR}}_Q$。当小扇形上有射野挡铅块时，应将挡铅块下的散射线贡献减去，如 QABC 扇区。

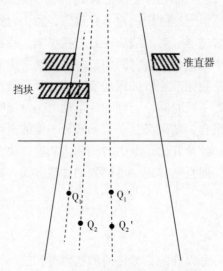

图 5-1-39   射野挡铅计算示意图

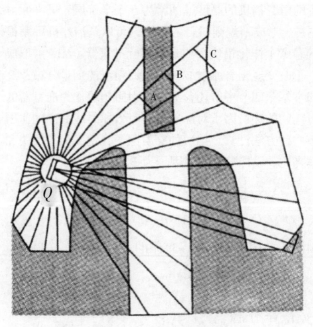

图 5-1-40   斗篷野剂量计算示意图

（SMR）$_{QC}$=（SMR）$_{QA}$+（SMR）$_{BC}$=（SMR）$_{QA}$+［（SMR）$_{QC}$−（SMR）$_{QB}$］　（公式 5-1-64）

Q 点的平均散射最大剂量比为：

$$\overline{S}_P = \frac{1}{36} \sum_{i=1}^{36} \text{SMR}(d,\ r_i)$$

（公式 5-1-65）

图 5-1-38 中 Q 点的平均组织最大剂量比为：

$$\overline{\mathrm{TMR}}\left(d,\ \mathrm{FSZ}_d\right)=\left[\mathrm{POAR}_{Q(\mathrm{P})}\cdot\right.$$
$$\left.\mathrm{TMR}\left(d,\ 0\right)+\overline{\mathrm{SMR}}\left(d,\ \mathrm{FSZ}_d\right)\right]\cdot\frac{S_\mathrm{P}\left(0\right)}{\overline{S}_\mathrm{P}\left(\mathrm{FSZ}_d\right)}\qquad（公式5-1-66）$$

式中，$\mathrm{POAR}_{Q(\mathrm{P})}$ 为离开射野中心轴 Q 点的原射线离轴比，即 Q 点位于挡块下时，$\mathrm{POAR}_{Q1(\mathrm{P})}$ = $\mathrm{POAR}_{Q(\mathrm{P})}\cdot B_\mathrm{T}$；当 Q 位于挡块边缘时，$\mathrm{POAR}_{Q2(\mathrm{P})}=\mathrm{POAR}_{Q(\mathrm{P})}\cdot\sqrt{B_\mathrm{T}}$；$S_\mathrm{P}\left(0\right)$ 为零野的 S_P 值；$\overline{S}_\mathrm{P}\left(\mathrm{FSZ}_d\right)$ 是 S_P 的平均值，表示为：

$$\overline{S}_\mathrm{P}\left(\mathrm{FSZ}_d\right)=\frac{1}{n}\sum_{i=1}^{n}S_\mathrm{P}\left(r_i\right)=\frac{1}{36}\sum_{i=1}^{36}S_\mathrm{P}\left(r_i\right)$$

利用公式 5-1-35 和公式 5-1-36 可将公式 5-1-66 $\overline{\mathrm{TMR}}$ 的值转换成百分深度剂量：

$$\mathrm{PDD}\left(d,\ \mathrm{FSZ},\ f\right)=\left[\mathrm{POAR}_{Q(\mathrm{P})}\cdot\mathrm{TMR}\left(d,\ 0\right)+\overline{\mathrm{SMR}}\left(d,\ \mathrm{FSZ}_d\right)\right]\cdot$$
$$\frac{1}{1+\overline{\mathrm{SMR}}\left(d_\mathrm{m},\ \mathrm{FSZ}_\mathrm{m}\right)}\cdot\left(\frac{f+d_\mathrm{m}}{f+d}\right)^2\qquad（公式5-1-67a）$$

上式计算中假定模体的表面是扁平的。如果表面是弯曲的，则应按下式计算 Q 点的 PDD：

$$\mathrm{PDD}\left(d,\ \mathrm{FSZ},\ f\right)=\left[\mathrm{POAR}_{Q(\mathrm{P})}\cdot\mathrm{TMR}\left(d,\ 0\right)+\overline{\mathrm{SMR}}\left(d,\ \mathrm{FSZ}_d\right)\right]\cdot$$
$$\frac{1}{1+\overline{\mathrm{SMR}}\left(d_\mathrm{m},\ \mathrm{FSZ}_\mathrm{m}\right)}\cdot\left(\frac{f+d_\mathrm{m}}{f+g+d}\right)^2\qquad（公式5-1-67b）$$

式中，g 为 Q 点所在处皮肤的 SSD 与射野中心轴处 SSD 的差值。

不规则野 Clarkson 的原、散射线计算方法是计算不规则射野剂量分布的通用方法，涉及多参数的计算，手工不很方便。除"斗篷"和"倒 Y"野及少数较复杂的射野的剂量计算用此法外，较常用的近似方法如图 5-1-41 所示，在剂量计算点周围建立近似矩形，包括近点周围的开放射野和远离该点的遮挡部分，这个近似矩形称为剂量计算点的有效射野。一旦有效射野确定之后，按照 Day 方法和步骤进行计算。应注意，OUF 应使用相应原始野的值。此种方法的计算精度直接决定于有效射野的确定。计算点周围的近似矩形应尽量使得射野被舍去部分的面积等于挡块野被包进部分的面积，当两部分的面积近似相等时，就是近似矩形野对计算点的散射贡献与原射野的相等。

射野挡块下的剂量计算：由于肿瘤或靶区内的重要器官存在，需要在射野内外加铅挡块（图 5-1-42），挡块下 Q 点处的剂量主要是穿过挡块的原射线与挡块以外射野的散射线对 Q 点的贡献之和。采用负照射野即认为挡块遮挡区是一个负野的方法进行该点剂量计算。设 $D_0\left(x,\ y,\ d\right)$ 为不加挡块时点 $\left(x,\ y,\ d\right)$ 处的剂量；$D_\mathrm{b}\left(x,\ y,\ d\right)$ 为挡块下射野假设挡块不存在时点 $\left(x,\ y,\ d\right)$ 处的剂量；挡块的穿透因子 B_T，则挡块下 Q 点处的剂量 $D_Q\left(x,\ y,\ d\right)$ 为：

$$D_Q\left(x,\ y,\ d\right)=D_0\left(x,\ y,\ d\right)\times C_\mathrm{B}\qquad（公式5-1-68a）$$

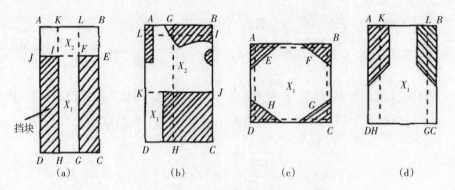

图 5-1-41　不规则射野剂量计算示意图

（a）X_1: GHKL, X_2: ABEJ；（b）X_2: AGHD, X_2: LIJK；（c）X_1: EFGH；（d）X_1: KLGH

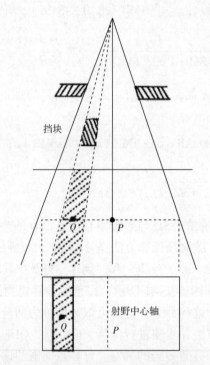

图 5-1-42　射野挡铅下点的剂量计算

$$C_B = 1-1\,(1-B_T)\,\frac{D_b\,(x,\ y,\ d)}{D_0\,(x,\ y,\ d)}$$

（公式 5-1-68b）

$$\approx 1-(1-B_T)\times\frac{TAR_b\,(x,\ y,\ d)}{TAR_0\,(x,\ y,\ d)}$$

式（5-1-68b）的计算结果与下式等效：

$$PDD_Q = PDD_0 - PDD_b\times(1-B_T)\times\left(\frac{BSF_b}{BSF_0}\right)\times\left(\frac{SSD_0}{SSD_b}\right)^2$$

（公式 5-1-69）

式中，BSF_b、BSF_0 分别为挡块野和下加挡块野的反散因子，当射野不太大，挡块不太靠近射野边缘时，其比值近似为 1；SSD_0、SSD_b 分别为 P、Q 两点的源皮距。

十三、临床剂量计算

本节将根据前几节的概念和分工对临床常用的固定源皮距照射（SSD 照射）和等中心成角照射（SAD 照射）技术，分别对加速器和 ^{60}Co 治疗机的剂量计算作实例说明。

（一）处方剂量

处方剂量定义为对已确认的射野安排，欲达到一定的靶区（或肿瘤）剂量 D_T，换算到标准水模内每个使用射野的射野中心轴上最大剂量点处的剂量 D_m，单位为 cGy。当使用射野的最大剂量点处的 D_m 或剂量率是可以参考射野 10cm×10cm 的剂量 D_m 或剂量率标定时，则使用射野的处方剂量 D_m 通过相应的射野输出因子（S_C 和 S_P）表示成参考射野 10cm×10cm 的处方剂量 D_m，单位为 cGy。对加速器上的剂量仪，一般使参考射野在标称源皮距（SSD）或标称源轴距（SAD）处，标定成 1cGy=1MU，MU 为加速器剂量仪的监测跳数。此时，处方剂量是用 MU 为单位表示的剂量。对 ^{60}Co 治疗机，因照射时的剂量率可以认为是稳定的，处方剂量是通过标称源皮距（SSD）或标称源轴距（SAD）处的剂量率表示成照射时间，单位为分或秒。

处方剂量是通过相应的射野安排和照射技术与靶剂量发生联系，但它并不等于靶区剂量。同样的射野安排和相同的照射技术，使用不同的射线能量，得到相同的靶区剂量 D_T 时，处方剂量 D_m 却不相等。

（二）加速器剂量计算

SSD 照射：加速器上的剂量仪的计数，在标称 SSD（通常 SSD = 100cm）和模体内 10cm×10cm 射野中心轴上最大剂量点处，用标准的或经校准的工作型剂量仪进行标定，刻度为 1MU=1cGy。根据下式，由靶区（或肿瘤）剂量 D_T 可计算出处方剂量 D_m，单位为 MU。

$$D_m = \frac{D_T}{PPD \times S_P(FSZ) \times OUF(FSZ_0) \times (SSD 因子)} \qquad （公式 5-1-70）$$

式中，FSZ 为 d_m 处射野大小，FSZ_0 为等中心处射野大小，两者的关系为：

$$FSZ = FSZ_0 \cdot \left(\frac{SSD + d_m}{SAD} \right) \qquad （公式 5-1-71）$$

SSD 因子表示为：

$$SSD 因子 = \left(\frac{SCD}{SSD + d_m} \right)^2 \qquad （公式 5-1-72）$$

式中，SCD 为校正测量时源到电离室中心的距离。如果测量是在标称源皮距处进行，则 SSD 因子 =1。

例一：能量为 8MV 的 X 射线，加速器剂量仪在 SSD=100cm，d_m=2cm 处，10cm×

10cm 射野，校正 1MU = 1cGy，如肿瘤深度 d=10cm，用 15cm × 15cm 射野，SSD =100cm，求每次肿瘤剂量给 200cGy 时的处方剂量 D_m。

根据已知条件，查相应 PDD 表格得：PDD（d, 15 × 15）=72.65%，OUF（15 × 15）=1.025，S_p（15 × 15）=1.011，代入公式：

$$D_m = \frac{200 \times 100}{72.65 \times 1.011 \times 1.025 \times 1.0} = 265.7 MU$$

例二：例一患者如果改用 SSD=120cm 照射，求应给的处方剂量 D_m。

在等中心处的照射野大小为：

$$FSZ_0 = 15 \times \frac{100}{120} = 12.5cm, \quad OUF（12.5 \times 12.5）=1.013, \quad S_P（15.25 \times 15.25）=1.011$$

$$SSD 因子 = \left(\frac{100+2}{120+2}\right)^2 = 0.699, \quad PDD120 = 74.4 代入公式 5-1-70，处方剂量为：$$

$$D_m = \frac{200 \times 100}{74.4 \times 1.011 \times 1.013 \times 0.699} = 375.5 MU$$

等中心给角度照射：等中心照射，一般用 TMR 值计算。如果加速器标定仍然按上述方法校正，则 SAD 技术的处方剂量 D_m 由下式计算：

$$D_m = \frac{D_T}{TMR（d, FSZ_d）\times S_P（FSZ_d）\times OUF（FSZ_0）\times（SAD 因子）} \quad （公式 5-1-73）$$

式中，$SAD 因子 = \left(\frac{SCD}{SAD}\right)^2$，SCD 为源到电离室中心的距离。

例三：肿瘤深度 d=8cm，等中心照射，射野 6cm × 6cm，能量为 8MV 的 X 射线，DT=200 cGy，求 D_m。

查相应的表格得：TMR（8, 6 × 6）=0.862，OUF（6 × 6）=0.97，S_P（6 × 6）=0.989，

$$SAD 因子 = \left(\frac{SCD}{SAD}\right)^2 = \left(\frac{102}{100}\right)^2 = 1.04 代入式（5-1-73），得：$$

$$D_m = \frac{200}{0.862 \times 0.989 \times 0.97 \times 1.04} = 232.6 MU$$

（三）^{60}Co 剂量计算

上述计算方法是普遍的，适用于任何类型的治疗机包括 ^{60}Co 治疗机。

例四：肿瘤深度 d=8cm，FSZ=15cm × 15cm，SSD=100cm，射野 10cm × 10cm 在 d=0.5cm 处的剂量率为 130cGy/min（SSD=80cm），D_T=200cGy，求照射时间 T。

查相应表格得：$OUF = \left[15 \times \left(\frac{80}{100}\right), 15 \times \left(\frac{80}{100}\right)\right] = （12 \times 12）=1.012$

$$S_P = （15 \times 15）=1.014, \quad PDD = （8, 15 \times 15, SSD=100cm）= 68.7\%$$

$$\text{SSD 因子} = \left(\frac{80+0.5}{100+0.5} \right)^2 = 0.642，代入式（5-1-70），照射时间为：$$

$$T = \frac{200 \times 100}{130 \times 68.7 \times 1.012 \times 1.014 \times 0.642} = 3.40\text{min}$$

（四）离轴点剂量计算——Day 法

如果射野的等剂量分布曲线或不同深度处的射野离轴比已知，则射野内任意离轴点的剂量，可直接从等剂量分布曲线上查得，或利用离轴比值进行计算。如图 5-1-43 中 Q 点的剂量，由等剂量分布曲线得知 $D_Q = D_m \times 40$；因 Q 点的离轴比（OAR）为 0.9，位于同深度处射野中心轴上 Q' 点的百分深度剂量查表得 $\text{PDD}_Q = 44.4\%$，则 Q 点的剂量为：

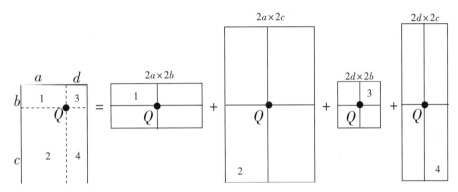

图 5-1-43　矩形野内任意点 Q 处剂量 Day 法

$$D_Q = D_m \times \text{PDD}_Q \times \text{OAR}_Q = D_m \times 0.444 \times 0.9 = D_m \times 40\%$$

在临床实践中，不是所有使用射野的等剂量分布曲线或离轴比值都可以查表，Day 提出了一种简易的计算方法，只用射野中心轴上百分深度剂量就可以算出射野内及射野外任意点的剂量。如图 5-1-44 所示，过 Q 点做两条平行于矩形野边的直线，将射野分割成 4 个部分，并以每部分的长、短边长建立起两倍于其相应长、短边长的计算矩形野，Q 点的百分深度剂量 PDD_Q 等于 4 个矩形野百分深度剂量和的 1/4。

$$\text{PDD}_Q = \frac{\text{POAR}_Q}{4 \times S_P \left[(a+d) \times (b+c) \right]} \times$$

$$\left[S_P(2a \times 2b) \text{PPD}(2a \times 2b, d) + S_P(2d \times 2b) \text{PPD}(2d \times 2b, d) + \right.$$

$$\left. S_P(2a \times 2c) \text{PPD}(2a \times 2c, d) + S_P(2d \times 2c) \text{PPD}(2d \times 2c, d) \right] \quad （公式 5-1-74）$$

式中，POAR_Q 为 Q 点的原射线的离轴比。若用 $2\overline{X}$，$2\overline{Y}$ 分别表示射野的边长，上式可写成如下的普遍形式：

$$PDD_{2\overline{X} \times 2\overline{Y}}(x, y, z) = \frac{POAR_Q(x, y, z)}{4 \times S_P(2\overline{X} \times 2\overline{Y})} \times$$

$$\left[S_P(X_1, Y_1) PDD(X_1 \times Y_2, Z) + S_P(X_1, Y_1) PDD(X_1 \times Y_2, Z) + \right.$$

（公式 5-1-75）

$$\left. + S_P(X_2, Y_1) PDD(X_2 \times Y_2, Z) + S_P(X_2, Y_2) PDD(X_2 \times Y_2, Z) \right]$$

式中，$X_1 = \overline{X} - x$，$Y_1 = \overline{Y} - y$，$X_2 = \overline{X} + x$，$Y_2 = \overline{y} + y$。

Day 法也可用于射野外任意点剂量计算。如图 5-1-44 所示，为计算 Q 点剂量，先做以 Q 点为中心轴的矩形野 $2c \times b$，然后在此矩形野右侧作原射野 $a \times b$ 的镜像野 $a \times b$，则 Q 点的百分深度剂量等于大矩形野 $\left[(2a + 2c) \times b\right]$ 的 PDD 与 $2c \times b$ 的 PDD 差值的 1/2。

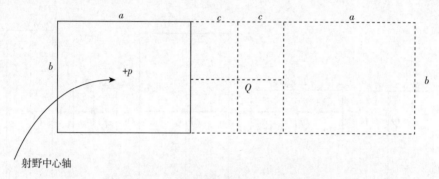

图 5-1-44   射野处任意点 Q 处剂量 Day 法

Day 法本质上是一种原、散射线分别计算的方法。射野内任意计算点处的原射线分量通过原射线离轴比（POAR）与射野中心轴上的原射线的剂量联系；射野内散射线对该计算点的贡献，通过各个计算 4 个矩形野和 2 个计算矩形野的散射贡献的和值的分数值表示。原射线离轴比（POAR）与射野形状、大小无关，只与计算点离轴距离和深度有关。散射线与计算矩形野的大小、数目有关。因此，从散射线的角度看，以计算点为其中心的计算矩形野的分数野称为计算点的有效射野。基于这个原理，若能在计算点周围建立起有效计算矩形或方形野，Day 法就可适用于某些规则挡块的射野和独立准直器形成的偏轴或不对称射野的剂量计算。

Day 法可用于散射线分量的计算，对矩形平野来说，它可提供较好的计算精度，数学上几乎与矩形野的 Clarkson 扇形积分法等同。但对不规则射野、楔形照射野及射野边缘的剂量计算，不仅困难，且误差大。

高能电子射线是指利用电磁场作用，将电子加速到接近光速，使电子流能量达到可以利用程度的电子射线。高能电子束是质量最小的带电粒子，与 X 线或 γ 线不同，它是在电子加速器中被加速到一定的高能时被直接引出（电子束）用来治疗肿瘤，临床上用的电子束能量较高，多为 4 ~ 25MeV，称为高能电子射线。

高能电子射线对表浅肿瘤（深度小于 5cm）的治疗，其射野设计的简明和剂量分布的优越使之几乎成为唯一的选择。高能电子射线因其剂量特性而能避免靶区后深部组织的照射，这是电子射线优于高能 X 射线的地方，也是电子射线最重要的剂量学特点。据统计，在接受放射治疗的患者中，10% ~ 15% 的患者在治疗过程中要应用高能电子射线，主要用于治疗表浅或偏心的肿瘤和浸润的淋巴结。

一、电子射线中心轴深度剂量分布

和光子射线一样，当电子射线入射到人体（或模体）中时，吸收剂量将随深度变化。剂量计算时，必须考虑各种因素对深度剂量分布的影响。

（一）中心轴深度剂量曲线的基本特点

高能电子射线的中心轴深度剂量定义与高能 X 射线相同，归一化后称为百分深度剂量（PDD），如图 5-2-1 中照射野大小均为 10cm×10cm，SSD 为 100cm。

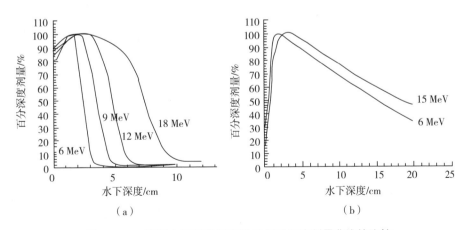

图 5-2-1　高能电子射线与高能 X 射线深度剂量曲线的比较

（a）高能电子射线；（b）高能 X 射线

（二）有效源皮距及平方反比定律

高能 X 射线在加速器 X 射线靶有一个确定的焦点作为源位置，电子射线表现为"虚源"点，既不在出射窗，也不在散射箔上。对于不同的电子射线能量和不同的限光筒大小，这个点都不一致，在一些需要延长限光筒到患者皮肤表面的治疗中，需要确定这个"虚源"点位置，以便算出电子射线的有效源皮距 SSD_{eff}，从而运用平方反比定律计算非标准状态下电子射线的 PDD 值。有效源皮距定义为"虚源"点到标准源皮距中心点（通常指加速器的中心点）的距离，比标准源皮距小。

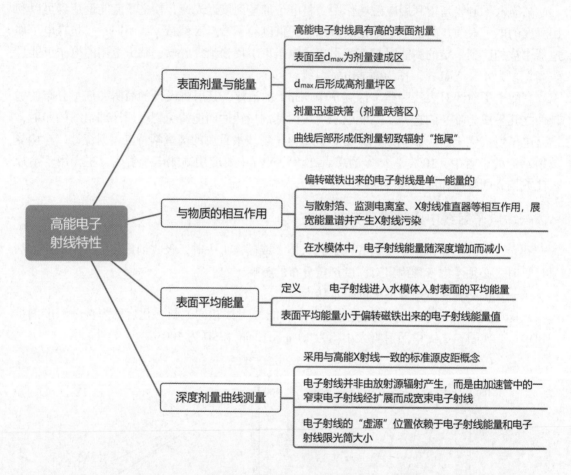

确定 SSD_{eff} 的方法很多，一种最常用的方法是通过变化电子射线限光筒到水模体表面的距离（$0 \sim 20cm$），测量电子射线在水模体中输出量的变化。具体做法是，将电离室放置于水模体中射野中心轴最大剂量点 d_{max} 位置。首先使电子射线限光筒在标准状态下，读取一定跳数值的电离室读数 I_0，然后不断降低治疗床，改变限光筒与水表面之间的空气间隙，直到 20cm，得到相同跳数值不同降床高度 g 的一组数据 I_g，根据电子射线的输出剂量率随源皮距的变化遵循平方反比定律，有：

$$\frac{I_0}{I_g} = \left(\frac{SSD_{eff} + d_{max} + g}{SSD_{eff} + d_{max}} \right)^2 \qquad （公式 5-2-1）$$

或

$$\sqrt{\frac{I_0}{I_g}} = \frac{g}{\text{SSD}_{\text{eff}}+d_{\max}} + 1 \qquad （公式5-2-2）$$

从式（5-2-2）可知，因$\sqrt{I_0/I_g}$与g呈线性关系，斜率k为$\dfrac{1}{\text{SSD}_{\text{eff}}+d_{\max}}$，故有效源皮距$\text{SSD}_{\text{eff}}$为：

$$\text{SSD}_{\text{eff}} = \frac{1}{k} - d_{\max} \qquad （公式5-2-3）$$

应用平方反比定律计算非标准状态下电子射线的PDD与高能X射线基本相同，只是将有效源皮距SSD_{eff}替代标准源皮距。一些实际测量结果表明，按平方反比定律校正仅在较大射野条件下成立；对较小的射野，平方反比定律校正会低于输出剂量的实际变化。这是因为对于较低能量的电子射线，在较小射野条件下，输出剂量会由于电子射线本身在空气和水模体中缺少侧向散射平衡，变化较大，而平方反比定律校正时无法给予充分考虑。

（三）电子射线百分深度剂量的影响因素

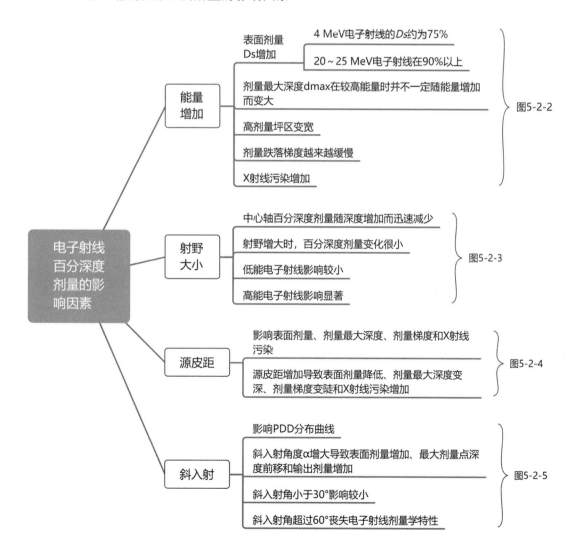

随着斜入射角 a 的增大，表面剂量增加，最大剂量点深度 d_{max} 逐渐向水模体表面前移，同时在 d_{max} 点处输出剂量增高。对于斜入射角 a 较小的情况（小于 30°），电子射线百分深度剂量曲线并没有明显的改变；当 a 超过 60° 后，百分深度剂量曲线完全变样，电子射线的剂量学特性已完全丧失。

（四）电子射线的输出因子

影响电子射线的输出剂量率的一个重要因素是准直器打开的尺寸。对于高能 X 射线，射野输出剂量率随射野的增大而呈单调增加。电子射线由于其本身的物理特点，如具有一定的射程、易于散射等，加上限束系统的影响，使得电子射线输出剂量率随射野变化的规律变得复杂。对每一个电子射线限光筒，准直器打开的尺寸都取一个相应的数值（比限光筒尺寸大）。这样的设计是为了减少因限光筒而引起的散射，使得输出剂量率能够稳定。如果改变了准直器尺寸的设定，即使电子射线限光筒不变，电子射线的输出剂量率也会有较大的变化，特别是对低能电子射线。

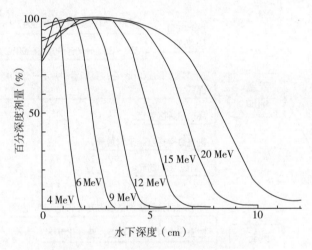

图 5-2-2　能量对百分深度剂量的影响

典型的限光筒尺寸为：6cm×6cm、10cm×10cm、14cm×14cm、20cm×20cm 和 25cm×25cm。电子射线的输出因子定义为电子射线不同限光筒条件下最大剂量点 d_{max} 处的剂量率与 10cm×10cm 限光筒条件下的比值。临床应用时，应对加速器配置的每个电子射线限光筒进行实际测量。

在对患者做电子射线照射时，大多数情况选定的限光筒形成的标准照射野不能充分地保护正常组织，因此常在限光筒的底端插入由低熔点铅制成的有一定厚度的挡板，中有开口形成不规则野，其输出因子需要实际测量，特别是不规则野形状与限光筒标准野差别很大时。对于小尺寸照射野，所加的挡板形成的额外屏蔽减少了侧向散射的份额，从而影响百分深度剂量和输出因子的大小，d_{max} 位置也会变化，这些变化在测量电子射线小野输出因子时都应该予以充分的考虑。

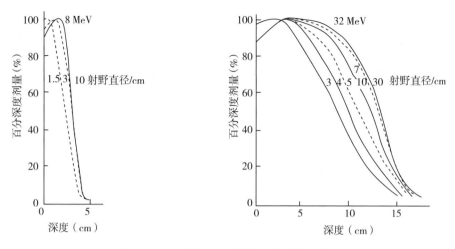

图 5-2-3　射野大小对百分深度剂量的影响

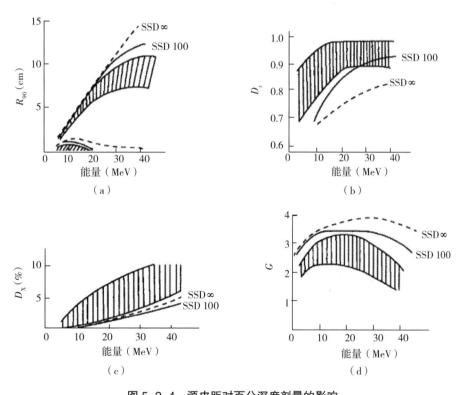

图 5-2-4　源皮距对百分深度剂量的影响

（a）治疗深度；（b）表面剂量；（c）X 射线污染；（d）跌落梯度

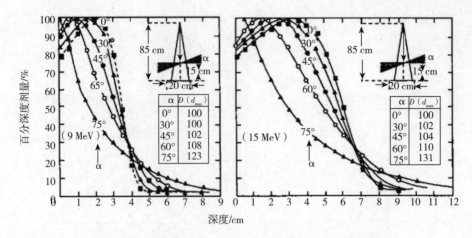

图 5-2-5　斜入射角度 α 对百分深度剂量分布曲线的影响

二、电子射线剂量学参数

高能电子射线无论是百分深度剂量还是等剂量分布都远较高能 X 射线复杂，剂量学参数较多，除与高能 X 射线定义一致的 PDD 和 d_{max} 等参数，电子射线还有其他一些有别于高能 X 射线的剂量学参数。

（一）电子射线的射程

一定动能的带电粒子（如电子）在与物质的相互作用过程中，因为库仑力的影响，与靶物质的核外电子和原子核进行非弹性碰撞，不断地损失其动能，最终将损失所有的动能而停止运动（不包括热运动）。粒子从入射位置至完全停止位置的运动轨迹所经过的距离称为路径长度；沿入射方向从入射位置至完全停止位置所经过的距离称为射程。显然，路径长度要大于射程。粒子与物质的相互作用是一个随机过程，每个相同能量的入射粒子的路径长度和射程均可能不一样，整个粒子束的路径长度和射程将形成统计分布，因此，核物理中用平均路径长度概念来描述带电粒子的路径长度的分布特点。

测量路径长度非常困难，一般用连续慢化近似（CSDA）射程 R_{csda} 来近似平均路径长度，若设电子射线初始动能为 E_0，电子射线的 R_{csda} 可利用总质量碰撞阻止本领 $\left(\dfrac{S(E)}{\rho}\right)_{total}$ 的倒数积分来计算：

$$R_{csda} = \int_0^{E_0} \left(\frac{S(E)}{\rho}\right)_{total}^{-1} dE \qquad （公式 5-2-4）$$

最大射程 R_{max} 定义为在电子射线中心轴百分深度剂量曲线上，剂量跌落以后的曲线与反映物致辐射剂量的外推直线相交点处的深度，如图 5-2-6 所示。显然，R_{max} 能够准确反映电子射线在介质中的最大穿透深度，只是具体的测量点不很明确，在百分深度剂量曲线不易确定。

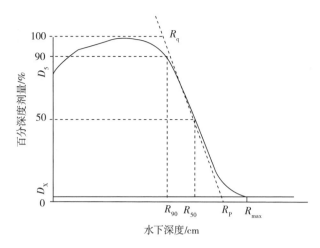

图 5-2-6　电子射线中心轴剂量参数

实际射程 R_p 定义为在电子射线中心轴百分深度剂量曲线上，过剂量跌落最陡点的切线与反映韧致辐射剂量的外推直线相交点处的深度。因为是两条直线的交点，显然 R_p 比 R_{max} 容易确定。

表面剂量 D_s 为水模体表面下 0.5mm 处的百分深度剂量；d_{max} 为最大剂量点深度；D_X 为电子射线中韧致辐射 X 射线剂量；R_{90} 为有效治疗深度，即治疗剂量规定值 90% PDD 处的深度；R_{50} 为 50% PDD 深度或半峰值深度（HVD）；R_q 为中心轴百分深度剂量曲线上，过剂量跌落最陡点的切线与 100% 剂量水平线交点的深度。

反映剂量跌落的度量用剂量梯度 G 表示，定义为：

$$G=R_p/\left(R_p-R_q\right) \qquad （公式 5-2-5）$$

该值一般在 2.0～2.5。能量越高，剂量梯度值越小。

采用双散射箔系统的加速器，对高能电子射线的韧致辐射 X 射线污染水平 D_X 有一定要求，一般 4MeV 电子射线小于 1%，20MeV 射线小于 4%。

（二）电子射线能量参数

因为电子射线能谱的复杂性，找不到一个单一的能量参数能够完全描述电子射线的特性，除了本节一部分讲述的实际射程 R_p，另外几个参数也被用来一同描述电子射线，分别是：水模体表面的最可几能量 $E_{p,0}$；水模体表面的平均能量 $\bar{E}_0$；50% PDD 深度或半峰值深度 R_{50}。其中水模体表面的最可几能量 $E_{p,0}$ 和水模体表面的平均能量 $\bar{E}_0$ 都可以用来反映电子射线穿射介质的能力和确定水模体中不同深度处电子射线平均能量的大小。各能量电子射线在水中的能量参数值见表 5-2-1。

表 5-2-1　不同能量电子射线在水中的能量参数值

能量 /MeV	$\bar{E}_0$/MeV	R_{90}/cm	R_{80}/cm	R_{50}/cm	R_p/cm	D_S/%
6	5.6	1.7	1.8	2.2	2.9	81.0
8	7.2	2.4	2.6	3.0	4.0	83.0

续表

能量 /MeV	$\bar{E}_0$/MeV	R_{90}/cm	R_{80}/cm	R_{50}/cm	R_p/cm	D_S/%
10	9.2	3.1	3.3	3.9	4.8	86.0
12	11.3	3.7	4.1	4.8	6.0	90.0
15	14.0	4.7	5.2	6.1	7.5	92.0
18	17.4	5.5	5.9	7.3	9.1	96.0

水模体表面的最可几能量 $E_{p,\,0}$ 与实际射程 R_p 之间的数值关系用以下的一个经验公式反映：

$$E_{p,\,0}=0.22+1.98R_p+0.0025R_p^2 \qquad （公式 5-2-6）$$

式中，$E_{p,\,0}$ 单位为 MeV，R_p 单位为 cm。该式是根据测量和蒙特卡罗方法计算得出，在 $1\sim50$MeV 能量范围内，误差为 2%。

水模体表面的平均能量 $\bar{E}_0$ 与半峰值深度（HVD）R_{50} 的关系为：

$$\bar{E}_0=2.33R_{50} \qquad （公式 5-2-7）$$

式中，$\bar{E}_0$ 单位为 MeV，R_{50} 单位为 cm。该式同样根据测量和蒙特卡罗方法计算得来。

半峰值深度 R_{50} 已被美国医学物理学家协会（AAPM）和国际原子能机构（IAEA）确定为描述电子射线射线质的特征参数。R_{50} 是在电子射线中心轴百分深度剂量曲线上定义的，而在用电离室测量电子射线百分深度剂量时，首先得到的是百分深度电离量曲线，然后作进一步转换才能得到百分深度剂量曲线。可以根据百分深度电离量曲线的半峰值深度 I_{50} 导出 R_{50}：

$$R_{50}=1.029I_{50}-0.06 \quad （2\text{cm}\leqslant I_{50}\leqslant 10\text{cm}） \qquad （公式 5-2-8）$$

$$R_{50}=1.059I_{50}-0.37 \quad （I_{50}>10\text{cm}） \qquad （公式 5-2-9）$$

式中，R_{50} 和 I_{50} 的单位均为 cm。

随着模体深度的增加，电子射线能量发生变化。在深度 z 处的电子平均能量 $\bar{E}_z$，可近似用其表面平均能量 $\bar{E}_z$ 和射程 R_p 来表示：

$$\bar{E}_z=\bar{E}_0\left(1-z/R_p\right) \qquad （公式 5-2-10）$$

式中，$\bar{E}_z$ 和 $\bar{E}_0$ 单位为 MeV，z 和 R_p 单位为 cm。该式称为 Harder 等式，是一近似线性关系式，仅对电子射线较低能量（$\bar{E}_0<10$MeV）的深度（小于 R_p）或较高能量的较小深度时成立。

（三）电子射线的离轴比

电子射线的离轴比（OAR）概念与高能 X 射线相同，都是指水模体中某一垂直于射野中心轴的平面上任一点的剂量与中心轴在该平面上的点的剂量比值。在该平面上，做穿过中心轴的一条直线，中心轴点到直线上的点的距离与该点的 OAR 关系称为剂量离轴分布。图 5-2-7 显示能量 12MeV，射野大小 25cm×25cm 电子射线在最大剂量点 d_{max} 深度的剂量离轴分布。

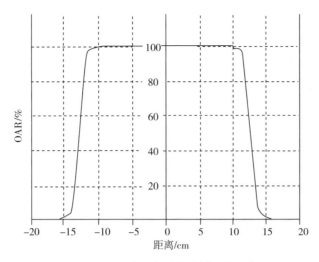

图 5-2-7 电子射线的离轴剂量分布

（四）电子射线的均整度、对称性及半影

国际电工委员会（IEC）对电子射线在最大剂量点 d_{max} 深度平面上的均整度指标做了两项要求：①标准 SSD，水模体表面射野大小 10cm×10cm 条件下，电子射线最大剂量点 d_{max} 处垂直于中心轴的平面上，90% 等剂量线与几何野投影的主轴及对角线的交点与几何野投影边界的距离分别应不大于 10mm 和 20mm；②90% 等剂量线包绕区域上的任一点的剂量应不大于该平面在中心轴上的点的剂量的 1.05 倍。

IEC 对电子射线在最大剂量点 d_{max} 深度平面上的对称性指标要求是：标准 SSD，水模体表面射野大小 10cm×10cm 条件下，电子射线最大剂量点 d_{max} 处垂直于中心轴的平面上，两条主轴上对称于中心轴的任意两点的剂量偏差不大于 2%。

目前我国国家计量部门对电子射线的均整度指标要求与 IEC 两项要求中的第一项相同；对对称性指标的要求是：标准 SSD，水模体表面射野大小 10cm×10cm 条件下，电子射线最大剂量点 d_{max} 处垂直于中心轴的平面上，90% 等剂量线内移 1cm 的区域内，对称于中心轴的任意两点的剂量比值（大值比小值）不大于 1.05。

国际辐射单位与测量委员会（ICRU）推荐，电子射线的物理半影用 $P_{80/20}$ 表示，由特定平面，即通过 $R_{85}/2$ 深度与射野中心轴垂直平面内 80% 与 20% 等剂量曲线之间的距离确定。电子射线不同能量的 $P_{80/20}$ 大小，对计划设计有很重要的意义。一般条件下，当限光筒到表面距离 5cm 以内，能量低于 10MeV 的电子射线，半影为 10～12mm；能量 10～20MeV 的电子射线，半影为 8～14mm，而当限光筒到水模体表面距离超过 10cm 时，半影可能会超过 15mm。

（五）电子射线的等剂量线分布特点

等剂量线就是指相同剂量点的连线，用来描述不同剂量值（某种规则的递增或递减）所包含的区域，在不引起歧义的情况下，剂量值常用百分数来表示，通常将中心轴上最大剂量点 d_{max} 作为剂量归一点，即 d_{max} 点剂量值为 100%。当一定能量的电子射线进入介质，线束因为散射在模体内迅速展宽，影响等剂量线分布的因素有等剂量水平、电子射线能量、射野大小和线束准直情况等。一般电子射线等剂量线分布的特点为：随着深度增加，低值等剂量曲线向外侧膨胀，高值等剂量曲线向内侧收缩，并随电子射线能量而变化。

图 5-2-8 显示 9MeV 和 20MeV 能量电子射线的等剂量线分布，可以明显看出电子射线等剂量线的外侧膨胀和内侧收缩现象。随着深度增加，电子射线能量渐减，散射角越来越大，低值等剂量曲线（＜20%）向外侧膨胀；当电子射线能量大于 15MeV，同样因为散射的原因，高值等剂量曲线（＞80%）明显地向内侧收缩。

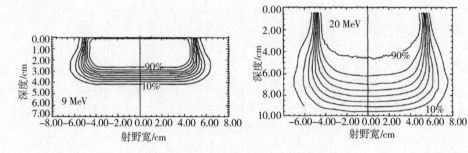

图 5-2-8   电子射线的等剂量线分布

射野大小也对高值等剂量线的形状有所影响，图 5-2-9 显示 13MeV 的电子射线照射野从 3cm×3cm 到 20cm×20cm 等剂量线变化情况。可以看出，90% 等剂量线的底部形状由弧形逐渐变为平直。

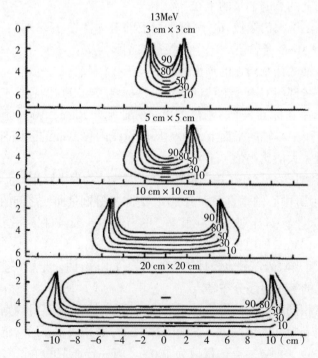

图 5-2-9   射野大小对电子射线等剂量线的影响

一般来说，电子射线限光筒被设计为紧贴患者皮肤表面或仅留有 5cm 左右的间隙，随着限光筒底端到患者皮肤间隙的增加，低值等剂量曲线向外侧膨胀愈发严重，而同时高值等剂量曲线向内侧加剧收缩，这也意味着当电子射线治疗源皮距延长，物理半影将会增加。

三、电子射线的一般照射技术

由于电子射线容易散射的特性，在临床应用时应特别注意：照射时应尽量保持射野中心轴垂直入射表面，即限光筒端面与患者皮肤平行；同时保持限光筒端面至皮肤的正确距离。这是由于电子射线的一些重要剂量学参数，如百分深度剂量、输出因子及等剂量分布曲线，极易受到诸如人体曲面、斜入射和源皮距等影响发生较大的变化。这些变化有些没有规律性，有些虽有一定规律性可采用数学的方法进行校正，但也必须进行实际测量，得到具体照射条件的实测数值，供临床作计划时参考。

（一）电子射线处方剂量 ICRU 参考点

高能电子射线，主要用于治疗表浅或偏心的肿瘤和浸润的淋巴结，通常使用单野标准源皮距技术。国际辐射单位与测量委员会（ICRU）2004 年颁布了 ICRU71 号报告，对电子射线治疗的各种体积和剂量做出了明确的规定，对处方、记录和报告做出了详细的说明和建议。

通常在高能电子射线单野照射时，当线束垂直入射时，选择适当的能量和限光筒使得射野中心轴上最大剂量点处在计划靶体积（PTV）的中心（或中心区域），此时中心轴上最大剂量点可作为处方剂量 ICRU 参考点；当最大剂量点不在 PTV 的中心区域时，PTV 的中心也可作为处方剂量 ICRU 参考点，有时最大剂量甚至允许超过处方剂量 20%，但必须报告最大剂量值及所在位置。后一种情况需要注意皮肤剂量有可能大于处方剂量。

当使用不规则野、射线束斜入射或需要作组织不均匀校正时，建议用治疗计划系统计算剂量分布，处方剂量点选在 PTV 中心（或中心区域）处，并报告靶区的剂量不均匀性情况。

（二）能量和照射野的选择

根据电子射线百分深度剂量随深度变化的规律，电子射线能量选择可根据下式：

$$E \approx 3 \times d_{后} - (2 \sim 3) \qquad （公式 5-2-11）$$

式中，能量 E 单位为 MeV；$d_{后}$ 指 PTV 后缘深度，单位为 cm，一般取在 90%（或 95%）剂量深度（有时限于条件可适当放宽，但不能小于 80%）；2 ～ 3 为选用不同射野大小和电子能量设置所加的调整数。临床中选择电子射线能量一般应根据靶区深度、靶区剂量的最小值及危及器官可接受的耐受量等因素综合考虑。

电子射线治疗选择照射野大小的原则，应确保特定的等剂量曲线完全包围 PTV。由于电子射线高值等剂量曲线随深度增加而内收，在高能量和小野时此现象更加突出，因此，选择照射野大小时，需要按 PTV 的最大横径而适当放宽。一般来说，所选电子射线射野应至少等于或大于靶区横径的 1.18 倍，并在此基础上，根据靶区最深部分的宽度情况再放宽 0.5 ～ 1.0cm。

（三）射野形状及铅挡技术

电子射线的射野形状由电子射线限光筒或在限光筒底端插入由低熔点铅（LML）制成的中有开口的一定厚度挡板形成，前者一般形成限光筒标准野，后者形成非标准野（包括矩形野和不规则野），也有用铅橡皮直接放在患者体表需要被遮挡的部位形成非标准野。

1. 电子射线限光筒标准野　电子射线的方形野不能像高能 X 射线一样由加速器准直器直接形成。如果不加限光筒，将会产生临床上不能接受的物理半影。加速器厂家设计电子射线限光筒贴患者皮肤表面或仅留有 5cm 左右的间隙。不同加速器电子射线限光筒尺寸见表 5-2-2。

表 5-2-2　不同加速器电子射线限光筒尺寸

品牌	与患者皮肤的距离	尺寸
医科达	贴患者皮肤	6cm × 6cm 10cm × 10cm 14cm × 14cm 20cm × 20cm 25cm × 25cm
瓦里安	贴患者皮肤	4cm × 4cm 10cm × 10cm 15cm × 15cm 20cm × 20cm 25cm × 25cm
西门子	与患者皮肤表面有加速器的 5cm 的间隙	Φ5cm（直径为 5cm 的圆形） 10cm × 10cm 15cm × 15cm 20cm × 20cm 25cm × 25cm

2. 铅挡板厚度及其对剂量参数的影响　临床上，真正应用限光筒标准野很少，大部分电子射线照射要在限光筒底端插入由 LML 制成的中有开口的挡板形成非标准野。非标准野的形状一般由医师根据 PTV 的横径再外放一定距离确定，或经治疗计划系统设计。

铅挡板厚度依据不同电子射线能量在铅材料的穿射曲线确定，一般临床需要达到 95% 以上的屏蔽，即一定的铅挡板厚度使得透射率不大于 5%。铅挡板厚度可取该能量电子射线实际射程 R_p 的 1/10 或电子射线能量数值的 1/20，单位 mm，用 LML 适当加厚。从安全考虑，可将挡铅厚度再增加 1mm。表 5-2-3 列出不同能量电子射线透射率等于 5% 的 LML 厚度。

铅挡板会影响电子射线限光筒标准野的剂量学参数，其程度依赖于电子射线的能量和铅挡板所形成的照射野大小。图 5-2-10 和图 5-2-11 分别显示不同能量电子射线的治疗深度 R_{90} 和输出因子随不同铅挡板所形成的照射野大小的变化情况。结合本章第一节中电子射线百分深度剂量的影响因素导图，可以看出铅挡板所形成的照射野大小对不同能量电子射线剂量参数的影响：

（1）当限光筒标准野足够大（6cm × 6cm 以上）时，不同能量的电子射线的剂量参数如治疗深度 R_{90} 基本不受限光筒大小的影响，特别是对于较低能量；对于铅挡板所形成的照射野，在较高能量（12～14MeV）条件下，照射野小于8cm×8cm时，治疗深度变浅，剂量梯度变小；能量小于等于10MeV时则影响不大。

表5-2-3 不同能量电子射线5%透射率所需要的LML厚度

能量/MeV	LML厚度/mm
6	2.3
9	4.4
12	8.5
16	18.0
20	25.0

注：射野尺寸10cm×10cm。

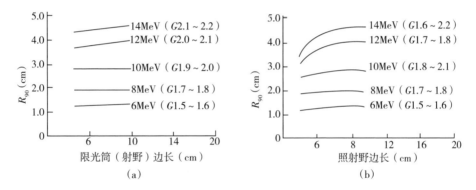

图5-2-10 铅挡板所形成的照射野大小对不同能量电子射线治疗深度R_{90}的影响
（a）标准电子射线限光筒；（b）铅挡板所形成的照射野

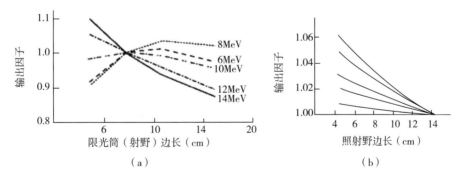

图5-2-11 不同铅挡板所形成的照射野大小对不同能量电子射线输出因子的影响
（a）标准电子射线限光筒；（b）铅挡板所形成的照射野

（2）限光筒标准野的输出因子，不同能量条件下，有很大的变化，没有规律性；铅挡所形成的照射野，射野输出因子则呈规律性变化，照射野越小，输出因子越大，低能时变化小（＜1%），高能时变化大（＞6%）。

（3）对较高能量的电子射线，铅挡确定的照射野，即使和限光筒标准野大小一致，在小野条件下，剂量参数变化很大，输出因子变大，治疗深度 R_{90} 变浅，剂量梯度值变小。

3. 电子射线的内屏蔽　用电子射线治疗某些部位时的病变，如嘴唇、颊黏膜、眼睑和耳翼等，常在病变后端放置铅板形成内屏蔽以更好地保护病变后方的正常组织，如图 5-2-12 所示。此时，必须考虑铅板的反向散射对铅板前方组织的剂量影响，测量结果表明剂量增加30%～70%（在 4～20MeV 的能量范围内），并随接触界面至电子射线入射方形距离迅速以指数衰减。电子射线反向散射的强弱由经验公式给出：

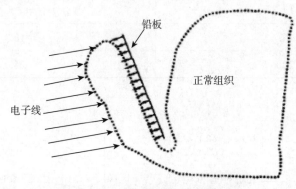

图 5-2-12　电子射线的内屏蔽示意图

$$EBF=1+0.735\exp\left(0.052\bar{E}_z\right) \qquad （公式 5-2-12）$$

式中，EBF 称为电子反向散射因子，定义为接触界面处的剂量与均匀组织中同一位置剂量之比；$\bar{E}_z$ 为均匀组织接触面深度电子射线能量。

临床上为消除电子反向散射这一效应的影响，常在铅挡板周围包裹一定厚度的低原子序数材料，如铝和丙烯酸类树脂材料。通常做法是将铅板浸泡在液态蜡中，在铅板表面形成1～2mm 的涂层，此方法同时可使患者组织不直接接触铅，避免了铅的毒性对患者的影响。

（四）电子射线的补偿技术

在电子射线治疗中，补偿块被用来改变电子射线在患者体内的剂量分布，主要用于三个方面：①提高皮肤剂量；②补偿人体不规则的体表使之平坦；③减弱电子射线的穿透能力。

临床常用的补偿材料有石蜡、聚苯乙烯和有机玻璃，密度分别为 0.987g/cm³、1.026g/cm³ 和 1.11g/cm³，前两种材料因密度接近软组织，使用较多。石蜡由于易于成形并紧密地敷贴于人体表面，避免或减少补偿材料与皮肤间的空气间隙，常被用来平坦患者不规则的体表。

治疗计划系统设计电子射线计划有一定优势，但计划系统的电子射线数据都是在标准射野条件下采集的，实际临床使用偏差较大，补偿技术在电子射线的治疗中不可忽略。

（五）电子射线的斜入射修正

当患者治疗部位皮肤表面弯曲，或摆位条件限制时，电子射线限光筒的端面不能很好地平行或接触皮肤表面，就会引起空气间隙，形成电子射线的斜入射。斜入射对百分深度剂量的影响，是电子射线的侧向散射效应和距离平方反比造成的线束扩散效应的双重作用的结果。当斜入射的角度 α 超过 20°，电子射线的 PDD 分布曲线就会产生显著的改变，此时必须在剂量计算中考虑斜入射修正：

$$D\left(\mathrm{SSD}_{\mathrm{eff}}+g,\ d\right)=D_0\left(\mathrm{SSD}_{\mathrm{eff},\ d}\right)\cdot\left(\frac{\mathrm{SSD}_{\mathrm{eff}}+d}{\mathrm{SSD}_{\mathrm{eff}}+g+d}\right)^2\cdot\mathrm{OF}\left(\theta,\ d\right)\qquad（公式5-2-13）$$

式中，$\mathrm{SSD}_{\mathrm{eff}}$ 为有效源皮距，g 为空气间隙，d 为计算点深度，$D_0\left(\mathrm{SSD}_{\mathrm{eff}},\ d\right)$ 为电子射线垂直入射模体时深度 d 处的剂量，θ 为斜入射角，$D_0\left(\mathrm{SSD}_{\mathrm{eff}+g},\ d\right)$ 为经斜入射修正和距离平方反比修正后深度 d 处的剂量；$\mathrm{OF}\left(\theta,\ d\right)$ 定义为斜入射校正因子，表示射线束垂直入射与斜入射的剂量比值。不同能量电子射线斜入射校正因子值见表5-2-4。

表5-2-4 电子射线斜入射校正因子

d/R_{p}	电子线能量 /MeV					
	22	18	15	12	9	6
（a）$\theta=30°$						
0.0	1.00	0.98	0.98	1.00	0.94	1.01
0.1	1.00	1.00	1.00	1.00	1.00	1.08
0.2	1.00	1.00	1.01	1.02	1.05	1.11
0.3	1.01	1.00	1.02	1.03	1.05	1.06
0.4	1.01	1.01	1.02	1.00	1.00	0.96
0.5	1.00	1.00	0.98	0.96	0.92	0.86
0.6	0.95	0.94	0.92	0.90	0.86	0.79
0.7	0.92	0.90	0.87	0.86	0.86	0.83
0.8	0.93	0.85	0.82	0.90	1.00	0.96
0.9	1.09	1.00	1.20	1.11	1.44	1.00
1.0	1.42	1.54	1.50	1.50	1.30	1.00
（b）$\theta=45°$						
0.0	1.03	1.02	1.03	1.05	0.98	1.14
0.1	1.03	1.04	1.04	1.06	1.10	1.14
0.2	1.05	1.06	1.07	1.11	1.12	1.12
0.3	1.06	1.07	1.09	1.09	1.05	1.07
0.4	1.04	1.04	1.04	1.01	0.93	0.92
0.5	1.00	0.99	0.92	0.92	0.80	0.77
0.6	0.93	0.90	0.86	0.82	0.70	0.69

d/R_p	电子线能量 /MeV					
	22	18	15	12	9	6
0.7	0.84	0.84	0.82	0.77	0.70	0.76
0.8	0.87	0.83	0.85	0.86	0.83	1.10
0.9	1.30	1.00	1.43	1.20	1.40	1.46
1.0	2.17	2.31	2.19	2.50	2.00	2.14
（c）θ =60°						
0.0	1.06	1.06	1.10	1.14	1.14	1.30
0.1	1.10	1.12	1.17	1.20	1.23	1.21
0.2	1.12	1.14	1.15	1.16	1.17	1.08
0.3	1.07	1.07	1.07	1.02	0.98	0.90
0.4	1.00	0.96	0.93	0.86	0.79	0.70
0.5	0.87	0.84	0.79	0.74	0.67	0.56
0.6	0.75	0.74	0.69	0.63	0.58	0.51
0.7	0.70	0.68	0.67	0.62	0.57	0.56
0.8	0.75	0.71	0.67	0.74	0.77	0.87
0.9	1.21	1.00	1.29	1.14	1.60	1.40
1.0	2.31	2.46	2.75	3.00	3.20	2.45

（六）电子射线的组织不均匀修正和边缘效应

1. 组织不均匀修正　电子射线治疗中，不均匀性组织如骨、肺和气腔的存在使电子射线的剂量分布会发生显著变化，需要对此作出近似的修正。组织不均匀性修正最简单的方法是计算出不均匀性组织对水的等效厚度：假定某种不均匀性组织的厚度为 Z，它对电子射线的吸收的等效水的厚度为 $Z \times CET$，其中 CET 为不均匀性组织对水的电子密度比。这一方法称为等效厚度系法。如果计算位于厚度为 Z 的不均匀性组织后的某一点深度处的剂量，应先计算该点的等效深度 d_{eff}，然后经平方反比定律 $\left(\dfrac{SSD_{eff}+d}{SSD_{eff}+d_{eff}}\right)^2$ 校正，可得到该点剂量。d_{eff} 的计算公式为：

$$d_{eff}=d-Z（1-CET）\qquad\text{（公式 5-2-14）}$$

CET 值为不均匀性组织对水的电子密度比，近似等于质量密度比。比如，肺组织质量密度为 $0.25g/cm^3$，则肺组织的 CET 值为 0.25，1cm 的肺组织的等效厚度就是 0.25cm。对于致密骨，CET 值高达 1.6 以上。图 5-2-13 显示 15MeV 电子射线经过 5cm 肺组织的 PDD 曲线的变化情况。

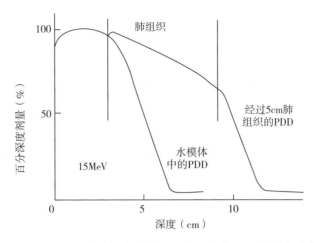

图 5-2-13 15MeV 电子射线经过 5cm 肺组织的 PDD 曲线的变化情况

2. 边缘效应 当电子射线穿越不同密度的组织时，由于散射不同密度的组织接触界面的剂量会产生变化，高密度组织一侧产生更多的散射使得低密度组织获得更高的剂量。一般 3 种情况需要考虑这种边缘效应：①患者体内不同密度组织的接触界面；②患者体表有尖锐凸起；③用铅板作内屏蔽。边缘效应用电子反向散射因子 EBF 表示，计算用式（5-2-12）。

（七）电子射线的射野衔接技术

电子射线的射野衔接一般包括两种衔接方式，即电子射线与电子射线射野衔接及电子射线与高能 X 射线射野衔接。

1. 电子射线与电子射线射野衔接 对一些特殊部位的病变如胸壁的照射，单一电子射线射野不可能包括整个靶区，需要采用多个相邻野衔接构成大野进行照射。电子射线射野间衔接主要考虑电子射线等剂量线随深度的变化情况，其基本原则是：根据射线束宽度随深度变化的特点，在皮肤表面相邻野之间，或留有一定的间隙，或使两野共线，最终使其 50% 等剂量曲线在所需深度相交。图 5-2-14 显示 7MeV 和 16MeV 电子射线两野衔接不同间隔时等剂量线的分布情况，可以看出，无论何种情况，剂量"热点"和"冷点"不可避免。总的来说，最好是避免电子射线射野间衔接，否则也应该在治疗深度进行胶片剂量验证。与高能 X 射线射野间衔接相同，在整个治疗过程中，也应该周期性改变衔接位置，以避免固定范围的剂量"热点"和"冷点"。

2. 电子射线与高能 X 射线射野衔接 临床应用中，特别是在鼻咽癌的治疗时，会遇到电子射线与高能 X 射线射野衔接问题。因为高能 X 射线射野一侧剂量分布比较确定，电子射线与高能 X 射线射野衔接比电子射线射野间衔接要简单一些。一般说来，采用的方法往往是使两野在皮肤表面共线，由于电子射线射野产生的侧向散射会使得在 X 射线照射野一侧出现剂量"热点"，电子射线高值等剂量线内收会使得在电子射线一侧出现剂量"冷点"。

图 5-2-15 显示 9MeV 电子射线与 6MV X 射线照射野在皮肤表面共线衔接时的剂量分布。从图中可以看出，剂量"热点"和"冷点"分布还同时受到电子射线源皮距的影响，延长源皮距使得电子射线等剂量曲线变劣，剂量"热点"和"冷点"的区域面积增大。

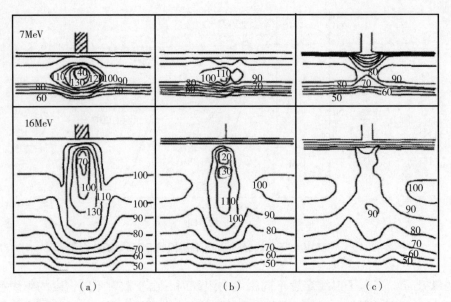

图 5-2-14　7Mev 和 16MeV 电子射线两野衔接不同间隔时的等剂量线分布

（a）重叠 0.5cm；（b）共线；（c）间隔 0.5cm

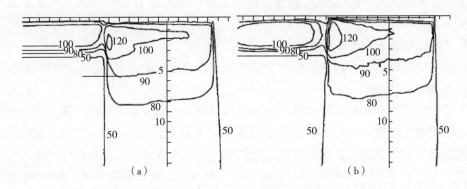

图 5-2-15　电子射线与高能 X 射线射野共线衔接时的剂量分布

（a）SSD=100cm；（b）SSD=120cm

四、电子射线的特殊照射技术

电子射线治疗还有一些特殊的照射技术，用于特殊部位肿瘤的治疗。如对乳腺癌术后的胸壁及内乳区采取的电子射线旋转照射技术；对蕈样霉菌病及 Kaposi 肉瘤等全身范围的浅表病变而采取的电子射线全身皮肤照射技术（TSEI）；对经手术切除肿瘤病灶后的瘤床或残存灶，或虽经手术暴露而不能切除的病灶或淋巴引流区，在直视情况下进行单次大剂量 10～25Gy 的术中照射技术（IORT）。

（一）电子射线旋转照射技术

电子射线旋转照射是一种复杂的放射治疗技术，它主要用来治疗患者体表弯曲的浅表肿瘤。这项技术还是没有得到广泛的应用，主要原因就是这项技术实施复杂及物理特性难以理解。影响电子射线旋转照射靶区剂量分布的因素很多，主要有电子射线能量、射野宽度、等中心深度、源轴距、体表弯曲程度、次级准直器及三级准直器7个方面。

1. 电子射线旋转照射的准直器系统　电子射线旋转照射用的射野由三级准直器系统形成（图5-2-16）：初级准直器为X射线和电子射线共用的准直器；次级准直器为电子射线旋转照射设计的专用电子射线准直器；三级准直器称为体表限束器，直接置于患者体表。

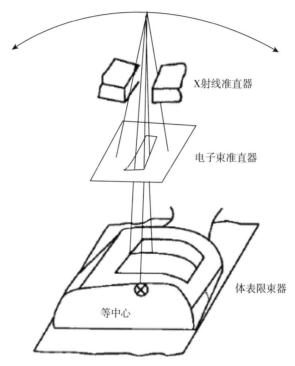

图 5-2-16　电子射线旋转照射的准直器系统示意图

初级准直器的几何尺寸取决于次级电子射线准直器的大小。为了改善电子射线照射野内的剂量分布，特别是增加射野边缘的剂量份额，使得整个照射野内剂量均匀，初级准直器的几何尺寸要大于电子射线照射野的大小。现代医用直线加速器电子射线旋转照射时，初级准直器能根据插入的电子射线准直器自动开启到相应位置。

次级准直器是形成电子射线旋转照射野的主要限束装置。为了避免机架旋转时与患者或治疗床碰撞，一般设计电子射线准直器的底端与等中心位置距离35～40cm，保证治疗时底端与患者体表保持20cm左右的间隙。电子射线准直器的长度（沿机架旋转轴方向）要大于靶区，使得半影区在靶区以外；射野宽度要综合考虑X射线污染和体表限束器的影响，一般在等中心处取5～6cm。有时由于病变或手术瘢痕较长，照射野上下两端的源皮距差别较大，各层面患者体表轮廓的曲率半径很不一致，使用矩形野会造成靶区剂量很不均匀，此时应根据各层面的源皮距和曲率半径调整射野形状。

三级准直器是置于患者体表照射野四周的限束器，用铅或铅合金制成，用来保护非治疗部位的正常组织，同时削弱因电子射线准直器远离皮肤造成的靶区边缘的半影增宽，并增加靶区边缘剂量使靶区剂量均匀。一般情况下，体表限束器适合最大旋转角度两端各增加15°旋转的屏蔽需要。

2. 电子射线旋转照射的剂量学

（1）电子射线旋转野的百分深度剂量特点：电子射线旋转照射与电子射线常规固定野照射有许多不同。在旋转过程中，电子射线总是会聚于旋转中心，深层靶区在射野内的时间比皮肤和浅层靶区长，百分深度剂量变化情况如图5-2-17所示：①表面剂量减少。②最大剂量点深度 d_{max} 位置后移。③ d_{max} 后剂量跌落更快，剂量梯度 G 变大。④轫致辐射 X 射线污染水平增加。

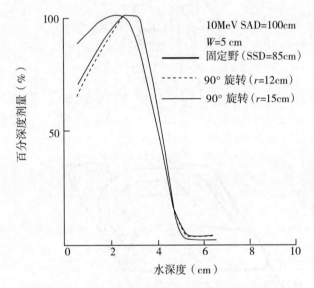

图 5-2-17　电子射线旋转野的百分深度剂量变化

（2）特征角：在电子射线旋转照射中，百分深度剂量除与电子能量（与固定野照射同，由靶区后缘深度确定）有关外，还受到等中心深度 r、射野宽度 W 和特征角 β 的影响。患者体表任一点 A 的特征角 β 定义为，电子射线旋转照射中，照射野的两条边线前后扫过 A 点时，射野中心轴形成的夹角（图5-2-18）。特征角 β 与射野宽度 W、等中心深度 r 和源轴距 f 的关系为：

$$W=\frac{2r\sin\left(\dfrac{\beta}{2}\right)}{1-\left(\dfrac{r}{f}\right)\cos\left(\dfrac{\beta}{2}\right)} \qquad（公式5-2-15）$$

从图5-2-19可以看出，W 和 r 的不同组合，只要角 β 相同，电子射线旋转照射百分深度剂量曲线非常近似，即对选定能量的电子射线旋转照射，一旦角 β 确定，百分深度剂量也就基本确定，故角 β 被称为电子射线旋转照射的特征角。

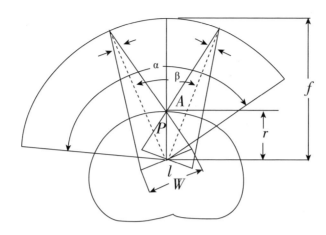

图 5-2-18　特征角 β 定义

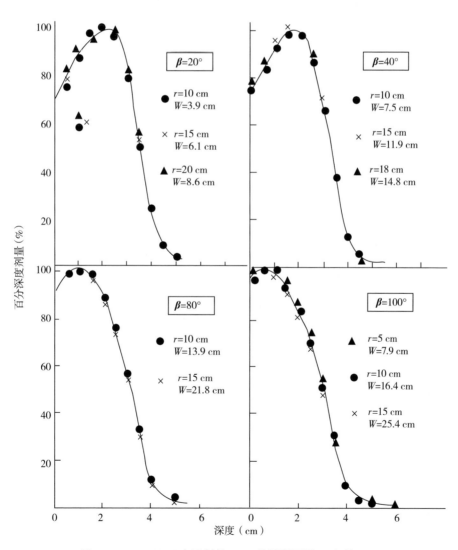

图 5-2-19　9MeV 电子射线 220° 旋转野不同 β 角的 PDD

（3）射野宽度的选择与调整：确定射野宽度 W 步骤为：①根据靶区的后缘深度确定应使用的电子射线能量。②从该电子射线能量不同特征角 β 的百分深度剂量曲线中选择适合治疗要求的百分深度剂量曲线，确定特征角 β 的大小。③根据患者治疗部位的具体情况确定等中心深度 r。④由式 5-2-15 计算出 W。

射野宽度 W 的选择还要考虑 X 射线污染和体表限束器的影响，过宽则输出剂量大，照射时间短，X 射线污染少，但半影大且体表限束器要增宽；过窄则输出剂量小，照射时间长，X 射线污染增加。由式 5-2-15 可知，当 r 固定时，W 是 β 的单调增函数。图 5-2-20 显示等中心深度 15cm，β 角 10° 和 100° 时 15MeV 电子射线旋转照射的剂量分布，β 角 10° 的 X 射线污染高于 100°，等中心处尤甚。

在临床中，如胸壁照射时，有时由于病变或手术瘢痕较长，沿旋转轴方向的曲率变化较大，电子射线旋转照射时，造成胸壁上缘和下缘的剂量差别较大。此时，为了使靶区剂量均匀，须对不同体表曲率半径的射野宽度 W 作出调整。由式 5-2-15 可知，对固定的特征角 β，射野宽度 W 是等中心深度 r 的单调增函数。也就是说，为了使靶区剂量均匀，当等中心深度即体表曲率半径 r 较小时，W 应减少；反之，当 r 较大时，W 应增大。为使曲率半径为 r 的任意层面内得到与中心层面相同的百分深度剂量分布，该层面应使用的射野宽度 W 为：

$$W = W_0 \cdot \frac{r}{r_0} \cdot \left[\frac{1 - \left(\frac{r_0}{f}\right) \cos\left(\frac{\beta_0}{2}\right)}{1 - \left(\frac{r}{f}\right) \cos\left(\frac{\beta_0}{2}\right)} \right] \qquad （公式 5-2-16）$$

式中，W_0 为中心层面的射野宽度，r_0 为中心层面的曲率半径，β_0 为选定的特征角。

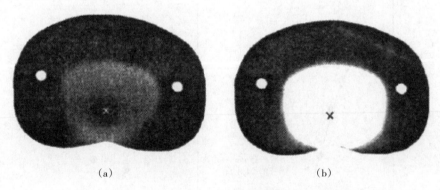

（a）   （b）

图 5-2-20   不同特征角电子射线旋转照射的剂量分布
（a）$\beta=10°$，（b）$\beta=100°$

（4）电子射线旋转照射的处方剂量：高能 X 射线旋转照射时，在整个旋转角度，照射野都包含靶区；电子射线旋转照射时，只有部分旋转角度照射野包含部分靶区。如图 5-2-18 所示，对于点 A 对应的治疗深度 P 点，在旋转角度 α 中，只有比特征角 β 稍大一点的角度范围内照射野包含 P 点，考虑到特征角 β 以外包含 P 点的角度照射野对 P 点的剂量贡献很少（深度增加），可以忽略。因此，用计算多个固定野对 P 点的剂量贡献之和，计算出 P 点

的剂量 $D_{\mathrm{arc}}(P)$ ：

$$D_{\mathrm{arc}}(P) = \frac{\dot{D}_0 \cdot \mathrm{PDD}(P) \cdot \Delta\theta}{\upsilon} \sum_{i=1}^{N} \mathrm{OAR}_i(P) \cdot \mathrm{In}\upsilon(i) \qquad （公式 5-2-17）$$

式中，$\dot{D}_0$ 为固定野条件下，最大剂量点处的剂量率，单位 cGy/s；PDD（P）为固定野条件下，P 点的百分深度剂量，$\triangle\theta$ 为等分角度，N 为分隔数，$\beta = N \cdot \triangle\theta$；$\upsilon$ 为机架旋转速度，单位 deg/s；OAR$_i$（P）为各固定野 P 点的离轴剂量比；Inυ（i）为平方反比定律修正因子。

Khan、Leavitt 和张红志等利用直接测量法决定电子射线旋转照射的处方剂量。如图 5-2-21（a）所示，用特制的圆柱形固体模体，将电离室置于治疗深度为 d 的 P 点，在所使用的旋转条件下，进行实际的积分剂量的测量。张红志等提出旋转常数的概念，旋转常数 R_c 定义为机架旋转单位角度，治疗深度处得到 1cGy 剂量所需要的加速器监测单位 MU 值，单位为 MU·cGy^{-1}·deg^{-1}。从图 5-2-21（b）可以看出，对特定的治疗深度，有一特定的电子射线能量，高于这一能量，旋转常数几乎不变，这一能量就是临床需要选择的电子射线能量。低于这一能量，会引起靶区剂量不足；高于这一能量，会增加深部正常组织的剂量。

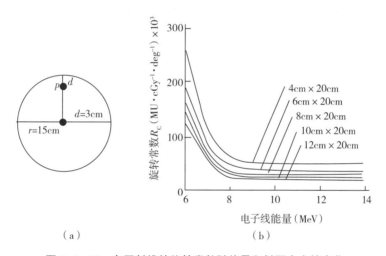

图 5-2-21　电子射线的旋转常数随能量和射野大小的变化
（a）直接测量法示意图；（b）不同电子射线能量的旋转常数

从图 5-2-22 可以看出，以过治疗深度点与圆柱体中心轴的垂线为对称中心线，有一特定的旋转射野中心轴形成的弧角，当旋转射野弧角大于并包含这一角度，积分剂量基本不变；小于这一角度时，积分剂量急剧减少，这一角度称为平衡角，与上文的特征角近似相同。等中心深度 r 较大或能量较低时，这一现象更加明显。图示等中心处射野宽度为 5cm。

于是根据旋转常数可计算治疗深度为 d 的 P 点处方剂量为 D_{T} 的旋转野所需的跳数：

$$D_{\mathrm{MU}} = D_{\mathrm{T}} \cdot R_{\mathrm{C}} \cdot \alpha \qquad （公式 5-2-18）$$

式中，α 为旋转角度，α 角大于并包含 P 点的平衡角。

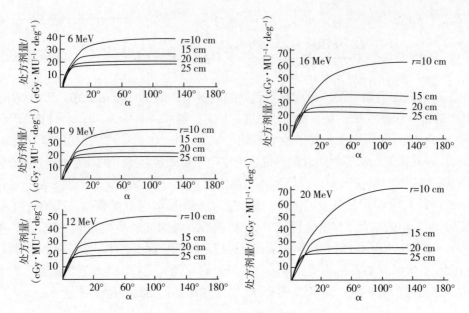

图 5-2-22　单位角度每跳数处分剂量与旋转角 α 的关系曲线

3. 电子射线旋转照射的计划设计与实施

（1）电子射线旋转照射的计划设计。考虑到旋转技术的特殊性和受照射部位的解剖学特点，电子射线旋转照射的计划设计原理与常规照射不太相同。一般计划设计的步骤为：①患者真空负压体模固定做常规间距 CT 扫描，有局部肿块或术后残留部位可适当加扫，将 CT 图像输入治疗计划系统。②放射治疗医师根据 CT 图像勾勒每层的照射范围，确定治疗深度 d 和三级准直器的体表部位。③标出组织填充蜡块的位置和厚度，以使每层的照射范围内厚度近似相同。④在中心层面定出旋转中心的位置，确定中心层面的曲率半径 r_0。⑤根据 d 和 r_0 及要求的靶区剂量分布选择电子射线能量和特征角 β，进而计算出中心层面的射野宽度 W_0。⑥根据不同层面的曲率半径，修正射野宽度。⑦计算，根据计算结果对上述参数进行调整。

图 5-2-23 显示对于包含内乳区，不同电子射线能量分段旋转照射左侧乳腺癌术后胸壁的剂量分布。

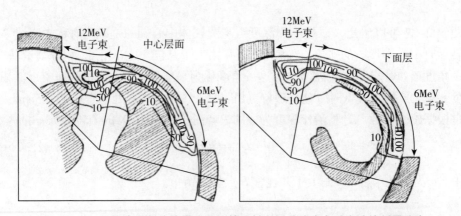

图 5-2-23　不同电子射线能量分段旋转照射左侧乳腺癌术后胸壁的剂量分布

（2）计划实施前的准备。

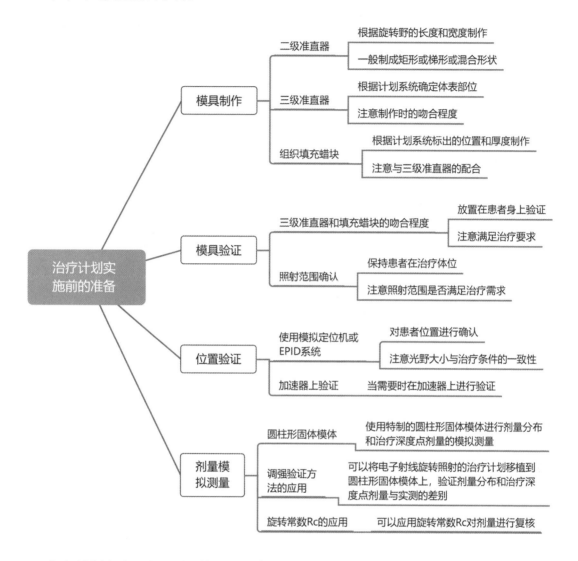

（3）计划实施：所用测试结果在允许范围内，患者实施治疗。

4. 电子射线旋转照射技术的临床应用　电子射线旋转照射技术主要应用于乳腺癌术后胸壁的放射治疗，所用电子射线能量一般用 6MeV；如果照射内乳区，在内乳区选择 12MeV；对胸壁较薄部位在体表用石蜡进行补偿，处方剂量 45Gy；有局部肿块或术后残留追加剂量至 60Gy。电子射线旋转照射技术也有应用于胸膜肿瘤全胸壁放射治疗的报道。

（二）电子射线术中照射

术中照射（IORT）是指经手术切除肿瘤病灶后的瘤床或残存灶，或虽经手术暴露而不能切除的病灶，或淋巴引流区，在手术中，直视情况下进行单次大剂量 10～25Gy 的术中照射技术。其较外照射能大幅度减少照射范围，有效地保护病灶周围和后方的正常敏感组织（或器官）免受或少受照射，因此可以增加靶区剂量，从而提高局部控制率。术中照射最早是利用放射性核素对胃肠道肿瘤进行术中组织间插植，属于近距离治疗范畴；后来随着医用直线加速器的普及，高能电子射线越来越多地被应用到肿瘤的放射治疗。电子射线剂量学特性优势使得电子射线很适合作为直接暴露肿瘤的照射，表面剂量高保证靶区前侧表浅区域不会欠量，剂量跌落快可以有效保护靶区后方正常组织。应用电子射线进行术中照射已有 40 多年历史，治疗部位也从消化系统肿瘤扩展到头、颈、胸、腹乃至全身部位的肿瘤。

1. 术中照射设备　目前可用于电子射线术中照射的设备有移动式医用感应加速器、移动式医用直线加速器及普通医用直线加速器配 IORT 限光筒。俄罗斯托木斯克理工大学研制生产出一种移动式感应加速器，电子射线能量 1 ~ 10MeV，每挡增 1MeV，计 10 挡，剂量率 2 ~ 5Gy/min，最大照射范围 20cm×20cm。后来美国和意大利又研制开发了两种移动式医用直线加速器，即 Mobetron 和 Novac7，专门用于 IORT，剂量率更高而且重量轻，移动更加方便。Mobetron 采取自屏蔽，电子射线能量 4 ~ 12MeV，剂量率最高 14Gy/min，无须外加防护，活动非常方便灵巧，可用在各种手术室。Novac7 移动式医用直线加速器，电子射线能量 3 ~ 9MeV，每挡增 2MeV，计 4 挡，剂量率 10Gy/min，具有两种放射方式，即脉冲放射和扫描放射，后者可形成任意形状的照射野，而且强度可调。

2. 术中照射剂量学　一般说来，IORT 所用电子射线的 PDD 等剂量学参数与普通外照射没有什么不同。由于加速器治疗头与患者治疗体位相对关系的限制，电子射线治疗限光筒的端面一般都有一定的倾斜度，以更好地贴近病变，这种有一定角度的筒端面对电子射线对等剂量分布有一定的影响，如图 5-2-24 所示，d_{90} 为中心轴 90% 剂量深度，t_{90} 为沿靶区表面中心并垂直于靶区表面的 90% 剂量深度。这就需要在术前对不同规格的 IORT 限光筒在各种电子射线能量条件下进行精确测量，并制成图表供 IORT 临床使用。表 5-2-5 列出端面角 30° 时 d_{90} 与 t_{90} 的值。

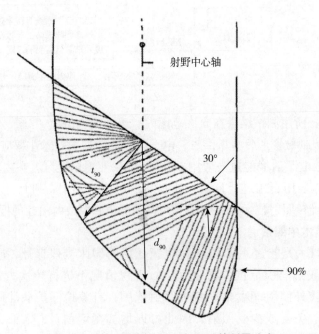

图 5-2-24　端面角 30° 时 90% 等剂量分布

表 5-2-5 端面角 30° 治疗限光筒 d_{90} 与 t_{90} 值

d_{90}/mm	t_{90}/mm
20	17
30	26
40	35
50	43
55	47

3. 术中照射的质量保证和质量控制 对于 IORT，除了要执行常规放射治疗的质量保证（QA）程序，还必须结合本单位实际情况制定专门的 IORT 的 QA 内容，并采取必要的措施保证 QA 的执行，不断改进服务过程中的某些环节，达到新的 IORT QA 水平。

（1）IORT 对靶区剂量的要求：临床治疗计划制订的首要问题是确定临床靶区范围和靶区剂量的大小。对于 IORT，由于术前外科医师并不能总是准确预知肿瘤的切除情况，经和放射治疗医师的交流，大致的几种情况必须要考虑到，对不同的情况制定应对措施，放射治疗医师和外科医师协同确定不同情况下的靶区范围和靶区剂量，一般要求 90% 的等剂量面要在侧向和纵向都包围靶区的边缘。中心轴上最大剂量深度点的剂量定为处方剂量。

（2）IORT 的剂量学参数：主要是对不同规格的 IORT 限光筒在各种电子射线能量条件下进行测量出剂量学参数，主要有以下几个方面：① PDD 曲线，重点关注表面剂量 D_s，最大剂量点深度 d_{max}，治疗深度 R_{90}。②不同深度的离轴比曲线，结合 PDD 曲线确定 90% 的等剂量面的范围，以及均整度、对称性和半影。③输出因子。④ IORT 限光筒外的泄漏辐射水平。

（3）IORT 设备和技术的 QA：主要有两个方面的内容：① IORT 限光筒，检查其与加速器机头的连接情况，有无变形，筒末端有无锐刺。②IORT 床，检查承重能力，承重条件下上下、前后、左右 3 个自由度方向能否平稳缓速移动，锁定后是否牢固。

（4）IORT 治疗实施中的 QA：在实际治疗时，通过手术固定或转移、加适当遮挡对靶区周围的重要器官进行保护，遮挡物检查无锐刺并消毒，如遮挡材料是铅，不能直接接触患者，须加涂层，照射后取出。在靶区埋入密封消毒后的微型 TLD 元件，治疗结束后取出读出剂量值以验证照射剂量的准确性。对 IORT 治疗全程进行实况记录，通常用潜望镜、微型摄像头等直视法。

（5）IORT QA 组织：从 IORT 的全过程看，执行 IORT QA 是个组织问题。作为肿瘤治疗的两大手段，IORT 涉及两个科室的合作和分工。外科医师主要负责手术方案的制订和执行，并协助放射治疗医师确定照射范围和照射剂量；放射治疗医师主要负责放射治疗方案的制订，协助外科医师制订手术方案，并监督放射治疗方案的执行情况；麻醉师和手术室护士负责手术麻醉和协助外科医师进行手术；物理师负责对 IORT 剂量学参数进行测量，负责 IORT 设备和技术的 QA 工作，参与放射治疗计划的设计，保证工作人员和患者的安全防护；放射治疗技师负责执行 IORT。因此，IORT QA 组织成员应主要由以下人员构成：外科医师、放射治疗医师、麻醉师、物理师、手术室护士和放射治疗技师，放射治疗科科主任组织负责人。在开展 IORT 之前，需要建立 IORT QA 组织并制定各项规章制度，明确规定各组织成员的职责。

4. 电子射线术中照射的临床应用　肿瘤的电子射线术中照射是肿瘤综合治疗中的一部分，外科手术治疗和放射治疗作为肿瘤治疗的两大手段，有时单一的治疗方式有其局限性。对于外科手术治疗，手术范围不能无限放大，遗留和种植微小病灶无法避免；对于放射治疗，当肿瘤周围有放射敏感的重要组织和器官或肿瘤表现为放射抗拒时，照射剂量往往不足。因此，IORT 技术就为一些肿瘤的治疗提供了一种新手段，既巩固了手术根治的作用，又降低了单纯外照射的剂量。

从动物实验到临床总结，术中一次大剂量照射应综合考虑肿瘤周围各部位正常组织的耐受量，当剂量在 20 ～ 30Gy，均有出现并发症的报道，结合多年的电子射线 IORT 临床经验，IORT 剂量宜在 15 ～ 25Gy，中位剂量 20Gy。

IORT 技术几乎适合全身各种局限性肿瘤的治疗。通常，为了取得更满意的疗效，IORT 还需要结合其他的肿瘤治疗手段，如对于骨肉瘤，在 IORT 前作灌注化疗，5 年生存率可高达 85%；Ⅲ期非小细胞肺癌，化疗 + 术前放射治疗 +IORT，3 年生存率也有 37%。

第三章

传统二维放射治疗

传统二维放射治疗方法是 20 世纪的放射治疗技术，在体位固定、靶区位置、照射剂量精度等方面划归到经验医学的范畴，缺乏与影像工具的结合，肿瘤和正常组织的剂量评估不准确，已逐步退出现代放射治疗领域。

一、传统模拟定位

（一）体模阶段

常用手工脱体模图或利用有限的几层 CT 图的方式获得做治疗计划需要用的患者治疗部位的解剖材料。

（二）体位固定

体位固定是为了保证分次照射的重复性及技术员摆位的准确性。胸腹部肿瘤常用真空体模、热塑体模或硬质泡沫塑料体模等。正确的体位固定能使患者每次治疗的位置重复性最佳，使患者治疗时能保持舒适的体位。

布野要求和患者的身体条件是影响体位固定的因素。特定部位靶区如肺癌患者，肿瘤会随着呼吸运动，应该训练患者在治疗期间进行平静小幅度的呼吸运动。

患者体位固定好后，最好先在模拟机下确定大致的放射野中间平面，并在患者体表或体模上做标记；观察肿瘤在体内的活动程度，以作为设计放射野时的参考。

（三）模拟定位

传统二维放射治疗即普通放射治疗，是最早的放射治疗技术，应用 X 线模拟机定位。其定位方式是根据骨性解剖标志进行定位，而不是根据肿瘤的实际准确范围进行靶区勾画。

二、传统二维放射治疗技术

各种照射技术均有其优缺点，掌握射野设计原理，有利于临床放射治疗中发挥各种照射技术的优点，避免缺点。

（一）体外照射技术的分类及其优缺点

体外照射常用的照射技术有：固定源皮距（SSD）照射技术、等中心定角（SAD）照射技术和旋转（ROT）照射技术 3 种。

1.SSD 照射技术　将放射源到皮肤的距离固定，不论机头在何种位置，在标称源皮距下，即将治疗机的等中心放在患者皮肤上（A 点），而肿瘤或靶区中心 T 放在放射源 S 和皮肤入射点 A 两点连线的延长线上 [图 5-3-1（a）]。该技术摆位的要点是机架转角一定要准，同时要注意患者的体位，否则肿瘤中心 T 会逃出射野中心轴甚至射野之外。

2.SAD 照射技术　将治疗机的等中心置于肿瘤或靶区中心 T 上 [图 5-3-1（b）]。只要等中心在肿瘤或靶区中心 T 上，机器转角的准确性及患者体位的误差，都能保证射野中心轴通过肿瘤或靶区中心。该技术的摆位要求是保证升床准确，其升床的具体数字可由模拟定位机定位确定。

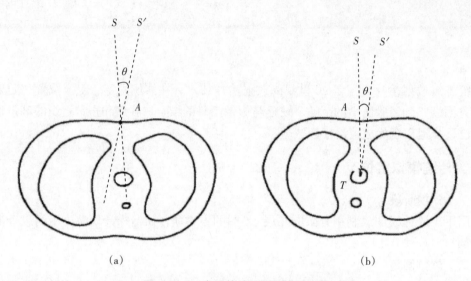

图 5-3-1　常用体外照射技术示意图
（a）SSD 照射技术示意图；（b）SAD 照射技术示意图

3.ROT 照射技术　与 SAD 照射技术相同，也是以肿瘤或靶区中心 T 为旋转中心，用机架的旋转运动照射代替 SAD 照射技术中机架定角照射。

基于模拟定位机定位技术，SAD 照射技术应用越来越多，SSD 照射技术只是对姑息和非标称源皮距离照射时才使用。

（二）射线及其能量的合理选择

1. 高能电子束　从电子束剂量分布的特点看，用单野治疗偏体位一侧的肿瘤，如果能量选取合适，可在靶区内获得较好的剂量分布。若将靶区后缘深度 $d_{后}$ 取在 90% 或 95% 剂量线，电子束能量可近似选为：$E_0 \approx 3 \times d_{后} + （2 \sim 3）\mathrm{MeV}$，其中 2 ~ 3 为选用不同大小射野和适应加速器上电子能量设置所加的调整数。按 IEC 对电子束射野内平坦度和对称性的要求，90% 剂量截面应不低于 50% 剂量截面（射野大小）的 85%，因此电子能量设定后，射野大小应为计划靶区截面直径的 1/0.85=1.18 倍，即射野大小应比计划靶区横径大 20%。随着电子束能量的增加，皮肤剂量和曲线的尾部剂量也增加，医用直线加速器提供的电子束能量不能太高，4 ~ 25MeV 较为理想，而且单野照射比多野照射优越。

高能电子束的优点是能有效地保护病变后面的正常组织，但皮肤和表浅处的剂量偏高，对此处的正常组织需要做对症处理，保护其本来就不显著的建成区，防止衣物、布巾等破坏建成区的覆盖物置于射线入射侧的皮肤处。

2. 常用 X 射线能量　医用高能 X 线能量区间为 4 ~ 15MV，临床可根据肿瘤进行选择，约 70% 的肿瘤患者需要用 6 ~ 10MV，$^{60}\mathrm{Co}\ \gamma$ 射线也属可选能量。常规注意事项是：

（1）估算照射深度：肿瘤应放在最大剂量点（建成区）之后，对 4 ~ 10MV 射线的最

大剂量点深度 d_m，可按 d_m（cm）$\approx E_x$（MV）$/4$ 估算。

（2）骨密度修正：分软组织的骨密度修正和骨中的类似软组织，主要包括哈弗管、骨性活细胞和骨髓等，这些组织具有重要的生物学意义，它们在骨腔中可视为布拉格 – 戈瑞腔（Bragg-Gray cavity）。这些骨中的软组织与均匀介质中的软组织剂之比如表 5-3-1 所示。

（3）混合束的使用：有时，靶区前后的剂量都必须降低，就需要使用高能 X 射线和高能电子束，按一定的权重混合照射，如图 5-3-2 所示。

表 5-3-1　对不同能量的 X 射线骨中和非骨中软组织的相对吸收剂量

半质厚度	近似有效能量	骨中矿物质与软组织剂量比	软组织剂量比（骨中 / 非骨中）
1mmAl	20keV	4.6	5.0
3mmAl	30keV	4.8	5.3
1mmCu	80keV	2.1	3.8
2mmCu	110keV	1.4	2.4
3mmCu	135keV	1.2	1.6
10.4mmPb（^{50}Co）	1.25MeV	0.96	1.03
11.8mmPb（4MV）	1.5MeV	0.96	1.03
14.7mmPb（10MV）	4MeV	0.98	1.05
13.7mmPb（20MV）	8MeV	1.02	1.09
12.3mmPb（40MV）	10MeV	1.04	1.11

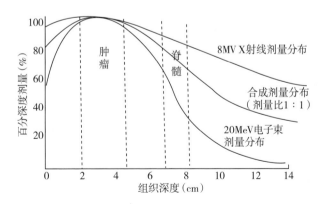

图 5-3-2　高能 X 射线和高能电子束的混合使用

（4）高 LET 射线的使用：如高能质子、负 π 介子、其他重粒子和快中子在放射治疗中获得应用，它们的深度剂量吸收曲线呈现出优越的 Bragg 峰（中子除外），又有较小的氧增强比（OER），对乏氧癌细胞也比较敏感，是较理想的放射源。

（三）高能 X 射线的射野设计原则

1. 用单野和 SSD 技术就近入射   单野照射，深度剂量随深度增加呈指数递减，靶区范围较大时，剂量分布很不均匀。因此除靶区范围很小可使用单野照射外，临床上不主张用单野治疗。用单野照射时，也应将病变放到 d_{max} 之后。如果病变深度较浅，X 射线能量较高时，应使用组织替代物放在射野入射端的皮肤上。对靶区较大的病变，应该用多野照射，或用与电子束的混合照射。

2. 共面射野

（1）两野交角照射：对偏体位一侧的病变，一般就近设两个楔形角度野。两平野交角照射时，因几何关系，在病变区形成"内野"型剂量分布，剂量不均匀[图 5-3-3（a）]，用适当角度的楔形滤过板，可使靶区剂量均匀。楔形角 α 与两射野中心轴的交角 θ 满足 $\alpha=90°-\theta/2$ 条件时，可在两野交叉形成的菱形区内得到均匀的剂量分布[图 5-3-3（b）]；并可以在求得的 α 角的基础上，根据临床要求适当增减楔形角的大小，可分别在射野远、近端得到偏高的剂量（图 5-3-4）。

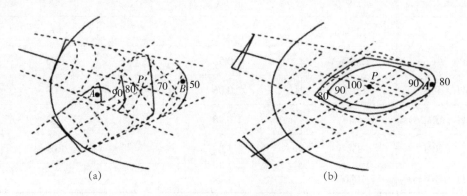

(a)   (b)

图 5-3-3   两野交角照射
（a）两平野交角照射的剂量分布；（b）用两楔形野交角照射的剂量分布

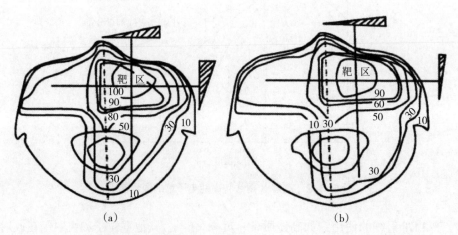

(a)   (b)

图 5-3-4   两楔形野垂直交角照射治疗上颌窦癌（ α=45° 基础上加减 15° 剂量分布）
（a）8MV X 射线，60° 楔形板垂直照射的剂量分布，6cm×7cm，SSD=100cm；（b）8MV X 射线，30° 楔形板垂直照射的剂量分布，6cm×7cm，SSD=100cm

（2）两野对穿照射：对中位病变，一般采取两野对穿照射。其优点是设野方便，摆位容易，比成角照射准。当两野等量对穿照射不加楔形板时，可在体位中心得到左、右、上、下对称的剂量分布（图5-3-5）。由于射野侧向的剂量贡献相对较小，靶区内沿射野轴向的剂量分布要比横向的好，需将射野适当扩大才能满足靶区剂量均匀性的要求。靶区剂量与靶区外正常组织剂量之比即治疗增益比，亦随射线能量和射野间距变化（图5-3-6）。射野间距越小，射线能量越高，治疗增益比越大，即肿瘤靶区和靶区以外的剂量是否分布满意则主要取决于射线性质和两野间距。要使靶区剂量比两侧正常组织剂量高，拉开肿瘤剂量和正常组织剂量范围，得到＞1的剂量增益比，一般应使每野在体位中心处的PDD≥75%。表5-3-2给出了几种常用X（γ）射线能量的75%百分深度剂量所能达到的深度范围。因此对腹盆部位照射前后径＞25cm时，应当选择较高能量X射线。而前后径＜15cm时，可以考虑采用低能量或 ^{60}Co射线，如颈部区域鼻咽癌或喉癌，当用两对穿野照射，两野剂量权重相等时还是要注意肿瘤靶区和正常组织受量。假设取两对穿野8cm×8cm、SSD 80cm、两野间距14cm，用 ^{60}Co照射时，在皮下1cm处剂量为140.9%，高于中间平面处（135%），即相当于腮腺、颞颌关节处受量高于靶区中心剂量，而改用10MV X射线时，则上述中间平面和皮下1cm两处百分深度分别为152.8%和167.2%。但是对脑转移用全颅两相对野照射较高能X射线照射时，两侧剂量低则不是优点，反之，用 ^{60}Co照射全脑都能获得较高剂量，因此如何选择射线的质量因目的而异。

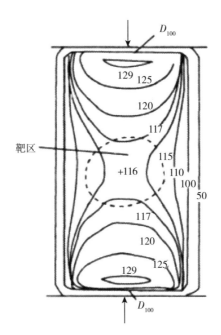

图5-3-5　两野对穿照射的剂量分布（D_{m1}：D_{m2}=1.0：1.0）

当靶区所在部位有组织缺损而又必须用对穿野照射时，如乳腺癌的切线照射（图5-3-7）、喉癌的对穿野照射（图5-3-8）等，必须加楔形板。两野对穿既可以采用固定源皮距技术，也可以采用等中心技术。若将两对对穿野正交就可以变成共面四野照射（图5-3-9）。四野照射又称箱式照射，保留了两野对穿照射形成的均匀对称的剂量分布的特点。由于采用了四野，每对对穿野的侧向剂量得到补偿，射野可以取 PTV 大小，不必放大，四野技术的剂量增益比约为两对穿野的 2 倍。

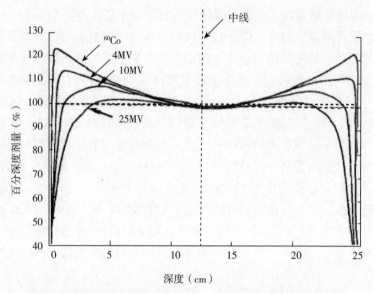

图 5-3-6 对野照射时，射线质对百分深度剂量曲线的影响

照射野 10cm×10cm，SSD=100cm，厚度 25cm，百分深度剂量都归一在中间平面

表 5-3-2 常用 X（γ）射线的 75% 百分剂量深度

射线质	源皮距（cm）	75% 剂量深度（cm）
⁶⁰Coγ 射线	60	5.5～6.5
	65	5.3～7.0
	75	5.5～7.2
	80	5.6～7.5
4MV X 射线	100	6.5～9.2
6MV X 射线	100	8.0～10.5
8MV X 射线	100	8.6～11.0
10MV X 射线	100	9.5～12.0
16MV X 射线	100	10.5～12.5
18MV X 射线	100	11.5～13.0

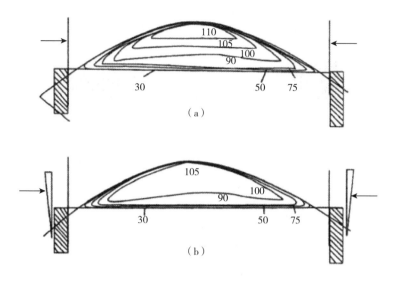

图 5-3-7　乳腺癌切线野照射剂量分布图（6MV X 射线）

（a）半野不加楔形板，剂量比 1：1；（b）半野加 30° 楔形板，剂量比 1：1

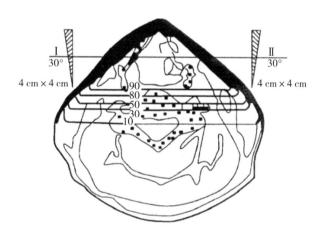

图 5-3-8　^{60}Co γ 射线两野对穿加楔形板照射喉癌剂量分布图（SAD=80cm）

（3）三野照射：当射线能量不能满足对实际患者使用两野对穿照射的射野间距的要求时，应该设立第三野（图5-3-10），形成三野照射。建立第三野之后提高了靶区剂量，但由于单野（第三野）剂量分布的不均匀性，与对穿野照射形成的对称形剂量分布叠加，在靶区内形成不均匀的剂量分布（图5-3-10）。因此，必须首先使对穿野均匀对称的剂量分布变成不对称的分布［如图5-3-11（a）所示］，即从第三野的方向看，造成一个随组织深度增加而深度剂量增加的剂量分布，然后与第三野的实际剂量分布合成，形成图5-3-11（b）的均匀的靶区剂量。当所使用的楔形板的楔形角 α 和各野剂量配比满足一定条件时，靶区内的剂量分布必然是均匀的。

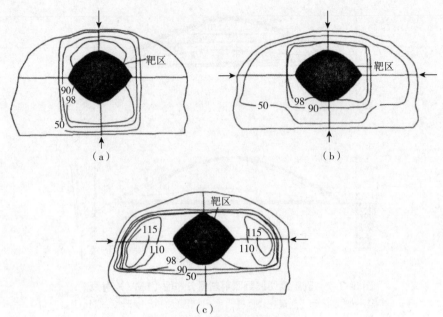

图 5-3-9 两对对穿野示意图

（a）（b）垂直结合形成四野照射，（c）治疗盆腔部位肿瘤，因（a）（b）技术均不能加挡块，（a）（b）结合后靶区内剂量均匀，又可保护周围重要器官

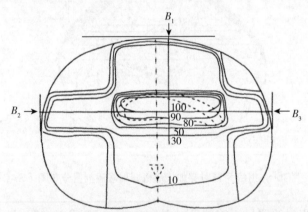

图 5-3-10 三个平野照射时的剂量分布示意图

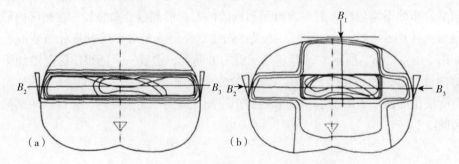

图 5-3-11 两楔形野加平野形成的剂量分布

（a）两楔形野对穿照射形成平野剂量分布；（b）两楔形野在体内形成的"平野"与单野合成后的剂量分布

三野照射技术普遍应用于：①靶区位于体位中心而不能使用两野交角照射；②因两野对穿不能得到较高的射线能量，射野间距又很大，不能获得大于1的剂量增益比；③靶区附近有重要器官而不能使用四野照射技术。

三野技术中射野方向的设置步骤为：

第一步：在病变（靶区）和重要器官间设立"安全线"。如图5-3-12所示，"安全线"应置于图示 A-A' 的位置。

第二步：过靶区中心做"安全线"的平行线 B-B'，B-B' 即为对穿野的方向。

第三步：过靶区中心做 B-B' 的垂直线 OC，确定第三野的入射方向。

射野方向确定后，根据每个射野在靶区中心的百分深度剂量，计算出对穿野应使用的楔形板的楔形角和每个野的剂量配比。当"安全线"的确定不是唯一时，如图5-3-12所示，可以利用治疗中改变射野方向的方法，进一步降低靶区附近重要器官的受量，当"安全线"只有一条时，可以在治疗中适当调整第三野的方向，用以降低邻近重要器官的受量，图5-3-13给出了上述三野技术应用的实例。在有治疗计划系统的医疗机构，可以以上述布野方法为基础，微调剂量配比和射野方向，使其治疗方案进一步优化；在没有治疗计划系统的医疗机构，用上述布野方法借助模拟机或CT亦可得到较为满意的治疗方案。

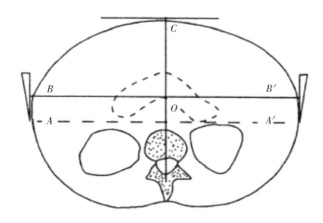

图 5-3-12　三野技术的射野设置方法

（4）三野交角照射：对食管肿瘤，靶区位于两侧肺之间，后面有脊髓，都是需要保护的重要器官，存在互相垂直的三条"安全线"（图5-3-14）。如果要保护肺，只能采用高能射线两野对穿照射，脊髓会受到与食管一样的甚至更高的剂量；如果要保护脊髓，当病变位于上段或颈上段时，因靶区较浅，可采用两野交角照射技术，肺的受量也不会太高。当病变位于中下段时，因靶区位于体位中心，很深，需用平行于 A-A' "安全线"的对穿野。因食管野都很长（12～16cm），用平行 A-A' 的对穿野意味着几乎全肺都将受到与靶区同等剂量的照射。因此，对食管部位肿瘤，为了避免两侧肺的过多照射和减低脊髓受量，采取如图5-3-15所示的三野交角照射。两后野因交角形成"内野"型剂量分布，与前野构成一个相对照射野，故在靶区形成均匀剂量分布。此时两后野的使用，类似于图5-3-11中两楔形对穿野，只是靠射野的几何因素代替了楔形滤过板。

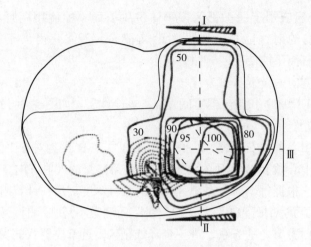

图 5-3-13 肾癌术后三野照射

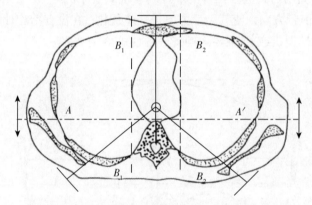

图 5-3-14 食管癌三野布野原则的应用量分布图
剂量安全线 AA′ 保护脊髓，剂量安全线 B₁B₁′、B₂B₂′ 保护双侧肺
^{60}Coγ 射线；SSD=80cm Ⅰ、Ⅱ、Ⅲ野 4.5cm×12cm

　　（5）共面射野的局限性：上述两野、三野、旋转照射技术中，各照射野的射野中心轴位于同一平面，称为共面射野。从治疗增益的角度看，共面射野中两野对穿照射最劣，其射入部分（靶区前）正好是各自相对射野的射出部分（靶区后）。假设沿射野中心轴剂量变化梯度（△PDD/cm）不随深度变化，则剂量相加的结果，使卷入整个射野内的正常组织的单位体积剂量与靶区内单位体积的剂量相等。当采用两对对穿野时，正常组织中单位体积剂量变为靶区内的 50%。当采用 N 对对穿野时，正常组织中单位体积剂量变为靶区内的 1/N。当使用非对穿射野即交角射野照射时，由于每个射野的射入部分和射出部分彼此不会重合，靶区外正常组织中单位体积的平均剂量为靶区内的 1/N，N 为射野数。当 N=3 即三野交角照射时，正常组织单位体积的平均剂量约为靶区内的 33%，相当于三对对穿野即六野对穿照射的正常组织的剂量。

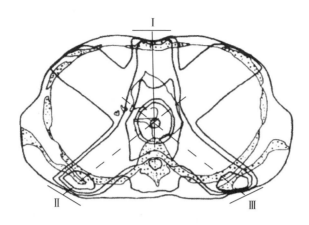

图 5-3-15　食管癌（中段）三野照射的剂量分布图

Sherouse 提出了非共面射野设计的两个基本原则：①所用射野应避免彼此构成对穿野；彼此间交角应尽量大，以便使用的楔形板角度较小。②所用射野在三维空间内应尽量保持几何对称。

从高剂量区与靶区形状的适合度来看，共面射野只能在射野轴平面内的适合度较理想，但它也会因靶区变大而使用大野后变劣。为避免此种情况，对于小靶区，射野数可以用得较多；对于大靶区，射野数要相应减少。共面射野在轴平面以外的区域适合度很差，只能用调强适形和使用非共面射野。随着三维治疗计划系统的逐步完善，特别是 CT 模拟机的出现，为布置非共面射野提供了条件。

（四）相邻野设计

射野相邻在外照射中极为常见，例如头颈部肿瘤照射中的颈侧野与锁骨上野相邻；乳腺癌照射时的胸壁切线野与锁骨上野相邻等。射野相邻会发生相接后超剂量或欠剂量，造成严重放射并发症或肿瘤的局部复发。

目前有多种方法能够使射野交接处得到均匀的剂量分布（图 5-3-16）：

（a）偏转入射角即两野向远侧方向转动，使两相邻放射野发散边缘成两相邻平行线，如果射线半影较大，可以在两放射野相邻侧分别加用野外挡块，使射线几何边缘更光整；

（b）两共面相邻野在皮肤隔开造成一定深度处剂量均匀，其射野间隔可按射野几何扩散度或等剂量线相接方法进行计算；

（c）利用半野挡块或独立准直器将其射野扩散度消除；

（d）利用半影产生器（特殊楔形挡块），使其射野相邻处剂量分布均匀。

治疗浅部肿瘤时，射野通常在皮肤表面相接，这时应注意深部组织的过剂量照射问题，特别要注意敏感器官如脊髓等不要超过其耐受量。深部肿瘤治疗时，射野通常在皮肤表面分开，此时应注意将剂量冷点移到近皮肤表面没有肿瘤的部位。

1. 共面相邻野间距的计算　如果两共面相邻野从体位一侧垂直入射，使其在深度 d 处两射野边缘相接，因照射野大小定义在 50% 等剂量线，两野在深度 d 处的交接点处将得到 100% 的剂量。如图 5-3-17（a）所示，因 $\triangle ABC \approx EDC$，根据几何相似原理，则有：

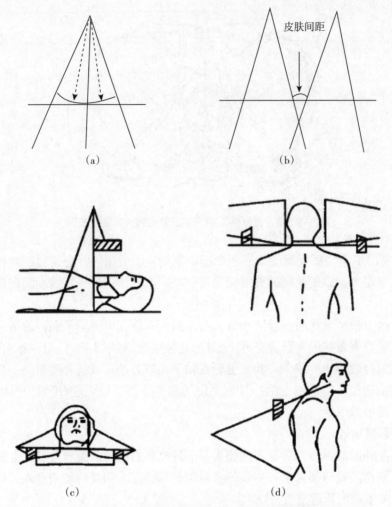

图 5-3-16　射野相邻的几种情况及其相应措施

（a）偏转入射角方法；（b）两共面相邻野方法；（c）利用半野挡块法；（d）利用半影产生器方法

$$S_1/d=（L_1/2）\cdot（1/SSD_1）\qquad（公式 5-3-1）$$

同理有：

$$S_2/d=（L_2/2）\cdot（1/SSD_2）\qquad（公式 5-3-2）$$

两式相加得：

$$S=S_1+S_2=（L_1/2）\cdot（d/SSD_1）+（L_2/2）\cdot（d/SSD_2）$$

当 $SSD_1=SSD_2=SSD$ 时：　　　　　$S=[（L_1+L_2）/2]\cdot（d/SSD）\qquad（公式 5-3-3）$

图 5-3-17（b）显示了两对相邻对穿野理想的交接情况，不产生所谓"三野重叠区"，但如像图 5-3-17（c）那样交接时，将产生"三野重叠区"。设三野重叠区在皮肤表面的宽度为 $\triangle S$，则 $\triangle S=S_1-S_2$。要使相邻野不产生"三野重叠区"，必须使 $\triangle S=0$，此时两野的源皮距与射野长度应成正比：$SSD_1/SSD_2=L_1/L_2$。

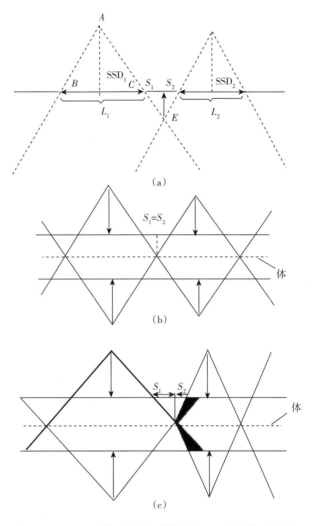

图 5-3-17　两野相邻在皮肤留有间距，使在体内相交

（a）两野相邻在皮肤的间距为 S_1+S_2，使其在深度 d 处相交；（b）两对对穿野相邻在体中线相交，不产生重叠区；
（c）两对对穿野相邻在体中线相交，有射野重叠区

　　因此，如果两相邻野的射野长度不相等，源皮距必须作相应调整，以消除三野重叠区。如果将射野的皮肤间距（S_1+S_2）增加一个 $\triangle S$，也可以消除重叠区，但此时会在体中线处产生剂量冷点。在实际工作中，可采取折中方案，使其在重要器官（如脊髓）处不要重叠，此时计算皮肤野间距需加一个修正值 $\triangle S'$，即野间距为（S_1+S_2）+ $\triangle S'$：

$$\triangle S' = \triangle S \left[(d'-d)/d \right] \qquad （公式 5-3-4）$$

　　式中，d' 为重要器官（脊髓）距前皮肤表面的深度。

　　2. 乳腺切线野与相邻野技术　乳腺癌放射治疗因靶区结构的复杂性，构成切线野与锁骨上照射野和切线野、锁骨上射野与内乳照射野的相邻。图 5-3-18 和图 5-3-19 分别给出了乳腺照射常用的三野技术和四野技术。三野技术包括内外切线野和锁骨上野，内切线野包括内乳淋巴结。四野技术包括内外切线野、锁骨上野和内乳野，内乳野用 14 ～ 16MeV 电子束。

三野、四野技术中锁骨上野的下缘与切线野的上缘重合；四野技术中，内乳野患侧缘与内切野胸壁缘重合。锁骨野下缘与切线野上缘可用独立准直器（或半野挡块）[图 5-3-20（a）]或用梯形挡块法连接 [图 5-3-20（b），形成较佳的剂量分布；内乳野与内切线野用调整电子束的 50% 等剂量线的倾角（图 5-3-21）与内切野机架转角一致的方法，外加电子束体表限光筒（图 5-3-22）使其两野边缘重合。由于电子极易散射，50% 等剂量线的扩散角与射野的几何扩散角不一致，而且随能量和射野大小改变，因此在作相邻野设计时，首先应对使用的电子能量的射野进行测量，找出 50% 等剂量线扩散角（倾角）与射野入射角间的关系，然后根据这个关系，再与 X（γ）射线野相接。

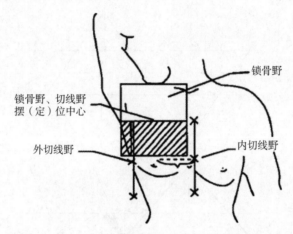

图 5-3-18　锁骨野、切线野摆（定）位方法示意图

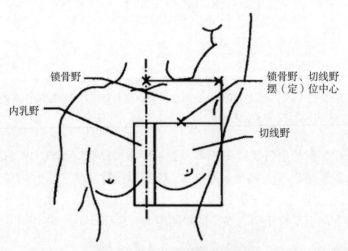

图 5-3-19　乳腺照射四野技术

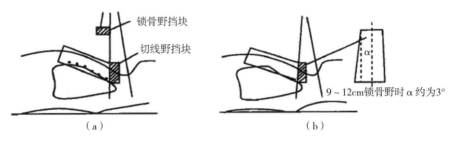

图 5-3-20 锁骨野、切线野邻接技术

（a）半野挡块邻接技术；（b）梯形挡块邻接技术

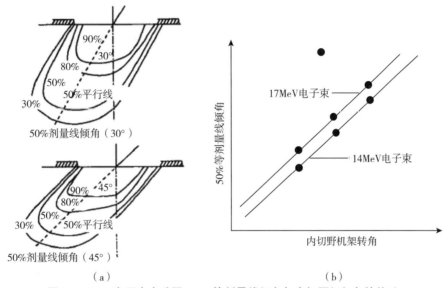

图 5-3-21 电子束内乳野 50% 等剂量线倾角与内切野机架角的关系

（a）14MeV、17MeV 等剂量曲线（胶片测量结果）；（b）14MeV、17MeV 电子束内乳野的 50% 等剂量线倾角 $\alpha_{50\%}$ 与射野入射角 α 入射的关系

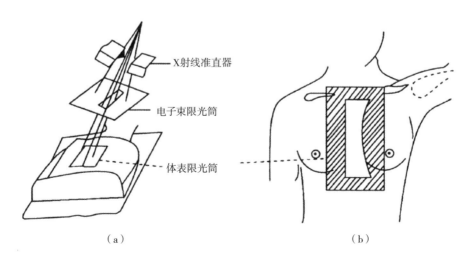

图 5-3-22 乳腺癌治疗的内乳野电子束体表限光筒

（a）内乳野体表限光筒与体位的关系；（b）内乳野体表限光筒

实现上述射野的恰当衔接,关键是保证所有射野的照射均使用同一个体位,乳腺照射辅助托架是实现该体位的较好方法。托架板面可以根据患者摆位要求任意调整仰角,托架板上部两侧有上臂及前臂鞍形臂托架,这两个鞍形臂托架的高度、外展角度、位置也可以根据需要进行调整。

3. **正交野相邻**   两个射野的射野中心轴相互垂直但并不相交的射野称为正交野,或称正交非共面射野。全中枢神经系统照射时的颅骨野与脊髓野,乳腺照射时的切线野与锁骨上野,头颈部肿瘤的颈侧野与锁骨上野的邻接等都属于正交非共面射野的衔接。利用独立准直器或加半野挡块构成的半野技术可以完全解决它们之间的剂量衔接问题。

三、铅挡块

射野的形状主要由肿瘤的分布——肿瘤区域和局部转移来决定。一般来说,危及器官和正常组织的剂量都要在剂量限值之内,并且要降到最低。靶区加上足够的边缘,只要能包括肿瘤区及其可能扩散的部分,该区域外的正常组织就要尽量避免照射,这种技术需要形状复杂的射野和挡块。

(一)挡块厚度

通常情况下屏蔽挡块由铅制作,铅挡块的厚度由射线质和射线透射量决定,它要能很好地保护屏蔽区域。多数医疗机构都接受原射线 5% 的透射量。如果要达到 5% 的透射量,n 代表半价层数,那么:

$$\frac{1}{2^n} = 0.05 \qquad (公式 5-3-5)$$

因此,4.5 和 5 个之间的半价层就能使原射线的透射量小于 5%,这就是大多数医疗机构推荐的屏蔽厚度。

屏蔽浅表和中能原射线非常容易,只需要把薄铅片或塑型铅片直接放置在皮肤表面。然而,当射线能量增加到兆伏范围内时,屏蔽铅的厚度就需要质的增加。铅块需要放置在射线路径上,远离患者的透明塑料托盘,这个塑料托盘称为影子盘。表 5-3-3 给出了不同射线质推荐的屏蔽铅厚度。

表 5-3-3   推荐的屏蔽铅最小厚度

射线质	挡铅厚度
1.0mm Al HVL	0.2mm
2.0mm Al HVL	0.3mm
3.0mm Al HVL	0.4mm
1.0mm Cu HVL	1.0mm
3.0mm Cu HVL	2.0mm
4.0mm Cu HVL	2.5mm

续表

射线质	挡铅厚度
^{137}Cs	3.0cm
^{60}Co	5.0cm
4MV	6.0cm
6MV	6.5cm
10MV	7.0cm
25MV	7.0cm

注：HVL，半价层；透射量≤5%的大约数值

使用厚挡块虽然能够减少原射线的透射量，但相邻射野的主散射线却可能使屏蔽区域的剂量不会有明显减少。

（二）挡块形状

理想情况下，挡块应该修饰或直接塑成锥形，以便射线的锥形扩散与挡块边缘一致，这样可使挡块的穿射半影（挡块边缘的一部分半影）最小。大部分医疗机构都有一组不同形状和大小的垂直边缘的挡块。扩散挡块主要用于小的照射野，在不增加挡块穿射半影的情况下，人们可以减小挡块的横向尺寸。

四、放射治疗计划执行

（一）计划确认

设计好的治疗计划，应该放到模拟机或CT模拟机上进行射野模拟和核对。所谓模拟定位机，是指除去用诊断X射线球管代替^{60}Co放射源，或加速器机头的X射线靶或电子束引出窗口以外，其他的物理条件如源皮距、源限距、照射野大小等与^{60}Co治疗机、直线加速器的完全相同。模拟机越来越广泛地用于放射治疗的定位和治疗计划的校对。目前商业出售的模拟机的SSD（源皮距）、SAD（源瘤距）均可以调节，以适应不同治疗机的要求。但对具体放射治疗部门的治疗机来说，介于射野挡铅的托架到放射源的距离〔即源限距〕各异，因此模拟机一般不带射野挡铅的模拟托架，需要自己制作。因模拟机的几何条件和治疗机的相同，设计好的治疗计划应该放到模拟机上校对，查看是否可在具体的治疗机上执行。校对时，患者的摆位条件如垫肩、加固定器等应与定位和照射时的体位条件相同。如果设计好的治疗计划，剂量分布虽然满意，但在具体治疗机上因患者的具体要求（身体条件限制），计划不能执行时，应该重新进行计划设计，以适应该治疗机和患者的要求。一旦治疗计划被证实为可以执行，则应在患者体表上作出相应的射野标记（射野等中心、射野边界等），填好治疗单，做好挡野铅块和组织补偿块等，确定最后的治疗计划。

（二）计划执行

治疗计划执行包括三方面内容：治疗机物理、几何参数的设置，治疗摆位和治疗体位的固定。为确保治疗精度和提高疗效，执行治疗计划时除了要使用体位固定器和激光定位器外，

射野验证片和数字化射野影像系统也要经常使用，以确保患者的治疗位置的准确性。射野验证片是一种较经济的措施。数字化射野影像系统是对射野验证片的扩展，它能数字化记录照射过程中患者的体位、射野与靶区的关系，能方便地观察和再现它们之间的关系。治疗摆位的提示、检查和记录系统是保证摆位精度、减少差错的微机检查和控制系统。它包括两方面的内容：治疗文件（即治疗单）的生成和更新以及治疗计划的执行。在整个治疗过程中，随着治疗计划的进行，肿瘤的范围不断缩小和变化，应不断修改治疗计划，适应肿瘤变化的情况；判断所设计的被模拟机证实了的治疗计划是否与患者实际接受的治疗剂量相符合。

五、X（γ）射线全身照射

全身照射（TBI）是一种特殊的放射治疗技术，可以对患者的全身进行相对均匀（±10%）的剂量照射，全身照射是一种有别于常规照射的大野照射技术，它的剂量学参数受到几何条件和照射技术等因素的影响，需要给予特殊考虑。

TBI 最初是作为骨髓移植（BMT）前灭杀白血病细胞的部分准备工作。移植骨髓来源可以是患者本身（自体移植），也可以是同卵双生的兄妹（同源移植）或组织配型相同的供体（异体移植），也可以是来自不相关不匹配的供体的干细胞进行外周血干细胞移植（PBSCT）。这些干细胞经过处理后，可以避免发生机体的免疫排斥反应，极大地扩展了骨髓移植技术的有效性和可靠性。

在移植骨髓前，首先需要灭活患者体内的肿瘤细胞或基因紊乱细胞。这种灭活机制虽然可以通过化疗单独实现，但是大多数的骨髓移植前准备是通过联合应用大剂量的化疗和 TBI 来完成的。联合应用化疗和 TBI 可以抑制机体的免疫系统，有利于减少骨髓移植后移植物与宿主之间发生免疫排斥反应而导致移植失败，已为越来越多的放射治疗中心所采用，而且这一方法已经被列入了骨髓移植的治疗规范。由此可见，合理使用 TBI 对保证骨髓移植的成功具有重要意义。

骨髓移植的主要适应证有：①不同类型的白血病（如急性非淋巴细胞性白血病、急性淋巴细胞性白血病、慢性粒细胞性白血病）；②恶性淋巴瘤；③再生障碍性贫血。

（一）TBI 对治疗室及治疗辅助设备的消毒要求

在 TBI 前一天，做好治疗室及应用的辅助设备的消毒工作，具体如下：

1.用清水将治疗机头、机架、治疗机、脚凳等物品擦拭干净，并将治疗床后面的墙壁上的污渍清洗掉。

2.用 1：2000 的洗必泰液将上述的物品及墙壁擦拭 1～2 遍。

3.用吸尘器将治疗室、操作地面、边角各处的灰尘清除干净。

4.用 1：2000 的洗必泰液将治疗室及操作室地面湿擦两遍。

5.用 2～4 个紫外线灯照射治疗房间，重点放在治疗床及治疗床周围。

6.操作间的桌子、椅子和地面都要用 1：2000 的洗必泰液湿擦。

7.患者需在无菌的条件下进行治疗。工作人员，尤其是进入治疗室的人员一定要穿无菌隔离衣、戴隔离帽、口罩、手套工作。

8.治疗室内的监测剂量设备，如半导体剂量电离室、热释光剂量仪等都应按要求灭菌、消毒。

（二）治疗设备、技术

1. 治疗模式　应用高能X（γ）射线，实施全身照射，可分为：①单次全身照射（single-dose TBI，STBI）；②分次全身照射（fractionated TBI，FTBI）。

全身照射曾主要是采用STBI模式。近十几年来，通过增加辐射剂量，提高全身照射对骨髓或白血病细胞灭杀和免疫抑制，同时又不增加放射并发症的发生，FTBI模式的应用越来越广泛。

2. 辐射剂量率的要求　TBI技术的毒副作用之一，主要表现为肺组织的损伤和晚期白内障的产生。目前倾向于0.04～0.06Gy/min低剂量率方案，该方案的特点为：间质性肺炎（IP）的发生率和白血病复发率较低，患者临床反应较缓和。临床资料显示，这些毒副作用的严重程度明显地依赖于照射时的剂量率。根据欧洲血液和骨髓移植协作组（EGBMT）的结论，高剂量率和STBI是白内障发生的主要危险因素。中国医学科学院肿瘤医院报道，全身照射加足叶乙苷联合自体造血干细胞移植治疗非霍奇金淋巴瘤临床研究，采用FTBI治疗模式，总剂量8Gy（7～8.5Gy）照射次数2～3次，剂量率水平0.029～0.036Gy/min，1年无病生存率为86.7%，3年、5年、7年的生存率均为80%，无一例放射性肺炎发生。

3. 射线能量的选择　患者在实施BMT治疗前进行TBI时，常选用^{60}Co治疗机或直线加速器作为辐射源。对于射线能量的选择，原则上所有高能X（γ）射线都可以用来作TBI，但因组织侧向效应和剂量建成区的影响，造成体中线剂量与浅表部位剂量的比值随能量的增加而减小；随着患者体厚的增加，较低能量的X（γ）射线造成表浅部位的剂量高于深部剂量。对加速器而言，以6～10MV X射线较为适宜。如果沿平行光束轴线方向患者的最大体厚＜35cm而且源皮距（SSD）不少于300cm，那么使用6MV光子线就可以通过对穿野来完成全身放射治疗，而且周边组织剂量不会超过中间剂量的110%。对体厚＞35cm的患者，须使用高于6MV的能量以使组织横向影响减到最小。

4. 剂量建成　使用兆伏级光子束时，表面或皮肤剂量大大低于最大剂量点的剂量（D_{max}）。剂量建成特性依赖很多因素，如能量、射野的大小、源皮距以及相对于表面的光束角度。由于空气的散射以及较长的治疗距离，在标准源皮距（如100cm）下获得的剂量建成数据不能准确地应用在全身照射上（如400cm）。然而，大多数全身照射并不要求保护皮肤。相反，补偿膜或光束散射器就可以使皮肤表面的剂量为全身放射治疗处方剂量的90%。一个1～2cm厚的丙烯酸大散射屏，倘若可以放在尽可能靠近患者皮肤的地方，就足以满足这些要求。

5. 照射方式　TBI技术已有几十年的历史，由于它涉及放射医学、放射生物学和剂量学等方面问题，特别是对照射技术和剂量学目前国际上尚无统一规定，同时照射方式受到设备、场地等因素的制约，因此各医疗单位治疗方法差距很大，这里简要介绍主要照射方式——单野方法。

单野方法已被国内大多数医疗单位采用，是国际上常用的TBI治疗方式。患者取仰卧位或侧卧位，在前后（AP）、后前（PA）或左右（LR）、右左（RL）方向开展TBI患者与辐射源之间的距离大于350cm，在患者体中心平面处射野大小为140cm×140cm（对角线长约190cm），从而提供了较大的射野，以满足TBI的技术要求。

单野照射方式是利用目前常规的放射治疗设备，国内很多单位采取以下措施：①延长源皮距离（SSD），机器旋转一个角度（加速器机架±90°；^{60}Co治疗机小机头旋转相应的角度）

水平照射以达到扩大照射野的目的；②在设备安装时，根据治疗室的空间大小，有意识使机器中心不在机房中央而偏向一侧，为延长照射距离创造条件；③采用患者人体长轴与射野对角线一致的菱形野照射，从而获得大照射野。

单野照射方式简便、直观，剂量学容易掌握，一般单位均可开展，我国开展全身放射治疗的单位基本上采用单射野方式。应当注意的是，在患者摆位时可以利用灯光野模拟照射野，但由于剂量梯度的影响，其实际有效照射野要小于灯光野，在定义实际有效照射野时，不允许用灯光野或几何野来替代。

另外还有其他照射方法：如双辐射源照射法；弧形（ARC）照射法；射野（治疗床）移动法等。

6. 定位装置　考虑治疗室几何条件的限制和长时间照射时患者体位固定和舒适性，一般将患者置于一特制的治疗床上，取平卧位、侧卧位或半坐位，行前/后（AP/PA）或双侧位（BL）对穿照射。近年来，TBI技术已有较大进展，为适应其总剂量的提高、分次TBI治疗方式和对肺剂量的限制，要求患者体位的重复性和对肺组织的挡铅屏蔽更为精确。治疗时，患者可站立或骑坐于一特制的治疗架内，面向及背向照射野，肺和其他部位的挡铅固定在治疗架前的有机玻璃屏上。图5-3-23示为中国医学科学院肿瘤医院所采用的患者站立位行FTBI照射的示意图。

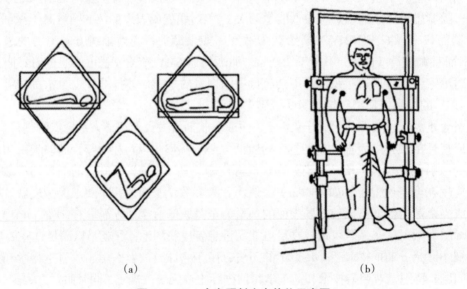

（a）　　　　　　　　　　　　　　（b）

图5-3-23　全身照射患者体位示意图
（a）各种照射体位示意图；（b）站立式全身照射患者体位及挡铅示意图

7. 患者体内处方剂量的计算　TBI照射的剂量归一点一般有两种定义方法：一种是定义在腹脐部位的体中点，处方剂量由TMR计算得出；另一种是由多部位体中点的TMR平均值计算处方剂量，通常可选择头、颈、肩、胸、腹、膝、踝等7个部位。由于身体各部位体厚的差异，选择单一部位的剂量作剂量归一，剂量明显不均匀，特别对双侧位照射，必须作剂量补偿。后一种方法，由于采用多部位的剂量平均计算，可兼顾各部位体厚的差异。多数情况下，对于前/后照射技术，即使不作剂量补偿，也可将剂量不均匀性控制在 ±（5% ～ 10%）之间。归一点的剂量计算方法基本分为两类：一是直接测量，即在全身照射时，分别测量入射剂量 D_A 和出射剂量 D_p，经修正后，计算出体中点剂量 D_M，公式为：

$$D_M = \frac{D_A + D_P}{2} \cdot Fc \qquad （公式 5-3-6）$$

其中 F_c 为修正系数，用来修正特定照射条件下，入射和出射剂量与中点剂量的数量关系。该值依赖于射线能量、患者的体厚及所用的探测器类型，应根据实验得出。另一种是基本按照常规方法，用 TMR（或 TAR，TAR）等和一系列修正系数，直接计算患者的处方剂量。计算公式为：

$$D/MU = D_c/MU \cdot S_p（r） \cdot OUF（r） \cdot ISC_F \cdot TMR \qquad （公式 5-3-7）$$

式中 D/MU 为全身照射时每机器跳数的吸收剂量；D_c/MU 为标称治疗条件下，即 SSD =100cm，10cm×10cm 射野，加速器刻度位置处，每机器跳数的吸收剂量；$S_p（r）$ 为模体散射校正因子，全身照射条件下，患者近似为一矩形水箱，r 为等效方野边长；$OUF（r）$ 为机器准直器开到最大时的射野输出因子或准直器散射因子；ISC_F 为平方反比修正因子；按上式计算全身照射的剂量，对能量为 6 ～ 15MV 的 X 射线和 ^{60}Coγ 射线，其处方剂量误差小于 2%。

8. 剂量学数据　通过使用放置在 40cm×40cm×40cm 水体模中的 0.6cm³ 指形电离室，可以测量每个检测单位的剂量，从而完成对机器输出剂量的刻度。电离室放置的位置在全身照射距离处（源到身体轴向距离）。此时光栅开到最大尺寸，保持源到电离室的距离不变（等于全身照射距离），通过移动电离室和水体模来改变电离室的深度。对于给了处方点中线深度的患者，制作的和深度有关系的输出因子（每监测单位的剂量）表格可以用来检测单位剂量。考虑到体模最大剂量比在大野（比如大于 30cm×30cm）情况下对野的尺寸不太敏感，所以在这种情况下就假定患者和体模在剂量测定方面是等效的。

尽管患者射野的尺寸有差异，但是大野情况下散射因子对射野的大小变化并不敏感。因此，对于 TBI 来说，使用一个固定的等效野是合理的。对于宽大的患者 40cm×40cm 的射野以及儿科患者 30cm×30cm 的射野似乎是一个比较合理的近似值（剂量精度大约在 ±2% 以内）。

9. 照射中患者的剂量测量　在 TBI 全过程中实施剂量监测是 QA/QC 的重要环节。一种方法是采用指形电离室实时测量，可以实时观察剂量率以及剂量累积；另一种方法是用热释光剂量计，把筛选好的热释光剂量元件（其分散度控制在 ±3% 之内）放置在人体所要监测的部位，TBI 结束后，用热释光剂量计读出器读出数据。热释光元件体积小，占用空间少，可以一次多点放置，避免了其他测量工具因仅能进行单次单点或几多点测量所造成测量时间长、工作量较大等缺陷。电离室结合热释光剂量系统能全面监测患者照射剂量。近年来多通道剂量仪已应用于临床，同样可以一次多点放置，进行多部位测量。这不仅克服了单点或几点测量所造成的测量时间长、工作量大的缺陷，而且可以直接获取所测部位的剂量数据，动态观察所测部位的受照情况。可通过预照射方式采用多通道半导体剂量仪监测，更好地改善实际患者的受照情况。

10. 正常组织、器官的保护　TBI 时需要采取适当措施对肺、肝、肾等重要器官加以保护，尤其是肺组织，由于其组织密度较低（$0.3 \sim 0.5 \text{g/cm}^3$），在相同条件照射时其剂量会超出腹部 7% ～ 15%。间质性肺炎（IP）是其主要并发症，这种并发症目前尚无有效的治疗手段，进而会影响 HSCT 或 BMT 的疗效，是造成患者死亡的主要原因。

肺挡铅技术是控制肺组织受量的主要手段之一，它利用患者正位胸片所勾画出的肺组织轮廓，在泡沫塑料上切割后灌注低熔点铅，使铅的形状及位置的投影与患者胸廓及肺组织位置相对一致，在治疗的整个过程中，或分次放射治疗中某一次或某几次放射治疗中进行双侧肺遮挡，或仅一侧肺进行遮挡。总之，在 TBI 时可根据方案采用不同时间段的铅块屏蔽肺部，从而实现控制肺组织受照剂量。

11. 全身照射计划的实施　当全身照射技术与骨髓移植联合使用时将涉及很多协议，下面是不同治疗方案的详细说明：分次小剂量率照射、分次大剂量率照射、分次全身照射、前后野照射技术、侧野照射技术、补偿器使用与否、重要器官屏蔽与否等等。每一种程序都涉及特殊的设备和治疗协助、定制的剂量测定和严格的治疗控制。在着手规划全身照射时，科室必须设计出一份详细的计划执行方案，其中在这个计划里面最重要的一部分就是成立一个全身照射团队，包括放射肿瘤学家、医学物理师、医学剂量测定师和放射影像医师。这个队中的一些主要成员应该参观学习其他已开展全身照射技术的机构，学习全身照射技术的所有方面，并下载一些最适合的详细资料，比如患者摆位、患者摆位、放射剂量测定、质量保证以及为全身照射特定设计的工作表。

六、电子射线全身皮肤照射

电子射线全身皮肤照射技术（TSEI）主要用于治疗蕈样霉菌病、Kaposi 肉瘤、Sezary 综合征以及皮下 T 细胞淋巴瘤等全身范围的浅表病变。从临床角度考虑，TSEI 应满足以下剂量学要求：

1. 足够大的照射野以保证获得较均匀的辐射场；

2. 适中的电子射线能量以保护皮下正常组织；

3. 足够高的皮肤剂量以保证靶区剂量；

4. 保护重要器官（如晶体和睾丸等）；

5. 足够低的 X 射线污染（小于 4%）；

6. 较高的剂量率以缩短治疗时间；

7. 对剂量分布进行模体验证并在治疗过程中进行实际监测。

（一）电子射线全身皮肤照射技术

1. 双机架角多野技术　双机架角多野技术（MDAF）由美国斯坦福大学医学院在 20 世纪 70 年代创立。图 5-3-24 和图 5-3-25 为电子射线全身皮肤照射双机架角多野技术示意图。

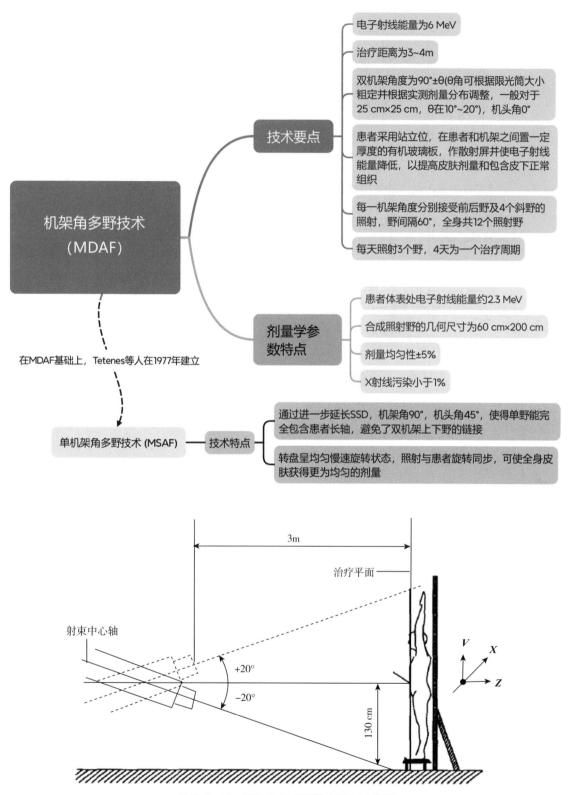

技术要点
- 电子射线能量为6 MeV
- 治疗距离为3~4m
- 双机架角度为90°±θ角(θ角可根据限光筒大小粗定并根据实测剂量分布调整，一般对于25 cm×25 cm，θ在10°~20°)，机头角0°
- 患者采用站立位，在患者和机架之间置一定厚度的有机玻璃板，作散射屏并使电子射线能量降低，以提高皮肤剂量和包含皮下正常组织
- 每一机架角度分别接受前后野及4个斜野的照射，野间隔60°，全身共12个照射野
- 每天照射3个野，4天为一个治疗周期

机架角多野技术（MDAF）

剂量学参数特点
- 患者体表处电子射线能量约2.3 MeV
- 合成照射野的几何尺寸为60 cm×200 cm
- 剂量均匀性±5%
- X射线污染小于1%

在MDAF基础上，Tetenes等人在1977年建立

单机架角多野技术 (MSAF)

技术特点
- 通过进一步延长SSD，机架角90°，机头角45°，使得单野能完全包含患者长轴，避免了双机架上下野的链接
- 转盘呈均匀慢速旋转状态，照射与患者旋转同步，可使全身皮肤获得更为均匀的剂量

图 5-3-24 双机架角多野技术侧面示意图

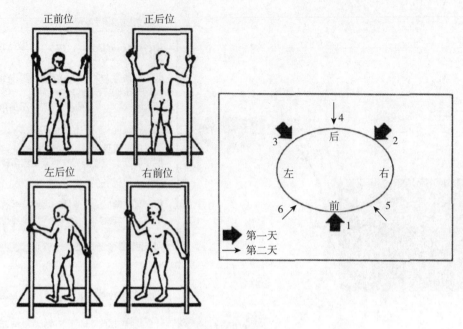

图 5-3-25　患者体位及射野轮照次序示意图

2. 双机架对称旋转技术　考虑到部分患者身体较弱，不能较长时间站立，美国明尼苏达大学医院 Sewchand 等人于 1979 年创立了电子射线全身皮肤照射双机架对称旋转技术，如图 5-3-26 所示。

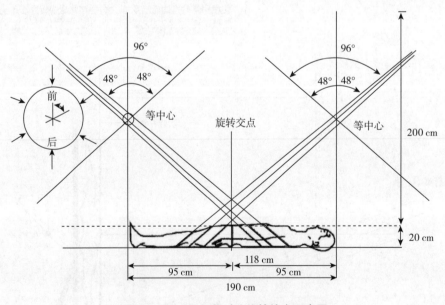

图 5-3-26　双机架对称旋转技术示意图

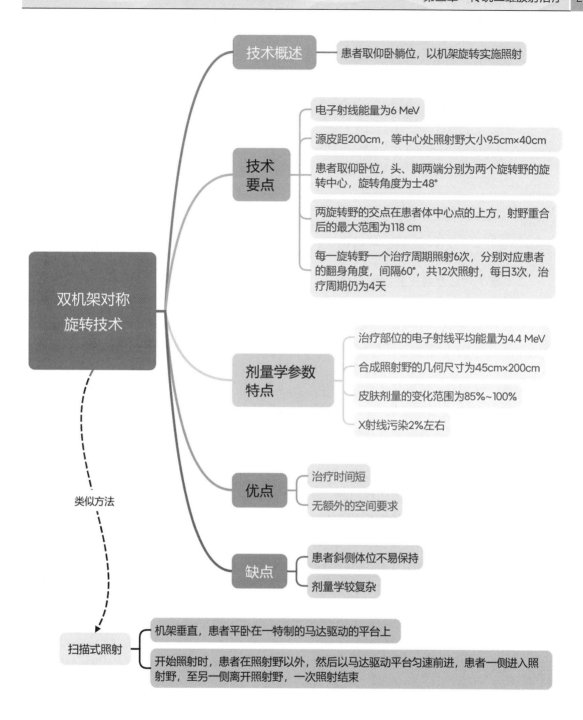

双机架对称旋转技术

技术概述　患者取仰卧躺位，以机架旋转实施照射

技术要点
- 电子射线能量为6 MeV
- 源皮距200cm，等中心处照射野大小9.5cm×40cm
- 患者取仰卧位，头、脚两端分别为两个旋转野的旋转中心，旋转角度为±48°
- 两旋转野的交点在患者体中心点的上方，射野重合后的最大范围为118 cm
- 每一旋转野一个治疗周期照射6次，分别对应患者的翻身角度，间隔60°，共12次照射，每日3次，治疗周期仍为4天

剂量学参数特点
- 治疗部位的电子射线平均能量为4.4 MeV
- 合成照射野的几何尺寸为45cm×200cm
- 皮肤剂量的变化范围为85%~100%
- X射线污染2%左右

优点
- 治疗时间短
- 无额外的空间要求

缺点
- 患者斜侧体位不易保持
- 剂量学较复杂

类似方法

扫描式照射
- 机架垂直，患者平卧在一特制的马达驱动的平台上
- 开始照射时，患者在照射野以外，然后以马达驱动平台匀速前进，患者一侧进入照射野，至另一侧离开照射野，一次照射结束

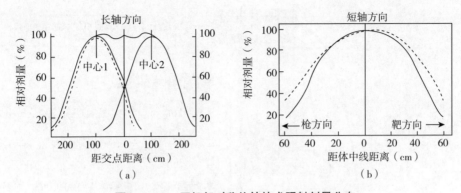

图 5-3-27　双机架对称旋转技术照射剂量分布

（a）沿患者长轴（纵向）方向；（b）沿患者短轴（横向）方向

（二）电子射线全身皮肤照射剂量学

1. 治疗深度及电子射线能量　TSEI 技术的治疗深度要根据具体病变决定，一般为皮下 0 ~ 1.5cm，对应的电子射线能量应为 2.5 ~ 5MeV。据冯宁远等报道，当将 SSD 从 100cm 延至 345cm 时，6MeV 电子射线能量仅降至 5.4MeV，而表面剂量则从 87.5% 降至 75%。因此单纯依靠延长 SSD 并不能有效地降低能量，而且表面剂量的降低不利于治疗，有必要对电子射线进行改造。使用有机玻璃板作散射屏时，当厚度从 0 增至 1cm，电子射线能量可从 6MeV 降至 2.5MeV，同时表面剂量从 75% 增至近 100%。因此，在实施 TSEI 时，根据所选择的电子射线能量，在患者前方应安置一厚约 3 ~ 10mm 的有机玻璃板，以提高患者的表面剂量并降低电子射线能量。

2. 合成照射野的建立　TSEI 照射时，通过延长 SSD，以获得足够大的照射野。对于最常用的 MDAF 技术，还涉及野的衔接问题，此时应该充分利用电子射线易于扩散的性质，通过多个射野衔接来获得患者长轴方向均匀的剂量分布。图 5-3-28 显示了 9MeV 电子射线延长 SSD 后，在横轴方向的剂量分布（a），以及两水平野按特定角度结合后长轴方向的剂量分布（b）。从图中可以看出，其剂量变化在 ±10% 以内，照射野几何尺寸达 60cm×200cm，足以满足 TESI 技术的要求。确定双机架角度时，应以实际测量数据为依据，具体做法可利用多探头实际测量其分布，并根据剂量分布不断调整机架角度，直到满意为止。

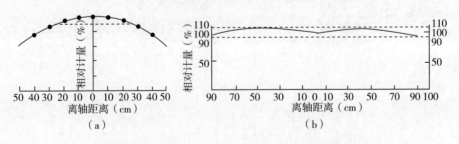

图 5-3-28　TSEI 合成照射野后长短轴方向剂量分布

（a）沿横轴方向的剂量分布；（b）沿长轴方向合成的剂量分布

3. X射线污染 韧致辐射产生的X射线污染是制约TSEI技术应用的一个重要因素，X射线污染过高会增加患者的全身累积剂量。X射线污染是电子射线经过散射箔、监测电离室、X射线准直器和电子射线限光筒装置时，与这些物质相互作用产生的。因此，减少X射线污染的有效方法是尽量减少电子通过电子射线限束系统时与其发生碰撞与散射的机会，如改变常规电子射线限光筒壁的长度，使用特制的TSEI限束装置等，一般来说，要求X射线污染水平小于4%。

（三）电子射线全身皮肤照射剂量分布的验证

采用仿真人体模型对电子射线全身皮肤照射剂量分布进行验证，具体做法是：在模型多个位置打孔并放置已标号的热释光剂量计（TLD），关注的部位需要多放置一些，然后对模型进行模拟TSEI照射，根据TLD测出的剂量值绘制剂量分布图，观察剂量分布的变化情况。如果采用的是双机架角多野技术，可以根据结果对双机架角度进行确认和调整。需要重点提示的是，对于低能电子射线，TLD灵敏度下降。由于热释光材料的剂量响应依赖于许多条件，因此校准要在相同条件下，如用同一读出器，在近似相同的辐射质和剂量水平下进行严格校准并精心筛选热释光材料。

（四）电子射线全身皮肤照射的实施

在治疗前，需要对一些重要器官进行防护装置的制作。购买或自制2～3mm厚的铅眼罩，打磨光滑后用弹性橡胶外包，使用前清洗擦干并涂眼膏；如果病变未累及睾丸，用2～3mm厚的铅皮制作防护罩，注意打磨光滑。在患者多点皮肤表面位置敷贴半导体探头和TLD元件。半导体探头在使用前必须经过严格的剂量校准，校准模体的表面温度应该保持在35℃左右以模拟患者体表温度。

在实际治疗过程中，用半导体探头实际监测关注部位的受量值。正面照射时，一般以腹脐部位的剂量值作为处方剂量。当半导体探头监测剂量值达到处方剂量时，照射结束。送测TLD元件，读出的剂量值可与半导体探头监测剂量值进行比较，供下次治疗时参考。

与常规电子射线照射不同，TSEI技术患者所接受的剂量实际是多野照射的累积剂量，对于双机架角多野技术，虽然全身接受12个射野的照射，但每个局部的实际受量约为单野剂量的2.5～3倍，这个倍数称为剂量累积因子（MF），可通过实验测定。

（五）电子射线全身皮肤照射的临床应用

电子射线全身皮肤照射技术主要用于治疗蕈样霉菌病、Kaposi肉瘤、Sezary综合征以及皮下T细胞淋巴瘤等全身范围的浅表病变，特别是对于中晚期蕈样霉菌病，5年生存率达90%以上。蕈样霉菌病的双机架角多野技术TSEI治疗，通常8～9个治疗周期给予32～36Gy剂量，每一治疗周期全身皮肤平均剂量4Gy。后来为缩短治疗时间，对照射模式进行改进，将治疗周期缩短为2天，即每天双机架同时治疗，第一天双机架角分别照射1前中野和2后斜野，计6个野，第二天为双机架角2前斜野和1后中野其余6个野，剂量调整为30～36Gy，分10～12个治疗周期完成。TSEI治疗副反应轻，治疗期间偶可出现脱发、少汗及皮肤干燥等症状，一般无需中断治疗，未见晚期并发症的报道。

有别于传统二维放射治疗，精确三维放射治疗的特点是：精确体位、精确靶区定义、精确计划设计、精确治疗。所谓精确三维放射治疗是指在三维解剖信息的基础上，准确勾画靶区范围，对患者体内的肿瘤和周围正常器官组织剂量强度进行定义和调整，之后对治疗部位进行位置验证和剂量验证，最后放射治疗。其技术发展的路径为适形放射治疗（CRT）、调强放疗（IMRT）、容积调强放射治疗（VMAT）等。精确三维放射治疗得益于计算机技术的发展以及与影像技术的紧密结合。精确三维放射治疗的全部工作流程分为体模设计、CT定位、轮廓勾画、计划设计、计划评价以及体位剂量验证等几个步骤。

二维与精确三维放射治疗的技术和方法比较主要有四方面：

1. 体位固定　二维放射治疗可以无体位固定模体，三维放射治疗必须进行体位固定。
2. 肿瘤定位　二维放射治疗为 X 线模拟定位机，三维放射治疗为 CT 模拟定位。
3. 计划设计　二维放射治疗为医师手动计算或简单的二维 TPS，见表 5-4-1。
4. 放射治疗　二维放射治疗无 EPID、CT 等影像位置验证手段。

表 5-4-1　二维 TPS 和三维 TPS 主要区别

功能	2D	3D
患者信息（解剖结构）		
图像（轮廓）层面	横断面	任意平面
图像层面数	≤ 10	任意（≥ 30）
三维结构（CT）显示	无	有
使用 MRI、PET 等	无	有
使用模拟机 / 射野影像	无	有
使用立体定位框架	无	有
射野安排与显示		
用 BEV 确定射野形状	无	有
射野方向	横断面	任意
射野显示	横断面	三维
剂量计算		

续表

功能	2D	3D
三维患者轮廓	无	有
三维组织密度	无	有
三维射野或放射源的位置和形状	无	有
三维射野几何扩散度	无	有
三维射野平坦度 / 对称性	无	有
三维射野挡块的散射处理	无	有
三维组织密度不均匀性修正	无	有
剂量显示和计划评估		
剂量显示	单平面等剂量线	三维等剂量面
计划评估工具（DVH 等）	无	有
计划比较	无	有

精确照射靶区及周围组织剂量强度精准、可调，照射准确，但技术复杂、环节多，涉及诸多设备，因此有更严格的规范和评估流程、QA 和 QC 标准。

精确三维照射的治疗流程：固定模体设计—CT 模拟定位—图像融合配准—靶区与危及器官勾画—治疗计划设计与评估—调强剂量验证—靶区位置验证—放射治疗。

第一节　三维放射治疗计划系统

治疗计划系统的发展是伴随着精确放射治疗的发展而发展的。随着科学技术、计算机的发展，尤其是多叶光栅（MLC）在放射治疗中的应用，放射治疗系统从简单的普通放射治疗，发展到三维适形、调强、图像引导下、剂量引导下的放射治疗和自适应放疗。同时治疗计划系统也从单纯的手工计算进展到两维平面计算、三维适形、逆向调强设计。

在 20 世纪 60 年代，Sterling 等研制了使用计算机将一系列图像叠加的技术，可以用三维形式来显示立体的解剖结构，并用以计算剂量。这项研究为 TPS 从两维发展到三维计算奠定了基础。1978 年发明了称为 BEV 的技术，该技术从放射源的方向，沿着射线进入人体的方向观察放射靶区，正如在模拟定位机定位时在荧光屏所见的情况一样。90 年代加入了剂量体积直方图（DVH）的软件，用以分析立体剂量的分布，生物学的一些模式也被引入了三维 TPS，常见的有肿瘤控制概率（TCP）和正常组织并发症发生概率（NTCP），这些模式用于预测肿瘤和正常组织对放射治疗的放射生物效应，也用于比较不同放射治疗计划的优劣。1994 年第一个被商业化的三维 TPS 问世，即 Nomos 公司出品的 Corvus，并用于临床放射治疗。这是第一个应用于临床的 IMRT 软件，它首次采用了逆向计划设计系统（ITP）。随着计算速度和优化方法的发展，出现了容积调强的新技术（VMAT）。

CT 图像和自动优化技术的出现催生了现代意义的治疗计划系统。

三维 TPS 应该具有的功能：治疗部位解剖结构的三维描述（包括患者坐标系的确立）；带有立体定位框架的 CT/MRI 等影像应成为计划设计的基础；照射野或放射源应有三维空间位置的描述，并可在任何方向上显示其位置；剂量计算应在三维剂量网格上进行，剂量计算网格应包括靶区及其感兴趣区的范围体。外照射剂量计算必须计入患者体外轮廓的三维形状、三维电子密度及其对原射线的影响、射野或放射源的三维位置和形状、射野三维扩散度、射野三维平坦度和对称性、不均匀组织的三维散射等影响因子及楔形板、挡块、补偿器等线束修正装置的三维散射影响；剂量分布及其评估工具必须用三维方式，如三维剂量分布显示，剂量体积分析及生物效应因子等其他评估方式；计划系统必须带有计划验证和确认的 QA 手段和工具，以便验证计划的精确性；具有射野模拟（通过 DRR）显示的功能（CT simulation）；具有逆向治疗计划设计的功能，即做调强适形治疗和逆向组织间插植治疗计划设计的功能；与各种治疗机以及影像设备的无条件连接。

第二节　靶区及体积定义

在进行放射治疗结果的分析和比较时，用一个国际性的规定来描述靶区和正常组织的受照体积和剂量是非常重要的。国际辐射单位与测量委员会（ICRU）相继颁布了 ICRU29 号报告（1978 年），50 号报告（1993 年）和 62 号报告（1999 年），83 号报告（2010 年），对各种体积和剂量做出了明确的规定，对光子束治疗的处方、记录和报告做出了详细的说明和建议。ICRU62 号报告是对 50 号报告的补充。这些报告的规定不仅有利于放射治疗工作者能够执行正确的治疗方针，并在总结经验的基础上不断改进治疗方案，同时也有利于放射治疗学科内部及其与其他学科之间的相互交流和协作。ICRU 从 29 号到 54 号再到 62 号报告对靶区的描述的演变如图 5-4-2-1 所示。

一、参考点和坐标系

为实现精确放射治疗，应准确地将患者的组织、器官或体积的位置和方向与一些参考点联系起来并定位到影像和治疗机的坐标系中。

参考点的作用是建立坐标系和在影像和治疗过程中用作重复患者体位的标志。在放射治疗中有两类参考点：①内部参考点（internal reference points）：是一些解剖标记（如骨标志或气腔等），用于定位患者的体积和影像检查时设置体位。②外部参考点（external reference points）：体表上可以摸到或看到的点，也可以是固定装置上的标记点。

在放射治疗计划设计和实施过程中有两类坐标系，它们是：①患者坐标系：这类坐标系一般根据内部或外部参考点定义，用于患者摆位；②影像设备和治疗机坐标系：这类坐标系一般由机器相关参数（如机架角、光栅角、射野、激光线等）定义。

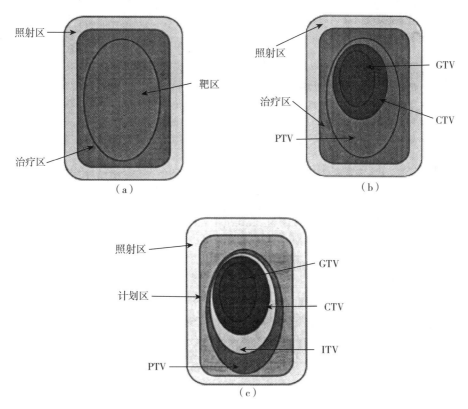

图 5-4-2-1　ICRU 从 29 号到 50 号再到 62 号报告对靶区的描述的演变

（a）ICRU 29 号；（b）ICRU 50 号；（c）ICRU 62 号

二、靶区体积的规定

大体肿瘤区（gross target volume，GTV）：指肿瘤的临床病灶，为一般的诊断手段（包括 CT、MRI 和 PET-CT 等）能够诊断出的可见的具有一定形状和大小的恶性病变的范围，包括转移的淋巴结和其他转移的病变。转移的淋巴结或其他转移病变可认为是第二肿瘤区。确定肿瘤区的方法应与 TNM、AJCC 等肿瘤分期标准一致。当肿瘤已作根治术后，则认为没有肿瘤区。

临床靶区（clinical target volume，CTV）：指按一定的时间剂量模式给予一定剂量的肿瘤的临床灶（肿瘤区）、亚临床灶以及肿瘤可能侵犯的范围。根据这个定义，对同一个肿瘤区，可能出现两个或两个以上临床靶区的情况，包含 GTV、显微镜下可见的亚临床灶以及肿瘤可能侵犯的范围。CTV 可包含区域淋巴结，它们是在静态影像上确定的，没有考虑器官的运动和治疗方式。

内靶区（internal target volume，ITV）：肿瘤区（GTV）和临床靶区（CTV）都在静态影像上确定的，没有考虑到器官的运动。但在患者坐标系中，GTV 和 CTV 的位置是在不断变化的。内靶区定义为在患者坐标系中，由于呼吸或器官运动引起的 CTV 外边界运动的范围。ITV 范围的确定应使得 CTV 在其内出现的概率最高，以保证 CTV 在分次照射中最大可能地得到处方剂量。与下述的计划靶区一样，ITV 也是一个几何定义的范围，虽与肿瘤本身的特性无关，但随 CTV 在体中的位置不同而有差别。ITV 应在 CT 或模拟机下或根据 CT/MRI/DSA/PET 的时序影像恰当确定，最新的方法为 4D-CT 技术。ITV 一旦确定，它与患者坐标系的参照物内、外标记应保持不变。ITV 为 62 号报告提出的概念。

　　计划靶区（planning target volume，PTV）：PTV 是一个几何学概念，指包含 CTV 及由于照射中患者器官运动、日常摆位误差、放射治疗中靶位置和靶体积变化、放射治疗设备的机械不确定因素等几何学因素而对 CTV 向外扩大后的组织范围，以确保 CTV 得到规定的治疗剂量。这些几何不确定因素划分为内在边缘（internal margin，IM）和摆位边缘（set-up margin，SM）。IM 指考虑到患者本身内部器官的运动（如胃和膀胱的充盈度，呼吸引起的运动等）而引起 CTV 的范围、形状和位置的变化所作的边缘扩大。SM 指摆位时患者的移动及射野几何特征变化等因素而引起的不确定性对 CTV 的边缘扩大。62 号报告细分 IM 和 SM 是为了说明它们不确定性因素的来源不同。IM 主要来自生理学上的变化，这种不确定性很难或几乎不可能控制。而 SM 主要与技术因素有关，可以通过改进技术来降低。PTV 和 CTV 的关系为：PTV=CTV+IM+SM。显然，CTV < ITV < PTV。

　　治疗区（treatment volume，TV）：由若干个照射野形成的由某一等剂量线（90% 甚至 95% 剂量线，由放射肿瘤医师确定）所包括的范围，通常以 90% 等剂量线作为 TV 的下限。评价包围的情况可以使用"靶区适形度"来说明。适形指数（conformal index，CI）指 PTV 与 TV 的比值，反映 TV 的形状和大小与 PTV 的符合程度。CI 的定义也暗示了 TV 应完全包含 PTV。理想的计划，应是 TV 和 PTV 完全一致，CI 值为 1。现实中受照射技术的限制，不可能达到这一点。但调强放射治疗（IMRT）等现代放射治疗技术却使得 CI 值逐渐向 1 逼近。

　　照射区（irradiation volume，IV）：由若干个照射野形成的、需要考虑正常组织受量的一个照射范围，由 50% 剂量线规定。照射区的范围直接反映了正常组织所受剂量的大小。

　　靶区最大剂量：计划靶区内最高剂量。当面积大于或等于 $2cm^2$（直径 1.5cm）时，临床上才认为有意义；当面积小于 $2cm^2$ 时，临床上不考虑其影响。83 号报告建议采用 D2 代表最大剂量。

　　靶区最小剂量：计划靶区内最低剂量。靶区最小剂量不能低于治疗区的剂量。83 号报告建议采用 D98 定义近似最小剂量。

　　靶区平均剂量（MTD）：计划靶区内均匀分割的剂量矩阵内的剂量的平均值，83 号报告 $D_{50\%}$ 近似于 D_{mean}。

　　危及器官（organ at risk，OAR）：指可能卷入射野内的重要的正常组织或器官，它们的放射敏感性会明显影响治疗计划的设计或处方剂量的大小。如按体积效应可划分为串联型、并联型及串并联型。串并联型危及器官结合了上述两种器官的特性。

　　计划危及器官体积（planning organ at risk volume，PRV）：与 PTV 的定义相对应，在描绘 OAR 范围时，需考虑器官本身运动和治疗摆位误差的影响，其扩大后的范围，称为 PRV。是一个几何概念。

　　其他危及体积（PVR）：OAR 和 PTV 外体内成像区，为 83 号报告新增项目。

三、剂量归一点

在治疗计划系统中，靶区及正常组织中的剂量分布均表示为以靶区内某一点剂量归一的相对剂量分布的形式，该点称为靶区剂量归一的规定点。ICRU 报告中推荐下述方法作如下规定：

规定 1：所述靶剂量应针对具体的解剖部位、照射技术及其剂量分布；对一个以上的计划靶区，应该有相应的靶剂量。一旦靶剂量规定点确定以后，不应随疗程中照射野及其安排的改变而改变。

规定 2：对只有一个计划靶区或多计划靶区的第一个计划靶区（通常是肿瘤区），靶剂量规定点选在计划靶区中心或中心附近。对多计划靶区的第 2、第 3 个计划靶区，靶剂量规定点（一个或一个以上）应是解剖部位和剂量分布的代表点，并应注明这些点的位置。

规定 3：靶剂量以及其他剂量规定点不能选在剂量变化梯度较大的地方，即剂量规定点应至少离开射野边缘 2cm。

规定 4：对固定野（包括等中心和固定源皮距）照射，按下述方法选取剂量规定点：① 单野照射时，靶剂量规定点应选在射野中心轴上计划靶区中心处；②等剂量比的两个对穿野照射时，靶区剂量规定点应选在两射野中心轴的中点；③剂量比不等的两个对穿插野照射时，靶剂量规定点应选在两射野中心轴上计划靶区中心；④两野或三野以上交角照射时，靶剂量规定点应选在照射野中心轴的交叉点处。

规定 5：X 射线旋转治疗时，当旋转角在 270° ～ 360° 时，靶剂量规定点应选在旋转主平面的旋转中心处；当放置角小于 270° 时，靶剂量规定点应选在旋转主平面旋转中心或计划靶区中心处。旋转中心的安排应使得计划靶区中心的剂量接近最大剂量。

规定 6：高能电子束单野照射，当线束垂直入射时，靶剂量规定点应选在射野中心轴上最大剂量点处；当线束斜入射或使用不规则野时，若用计算机计算剂量分布，靶剂量规定点选在射野中心轴上计划靶区中心处，并注明靶剂量不均匀性超过 5% 或者 10% 的偏差时。若用查表计算时，靶剂量规定点应选在假设射野垂直入射时，射野中心轴上最大剂量点位置。

规定 7：如果靶区剂量分布的剂量归一点（100%）与上述靶剂量规定点一致时，100% 等剂量线就代表靶剂量，如果不一致时，用相应的等剂量线计算靶剂量。

第三节 三维放射治疗危及器官定义及剂量体积规范

与计划靶区的定义一样，在确定危及器官时，应考虑器官本身的运动和治疗摆位误差的影响，扩大后的范围称为计划危及器官区（PRV）。83 号报告新增其他危及体积（PVR），OAR 和 PTV 外体内成像区。在确定危及器官的受量时，应考虑其放射生物学类型"并联型组织"或"串联型组织"。前者主要受照射体积和平均剂量的影响，后者的并发症概率主要决定于所接受的最大剂量。各种列于表 5-4-3-1 中。

表 5-4-3-1　器官和组织的耐受剂量

器官	剂量限制
中枢神经（1.8～2.0Gy/fx）	
脊髓	最大 50Gy（全冠截面）；第 1 个疗程后（再照射）6 个月耐受量增加 25%（QUANTEC）
脑	最大 72Gy（部分脑组织）；避免＞2Gy/fx 或超分割（QUANTEC）
视交叉 / 视神经	最大 55Gy（QUANTEC）
脑干	整个脑干＜54Gy，V59Gy＜1～10cc（QUANTEC）
眼睛（眼球）	平均＜35Gy（RTOG 0225），最大 54Gy（RTOG 0615）
晶体	最大 7Gy（RTOG 0539）
视网膜	最大 50Gy（RTOG 0539）
泪腺	最大 40Gy（Parsons）
内耳 / 耳蜗	平均 ≤45Gy（如果同时使用顺铂，限制剂量 ≤35Gy）（QUANTEC）
垂体	最大 45Gy（如果存在全垂体功能低下，对于生长激素缺乏症，剂量限制应更低）（Emami）
马尾	最大 60Gy（Emami）
中枢神经系统（单次分割）	
脊髓	最大 13Gy（如果为 3 次分割，最大 20Gy）（QUANTEC）
脑组织	V12Gy＜5～10cc（QUANTEC）
视交叉 / 视神经	最大 10Gy（QUANTEC）
脑干	最大 12.5Gy（QUANTEC）
骶丛	V18＜0.035 cc,V14.4＜5 cc（RTOG 0631）
马尾	V16＜0.035 cc,V14＜5 cc（RTOG 0631）
头颈部（1.8～2.0Gy/fx）	
腮腺	平均＜25Gy（两个腺体）或平均＜20Gy（1 个腺体）（QUANTEC）
颌下腺	平均＜35Gy（QUANTEC）
喉	平均 ≤44Gy，V50 ≤27%，最大 63～66Gy（当肿瘤受累风险有限时）（QUANTE）
颞下颌关节 / 下颌骨	最大 70Gy（如果不可能，则为 V75＜1 cc）（RTOG 0615）

续表

器官	剂量限制
口腔	非口腔癌：平均＜30Gy，避免热点＞60Gy（RTOG 0920） 口腔癌：平均 ＜50Gy，V55＜1cc，最大65Gy（RTOG 0920）
食管	V45＜33%（RTOG 0920）
咽缩肌	平均＜50Gy（QUANTEC）
甲状腺	V26＜20%（JHH）
胸部（1.8～2.0Gy/fx）	
臂丛	最大66Gy，V60＜5%（RTOG 0619）
肺（联合肺癌治疗）	平均＜20～23Gy，V20＜30%～35%（QUANTEC）
肺（乳房的同侧肺癌治疗）	V25＜10%（JHH）
单肺（全肺切除术后）	V5＜60%，V20＜4%～10%，MLD＜8Gy（QUANTEC）
支气管树	最大80Gy（QUANTEC）
心脏（肺癌治疗）	心脏V45＜67%；V60＜33%（NCCN 2010）
心脏（乳腺癌治疗）	V25＜10%（QUANTEC
食管	V50＜32%（Maguire），V60＜33%（Emami）
胸部（低分割）	总推荐累积剂量根据 NCCN 2010 推荐的分次数。注：最大剂量限制是指 V＞0.035 cc（～3mm³）。
脊髓	1 fraction :14Gy 3 fractions:18Gy（6Gy/fx） 4 fractions:26Gy（6.5Gy/fx） 5 fractions:30Gy（6Gy/fx）
食道	1 fraction:15.4Gy 3 fractions:30Gy（10Gy/fx） 4 fractions:30Gy（7.5Gy/fx） 5 fractions:32.5Gy（6.5Gy/fx）
臂丛	1 fraction:17.5Gy 3 fractions:21Gy（7Gy/fx） 4 fractions:27.2Gy（6.8Gy/fx） 5 fractions:30Gy（6Gy/fx）
心／心包	1 fraction:22Gy 3 fractions:30Gy（10Gy/fx） 4 fractions:34Gy（8.5Gy/fx） 5 fractions:35Gy（7Gy/fx）

续表

器官	剂量限制
大血管	1 fraction:37Gy 3 fractions:39Gy （13Gy/fx） 4 fractions:49Gy （12.25Gy/fx） 5 fractions:55Gy （11Gy/fx）
气管 / 大支气管	1 fraction:20.2Gy 3 fractions:30Gy （10Gy/fx） 4 fractions:34.8Gy （8.7Gy/fx） 5 fractions:40Gy （8Gy/fx）
肋部	1 fraction:30Gy 3 fractions:30Gy （10Gy/fx） 4 fractions:32Gy （7.8Gy/fx） 5 fractions:32.5Gy （6.5Gy/fx）
皮肤	1 fraction:26Gy 3 fractions:30Gy （10Gy/fx） 4 fractions:36Gy （9Gy/fx） 5 fractions:40Gy （8Gy/fx）
胃	1 fraction:12.4Gy 3 fractions:27Gy （9Gy/fx） 4 fractions:30Gy （7.5Gy/fx） 5 fractions:35Gy （7Gy/fx）
消化系统 （1.8 ～ 2.0Gy/fx）	
胃	TD 5/5 全胃：45Gy（QUANTEC）
小肠	V45 ＜ 195cc（QUANTEC）
肝脏（转移性肝癌）	平均肝 ＜ 32Gy（肝 = 正常肝脏减去大体肿瘤）（QUANTEC）
肝（原发性肝癌）	平均肝 ＜ 28Gy（肝 = 正常肝脏减去大体肿瘤）（QUANTEC）
结肠	45Gy，最大剂量 55Gy（Emami）
肾脏（双侧）	平均 ＜ 18Gy，V28 ＜ 20%，V23Gy ＜ 30%， V20 ＜ 32%,V12 ＜ 55%。如果平均肾脏 剂量为 1 个肾 ＞ 18Gy，那么限制剩余肾为 V6 ＜ 30%（QUANTEC）
消化系统 （单次分割）	根据 RTOG 0631 规定的剂量限制
十二指肠	V16 ＜ 0.035 cc,V11.2 ＜ 5 cc
肾（皮质）	V8.4 ＜ 200 cc

续表

器官	剂量限制
肾（髓质）	V10.6＜66%
结肠	V14.3＜20 cc，V18.4＜0.035 cc
空肠/回肠	V15.4＜0.035 cc，V11.9＜5 cc
胃	V16＜0.035 cc，V11.2＜10 cc
直肠	V18.4＜0.035 cc，V14.3＜20 cc
膀胱、尿道（1.8～2.0Gy/fx）	
股骨头	V50＜5%（RTOG GU 共识）
直肠	V75＜15%，V70＜20%，V65＜25%，V60＜35%，V50＜50%（QUANTEC）
膀胱	V80＜15%，V75＜25%，V70＜35%，V65＜50%（QUANTEC）
睾丸	V3＜50%（RTOG 0630）
阴茎	平均剂量为95%的＜50Gy，D70≤70Gy，D50≤50Gy（QUANTEC 2010）
膀胱、尿道（LDR 前列腺近距离放射治疗）	
尿道	尿道体积150%处方剂量（Ur150）＜30%（JHH）
直肠	直肠体积100%治疗的处方剂量（RV100）＜0.5 cc（JHH）
阴道、宫颈	
膀胱点（宫颈近距离放射治疗）	最大80Gy（LDR 等效剂量）（ABS 2000）
直肠点（宫颈近距离放射治疗）	最大75Gy（LDR 等效剂量）（ABS 2000）
阴道近端（黏膜）（宫颈近距离放射治疗）	最大120Gy（LDR 等效剂量）（Hintz）
阴道远端（黏膜）（宫颈近距离放射治疗）	最大98Gy（LDR 等效剂量）（Hintz）

来源：ABS2000：美国近距离放射治疗协会对宫颈癌 HDR 近距离放射治疗达成的共识（Nag S 等，UROBR 2000）；Emami 等，IJROBP 31：5,1995；Hihtz BL 等，IJROBP，1980；JHH：约翰霍普金斯医院的临床实践；Maguire: Maguire PD, Sibley G5,Zhou SM,et al: Clinical and dosimetricpredictors of radiation-inducedesophageal toxicity. UROBP 45:97–103, 1999; NCCN 2010:www.nccn.org; Parsons: Parsons JT, et al., Oncology,2006;QUANTEC(QuantitativeAnalyses of Normal Tissue Effects in the Clinic): IJROBR, 76(2), Suppl, Mar 1, 2010; RTOG protocols:www.rtog.org;RTOG protocols:www.rtog.org; RTOG GU consensus:Lawton CAF et al, UROBP, 2009.

第四节 体位固定系统

一、治疗体位选择及体位固定的目的

治疗体位确定及患者体位固定是治疗计划设计与执行过程中极其重要的一个环节，是整个精确照射的基础，它的任务是保证患者分次放射治疗体位的高度重复及保证治疗过程中体位固定、治疗体位准确。

二、体位固定技术

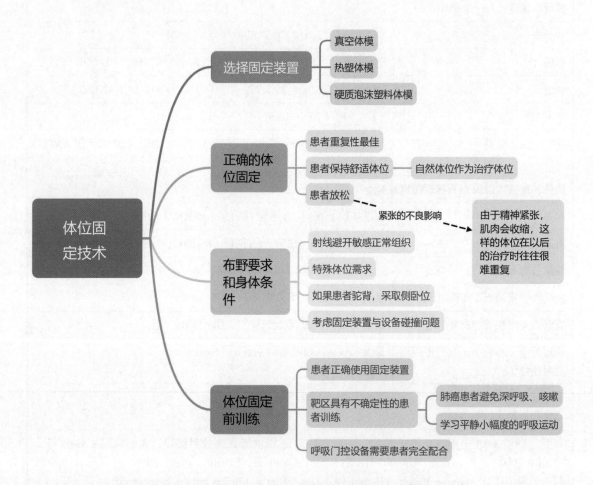

为了保证体位固定的技术稳定性，应制订相应的技术流程。

三、体位参考标记

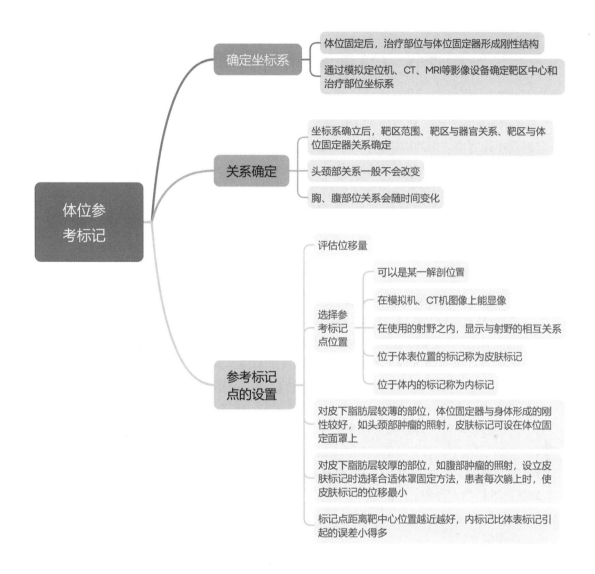

第五节 CT模拟定位

精确三维照射必须采用CT模拟定位，有专门应用于放射治疗专业的大孔径CT，其几何孔径和扫描孔径大、平面CT床、移动激光器等。无条件购置的单位，通用诊断CT安装平面CT床亦可应用于CT模拟定位。CT用于放射治疗计划设计有以下特点：①患者外轮廓的直接确定，坐标系的建立；②正常组织和器官的定位：医师可直接从CT图像上确定正常组织和器官的位置范围及组织密度，准确性好；③肿瘤范围的确定；④不均匀性组织密度的确定：做放射治疗计划设计时，经常要遇到不均匀组织的剂量校正问题。组织校正问题的关键在于要了解射线通过的途径上组织的范围和密度。CT机就是根据体内不同密度的组织对X射线的吸收差别来显示CT图像的，因此有可能将CT值（与组织密度成比例）变换成组织的密度值。计划系统的计算依据为电子密度或物理密度,有专用模体可以进行CT值与电子密度(物理密度)的转换。

第六节   CT图像登记和图像处理技术

以 CT 机为代表的医学影像技术在现代放射治疗的发展中处于比较关键的位置,如果没有 CT 与放射治疗的结合,也就谈不上精确的放射治疗。

放射治疗计划中使用的图像包括解剖或功能图像:计算机断层扫描(CT)、核磁共振图像(MRI)、单光子发射计算机断层图像(SPECT)、正电子发射计算机断层图像(PET)X线平片等。其中 CT 图像可直接用来计算剂量,是放射治疗设计中最重要的图像。

图像的应用方式主要分为两个部分:CT 图像登记;CT 图像与 MRI、PET-CT、CBCT、4D-CT 等的配准。

一、CT 图像登记

(一)普通计算机断层(CT)图像

CT 的图像是通过测量视场(field of view)范围内每个像素点的线性吸收系数,并用不同的灰度表示像素点的 CT 值(Hu)来表示图像的。CT 测出不同组织的 Hu 值后可近似外推出剂量计算所需的电子密度值。因为这个缘故,CT 图像是现代三维治疗中最基本的影像,它在每个像素点上的 Hu 值在某些算法中被直接用来进行组织不均匀性修正,而且,能否逐点进行密度修正本身是衡量放射治疗计划设计系统(RTPS)算法的一个重要指标。

为了进行剂量计算,需要知道定位范围内解剖结构的轮廓线(面)内的平均密度或相对电子密度。CT 图像中,每个轮廓线面内的 CT 值已知,经过变换转换成相对电子密度。在安装治疗计划系统时,对与其联用的 CT 机必须用带有已知模拟人体各组织密度的模体在不同 CT 参数条件下扫描,得到 CT 值密度——电子密度曲线表对应曲线,输入计划系统的配置文件中,作为计算依据。

(二)图像登记

癌症患者 CT 定位图像进入计划系统,计划系统根据 CT 定位时模体和患者身上的标记点进行图像登记,其目的是:①建立坐标系;②在该坐标系中重建出治疗部位的三维解剖结构,确定靶区及靶区与周围重要组织和器官的关系;③利用已建立的患者坐标系,将不同来源的图像如 CT/MRI/PET,模拟机射野模拟片、加速器射野证实片等进行融合,叠加和比较;④等剂量分布在不同图像中相互映射。

二、图像处理

三维治疗计划中最重要工作之一是准确确定计划靶体积 PTV 和邻近的危及器官 OAR,以决定病变范围、设计射野、计算和分析剂量。确定 PTV 和 OAR 的一般方法是先在一系列横断面上确定各种轮廓,再用这些二维轮廓重建出各种器官组织的三维立体轮廓。各断层间的距离越小,三维重建效果越好,但同时会增加扫描时间和勾画轮廓工作量。原始数据一般以坐标位置和相应的强度值存储。在计划系统内存有 CT 图像和勾画的体积轮廓文件。

（一）图像融合技术

图像融合主要是 CT 和 CT、CT 和 MRI、CT 和 PET 等影像之间的融合。CT 和 CT 融合的原因是患者在治疗过程中各种因素引起的肿瘤体积和位置明显变化，需要重新对患者进行 CT 扫描，重新确定靶区、计划设计。两次 CT 间的融合技术，可以使工作人员方便地再次设计治疗计划。CT 和 MRI，CT 和 PET 之间的融合是为了得到更精确的肿瘤定位，使靶区的勾画更加准确。如中枢神经系统肿瘤中，MRI 图像在确定靶区范围方面具有明显的优势，但 MRI 图像却不能提供组织的电子密度、阻止本领等。

图像融合方法大致可分两类，一类是基于对象的方法，另一类是基于像素方法。基于对象的方法是通过自动连接同属于两组图像的公共部分的方法，融合这种方法需要预分解图像，有时这些方法需要通过放置外部标记物进行。有的要求两组图像在同一体位、同一位置上扫描相同的层面，另一些在找到两组图像上的体外标记后能将一组图像按另一组图像的层数，空间取向重新内插生成一组与之位置完全相同的图像。还有的采用在两组图像上分别勾勒出明显的器官轮廓，然后用最小方差方法将它们融成一组图像。

基于像素的方法是通过建立两组图像灰度或色彩的相关性的融合方法。它需要对数据序列作所有像素的散布图。如果两组图像融合良好的话，像素点应基本散布在一条直线上。这种方法也许更适合于两组同属性的图像，而对患者不同来源的 CT 与 MRI 的套准，由于一个 MRI 灰度值可能对应于多个 CT 值，这样的相对融合比较困难。

（二）治疗计划系统中图像显示

1. 射野方向观（beam eye view，BEV）　BEV 图像在三维治疗计划设计时应用相当广泛，已成为目前治疗计划系统的标准工具。它模拟位于射野焦点位置的光源将患者的三维解剖结构投影到后面与射线轴垂直的平面上，以便观察在特定的机器几何参数（机架角、床转角、光栅角和射野大小）下靶区和正常组织的相互位置关系。这种显示随机器的几何参数变化交互进行，因此 BEV 能使计划者方便地选择射野方向以最大限度地保护邻近的危及器官。

2. 医师视观　REV（room's eye view，REV）图像也是较常用的图像，它是将患者和治疗机模型的重建和显示治疗室内观察者所见的患者、机器相对位置关系。现代的三维治疗常使用非共面野，非常规的投照方向常使计划者如坠雾中，除了通过 BEV 观察靶区和危及器官等正常组织在射野中的相互关系外，采用 REV 可清楚地了解治疗机与患者的相对空间位置关系，而且，一个好的 REV 功能甚至应该能提示机架与患者在某些立体角的碰撞。

3. 肿瘤视观　肿瘤视观（tumor's eye view）是根据设置在肿瘤中的等中心点及射野大小，由计划系统算得的在不同几何参数情况下射线对正常组织的累积。根据参数组合的不同，采用不同的色调或灰度来表示正常组织累及程度的不同。在这个结果的提示下设野，可避免正常组织的过量照射。肿瘤视观主要应用在立体定向放射治疗中。

（三）数字重建影像

数字重建影像（digitally reconstructed radiography，DRR）是治疗计划设计过程中重要图像，如前所述它是基于体积元的模型得到的两维图像，通过利用治疗部位的 CT 图像用数学方法重建得出来的。用于模拟复核时的 X 射线片和治疗机治疗前的体位验证片进行比较，来得到患者治疗位置的准确性。

第七节　轮廓勾画

人体外轮廓、体内器官轮廓以及靶区体积轮廓都要勾画出来，有些可以通过系统自动勾画加上适当修改完成，如外轮廓、肺等，多数轮廓其电子密度和周围器官差别不大，只能手工勾画。系统可以自动对 GTV、CTV 加上边界生成 PTV，边界的大小可以在三维坐标的正负方向各不相同。

靶区轮廓和危及器官轮廓勾画标准一样：①范围准确，不能主观人为地放大或缩小；②根据 ICRU 等权威定义进行勾画或外扩。尤其是并联型器官如肺、肾、直肠、脑干等，涉及到剂量体积效应，应完整地勾画。

第八节　计划设计与评估

前期准确的影像学资料输入、登记、CT 值与电子密度（物理密度）的转换、各种体积轮廓的勾画。

一、计划设计

采用三维 TPS 设计，放射物理师根据 CT 上正常器官和肿瘤的信息，设定照射野的入射角度、射野形态、每个射野的权重及是否要加楔形板等剂量修饰滤片。这些参数的设定与物理师的临床经验有关，在参数设定好后，TPS 计算得到立体的剂量分布。

二、放射剂量的显示

剂量分布的显示使用一般采用 BEV 视野，即射野方向观，指医师或计划设计者站在放射源位置，沿射野中心轴方向观看射野与患者部位间的关系。

通常有三种方式来显示剂量分布。

1. 二维的剂量分布：在患者横断面、冠状面和矢状面的解剖结构上，把两维的剂量分布叠加在一起，用等剂量曲线的分布来表达。

2. 剂量云图（color wash）：相等剂量区域用颜色来表示，呈半透明，透过颜色可以看到不同的解剖结构的剂量分布。

3. 表面剂量显示（surface dose display）：三维表达方式，相等剂量的立体表面用某种颜色来表达。

三、治疗计划的优化

同一患者数据设计几个放射治疗计划，常用定量的指标排出优劣的次序。优化通过改变放射野布置、入射角、射线能量、每野的剂量比重、楔形滤片及其他射线修饰滤片、光栅角等参数来获得。

四、治疗计划优化和评估

放射计划的评价工具可分为物理学指标和生物学指标两大类。物理学指标有平面剂量分布显示、剂量体积直方图 DVH 和适形指数（CI）等；生物学指标有肿瘤控制概率（TCP）、正常组织并发症概率（NTCP）、等效均匀剂量（equivalent uniform dose，EUD）或有效剂量（effective dose）和有效体积（effective volume，EV）等。

（一）物理学指标

1.平面剂量分布显示及数据统计　现代三维计划的评估要比两维的复杂得多。评估的平面包括 CT 横断面，以及经重建后的冠状面和矢状面。要检查每个面内规定的等剂量线是否包括靶区，剂量分布是否均匀，剂量冷点和热点的体积和位置，重要器官的受量情况等。对于冷点，尽可能让冷点不要在 GTV 内，如在 GTV 内，其体积尽量的要小；而对于热点，则尽可能只在 GTV 内，不要在重要器官内。

除了可分析剂量分布状况外，还可以用 ICRU 参考点剂量，感兴趣点（POI）的剂量，PTV 中最大、最小剂量和平均剂量等来评估一个计划的好坏。体积概念也是一个重要的评估手段。对于靶区有 D98（即 98% 靶区中得到的最小剂量），V95（受到 95% 处方剂量以上的靶区体积）、肺组织 V20（受到 20Gy 以上组织的体积）、脊髓有 D_{max} 等参数。

2.DVH 图　DVH 图是目前评估计划治疗方案的最有力的工具，它简单明了地显示了靶区和正常组织中剂量与体积的关系。DVH 是在剂量计算的体积范围内，某指定器官或靶区具有某剂量值的体积与该器官或靶区的总体积之比。根据 DVH 图可以直接评估高剂量区与靶区的适合度，由适合度挑选较好的治疗计划。

DVH 有积分（cumulative DVH）和微分（differential DVH）两种表达形式，两者为微积分关系，最常用的是积分形式。积分形式的 DVH 是在把剂量维度分割成有限的小区间，对每一区间所对应的剂量，它统计等于或大于该剂量的 TPS 剂量计算网格的点数。

因此，积分形式 DVH 的意义为受到等于或大于某一剂量的体积。它的定义为：

$$DVH(D) = \sum_{P_i \in V,\ D_{P_i} > D} P_i / \sum_{P_i \in V} P_i \qquad （公式 5-4-8-1）$$

式中，P_i 为剂量体积 V 中的一点，通常是一个体积元的体积；D_{pi} 是该点的剂量值。

评估靶区的剂量分布情况时，积分 DVH 图可定性地观察到台阶肩部剂量的梯度情况，而微分 DVH 图可直观地反映出靶区的最小剂量、最大剂量以及模体剂量等情况。一般说来，一个好的计划应要求肩部剂量跌落较快，剂量变化范围不超过 12%（−5% ～ +7%）。评价 OAR 的剂量分布情况时，首先需确定 OAR 是串联型器官，还是并联型器官。如果是串联型器官（如脊髓、视神经等），一般需关注其高剂量段的剂量值，应使尽量小于其剂量限值；如果是并联型器官（如肝脏、肾、肺等），其某一体积份额所受剂量水平将决定计划的取舍。一般 TPS 除了提供积分 DVH 图和微分 DVH 图功能外，还提供了多种计划方案的积分 DVH 图的比较功能。如果一个计划的靶区 DVH 分布优于其余，而且 OAR 的 DVH 曲线总是低于其余，则毫无疑问这一计划是较好的计划。如不然，则需权衡利弊，选择物理师和医师都可接受的折中方案。

尽管 DVH 图是评价放射治疗计划的最有力工具，但由于目前它还不能标明靶区内低剂量区或 OAR 内高剂量区的位置，有时这些因素是无妨的，如靶区内低剂量区在亚临床灶或肿瘤可能侵犯的范围；有时则可能导致严重后果，如靶区内低剂量区在原发灶，根治量不足，增大了复发的可能性，因此，DVH 图必须结合其余的评价手段，才能发挥其充分作用。DVH 也有不足，它没有空间概念，不能标明靶区内低剂量区和危及器官高剂量区的位置，因此需要结合平面剂量分布来具体分析。另外用 DVH 比较两个不同计划时，如果两条 DVH 互相交叉时，就无法进行比较。

3. 适形指数 适形指数 CI 是指 PTV 与 TV 体积的比值，反映 TV 的形状和大小与 PTV 的符合程度。CI 的定义也暗示了 TV 应完全包含 PTV。理想的计划，应是 TV 和 PTV 完全一致，CI 值为 1。

（二）生物学指标

1. 肿瘤控制概率和正常组织并发症概率 肿瘤控制概率（TCP）指肿瘤得到控制的概率，是肿瘤所受照射剂量和肿瘤体积的函数。而正常组织并发症概率（NTCP）是指正常组织经照射一定剂量后一段时间内发生放射并发症的概率，同样也是所受照射剂量和体积的函数。达到 95% 的肿瘤控制概率所需要的剂量，通常定义为肿瘤致死剂量 TCD_{95}；产生 5% 或 50% 相应损伤的概率所需要的剂量，定义为正常组织的耐受剂量 $TD_{5/5}$、$TD_{50/5}$。一般说来，TCP 和 NTCP 随剂量的变化呈"S"形曲线，见图 5-4-8-1。一个好的治疗方案应使肿瘤得到最大可能的控制率，同时使正常组织发生的并发症概率最小。

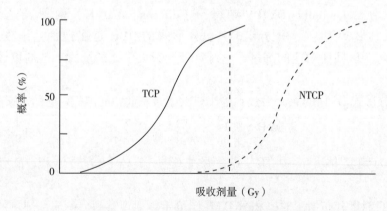

图 5-4-8-1 TCP 和 NTCP 随剂量的变化图

2. 等效均匀剂量和有效体积 上述计算 NTCP 的两种模型中均假设整个器官或组织、或部分器官或组织受到单一剂量 D 的照射，但实际上整个器官或组织、部分器官或组织总是受到不均匀剂量的照射。为了计算的方便，需要将二维形式的 DVH 图变换成有效剂量照射到整个体积或某一均匀剂量照射到有效体积的一维形式，于是引入了等效均匀剂量或有效剂量和有效体积的概念。

等效均匀剂量（EUD）是指器官或组织的部分体积（V）受到均匀剂量（D）的照射造成的器官或组织的损伤，相当于整个器官或组织 V=1 受到均匀剂量 *EUD* 照射造成的损伤，即：

$$NTCP\ (V,\ D\ )=NTCP\ (V=1,\ EUD\ ) \qquad （公式 5-4-8-2）$$

第九节　调强放射治疗

在放射治疗临床，肿瘤的形状变化较大，尤其是一些肿瘤在治疗时包绕某些关键器官，如鼻咽癌患者的靶区体积呈香蕉形分布，脊髓、脑干在其凹陷处，以及在直肠和膀胱之间的呈哑铃状的前列腺癌。这时如用普通的 3DCRT 方案，在设置照射野时通过 BEV 可以看到在任何一个角度上危及器官和靶区体积都是重叠的，治疗后这些器官部分体积的受照剂量应该和靶区体积大体相同，所以不能有效地保护危及器官，而调强放射治疗（intensity modulated radiation therapy，IMRT）可以通过对各个照射野的强度分布的调整，在靶区得到足够剂量的情况下使这些器官得到适当的保护。

IMRT 是精确三维放射治疗技术发展的又一种形式。它可以对不同方向入射的照射野强度进行调整，从而以非均匀射束进行对靶区进行照射。所有照射野合成之后，最终得到期望的靶区剂量分布。自由调整射线作用强度不仅可以获得更好的靶区适形剂量分布，而且可以降低敏感结构的受量。调强放射治疗通过降低肿瘤周围正常的照射剂量，拓宽了放射治疗的适应证，提高了患者的生存质量。相比早期的 3DCRT 技术，增加了目标函数的确定度和优化。但是两者有着本质的区别，3DCRT 是人工尝试纠错找到可以接受的或比较好的方案，而 IMRT 是由计划系统根据设定的条件找到最佳方案，其中逆向优化是 IMRT 的核心优势。

但 IMRT 技术也有一定的局限性，在执行中存在着各种不确定度，例如每日期摆位误差、内部解剖结构的位移与变形、照射过程中的器官运动、整个疗程内肿瘤与正常组织器官物理和生物特性的变化等，都可能会限制 IMRT 的适用性和治疗效果。另外，不精确的剂量计算也会严重影响 IMRT 的成败。IMRT 治疗具有潜在风险，对于正常组织嵌入 GTV 的情况，不采用整合补量技术进行分次 IMRT 治疗时，其治疗效果是不确定的，并且可能存在更大的对正常组织造成损伤的风险。IMRT 面临的另一个实际问题，是它比 CRT 技术更复杂，有更多出错机会，因此需要对人体患者的 IMRT 治疗计划进行费时费力的验证工作。

一、基本概念

（一）最小射线束单元

最小射线束单元（beamlet）是一个小的光子束强度单元，用于强度分布优化或计算剂量时分解调强射线束。有时射线束单元又被称为 "bixels"，"射线" 或 "笔形束单元"。射线束单元的强度既可以表示为粒子注量（fluence），也可以表示为能量通量，具体取决于计划系统采用的剂量计算算法。

调强放射治疗的目的是改善治疗区域的剂量分布，最终要体现为每个照射野的强度分布，为了计算的处理，也为了实施的可能，必须把照射野分割为一个个单元，最小射线束单元就是分割出的最小单位。目前调强放射治疗以采用等中心投影厚度为 0.5cm 和 1cm 的多叶光栅为主，所以计划系统所能采用的最小射线束单元为 0.5cm × 0.5cm，如多叶光栅厚度为 1cm，则最小射线束单元为 1cm × 1cm。

（二）剂量限制的确定

在设计照射野之后，要确定优化的目标，也就是对于具体的患者，我们希望达到的剂量目标，对于放射治疗而言，需要尽可能低的并发症发生率，尽可能高的局部控制率，但这对计划系统是没有意义的，计划系统要求把这个临床要求用各个体积（包括靶区体积和治疗区域的各个正常组织）的剂量要求表达出来。通常有如下几种形式：

1. 剂量相关内容　例如各个靶区体积的最大和最小剂量，各个重要器官的最大剂量等。

2. 剂量体积相关内容　它表达某一危及器官的一定体积能够接受的最大剂量，或受到某一剂量以上剂量照射的最大体积，对某些器官可能有几个要求，如为了防止放射性肺炎的发生，肺的 V20、V10 以及 V5（分别为受到 20Gy、10Gy 和 5Gy 以上剂量照射的相对体积）均有各自要求。

3. 设定各剂量限制条件的权重或优先度　即优化时各个条件的重要程度，这也是剂量限制的重要内容之一。大多数情况下，反向计划系统不可能满足所有设定的剂量限制，如何折中则由给定的各个剂量限制权重决定。

4. 剂量 - 反应相关内容　它通常利用一些已知的临床资料（尚不完整），将剂量要求转换成一定的临床结果。这些临床结果一般包括肿瘤控制率、正常组织并发症发生率、等效生物剂量等，在优化时要将其转换为剂量体积相关的要求。

（三）目标函数

治疗方案优化是运用物理、几何或数学手段，根据具体问题依照设定的目标函数，反复自动地更改治疗方案参数，在靶区（尤其是计划区）获得尽可能均匀的高剂量分布，同时最大限度地减少正常组织及危及器官受量的数学求解过程，也就是从大量解中搜寻最优解的过程。广义地讲，一般的 3DCRT 治疗方案设计本身也是一个优化的过程，无论是使用楔形板和补偿板改善体内剂量分布、使用挡块进行射束修正，还是改变射野方向、增减照射野个数，目的都是为了改善治疗方案，以获得比较理想的剂量分布。不过这种手工进行的方案调整，虽然也能得到较理想的或可以接受的治疗方案，但比较耗时，同时难以获得最优的治疗方案，所以治疗计划的最优化问题很早就引起了人们的注意，自 IMRT 开展以后，才引起普遍的重视并逐渐赋予它明确的意义。

优化首先要将临床要求转换为数学表达式，当前的计划系统都是用罚分的形式表达目标函数，即对要求的各个剂量限制根据偏差的大小给予罚分，总的罚分最小则为最优的计划。

目前临床中的 IMRT 计划方法全部都是基于迭代优化方案，DMPO 优化是近出现的优化方法，有速度快、结果好、治疗时间短等优点。

（四）最小化的求解

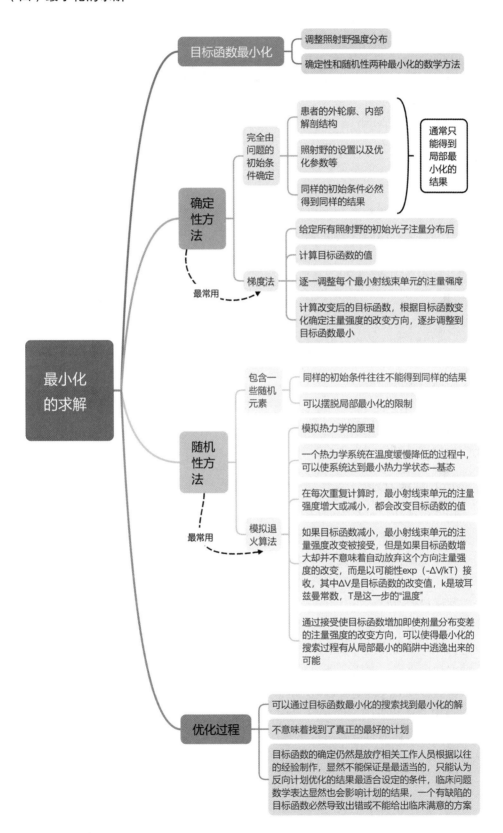

最小化的求解

- 目标函数最小化
  - 调整照射野强度分布
  - 确定性和随机性两种最小化的数学方法

- 确定性方法
  - 完全由问题的初始条件确定
    - 患者的外轮廓、内部解剖结构
    - 照射野的设置以及优化参数等
    - 同样的初始条件必然得到同样的结果
    - 通常只能得到局部最小化的结果
  - 梯度法（最常用）
    - 给定所有照射野的初始光子注量分布后
    - 计算目标函数的值
    - 逐一调整每个最小射线束单元的注量强度
    - 计算改变后的目标函数，根据目标函数变化确定注量强度的改变方向，逐步调整到目标函数最小

- 随机性方法
  - 包含一些随机元素
    - 同样的初始条件往往不能得到同样的结果
    - 可以摆脱局部最小化的限制
  - 模拟退火算法（最常用）
    - 模拟热力学的原理
    - 一个热力学系统在温度缓慢降低的过程中，可以使系统达到最小热力学状态—基态
    - 在每次重复计算时，最小射线束单元的注量强度增大或减小，都会改变目标函数的值
    - 如果目标函数减小，最小射线束单元的注量强度改变被接受，但是如果目标函数增大却并不意味着自动放弃这个方向注量强度的改变，而是以可能性exp（-ΔV/kT）接收，其中ΔV是目标函数的改变值，k是玻耳兹曼常数，T是这一步的"温度"
    - 通过接受使目标函数增加即使剂量分布变差的注量强度的改变方向，可以使得最小化的搜索过程有从局部最小的陷阱中逃逸出来的可能

- 优化过程
  - 可以通过目标函数最小化的搜索找到最小化的解
  - 不意味着找到了真正的最好的计划
  - 目标函数的确定仍然是放疗相关工作人员根据以往的经验制作，显然不能保证是最适当的，只能认为反向计划优化的结果最适合设定的条件，临床问题数学表达显然也会影响计划的结果，一个有缺陷的目标函数必然导致出错或不能给出临床满意的方案

（五）IMRT 射束的剂量学特性

1. 小野计算误差　大多数剂量算法对于小野计算问题存在着很大误差，特别是在非均匀组织内以及剂量梯度大的区域。

2. MLC 漏射剂量　患者体内某点的照射剂量由两部分组成的：一部分是由 MLC 子野序列所传递的直接注量产生，另一部分是由 MLC 漏射所传递的间接注量。

（六）剂量计算

IMRT 的剂量计算方法有：

1. 宽束算法　基于修正的算法。它利用均匀水模体内的测量数据，产生一个多参数相关的剂量分布。该剂量分布值是射野面积、深度、离轴距离和源皮距 SSD 的函数。

2. 笔形束算法（PB）　基于修正的算法。该算法需要利用不同射野、不同深度的测量数据和水模体内的能量沉积核来产生均匀的模体内的剂量分布值。能量沉积核可以通过蒙特卡罗算法计算得到，也可以通过测量得到。

3. 基于核的算法　基于模型的算法。它可以直接计算患者或模体内的剂量分布值，基于核的算法通常称为卷积叠加算法（SC），它将入射到患者体内的原射线和来自患者体内的散射线分开考虑。

4. 蒙特卡罗（MC）算法　基于模型的算法。它可以直接计算患者体内的剂量分布。在 MC 方法中，可以对每个光子或电子穿过加速器治疗头、多叶准直器、患者体内的运动径迹进行模拟。

（七）照射野角度的设定

在加速器固定角度射线实施 IMRT 的系统中，射线调强优化以前，通常需要对射线方向进行选择（机架角度或机架角度与床角度的结合）。射线角度的选择可能会对最终优化的调强放射治疗计划质量产生相当大的影响。

二、IMRT 实施方法

反向计划系统优化得到各个照射野的注量强度分布后，必须使用一定的实施方法才能在患者体内得到相应的剂量分布，目前实际应用于临床的主要有两个大类，一个是逐层旋转治疗，还有一个是固定机架角度多野治疗，前者目前有步进式逐层治疗和螺旋断层治疗两种方式应用于临床，后者以分步治疗多叶光栅、移动窗式多叶光栅和物理补偿器等方式为代表。

（一）逐层旋转治疗

1. 步进式逐层治疗　逐层治疗技术类似于 X 射线计算机断层技术，把治疗区域分为多个等距切面，利用特殊的多叶光栅产生的扇形照射野绕患者身体纵轴一圈，完成一个切面的照射。然后使治疗床步进，完成全部切面的治疗。以 NOMAS 公司的断层调强放射治疗为代表。

2. 螺旋断层治疗　类似于步进 CT 和螺旋 CT，断层治疗也从步进改进为螺旋，显然目前的常规加速器由于旋转范围不能超过 360° 而不能实施螺旋治疗。Mackie 等人发明了螺旋调强放射治疗设备，将加速管、高压发生器、磁控管以及图像采集装置等加速器所有部件全部安装在旋转架上。以 TomoTherapy 产品为代表。

（二）固定机架角度多野治疗

1. 步进治疗式　步进治疗式（step and shot）调强方式是固定机架角度调强治疗最

常用的一种方式，目前所有的常用加速器都支持这个方式，几乎所有的商业逆向治疗计划系统也支持这种调强模式，通常由计划系统首先优化得到各个方向照射野的强度分布，再用叶片序列生成软件得到子野序列送到加速器执行。它的特点把一个调强照射野分为若干个子野分别照射，通过子野剂量的叠加得到野内剂量分布的调制。子野的数目由需要的剂量等级数决定，一般每个角度约有 20 个子野，要求的剂量等级越多，则子野越多，子野的数目还和生成子野序列的计算方法有很强的关系，先进的算法子野数目相对较少。

在使用步进治疗式调强方式时，每次转换子野形状时，加速器必须停止出束，子野形状转换完毕后，加速器再次出束，要注意的是加速器在出束初始阶段，由于各个参数处于调整状态，射线的性能如能量、均整度都和要求可能有一定差别，所以实际的剂量分布和计划设计的不完全相同。

2. 移动窗式治疗　在加速器出束状态，通过 MLC 叶片的运动，使每对叶片之间的相对位置发生连续改变得到照射野内射线强度的分布调整，这个方法被称为移动窗式（sliding window）调强，由于出束时叶片在运动，所以该方法也被称为多叶准直器动态调强。和步进治疗方式一样，该方式也是由计划系统计算出理想的强度分布，再用叶片序列生成软件得到叶片的运动过程。

在实施移动窗式调强方式时，多叶光栅的各对叶片总是向一个方向运动，所以前方叶片被称为引导片，后方叶片被称为跟随片。根据加速器的输出控制两个叶片的位置和运动速度，就可以得到适当的注量强度分布。

（三）动态旋转式治疗

在 2007 年的 ASTRO 年会上 VARIAN 公司展示了他们研究的旋转调强技术，称为 RapidARC［几个月后，Elekta 公司发布了类似工作原理的设备称为容积调强放射治疗（volumetric modulated radiotherapy，VMAT）］，在治疗患者加速器出束同时旋转加速器机架、移动 MLC 叶片、调整剂量率，得到和其他调强方式类似的剂量分布，通常一个调强病例需要两个 ARC，单个 ARC 的时间约为 65 秒。

治疗时间短是该方法最突出的优点，解决了目前 IMRT 治疗时间非常长的难题，当前使用的 IMRT 实施方法需要 10 分钟左右，同时此方式实施时所需的机器单位为普通 MLC 调强方式的一半左右，可以大大降低加速器的消耗。

旋转调强技术增加了单位时间内治疗患者数量，而且增加了位置精度和剂量精度。

（四）其他调强治疗方式

除了上面介绍的几种调强治疗方式，还有一些方式曾经被使用，有的正在研究中，如旋转照射调强、线束扫描技术的 IMRT、二维调强准直器调强、独立准直器调强、独立准直器调强等。

三、IMRT 的优点

相比传统放射治疗和 3DCRT，它的物理学优点主要体现在以下几个方面：

（一）靶区剂量分布适形度好

IMRT 可以产生更为适形的剂量分布。它的最大优点是可以得到凹形剂量分布，在三维方向上和靶区的形状一致，同时剂量分布可与靶区和重要组织结构的外形或边界在三维空间上基本接近。

（二）正常器官保护

IMRT 技术的特点是能形成近似理想形状的等剂量分布，在靶区和危及器官之间可以产生高剂量梯度区域，这个特点可以使危及器官的高剂量照射范围大大减小，如此可以做到肿瘤剂量提高和 / 或危及器官剂量（或剂量体积）降低，显然会降低正常组织并发症的发生率，或者在正常组织并发症的发生率不变时提高靶区剂量。所以 IMRT 成功应用于临床对于放射治疗来说类似于发明了能提高疗效且降低副作用的药物。

（三）多剂量水平同步照射

在肿瘤患者接受放射治疗时，有各种靶区体积存在，以鼻咽癌为例，有原发灶、转移淋巴结、高风险亚临床灶以及低风险亚临床灶等，需要的根治剂量不尽相同，分别为 70Gy、65Gy、60Gy 和 50Gy，如果用 3DCRT 治疗，需要做三次缩野，设计四段计划，有种种不便之处，如计划的衔接，缩野的安排，而采用 IMRT 技术则可以把这些剂量安排设置在一个计划中同时治疗，这个方法也称为同步推量技术（simultaneous integrated boost，SIB）。

四、IMRT 的可能潜在问题

IMRT 应用于临床至今大约只有 20 年的时间，尽管按照物理的剂量分布可以认为它较 3DCRT 有很强的优越性，已有的一些临床结果也充分显示了它的革命性进步，但是由于实践时间尚短，仍然可能存在一些问题有待于在工作中发现和解决，如：照射区的范围过大、低剂量超敏现象、实际剂量率的改变等。

第十节　适形和调强放射治疗计划的治疗前验证

治疗前验证分两部分：一是位置验证；二是调强计划剂量验证。

一、位置验证

位置验证可以采用：数字化模拟机、EPID、CT、胶片等方式。

（一）照射野的验证

3DCRT 的照射野由计划系统根据 BEV 做出，实施时有 MLC 和挡铅两种方式，大多数电动 MLC 的精度相当高，只需要定期做质量检查就可以满足临床的精度要求，照射野的检查主要是针对手动 MLC 和低熔点挡铅。

（二）治疗体位的验证

体位验证是 3DCRT 中的最重要的环节，如果不能保证治疗体位的正确，要想取得好的结果的可能性不大。

体位验证的目的是检查患者在模拟机或加速器上的体位和扫描计划 CT 时是否一致，比较方法有二维和三维比较两种方法，后者是用锥形束 CT 扫描结果和计划 CT 扫描比较，属于图像引导放射治疗的范畴。

数字重建放射片（DRR）是三维计划系统的一个基本功能。通过对患者 CT 数据的处理，建立了 3D 假体，由 3D 假体可以计算出任意方向模拟 X 射线透视片，犹如患者在模拟机上透视，这也是 CT 模拟的基本功能。

治疗计划设计完成后，要把所有照射野的参数以及 DRR 送到模拟机，患者在模拟机上，首先根据计划 CT 扫描时设置的皮肤（或体模）标志点找到等中心，然后旋转机架到计划系统设计的各个照射野的角度，取得透视图像，和该照射野的 DRR 比较。比较的对象是可以清晰判定位置的标志，以骨性标志为主，如头颈部的椎体、垂体窝、眼眶以及颅骨，胸腹部的椎体、锁骨、骨盆、气管以及胸壁等。首先根据这些标志判定等中心位置的偏离情况，根据偏差大小移动治疗床使等中心符合，然后比较照射野边缘的标志点，判断其偏差大小。如果偏差较大则需调整患者体位以达到要求；如果仍然不能达到要求，则认为是计划 CT 体位很不合适，需要重新扫描。

（三）在线校正与离线校正

由于模拟机和加速器之间仍然可能存在一定的误差，这包括设备的系统误差，如等中心的偏差、光野一致性的偏差等，还有摆位的随机误差，如患者体位的不完全重复、技师对各个摆位标志的判断误差等，所以在加速器治疗时仍然应该对患者的体位做检查，并校正出现的偏差。

在线校正指在每次治疗开始以前拍摄射野验证片并立即和治疗计划的 DRR 比较，测量三维方向误差，移动治疗床予以校正，然后实施治疗；离线校正是在治疗前或治疗后拍摄射野片，在治疗后检查各个方向的误差，然后在下次治疗时改变体表等中心标志点以校正偏差。这两种方法皆可以使治疗偏差有所降低，显然在线方式能更好地纠正摆位过程中的体位偏差。

（四）射野片的拍摄方式

和模拟机校正过程一样，用患者的射野片和 DRR 比较确定治疗时的实际误差，为了确定三维方向的具体误差数值，射野片一般取 0° 和 90° 两个体位。

治疗机摄片有普通胶片方式和电子射野器件（电子射野影像设备即 EPID）方式两种，胶片方式用普通 X 射线胶片，一般曝光 2 MU，然后暗室冲洗，再和 DRR 比较，这个过程花费时间比较长，特别是人工比较（勾画出可以比较的结构，测量它与等中心的距离，再和 DRR 上的距离比较）更需时间，如果用软件自动比较方式还有扫描胶片的过程，所以目前胶片方式只能用于离线校正方式。

EPID 方式是当前的主流发展方向，常用成像模式有液体电离室阵列和非晶硅阵列两种，均可以在较短的时间（几秒）内完成射野片的拍摄，获得的是电子图像，分辨率好于胶片方式；加速器所配 EPID 均采用 DICOM 格式传输图像，可以即时与 DRR 比较，与之匹配的软件系统还可以和 DRR 图像自动比较，给出当前患者等中心位置和计划 CT 之间的差别，并由人工或系统自动控制加速器治疗床移至正确位置。显然 EPID 方式完全可以用于在线校正模式。

二、调强剂量验证

（一）验证内容和流程

针对患者的剂量学验证通用的方法是采用点面结合的方法。该方法用电离室测量一个或数个剂量参考点的绝对剂量和用胶片测量一个或数个平面的剂量，与 TPS 计算的该点和该平面的剂量比较，结果符合一定的要求就认为该计划合格。

调强计划剂量学验证的步骤如下：通过 CT 模拟获取模体影像资料（带剂量仪）；将完成的逆向治疗计划移植到模体中；在计划中获得所需点剂量值和二维剂量分布；用模体实际

测量点剂量值和二维剂量分布，与 TPS 的值进行比较。该步骤适用于点剂量和胶片平面剂量比对。其他的验证方法不一定都是这个步骤，如用 Sunlear 公式的 Mapcheck 和 ArcCheck 半导体剂量仪，即不需要通过 CT 模拟获取模体影像资料。

（二）点剂量验证

点剂量验证为绝对剂量验证：需要验证模体和电离室，见图 5-4-10-1。验证模体在市场上有可购买，也可自己设计，关键是模体在 CT 模拟机扫面时应将电离室放在模拟中一起扫描，以真实的模拟测量的实际情况，从而减少不必要的测量误差。

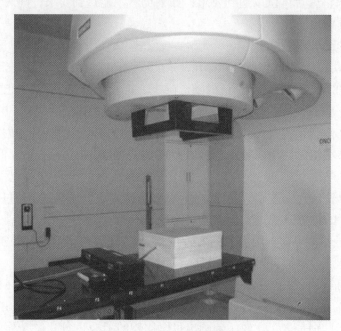

图 5-4-10-1 点剂量验证

目前较通用的电离室有 0.6cc 和 0.125cc 二种。对于调强剂量验证，较大的电离室如 0.6cc 具有一定的容积效应，对较小的子野会产生较大的测量误差，0.125cc 电离室有较小的容积效应，电荷漏电也在可以接受的范围内，比较合适用于调强的剂量学验证。

点剂量验证的一个要点是剂量归一点的选择，该点一般情况下在射野等中心点上。该点的选择的原则是让电离室在剂量均匀处，以减少电离室因素带来的测量误差。

（三）平面剂量验证和三维立体剂量验证

1. 平面剂量验证 验证计划中某一平面上的剂量分布是否和实际照射时对应平面上的剂量分布测量值一致。平面剂量验证设备包括胶片剂量仪、半导体平面剂量仪和电离室平面剂量设备，见图 5-4-10-2。

（1）胶片剂量仪：是 IMRT 的早期剂量验证手段，最准确，但操作繁杂，现很少用。将患者的 IMRT 计划移植至模体生成 QA 计划，计算出选定验证平面的相对剂量分布。在加速器上按 QA 计划条件摆位并实施照射，得到用胶片拍摄的平面剂量片。用胶片剂量分析软件分析实测的和计划的平面相对剂量分布。

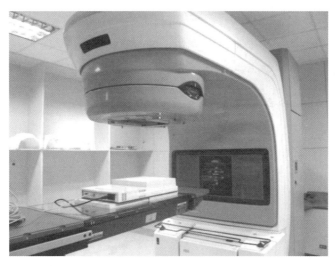

图 5-4-10-2 平面剂量验证

（2）二维矩阵：用平面剂量分布检测仪（MatriXX，Mapcheck 或者 2D-ARRY）加固体水平板体模作为验证模体，将患者的 IMRT 计划移植至模体生成 QA 计划，计算出探头平面的相对剂量分布，在加速器上按 QA 计划条件摆位并实施照射，得到实测的剂量分布，并用软件功能进行实测的和计划的剂量分布比较。

2. 三维立体剂量验证系统　三维剂量系统，多用于 RapidArc、VMAT 等旋转调强，如 Delta4、Compass+Matrixx、Arccheck 等产品，见图 5-4-10-3。将患者的 IMRT 计划移植至模体生成 QA 计划，计算出三维体积的剂量分布，在加速器上按 QA 计划条件摆位并实施照射，得到实测的剂量分布，并用软件功能进行实测的和计划的剂量分布比较，用三维立体方式进行剂量验证，可以更真实地反映患者体内的实际剂量强度分布。

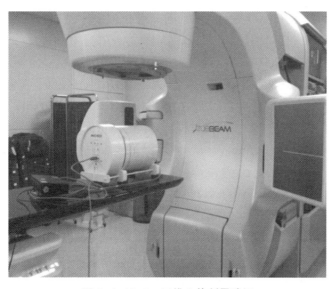

图 5-4-10-3 三维立体剂量验证

第十一节 剂量报告

一、剂量报告的基本要求

其基本要求有四点：

1. 必须报告 ICRU 参考点的剂量。

2. 必须报告 PTV 内的最大和最小剂量。

3. 报告 PTV 内平均剂量、剂量标准偏差以及剂量体积直方图（DVHs）等相关参数。

4. 注明 OAR 的累及范围及其剂量。

二、ICRU 参考点

根据以下的原则选择 ICRU 参考点：

1. 该点的剂量与临床有关，在 PTV 剂量中有代表性。

2. 该点位置清楚、明确、易于辨认。

3. 该点剂量能够准确测量。

4. 该点所在区域非剂量陡降段。

ICRU 参考点位于 PTV 中心或中心区域。某些情况下如果难以确定，亦可选择 PTV 中有意义的点。

三、剂量评估报告的三个水平

1. 水平 1（basic techniques） 报告的最低要求，所有的放射治疗中心对所有的患者都必须完成。要求通过 PDD 表和标准等剂量图准确确定 ICRU 参考点的位置和剂量，同时估算出 PTV 中最大和最小剂量。

2. 水平 2（advanced techniques） 这一水平可使放射治疗中心之间有更完整的信息交流。它不仅要求运用患者数据获取工具和（或）现代影像技术（如多层面 CT 和 MRI 断层）勾画出 GTV、CTV、OAR、PTV 和 PRV，而且要求给出各平面和体积的剂量分布图及 DVHs，如有必要，进行组织不均匀性修正。在整个放射治疗过程有完整的质量保证（QA）程序。

3. 水平 3（developmental techniques） 该水平代表放射治疗新技术的发展和最新的临床研究。

四、OAR 的剂量报告

为了计算正常组织并发症概率，OAR 的剂量报告不仅要求给出剂量和分次，同时还应给出 OAR 卷入射野内并受到一定剂量水平的范围，即危及体积（RV）。对于每一 OAR，当其部分或全部受照剂量超过剂量限值，水平 1 要求必须报告最大剂量；水平 2 则要求从该 OAR 的 DVH 中获取更多剂量数据。

第十二节　放射治疗局域网络

放射治疗科建设网络系统的目：①对患者进行放射治疗的记录和验证，记录和验证是治疗全过程的关键活动，这要涉及在一些关键设备之间进行的实时通信。②传输图像，其中包括用于设计治疗计划的图像和治疗时对患者定位验证的图像。③用于描述患者信息的文本传输。

放射治疗过程的记录和验证包括实时数据获取并可以传输到专门数据服务器，数据采集通常采用串行通信的方式，一端连接到放射肿瘤科网络，另一端连接到加速器上。与患者相关的治疗信息不断被获取，并陆续保存到专门数据库服务器中。这种数据量不大，但要求可靠性高。

一、文件传输

文件传输的主要内容是患者治疗数据，患者的治疗数据包括加速器参数，如照射野方向、照射野尺寸、动态及静态多叶光栅形状、治疗床位置、剂量及治疗附件等。这种传输可以通过采用DICOM标准的网络传输或采用DICOM标准文件格式以磁盘方式进行。

二、文件格式

不同的治疗计划系统的文件格式可能是不同的，两种常用的格式为DICOM RT与RTP connect，这里就以下两种文件格式进行介绍。

1. DICOM RT计划文件格式　DICOM RT在互操作方面扮演重要的角色，但是，在互操作及编码方面，有时并不是DICOM标准就能够保证"即插即得（plug and play）"。因此，关于DICOM，今后还需要对这方面内容进行补充，以便厂家在其"一致性声明"中进行相应的说明。

2. RTP connect文件格式　RTP connect格式是IMPAC公司于1996年定义的一种文件格式，目的是为了规范治疗计划系统与放射治疗管理系统之间的数据交换。

1996年，该文件格式升级，支持静态和动态多叶光栅治疗。这种文件的一个潜在的问题是，没有采用统一的刻度标准（DICOM RT采用IEI1217），不同治疗计划系统可能采用不同的坐标系和刻度单位。

随着计算机网络技术的发展，现已有商品化的放射治疗科计算机局域网系统，如Varian公司的Aria系统、Elekta公司的MOSAIQ系统等。

三、功能

网络系统是数据网，具有获取、存储和管理放射治疗的临床和管理数据的功能，是数字化管理的有效工具，不仅可将患者登记和诊断、指定日程安排、账目管理等进行数字化管理，而且对于肿瘤放射治疗临床方面，如治疗提交和评估、生成放射治疗方案、药剂学和观察预约等均进行数字化管理。可与放射治疗科内的直线加速器和模拟定位机进行无缝连接。

1. 局域网内可录入全科工作人员的基本情况，分为系统管理员、工程师、物理师、护士、医师和技师，按各人员的工作范围，设定不同的使用权限。

2. 对全科收治的所有患者实行计算机管理，有详细的资料记录，包括患者姓名、首次诊断时间、病变部位、病理类型、年龄、性别、主管医师、治疗方案的设计、照射技术、治疗机和射线种类、射线能量、源皮距、治疗深度、照射野大小、多叶光栅形状和叶片位置、机架角度、准直器角度、治疗床角度、楔形板角度、组织补偿厚度、电子射线限光筒大小、总剂量、单次剂量、治疗次数及患者接受治疗的时间和剂量等，还包括患者接受其他治疗情况。

3. 可对每一患者的治疗总剂量和治疗次数或重要器官的剂量进行限制，当照射次数或剂量到达预定值后，计算机会出现到达限制值的提示，并且加速器不能再将该患者的治疗参数调入，将停止治疗。明确区分已经结束或停止的照射野。对于加速器的机架、准直器角度、多叶准直器叶片位置等参数与治疗计划不一致时，计算机提出警告，并限制治疗。

4. 利用网络系统具有治疗机的各机械性能参数及允许误差限制，可对所有的治疗计划或模拟机定位的照射野或多叶准直器射野进行检测，超出范围时可进行逐项提示，且不可执行此照射野。

5. 根据 CT、MRI、模拟定位图像、治疗计划图像和实时影像图像，利用系统提供的图像处理功能对两个或两个以上的不同图像进行对比分析，通过在加速器上获得的实时影像图像与模拟定位图像或由治疗计划三维重建的射野图像进行比较，检查照射野的准确性，还可将治疗前、中、后的 CT、MR 等图像与治疗后复查的图像进行对比分析，以进行随访观察疗效结果。

6. 图像资料的管理，网络系统将模拟机定位图像、CT、MRI 图像、实时影像图像、治疗计划三维重建的射野图像以及患者复查的各类图像均存放在该患者的文件夹下，随时调用。

四、科室网络的安全维护

网络连接的都是专业的系统计算机，任何不安全的操作都可造成系统的瘫痪，将会影响整个科室的正常治疗工作，给患者带来安全的隐患，因此需制定严格的管理规程。

第十三节 立体定向放射外科和立体定向放射治疗

立体定向放射外科（SRS）是一种单次放射治疗过程，此治疗过程是通过非共面等中心弧利用立体定向仪和狭窄多射线束投照相结合来治疗颅内疾患。当采用相同的治疗过程，进行多次剂量照射叫做立体定向放射治疗（SRT）。两种技术都包括三维图像定位病灶和照射治疗，放射治疗时要求在靶区得到高剂量照射并尽可能多地减少正常脑组织的受照剂量。剂量高度适形是立体定向放射外科的一个特征，高度剂量一致的获得通常使用合适的环形射线束使得与病灶一致，使用多个非等中心或当弧伴随着微型多叶准直器旋转时动态适形射野。精确照射是立体定向放射外科的另外一个特征。它由特别设计的立体定向仪来严格控制，通过以下过程中的步骤来实现：成像、靶区定位、头部固定和治疗计划。因为大脑组织的功能极其复杂，需遵守严格的质量保证程序。就从界定的靶区中心的等中心位移而言，最好达到的机械准确度是 0.2mm ± 0.1mm，鉴于靶区定位不可避免的不确定性，±1.0mm 的最大误差通常也是可以接受的。

　　"放射外科"这个术语词是由神经外科医生 Lars Leksell 在 1951 年提出的。在 20 世纪 40 年代末期，他发明利用中电压 X 线和粒子加速器来摧毁在大脑中的无功能区域。他后来又发明了 γ- 刀，这是一个特殊设计的钴源装置。当前有三种放射源用于 SRS 和 SRT：重粒子、^{60}Co γ 射线和兆伏级 X 线。其中，最常用是由直线加速器产生的 X 线。与 γ- 刀相类似，以直线加速器为基础的 SRS 装置可以叫做 X- 刀。在临床上，虽然 γ- 刀和 X- 刀并无显著差别，但前者的费用是后者的 10 倍，但两者都比重电离加速器便宜很多。当然，大多数用于 SRS 的射线源也能用于其他放射治疗过程，但 γ- 刀除外，γ- 刀只能用于 SRS。AAPM 对应 54 号报告。

一、立体定向放射外科

（一）设备

　　γ 刀采用钴 60 放射源聚焦所进行的靶向治疗，有静态式和旋转式两种。瑞典医科达静态式 γ 刀是在一个半球壳体上安置 201 个总活度 6000 Ci 的钴 60 放射源，每束射线经准直器引导汇聚于球心形成焦点，治疗时根据避让关键器官的需要屏蔽部分放射源；深圳奥沃旋转式 γ 刀采用旋转聚焦原理，在一个半球壳体上呈螺旋状安置 30 个钴 60 放射源，每束射线经准直器引导、旋转聚集于球心形成焦点。焦点到源的距离 39.5cm，焦点处照射野直径分别为 4mm、8mm、4mm 和 18mm，可以治疗 3mm 以下的病变。

　　最初的 γ 刀为头部肿瘤设计，放射源分布于头顶上方，后来为了治疗体部病变，设计了体部 γ 刀，体部 γ 刀有直径 1cm、3cm 和 5cm 三种不同孔径的准直器，准直器越小剂量分布越集中，边缘剂量衰减越锐利，通过不同孔径准直器的组合，可治疗 1 ～ 10cm 的肿瘤。

　　X 刀是指在普通加速器上安装三级准直器，在治疗患者时以病变中心为旋转中心，用多个非共面弧形照射使得靶区得到高剂量，而周围正常组织的剂量很低。三级准直器有圆锥准直器和微型多叶光栅两种，前者半影小，后者可以根据肿瘤形状调整，计划的适形度、均匀性好。

　　与 X 刀相比，γ 刀的精度高，瑞典医科达 γ 刀的机械等中心精度可以达到 ±0.3mm，而 X 刀的精度取决于加速器的精度，只能达到 ±1mm。但是受到头盔体积的限制，头部 γ 刀的野尺寸最大只能到 18mm，体部也只有 5cm，加速器的圆锥野可以做到 5cm。

　　由于 X 刀和 γ 刀的治疗精度不完全取决于治疗机的精度，还与其他相关因素有关，如 CT 分辨率、组织移动，摆位不确定度等等，所以 X 刀和 γ 刀总的精度比较接近。

（二）体位精度保证

　　立体定向放射外科是采用一次性大剂量摧毁肿瘤，如果定位精度差，会给周围正常组织带来很大损伤，因此定位精度要求非常高。

　　定位高精度是立体定向放射外科的最重要基础，其保证来源于治疗部位坐标的参照物——基础环，在患者麻醉后，把特定的刚性支架固定到患者颅骨上，由此建立了从定位到计划再到治疗的可靠坐标系，再装上定位框架，然后做 CT 扫描。

　　对体部治疗，通常采用体部摆位框架。

（三）剂量计算和剂量学特点

　　由于 γ 刀和 X 刀通常用的圆锥形准直器野径较小，单个射野的剂量分布接近高斯函数分布，特点是野内剂量分布不均匀，剂量梯度大，所以带来的总的剂量分布的特点是：小野集束照射，剂量高度集中，靶区周边剂量变化梯度较大，每毫米的剂量变化约为 10%；靶区以及靶区附近剂量分布不均匀；靶区周边正常组织剂量很小。

剂量分布的特点表明，高剂量范围犹如尖刀一样集中在病灶处，这是称之为"刀"的原因。这个特点还决定了在立体定向放射外科实施时位置精度是最重要的影响因素，剂量的精度是次要的。

从另一个角度看，立体定向放射外科实施时需要的剂量有时不是很确定，如动静脉畸形的 γ（X）刀治疗剂量的报道大多在 10 ～ 40Gy，最高有 100Gy，疗效都差不多。这也能说明在采用一次性超致死剂量照射肿瘤时，剂量允许有一定的误差。而如此高的剂量对任何正常器官都是致死性的，所以在使用 γ（X）刀治疗肿瘤时，位置精度是绝对重要的。

二、立体定向放射治疗

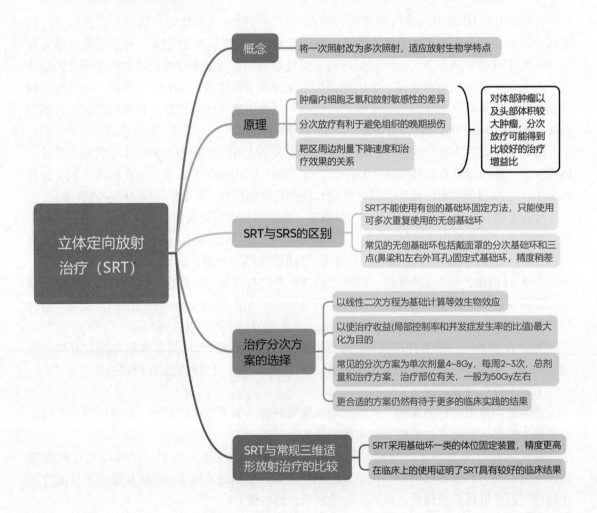

立体定向放射治疗（SRT）

- 概念 —— 将一次照射改为多次照射，适应放射生物学特点
- 原理
  - 肿瘤内细胞乏氧和放射敏感性的差异
  - 分次放疗有利于避免组织的晚期损伤
  - 靶区周边剂量下降速度和治疗效果的关系
  - 对体部肿瘤以及头部体积较大肿瘤，分次放疗可能得到比较好的治疗增益比
- SRT与SRS的区别
  - SRT不能使用有创的基础环固定方法，只能使用可多次重复使用的无创基础环
  - 常见的无创基础环包括戴面罩的分次基础环和三点(鼻梁和左右外耳孔)固定式基础环，精度稍差
- 治疗分次方案的选择
  - 以线性二次方程为基础计算等效生物效应
  - 以使治疗收益(局部控制率和并发症发生率的比值)最大化为目的
  - 常见的分次方案为单次剂量4~8Gy，每周2~3次，总剂量和治疗方案、治疗部位有关，一般为50Gy左右
  - 更合适的方案仍然有待于更多的临床实践的结果
- SRT与常规三维适形放射治疗的比较
  - SRT采用基础环一类的体位固定装置，精度更高
  - 在临床上的使用证明了SRT具有较好的临床结果

第十四节 图像引导放射治疗

图像引导放射治疗（IGRT）可以定义为：在放射治疗过程中的多个治疗阶段使用影像引导，比如在治疗前及治疗中的患者数据获取、治疗计划、治疗模拟、患者摆位及靶区定位。在现代语境中，我们使用术语 IGRT 来表示在治疗前或治疗中使用图像引导进行靶区定位的放射治疗。使用图像技术来识别调整由于患者体位及解剖关系在治疗分次间和治疗分次内的差异（包括照射靶区的形状及体积，危及器官，以及周围正常组织）所导致的问题。

一、IGRT 影像引导技术

随着计划靶区制定的越来越适形，比如常规二维适形放射治疗及调强放射治疗，对计划靶区的定位及它们在每次治疗中剂量覆盖范围的准确性的要求越来越严格。这些要求推动了在治疗前及治疗中动态计划靶区及周围解剖可视性的发展。影像系统已经取得很大的发展，它们可以安装在治疗室或者直接安装在直线加速器上。这些安装有影像引导系统的加速器被称之为机载成像器。

（一）电子射野影像系统 EPID

现代加速器都配置兆伏级电子窗门影像设备（EPID），它自身带有平板影像检测器。在两种影像系统中的平板影像检测器都是 256×256 矩阵大小的固态检测器，具有非晶硅光电二极管。

（二）室内计算机断层扫描仪

EPID 系统提供二维（2D）图像，不仅堆叠的解剖结构不清晰，而且没有计算机断层扫描（CT）仪的分辨率。室内 CT 扫描仪的出现使得在每次治疗之前就获得 CT 影像成为可能。室内 CT 扫描仪实际上就是被安装在治疗室中并且与加速器共享同一治疗床的传统的 CT 扫描仪。为了获得治疗前 CT 影像，治疗床将旋转至与 CT 扫描仪对准。接着，位于轨道上的 CT 扫描仪就会相对于患者轴向运动。获得 CT 扫描数据以后，治疗床再旋转回原位与治疗用加速器臂架对准。因此，在此过程中，治疗床或是患者都不会相对治疗等中心运动。

室内 CT 扫描仪的优点在于它能提供在治疗坐标中的关于患者解剖的高分辨的三维容积数据。这些信息不仅可以用于在治疗前的靶区定位，还可以用来重建剂量分布，后者被比喻为每次治疗前或者周期性放射治疗过程中的参考治疗计划。这些等剂量计划之间的频繁比较有利于及时校正患者体位或者调整治疗参数以最小化计划与实际治疗间的差异。这种技术是在 IGRT 的基础上进行了照射剂量的调整，并进一步引导后续的放射治疗，因此这个过程也可称之为图像适应引导放射治疗（IGART）。

（三）千伏级锥形束 CT

机载 kV 级影像系统适用于 X 线照相、透视、锥形束 CT。X 线管被安装在可伸缩臂上，并与直线加速器射线束的中心轴成 90°。图像由安装在 X 线管反方向的平板检测器产生。随着机架进行 180° 或更大范围的旋转，千伏级锥形束 CT（kV–CBCT）从多方向、获得平面投影图像。三维容积图像就是利用电脑从多方向影像中重建而来的，它使用滤过反投影算法。

通常来说，未校正的重建影像质量可能会出现低对比度、记录失真以及伪影，这是由 X 线管及检测器的支持臂由重力引起的屈曲、旋转时加速器臂架的轻微运动及射束硬化和 X 线散射现象的联合效应所导致。因此需要大约 2mm 的校正来补偿支持臂重力致屈曲及臂架所致的误差。射线硬化及 X 线散射可导致 CT 值不准确，对比度降低及杯形伪影。这些效应可以通过计算机软件算法校正而最小化。散射效应同样可以通过使用防散射滤线栅来减小。

（四）兆伏级锥形束 CT

硅平板探测器使用兆伏级锥形束 CT （MV CBCT），该系统中的 X 线线源就是加速器的兆伏级治疗束。当 X 线源及检测器围绕患者旋转时，平面投影图像由多个角度获得。与 kV CBCT 相同，三维容积图像通过电脑滤过反投影三算法重建。尽管 MV CBCT 时软组织对比度减小，但这些影像仍能较好地用于关于骨性标志和基准作标志物的靶区位置的三维定位。

MV CBCT 与 kV CBCT 相比，各自优势见表 5-4-14-1。

表 5-4-14-1   MV CBCT 与 kV CBCT 各自的优势

MV CBCT 的潜在优势	kV CBCT 的优点
1. 较少受金属物体如牙内充填物及手术金属物等导致的图像伪影的影响 2. 不需要从诊断用射束（kV）来推断治疗线束的衰减系数。MV CBCT 的 CT 值与电子密度直接相关 3. 已知的治疗用射线束的剂量分布特点能使在 MV CBCT 获取过程中更加精确地计算显像剂量 4. MV CBCT 的实施不需要对已经安装 EPID 的加速器进行大量修正	1. 较好的对比度及空间分辨率 2. 在更低剂量时有更好的软组织可视度 3. 在验证及校正患者摆位方面，kV CBCT 影像与参考治疗计划影像具有相容性 4. 使用同个射线源及检测器实现 X 线拍片、透视和 CBCT 的结合，可以为实现 IGRT 目标提供大量灵活性

（五）螺旋断层治疗机

参考前面的介绍。

（六）超声

三维超声引导优点是引导过程中患者无射线吸收；但图像质量和由于探头压力导致的解剖失真仍限制了此技术的发展。

二、呼吸因素处理

（一）四维 CT （4D-CT）

4D-CT 就是与患者呼吸时相同步地获取 CT 扫描图像的过程。四维图像从呼吸周期中每个呼吸时相所得到的扫描结果重建而来。在 CT 扫描中使用替代信号作为呼吸信号，典型的呼吸周期被划为 10 个时相，在每个时相能获得多个 CT 容积。四维 CT 数据集可能包括多达 1500 个 CT 层面。

四维 CT 将肿瘤或器官的运动范围准确地记录，有助于增加靶区定位、照射剂量准确性、减少危及器官的受照剂量。结合门控技术，更能体现精确照射的意义。在瓦里安门控放射治疗中，计算机使射线束与呼吸周期同步，且仅在呼吸中已选择的时间点开启射线束。门控阈值在靶区位于呼吸周期中期待的位置时被设置，包括呼气和吸气。门控系统使得射线束与计划门控阈值同时开关。

（二）实时肿瘤跟踪系统

实时肿瘤跟踪的主要目的就是为了检测呼吸移动及动态改变射线束位置，以追随肿瘤位置而变化。因为探测肿瘤本身较难，替代标志（皮肤表面外标记或直接植入肿瘤内的内标记）就在大部分情况下应用。为了使这些方法奏效，运动的检测和校正之间的时间延迟就必须尽量缩短（规定 100 毫秒）。

代表性的产品：

1. 德国 BrainLab AG 公司开发的 ExacTrac/Novalis Body 系统：为室内装载系统，可以提供 IGRT，用来开展立体定向放射手术或立体定向放射治疗。ExacTrac 系统使用六维自动治疗床，能够提供合适的治疗射束门控或实时靶区校准。患者的定位参数是六维的：有三个相互垂直的轴（X、Y、Z）三个平移及三个旋转。患者在分次内的移动评估使用六维融合程序完成，它使用在透视下可见的体内骨性结构来确定患者位置。

2. Cyberknife（Accuray Inc. Sunnyvale, CA）是一种用于治疗颅内或颅外损伤的影像引导立体定向放射外科系统。它用于单分次放射手术或超分割放射治疗（2～5 次）。该系统包括一对相互垂直的 X 线照相机，它们被连接到安装在机器臂上的小 X 波段的直线加速器上。在用来加速电子的 X 波段上使用较高的微波频率，可以较大程度地减少加速器的大小和重量。所以 Cyberknife 直线加速器就更小、更轻（约 120kg），可产生 6MV 的 X 线束。

Cyberknife 中的成像系统包括两个呈直角安装在天花板上的诊断 X 线管和两个相对的硅平板探测器。该系统能够获取和处理多个关于患者体位的影像以及在治疗中跟踪靶区移动。靶区定位就可以借助骨性标志，通过比较实时 X 线影像与参考治疗计划 CT 图像而实现。机械臂有 6 个自由度且能够在空间中的任何位置操纵和指示直线加速器。在测知任何靶区移动后，机械臂就能相应地移动射线束到新监测到的靶区位置。

Cyberknife 的治疗束不受限于等中心点，能独立地指向，而无需固定的等中心。同样，能排列成复杂的重叠模式，以产生适形的剂量分布，用于不规则形状体积的肿瘤。

电磁场跟踪技术以及磁共振成像引导技术也正在逐步开发。

（三）呼吸控制放射治疗

如医科达的主动呼吸控制放射治疗技术。

三、临床应用

所有的放射治疗技术都可以与图像引导结合形成新的治疗方式：如 IG-IMRT，IG-VMAT，IG-SBRT 等。

第五章　近距离放射治疗

近距离治疗是一种使用密封放射源在近距离内释放放射线，通过组织间插植、腔内或表面敷贴照射来治疗肿瘤的方法。使用这种治疗模式，局部肿瘤可接受较高的照射剂量，而周围正常组织的剂量迅速衰减。过去，近距离治疗大多数使镭或氡放射源。目前，人工放射性核素如 ^{137}Cs、^{192}Ir、^{198}Au、^{125}I 和 ^{103}Pd 的使用迅速增加。

1960 年美国 Henschke 首先设计了后装法腔内短距离放射治疗设备，之后相继在荷兰、英国、法国等制造了手动操作式或半自动式后装放射治疗机。

第一节　近距离照射的特点

一、平方反比定律

近距离照射方式虽有诸如腔内照射、管内照射、组织间插植照射等区别，且它们的布源方法和剂量计算也不尽相同，但它们都有一个共同的特点，也是近距离照射剂量学最基本、最重要的特点：遵循平方反比定律，即放射源周围的剂量分布是按照与放射源之间距离的平方而下降，见图 5-5-1-1。在近距离照射条件下，平方反比定律是影响放射源周围剂量分布的主要因素，基本不受辐射能量的影响。根据平方反比定律，近放射源处的剂量随距离的变化要比远源处大得多，如距源 1cm 和 2cm 之间，或 3cm 和 4cm 之间，剂量变化分别为 4 倍和 1.8 倍。基于这一特点，近距离照射剂量学与外照射剂量学相比，有很大的不同：一是近距离的治疗范围有限；二是近距离治疗不采用剂量均匀性的概念，剂量按平方反比规律变化，在治疗范围内，剂量不可能均匀。

二、剂量率效应

近距离照射另一个需要特别重视的问题是，随着后装治疗机的广泛使用，传统的低剂量率治疗已基本被高剂量率治疗所取代。经典的近距离照射，参考点的剂量率为每小时 0.4～2Gy，这种剂量模式称为低剂量率照射。当前近距离照射参考点的剂量率往往大于每小时 12Gy，称为高剂量率照射，介于两者之间的为中剂量率照射。高剂量率后装治疗有其显而易见的优点，如治疗时间短、施源器在短时间内固定方便、医护人员对患者的护理更加方便、价格低等。

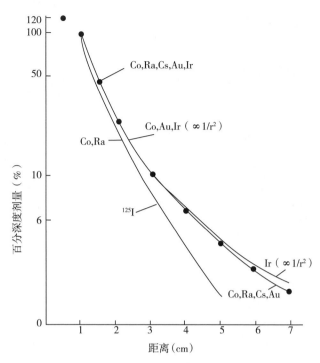

图 5-5-1-1　各种核素在水中的剂量变化与距离平方反比曲线

由于肿瘤组织和晚反应组织对分次剂量有不同的生物反应，因此近距离照射临床实践中应用高剂量率方法，应该特别注意两点：①利用所谓几何因素，充分拉开放射源与正常组织之间的距离，或附加屏蔽物以降低正常组织的受量；②如果临床治疗中可能，应增加分次数即降低分次剂量，见表 5-5-1-1。

表 5-5-1-1　与低剂量率连续照射产生相同的生物效应时，高剂量率照射次数与单次剂量

	$\alpha/\beta=10Gy$	$\alpha/\beta=3Gy$
80Gy/120h		
$N=4$	$d=9.40Gy$	$d=7.48Gy$
$N=5$	$d=8.08Gy$	$d=6.51Gy$
$N=6$	$d=7.11Gy$	$d=5.84Gy$
$N=7$	$d=6.37Gy$	$d=5.32Gy$
$N=8$	$d=5.78Gy$	$d=4.90Gy$
$N=9$	$d=5.30Gy$	$d=4.56Gy$
$N=10$	$d=4.90Gy$	$d=4.27Gy$
40Gy/80h		
$N=3$	$d=8.68Gy$	$d=6.93Gy$

续表

	$\alpha/\beta=10Gy$	$\alpha/\beta=3Gy$
$N=4$	$d=7.11Gy$	$d=5.84Gy$
$N=5$	$d=6.06Gy$	$d=5.10Gy$
$N=6$	$d=5.30Cy$	$d=4.56Gy$
$N=7$	$d=4.72Gy$	$d=4.14Gy$
$N=8$	$d=4.26Gy$	$d=3.80Gy$
$N=9$	$d=3.89Gy$	$d=3.52Gy$
$N=10$	$d=3.58Gy$	$d=3.29Gy$
20Gy/40h		
$N=2$	$d=7.11Gy$	$d=5.84Gy$
$N=3$	$d=5.30Gy$	$d=4.56Gy$
$N=4$	$d=4.26Gy$	$d=3.80Gy$
$N=5$	$d=3.58Gy$	$d=3.29Gy$
$N=6$	$d=3.10Gy$	$d=2.91Gy$
$N=7$	$d=2.73Gy$	$d=2.62Gy$
$N=8$	$d=2.44Gy$	$d=2.39Gy$
$N=9$	$d=2.21Gy$	$d=2.21Gy$
$N=10$	$d=2.03Gy$	$d=2.04Gy$

第二节　治疗机

一、后装治疗机

后装技术主要应用在宫颈癌、食管癌、直肠癌、鼻咽癌等的治疗，所谓"后装"，即先在准备室内将施源器放置并固定在管腔内，然后送患者进入治疗室，再将源送入管腔内照射病灶。

遥控后装技术与老式手装技术相比，医务人员受照剂量相当低。后装治疗装置的外观根据其具体用途可能会有差异，但主要组成部分包括：施源器、连接管、贮源和源传输系统以及控制系统。施源器根据治疗用途形状各异，如单管、双管、软管等，后装治疗机的贮源和源传输系统包括：源分类机、主贮源室、源分配器、中间贮源室、阀门和传输管道。源分类机的功能是将真源和假源分类。主贮源室的功能是将真假源分配到中间贮源室的各个管道中。中间贮源室能将真源和假源按要求混合成一列源序，以便将它们送入施源器中。控制系统由计算机、电视监视系统和打印系统组成。后装治疗机的计划系统通过网络与控制计算机相连，治疗计划设计完成后传送到治疗机进行后装治疗。

二、放射源

自从在 1989 年发现以来，镭一直是近距离治疗最常用的同位素。但是，人工放射性同位素在某些情况下由于其 γ 线能量、源灵活性、源尺寸和半衰期而具有特殊的优势。表 5-5-2-1 列出近距离治疗最常用的放射源以及它们的相关物理特性。

表 5-5-2-1　近距离治疗使用的放射性核素的物理特性

放射性核素	半衰期	光子能量 （MeV）	防护半值层 （mmPb）	照射量率常数 （Rcm²/mCi·h）
^{226}Ra	1600 年	0.047～2.45（平均 0.83）	12.0	8.25[a, b]
^{222}Rn	3.83 天	0.047～2.45（平均 0.83）	12.0	10.15[a, c]
^{60}Co	5.26 年	1.17，1.33	11.0	13.07[c]
^{137}Cs	30.0 年	0.662	5.5	3.26[c]
^{192}Ir	73.8 天	0.136～1.06（平均 0.38）	2.5	4.69[c]
^{198}Au	2.7 天	0.412	2.5	2.38[c]
^{125}I	59.4 天	平均 0.028	0.025	1.46[c]
^{103}Pd	17.0 天	平均 0.021	0.008	1.48[c]

注：[a] 与子核达到平衡状态；[b] 被 0.5mm Pt 滤过；[c] 未经滤过

（一）镭

镭是铀族的第六个元素，半衰期为 1600 年左右，衰变形成氡。氡母核是一种惰性气体，依次衰变成其子核，如镭衰变到稳定的铅过程中，至少产能量在 0.184～2.45MeV 的 49 种 γ 线，至少需提供 0.5mm 的铂滤过厚度才足以吸收镭及其子核发射的所有 α 粒子及 β 射线，只有 γ 射线用于治疗。一般以镭针或镭管的形式应用于临床。

（二）铯 -137

铯 -137 是发射 γ 射线的放射性同位素，在组织间插植和腔内照射中都可被用做镭的代替品。它以用 ^{137}Cs 标记的不能溶解的粉末或陶瓷微球的形式提供，双重密封在不锈钢针和管里面，其相对于镭的优点在于它需要较少的防护以及以微球的形式而具有较小危险。因为它有大约 30 年的长半衰期，这些放射源临床可使用 7 年左右而无需替换。

^{137}Cs 发射 0.662MeV 能量的 γ 线粒子和低能特征 X 线都会被不锈钢吸收，以使临床使用纯的 γ 射线。

（三）钴 -60

钴 -60 曾被用于近距离治疗，但是现在已经很少用。钴 -60 的主要优点是具有高比活性，允许被用于制成小型放射源，以适用于一些特殊的施源器，相比 ^{137}Cs，^{60}Co 价格贵、半衰期短（5.26 年）。

近距离治疗的钴源通常被制成丝形，包裹在铂、铱或者不锈钢封套内。

（四）铱 –192

铱 –192 源（由 30% 铱和 70% 铂组成的合金）被制成细而柔韧的丝形。

^{192}Ir 具有复杂的 γ 射线谱，其平均能量为 0.38MeV。因为能量低，所以该放射源的防护要求较低，缺点是半衰期很短，只有 73.8 天。

临床还常用钯 –103：^{103}Pd；碘 –125：^{125}I；金 –198：^{198}Au 等放射源。

第三节　空间重建定位

在近距离照射中，肿瘤及正常组织的受量直接取决于放射源在组织中的几何分布。因此准确地测定每个放射源的位置，是计算剂量分布的前提。放射源的定位，通常采用 X 射线照像技术。其步骤是根据临床要求，按照特定的剂量学系统的布源规则，确定放射源的几何排列，并按规则将施源器或源导管插植入靶区。然后放入假源，经 X 射线照像后，得到模拟实际照射时源在靶区内的几何排列。根据源的几何位置，计算剂量分布，选择最佳方案后换以真源实施照射，因此，放射源的三维空间定位，是近距离照射计划设计中很重要的步骤。

一、正交定位技术

正交定位技术，即正位（AP-PA）和侧位（LAT）成像技术，也称为等中心照相技术（见图 5-5-3-1）。采用等中心方法，拍摄两张相互垂直的影像片，该方法是临床医师习惯的显示人体解剖结构的传统方式。

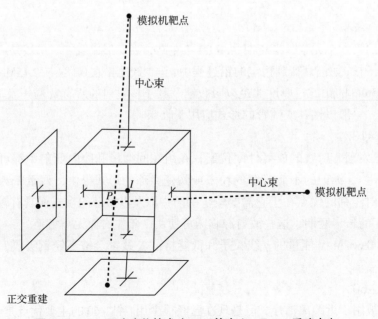

图 5-5-3-1　正交定位技术（I——等中心，P——重建点）

二、立体变角技术

该技术是目前使用最多的技术，它是在两个不同机架角的条件下拍摄两张定位片，两个角度无须对称并相等。两个机架角选定原则是最大限度地获得清晰的、尽量避免重叠的投影，在两个角度之和为 90° 精度最高（图 5-5-3-2）。

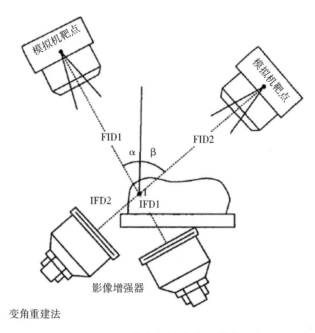

变角重建法

图 5-5-3-2　立体变角技术（I：等中心）

三、其他

立体 – 平移技术等技术。

第四节　近距离治疗放射源的校准

一、放射源强度规格

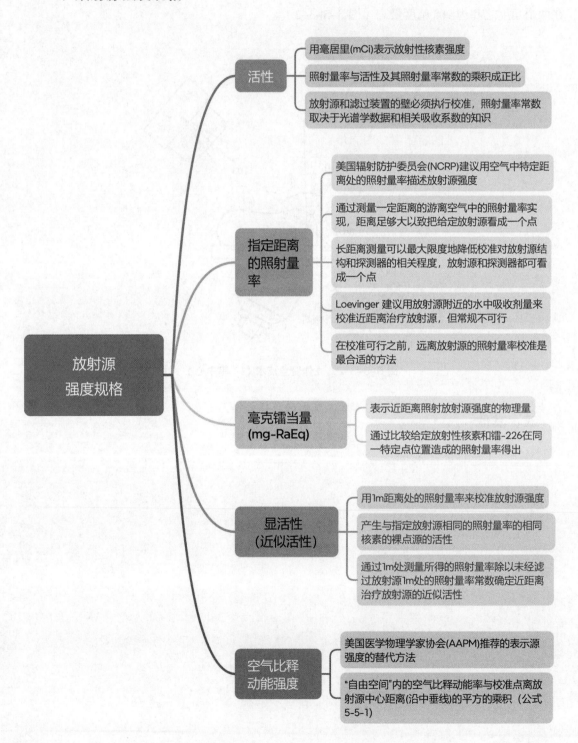

活性
- 用毫居里(mCi)表示放射性核素强度
- 照射量率与活性及其照射量率常数的乘积成正比
- 放射源和滤过装置的壁必须执行校准，照射量率常数取决于光谱学数据和相关吸收系数的知识

指定距离的照射量率
- 美国辐射防护委员会(NCRP)建议用空气中特定距离处的照射量率描述放射源强度
- 通过测量一定距离的游离空气中的照射量率实现，距离足够大以致把给定放射源看成一个点
- 长距离测量可以最大限度地降低校准对放射源结构和探测器的相关程度，放射源和探测器都可看成一个点
- Loevinger 建议用放射源附近的水中吸收剂量来校准近距离治疗放射源，但常规不可行
- 在校准可行之前，远离放射源的照射量率校准是最合适的方法

放射源强度规格

毫克镭当量(mg-RaEq)
- 表示近距离照射放射源强度的物理量
- 通过比较给定放射性核素和镭-226在同一特定点位置造成的照射量率得出

显活性(近似活性)
- 用1m距离处的照射量率来校准放射源强度
- 产生与指定放射源相同的照射量率的相同核素的裸点源的活性
- 通过1m处测量所得的照射量率除以未经滤过放射源1m处的照射量率常数确定近距离治疗放射源的近似活性

空气比释动能强度
- 美国医学物理学家协会(AAPM)推荐的表示源强度的替代方法
- "自由空间"内的空气比释动能率与校准点离放射源中心距离(沿中垂线)的平方的乘积（公式5-5-1）

$$S_K = \dot{K}_l \cdot l_2 \qquad\qquad （公式 5-5-1）$$

等式中，S_K 是空气比释动能强度，$\dot{K}_l$ 是在指定距离 l（通常 1m）处的空气比释动能率。空气比释动能强度的推荐单位是 $\mu Gy \cdot m^2 \cdot h^{-1}$。

二、照射量率校准

美国国家标准和技术协会（NIST）已确定了部分近距离治疗放射源的照射量率校准标准（如 ^{226}Ra、^{60}Co、^{137}Cs 和 ^{192}Ir）。NIST 的方法由校准使用户外测量几何学的每一类型现行标准和一系列球形石墨腔室组成。然后，将一给定放射源通过与现行标准（使用一个 2.5L 的球形铝电离室，置于大约 1m 距离处）相互比较来进行校准。

因为 ^{192}Ir 具有较低的照射量率和较短的半衰期，所以采用一种稍微不同的方法进行校准。一包含有大约 50 个点源的复合放射源用 1m 距离处的照射量率进行校准，校准过程处于户外自由散射的环境中，正如使用球形石墨腔室的 ^{137}Cs 放射源的情况一样。然后，在井型电离室中，每一点放射源被分别测量，以校准球形石墨腔室。此井型电离室目前作为对 ^{192}Ir 点放射源进行校准的现行标准。

NIST 中，^{125}I 种子型放射源处于自由空间中，使用开放电离室，用在 1m 距离处的照射量率进行校准。井型电离室用于那些类似原始标准的常规校准。

临床使用的放射源的校准应直接起源于 NIST，或 AAPM，ADCL 中的一个。这意味着放射源应通过直接与一个由 NIST 或者 ADCL 校准过的同种放射源（例如具有相同封装、大小和形状的相同的放射性核素）比较来进行校准。如果使用一井型电离室，那么它应包含一由 NIST 或 ADCL 校准过的同种放射源确定的校准因子。

近距离治疗照射源的常规校准通常是由一种型号为"井形"的电离室完成的，在这个电离室内，室壁包围放射源。电离室主要有以下几种类型：英国国家物理实验室设计的上述电离室，放射物理学中心设计的"re-entrant"电离室，NIST 设计的球形铝电离室和市面上有售的剂量校准器。

图 5-5-4-1 是剂量校准器的示意图（Capintec 型号 CRC-10）。这个装置由一充满高压氢气的铝壁电离室构成，电离室电压大约有 150V。放射源支架被用来再产生与周围电离室壁有关的放射源几何分布。

剂量校准器惯例是用于放射性药物的测定，仪器是以活性（单位为毫居里）的形式响应的。这些不同同位素的活性校准是基于相对电离室响应的，其通过与由 NIST 直接以活性方式校准过的标准相互比较而测得。因为近距离治疗放射源和标准放射源的构造不同，故这些仪器的厂商校准并不适用于近距离治疗放射源。由于仪器的能量相关性，甚至于用镭标准来校准不同的放射源也容易导致严重错误。另外，井型电离室的响应取决于放射源在井中的位置及其长度。由于这些影响，必须为某一特定仪器和将被校准的放射源类型确定校准因子。

电离室的能量相关性源于在室壁和气体中的光子以及次级电子的吸收和散射。除了这种内在的能量相关性以外，经放射源封套的斜滤过也通过光子吸收和产生能谱变迁影响了电离室响应。普遍用于近距离治疗的放射源的构造对电离室响应的影响已经被 Williamson 等人详细研究。这些作者推断："在这些装置中，所能指望的是关于给定固定能量、滤过及放射源位置的照射量率为线性响应。而对于每一同位素而言，照射量校准标准是需要的。"这些研究支持了近距离治疗放射源应该用照射量率校准。

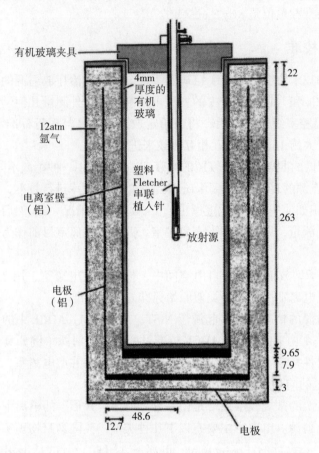

图 5-5-4-1 剂量校准器 Capintec 型号 CRC-10 的示意图

第五节 放射源周围的剂量分布

近距离照射所使用的放射源多为点状源和线源。近年来，为便于后装技术的开展，放射源更趋向于微型化，以近乎籽粒源来模拟线源。由于放射源形状上的差异，使其周围的剂量分布显示不同的特点；同时近距离照射中放射源强度的表示方法近年来已有所变化，因此放射源周围剂量分布的计算，必须从传统的方法向新的方法过渡，以适应治疗的需要和提高计算精度。

近距离照射剂量学的基本特点之一是放射源周围的剂量变化遵循平方反比定律。这一特点受到放射源形状的限制。对于相同核素的点源和线源，其周围的剂量变化在邻近放射源处的情况会有所不同。图 5-5-5-1 给出了相同强度 1mgRa 的镭 -226 核素，用 1.0mmPt 滤过，点源和线源（1.5cm 活性长度）沿径向不同距离时的照射量率变化曲线。对于点源来说，照射量率随距离的变化，遵循平方反比规律。而对于线源来说，在近源处，剂量衰减要大于按平方反比规律的衰减。而当距源距离增加且大于线源长度的 2 倍以上时，线源与点源一样，基本都按平方反比规律衰减。

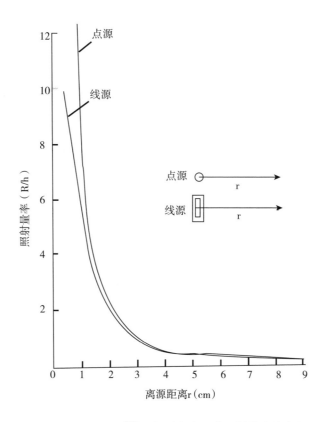

图 5-5-5-1　1mg ^{226}Ra 源随径向距离照射量率的变化

另外，当将放射源植入人体后，源周围组织对辐射的吸收和散射会直接影响放射源周围的剂量分布，其程度取决于不同的核素。图 5-5-5-2 所示为不同核素的点源在水中和空气中照射量衰减的相对比值。在距离较近时，原射线在水中的衰减基本被散射线的贡献所补偿，其结果是在同一位置，水中与空气中的照射量几乎相等；而在距离较大时，原射线的组织衰减逐渐要大于散射线的贡献。

现代近距离照射中，基本都采用后装技术。为适应这一技术要求，所使用的放射源一般为点源或微型线源，并将其按特定方式组合和排列，如计算机化后装治疗机所使用的步进源，控制其在不同驻留位置停留一定时间，以模拟治疗所需长度的线源。

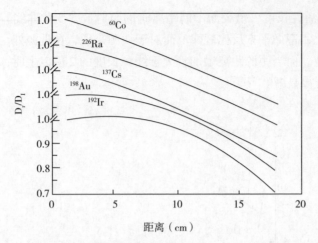

图 5-5-5-2　点源在水中剂量与空气中剂量之比值（D$_r$/D$_i$）随径向距离衰减的特点

第六节　腔内照射剂量学

腔内照射应用最广泛的是对妇科宫颈癌的治疗，且疗效显著。根据妇科肿瘤放射治疗学原则及妇科骨盆的解剖特点，腔内照射宫颈癌的范围应包括宫颈、宫体及宫旁组织，而盆壁两侧用外照射。宫颈癌腔内照射方法，通常采用两组放射源施源器：一是直接植入宫腔内，称为宫腔管；另一是植入阴道内，紧贴在宫颈部，称为阴道容器。

一、腔内照射的经典方法

据治疗方式和施源器的不同物理特点（包括源的强度、几何分布和剂量计算方法等），腔内照射的经典方法基本分为三大剂量学系统：斯德哥尔摩系统（Stockholm System）、巴黎系统（Praris System）和曼彻斯特系统（Manchester System）。

（一）斯德哥尔摩系统

特点是使用较高强度的放射源，分次照射。宫颈管内为串接的镭 –226 放射源，强度约为 53 ～ 88mgRa。阴道容器为平的或弯曲的源盒，总强度约为 60 ～ 80mgRa。典型的治疗模式是，共照射 2 ～ 3 次，间隔 3 周，每次治疗时间 27 ～ 30 小时，后经改进，时间缩短为 10 ～ 18 小时。

（二）巴黎系统

特点是用低强度放射源连续照射。宫腔管内同样为串接的镭 –226 放射源，阴道源为 3 个独立的容器，其中两侧阴道源紧贴在两侧的穹窿，中间的正对宫颈口。通常所用的镭源活性长度为 1.6cm，强度为 6 ～ 10mgRa/cm，所有源的总强度约为 40 ～ 70mgRa，且宫腔与阴道源的强度之比平均为 1（变化范围 0.66 ～ 1.5 之间），总治疗时间延续 6 ～ 8 天，后经改进，治疗持续时间约为 3 天。

以上两个系统的剂量计算方法，基本以 mgRa·h 为单位，即放射源的总强度（毫克镭当量）与治疗的总时间（小时）的乘积。

（三）曼彻斯特系统

曼彻斯特系统是基于巴黎系统发展起来的。根据宫腔的不同深度和阴道的大小，分为长、中、短三种宫腔管和大、中、小三种尺寸的阴道卵形容器。典型的应用方式为：宫腔管的强度为 20 ～ 35mgRa，每个阴道卵形容器的强度为 15 ～ 25mgRa。该系统强调：①阴道源的分布要尽量宽；②宫腔及阴道源强度为不同的比例；③对某些特定点的剂量要准确，特定点为 A 点和 B 点。按解剖位置确定，A 点为宫颈口上 2cm，宫腔轴线旁 2cm 的位置，B 点为过 A 点横截面并距宫腔轴线旁 5cm 的位置（A、B 点也有按相对施源器位置来确定的）。其治疗方式为分两次照射，每次约 72 小时，间隔一周，总的照射时间约 140 小时，A 点"剂量"（照射量）为 8000R。

二、腔内照射的 ICRU 方法

随着后装技术的发展和计算机在腔内照射领域的应用，使得快速而准确了解每个患者腔内照射的剂量分布成为可能。基于这些考虑，国际辐射单位和测量委员会（ICRU）发布了第 38 号报告，对妇科腔内照射剂量学的有关概念作了详细的论述和介绍。

（一）腔内照射的剂量模式

腔内照射的吸收剂量模式不同于外照射。外照射要求整个靶区内的剂量变化不超过 ±5%，靶区外的剂量迅速跌落。腔内照射时靠近放射源区域的剂量最大，随着离放射源距离的增加，剂量持续下降。因此腔内照射的剂量学模式应与外照射有所区别。

腔内照射的剂量学模式，除像外照射那样定义靶区、治疗区等外，ICRU 建议还需根据临床治疗要求，定义参考区。参考区是指由参考等剂量线面所包括的范围。参考等剂量线面定义为处方剂量所在的等剂量线面。根据经典低剂量率的治疗经验，宫颈癌治疗参考剂量值为 60Gy。在内外照射合并治疗时，腔内照射的参考剂量值不应包括外照射的贡献。如全盆腔外照射 20Gy，则腔内照射参考剂量值应为 60Gy 减去 20Gy，等于 40Gy，如果采用中、高剂量率治疗，对该值应考虑不同时间 – 剂量因子的影响。另外治疗区的剂量值与参考剂量值相等，但也可能有区别。

腔内照射参考区应包括宫体的大部分、整个宫颈、宫旁组织和阴道上 1/3 部分。由于具体病例局部解剖和肿瘤期别的差别，参考区的大小应根据具体患者确定。与经典腔内照射系统的剂量表示方法相比较，参考区的提出和定义是现代腔内照射剂量学的进步。

（二）腔内照射的剂量学描述

对腔内照射剂量学的描述，既要满足临床治疗的需要，也要利于资料的积累以及不同治疗中心之间的交流。按照 ICRU 系统，剂量学的描述应包括治疗技术的描述、放射源的强度、参考区的定义及参考点剂量。

1. 治疗技术的描述　包括放射源的各项技术参数，如放射源的强度——参考空气比释动能率、形状及滤过材料和厚度。如使用步进源，需说明源的运动类型、间距、驻留时间、总长度、施源器的类型等。

2. 总参考空气比释动能　腔内照射时，总参考空气比释动能为所有放射源的参考空气比释动能率与照射时间的乘积之和。该值与患者所接受的积分剂量成正比。同时也可以作为工作人员的辐射防护指数，特别是对于接受低剂量率长时间照射患者的护理人员来说，尤为重要。

3.参考区的描述　宫颈癌患者的腔内照射，在宫腔源和阴道源合并使用、或宫腔源在宫颈处有较大的剂量份额时，宫颈的剂量一般约为 2 倍的参考剂量值（图 5-5-6-1），则参考区是一沿宫腔源长轴分布的梨形体，对其描述如图 5-5-6-2，往往从三个方向考虑。

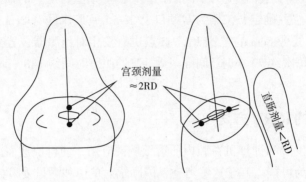

图 5-5-6-1　宫颈、直肠剂量与参考剂量的关系

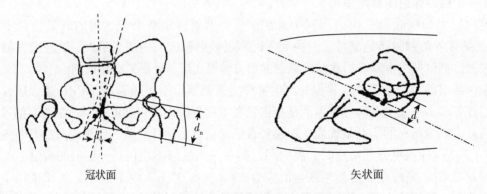

图 5-5-6-2　描述参考区大小示意图

高度（d_h）：过宫腔源纵轴线的冠状平面、沿其长轴方向的最大长度。其大小基本取决于宫腔源的长度。

宽度（d_w）：与上相同平面、垂直于官腔源方向的最大长度。它取决于阴道源之间的距离。而宫腔源与阴道源之间的夹角基本没有什么影响。

厚度（d_t）：过宫腔纵轴线的矢状平面、垂直于宫腔源方向的最大长度。它基本不随放射源的几何排列而变化，而取决于阴道源的长度。

在对具体患者的治疗过程中，除应详细描述参考体积外，有条件的情况下，还应至少绘出冠状和矢状两个平面内完整的剂量分布。

4.参考点剂量　宫颈癌腔内照射，参考点是指相关的重要器官和盆腔淋巴引流区。

相对重要器官的参考点剂量主要为膀胱和直肠的剂量。如图 5-5-6-3，沿膀胱中心与阴道容器连线、过膀胱后表面一点为膀胱受量的参考点。宫腔源后端点（或阴道源中心）与阴道后壁的垂直线、距阴道后壁 5mm 的位置为直肠受量参考点。

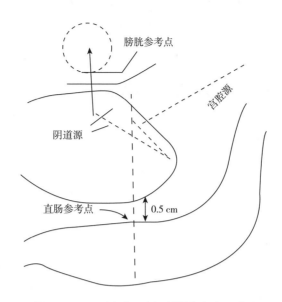

图 5-5-6-3 膀胱、直肠剂量参考点示意图

第七节 组织间照射剂量学

组织间照射或称插植照射，是近距离照射中应用较为广泛和灵活的一种治疗方式。它的基本做法是根据靶区的形状和范围，将一定规格的多个放射源直接插植入人体组织，对肿瘤组织（或瘤床部位）进行高剂量照射。为使治疗部位获得满意的剂量，必须根据放射源周围剂量分布特点，按一定的规则排列这些放射源。

一、剂量模式

近距离照射剂量学的基本特点之一，是剂量分布不均匀，即剂量梯度大和每一放射源周围存在有高剂量区。但在组织间照射的插植平面内，也有剂量梯度近似平缓的区域，即坪剂量区，坪剂量区一般与相邻放射源的距离相等，坪剂量区内的剂量变化可以用来描述插植平面的剂量均匀性。

由于组织间照射剂量学的上述特点，其剂量模式不同于其他近距离照射方式，对其描述需确定相关的剂量学参数。

1. 最小靶剂量（MTD） 是临床靶区内所接受的最小剂量。一般位于临床靶区的周边范围。在巴黎剂量学系统中，MTD 即为参考剂量；曼彻斯特剂量学系统中，MTD 约等于 90% 的处方剂量。

2. 平均中心剂量（MCD） 是中心平面内相邻放射源之间最小剂量的算术平均值。其确定方法有：①对于单平面平行线源插植和三角形插植，每两个相邻放射源之间中心点剂量，或三角形三边中垂线的交点（即几何中心点）剂量，即为放射源之间最小剂量。取所有最小点剂量的算术平均值，就是平均中心剂量。②利用截面剂量分布，估算平均中心剂量。

3. 高剂量区 为了讨论晚期反应与剂量的相关性，在近距离照射计划设计中，应该确切

了解高剂量区的范围。高剂量区定义为中心平面内或平行于中心平面的任何平面内的 150%
平均中心剂量曲线所包括的最大体积。

4. 低剂量区　是在临床靶区内，由 90% 处方剂量曲线所包括的任一平面中的最大体积。
在组织间照射中，使用不同的剂量学系统定义处方剂量的方法是有所区别的。因此应用低剂
量区的概念，要根据不同剂量学系统和临床实际给予特别说明。例如应用巴黎剂量学系统，
如果临床靶区完全包括在最小靶剂量曲线之中，低剂量区可不予说明。反之，如果靶区的一
部分位于最小靶剂量曲线之外，为探讨局部复发与剂量之间的相关性，低剂量区应给予特别
记录。

二、时间 - 剂量模式

1. 照射时间　放射源对患者直接照射的持续时间。
2. 总治疗时间　从第一次照射开始，到最后一次照射结束的总时间。
3. 瞬时剂量率　指的是在分次照射或脉冲式照射时，剂量与照射时间的比值。
4. 治疗平均剂量率　是总剂量与总治疗时间的比值，这一概念主要应用于没有或仅有短
暂中断的连续低剂量率照射和一些脉冲式照射中。

三、剂量学系统

（一）曼彻斯特系统

1. 典型的单平面插植，放射源必须互相平行，且之间的距离不能大于 1cm。在互相平行
的放射源的端点，有与其相垂直的直线源与之交叉，交叉点距放射源活性区不大于 1cm，形
成封闭的平面。

2. 如受临床条件限制，放射源不能形成封闭的辐射平面，则治疗面积会有所减少，一般
单侧无交叉，面积减少 10%，双侧无交叉，减少 20% 左右。

3. 平面插植，周边源与中心源的强度之比由辐射平面的面积而定：面积 < 25cm^2，周边
源为总量的 2/3；25 ～ 100cm^2 为 1/2；> 100cm^2 为 1/3。

4. 双平面插植，两平面应该互相平行，并且都应按规则 1 ～ 3 进行插植。
5. 计算参考剂量值，可按表 5-5-7-1 给出的数值进行计算。

表 5-5-7-1　平面插植获得 10Gy 剂量所需要的放射源强度（单位：mgRa·h）

治疗面积 （cm^2）	治疗距离 h（cm）				
	0.5	1.0	1.5	2.0	2.5
0	32	129	289	514	804
1	73	185	353	585	874
2	105	230	405	646	934
3	130	267	454	702	993
4	152	300	499	754	1048

续表

治疗面积 （cm²）	治疗距离 h（cm）				
	0.5	1.0	1.5	2.0	2.5
5	174	331	540	801	1101
6	191	360	579	845	1151
7	207	388	614	885	1200
8	222	415	647	923	1247
9	239	441	677	960	1290
10	254	468	707	997	1334
11	268	493	737	1033	1375
12	282	518	767	1069	1417
13	296	542	795	1103	1456
14	311	566	825	1137	1497
15	326	589	852	1170	1537
16	340	611	879	1202	1577
17	354	632	905	1232	1611
18	369	653	932	1264	1647
19	383	673	957	1293	1681
20	397	692	983	1323	1715
22	424	728	1037	1382	1782
24	450	764	1089	1442	1849
26	477	796	1140	1499	1909
28	503	828	1188	1553	1972
30	529	859	1233	1606	2030
32	554	889	1280	1660	2091
34	580	922	1324	1714	2151
36	603	949	1369	1769	2212
38	627	982	1413	1820	2268
40	651	1009	1454	1871	2324
42	674	1039	1495	1922	2379

续表

治疗面积 （cm²）	治疗距离 h（cm）				
	0.5	1.0	1.5	2.0	2.5
44	696	1069	1534	1971	2435
46	718	1096	1574	2020	2489
48	740	1126	1609	2068	2542
50	761	1168	1644	2115	2594

（二）巴黎系统

组织间照射的巴黎剂量学系统始于 20 世纪 60 年代，是依据铱 −192 线状放射源的物理特性而建立的。巴黎系统的插植基本规则是：

1. 所有放射源的线比释动能率相等，为 $4.2 \sim 6.4 \mu Gy \cdot h^{-1} \cdot m^2 \cdot cm^{-1}$。

2. 放射源是相互平行的直线源，插植时其强度、长度及各放射源之间的距离相等，且各源的中心在同一平面，即中心平面。

3. 多平面插植，放射源排列为等边三角形或正方形。

依据上述基本规则，参照图 5-5-7-1，根据临床靶区的大小，决定插植方式和放射源的长度及间距（所用符号见图中说明）：放射源的活性长度与临床靶区长度之比约为 0.7 ～ 0.8。

放射源的间距 S 与所使用放射源的长度有关。表 5-5-7-2 给出了根据不同放射源长度所确定的放射源间距的最小值和最大值。

巴黎系统的剂量计算方法是，以中心平面各放射源之间的中点剂量率之和的平均值，即前面所定义的平均中心剂量为基准剂量（BD）；根据临床经验和理论计算，定义 85% 的基准剂量为参考剂量（RD）；治疗时间（T）应为：$T=D_G/RD$，D_G 为处方剂量。

（三）步进源剂量学系统

近年来，随着后装技术的发展和应用，近距离照射中直线源用得越来越少，取而代之的是用一个微型放射源，由计算机控制，以源步进方式模拟线源使用。其剂量计算方法，基本使用的是一种对步进源在每一驻留位的驻留时间、经优化算法处理的步进源剂量学系统。

步进源剂量学系统是以巴黎剂量学系统为基础发展和建立起来的。首先，采用步进源剂量学系统做插植照射，仍然要严格按照巴黎剂量学系统的布源规则，根据临床靶区的几何形状确定放射源的排列方式和间距，仅仅在选择放射源的长度方面有所不同。步进源系统放射源的长度要略短于计划靶区的长度，即 AL=L−1.0cm。其次，巴黎系统的参考剂量等于 85%插植中心平面基准剂量的平均值，而步进源系统的参考剂量等于 85% 整个计划靶区内所有剂量规定点剂量的平均值。

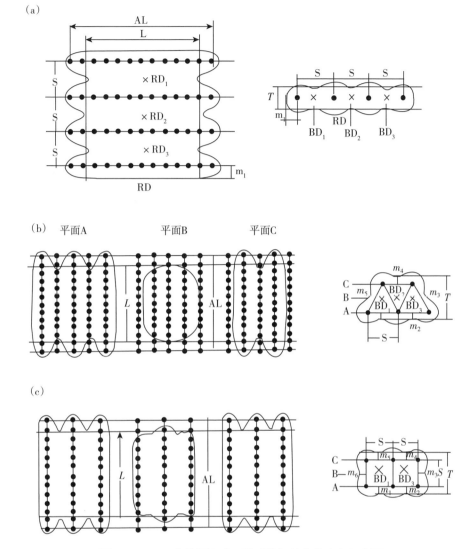

图 5-5-7-1　步进源方式巴黎系统相关参数定义示意图

（a）单平面插植；（b）双平面三角形插植；（c）双平面正方形插植。

●剂量分布平面中的驻留位置；○与剂量分布平面平行的前或后平面中的驻留位置；×基准剂量点；S—输源管间距；T—靶体积厚度；L—靶体积长度，AL——活性长度；BD—基准剂量，定义为基准点剂量的平均值；RD—参考剂量，定义为 RD=85% BD，m_i——参考剂量线与外侧输源管之间距。

表 5-5-7-2　巴黎系统放射源间距的限制值

放射源长度 （cm）	放射源间距（cm）	
	最小值	最大值
＜ 4	0.8	1.5
5～9	1.1	1.8
＞ 10	1.5	2.2

第六篇

质量保证和质量控制

第一章 质量保证和质量控制概述

一、QA 和 QC 的定义

现代放射治疗技术融合了医学、物理学、生物学、生物医学工程和计算机等多个学科内容，一个患者从开始准备接受放射治疗到治疗结束，整个过程需要放射治疗医师、物理师、技术员和工程师等的参与，涉及人员较多，疗程较长，因此在整个放射治疗过程中，需要有一套综合的质量保证（quality assurance，QA）和质量控制（quality control，QC）程序，以确保对患者准确实施放射治疗。

放射治疗的 QA 是保证放射治疗的整个服务过程中的各个环节按国际标准准确安全执行的必要的措施。这个标准应不因地、因部门之间的设备条件的差别而有变化，并能按统一的标准度量和评价整个治疗过程中的服务质量和治疗效果。

放射治疗的 QC 是指采取必要的措施保证 QA 的执行，并不断修改服务过程中的某些环节，达到新的 QA 级水平。

二、QA 和 QC 的目的及重要性

肿瘤放射治疗的根本目标，不论是根治还是姑息放射治疗，均在于给肿瘤区域足够的精确的治疗剂量，而使周围正常组织和器官受照射最少，以提高肿瘤的局部控制率，减少正常组织的放射并发症。而实现这个目标的关键是对治疗计划进行精心的设计和准确的执行，显然肿瘤患者能否成功地接受放射治疗决定于放射治疗医师、物理师、放射治疗技术员的相互配合和共同努力。

对同一肿瘤类型及期别的患者，不同国家、地区、部门甚至同一部门的不同医师采取的治疗方案可能不尽相同，由此得到的疗效也不一样。造成此种差别的原因有很多，如肿瘤的分期分级标准不一致、治疗方式的选择与配合及放射治疗或手术的质量等，一个肿瘤患者的治疗质量很大程度上取决于主管医师对治疗的选择和实施，主管医师需要考虑综合治疗的使用、时间－剂量分次模型的选择、受照射部位的外轮廓、肿瘤的位置和范围、周围重要器官的位置和组织密度，以及肿瘤致死剂量和临近重要器官的允许剂量等因素，对各因素的重视度不同，这就导致了治疗效果的偏差。因此有必要建立一个放射治疗的质量保证程序来确保对患者准确地实施治疗。

有了这些共同规范（QA）后，如何准确地执行，就需要制定一系列的措施（QC）来消除部门间、地区间甚至国家间在体模及影像采集、计划设计、计划确认和计划执行验证过程中的误差，使其达到共同规范（QA）规定的允许范围之内。计划过程包含许多的不确定性，所有这些不确定性都会影响治疗的精度，从质量保证的角度来看，以下是一些不确定性的可

能来源：

1. 患者定位　患者及其脏器在 CT 扫描、模拟定位和实施治疗过程中的运动会影响靶区和正常组织位置的确定，而这又会影响到射野的设置。

2. 影像　图像的传输、转换过程会增加解剖结构与射野间的几何不确定性，如采用多种图像模式的融合技术，因其中涉及各种图像间的配准，会增加这种不确定性，另外 MRI、PET、SPECT 中的图像畸变也会增加不确定性。

3. 勾画轮廓　轮廓勾画不准确也许是整个计划过程中最大的不确定性，原因是靶区范围的决定是一项与医师个体行为有密切关系的工作，不同医师间及同一医师在不同时间对同一病例所画靶区都有所差别。

4. 计划设计　射野设置、剂量优化计算和计划评估的过程，涉及到治疗机几何参数的刻度分辨率和允许的误差、优化计算算法、计划评估工具等选择。

5. 位置保证　精确放射治疗的位置验证工具较多，如电子射野影像设备（EPID）、CT、CBCT、数字化模拟定位机及其他设备，应有相对应的流程管理和通过标准。

6. 调强剂量验证　根据需要选择胶片、二维矩阵、三维剂量验证系统，依照规范的标准认真执行。

7. 计划实施　误差主要来自于将计划结果输出到患者时机房执行阶段的不确定度。

这些偏差来源可以是系统的，也可以是随机的，造成这些偏差或人为因素或是机械、电气故障。实施 QA、QC 的目的就是要查明这些偏差的来源，并减小它们出现的频度和严重性。表 6-1-1 列举了外照射放射治疗中引起事故的直接原因。

表 6-1-1　外照射放射治疗中引起事故的直接原因举例（根据国际原子能委员会报告）

原因	事故次数
暴露时间或剂量计算错误	15
患者资料不全	9
所治疗的解剖部位错误	8
治疗患者选取错误	4
未用或误用楔形板	4
^{60}Co 源的校准错误	3
处方剂量的抄写错误	3
源超时服用	2
假体模拟的错误	2
TPS 的错误	2
技师读取治疗时间或 MU 的错误	2

续表

原因	事故次数
加速器故障	1
治疗机机械失灵	1
加速器控制软件错误	1
维修的误差	1

一、放射治疗对剂量准确度的要求

（一）对剂量准确度的要求

对不同类型、期别的肿瘤都有一个最佳靶区剂量，当偏离这个最佳剂量一定范围之后就会对预后产生影响，因此，放射治疗对靶区剂量的准确度有要求。ICRU 24 号报告指出：已有证据证明，对一些类型的肿瘤，给原发灶肿瘤剂量的不准确度应 ≤ ±5%。即剂量低于 5% 时就有可能使原发灶肿瘤失控（局部复发），高于 5% 时就会使并发症增加。±5% 的准确性是理想与现实的折中选择，是一个总的平均值的概念。表 6-2-1 指出了不同类型和期别肿瘤的局部控制率从 50% 增加到 75% 时，靶区剂量需要增加的百分数，也称为剂量响应梯度。剂量响应梯度越大的肿瘤，对剂量准确性要求较低，反之，剂量响应梯度越小的肿瘤，对剂量准确性的要求越高。表 6-2-2-1 给出了正常组织的剂量响应梯度在 2% ～ 17%，说明正常组织耐受剂量的允许变化范围较小，即对剂量准确性要求更高。

表 6-2-1　不同类型和期别肿瘤的局部控制率从 50% 增加到 75% 时的剂量响应梯度

肿　瘤	剂量响应梯度（%）	肿　瘤	剂量响应梯度（%）
T_2、T_3 声门上喉癌	5	T_1、T_3 鼻咽癌	18
T_3 喉癌	6	鼻咽癌	19
各期声门上喉癌	11	淋巴瘤	21
各期喉癌	12	T_1、T_3 磨牙后三角区癌和咽前柱癌	21
T_{4B} 膀胱癌	13	各期膀胱癌	26
头颈部鳞癌	13	T_1、T_2 舌根癌	32
T_1、T_2 声门上喉癌	13	T_3、T_4 扁桃体癌	33
皮肤癌和唇癌	17	霍奇金淋巴瘤	46
T_2、T_3 声门上喉癌	17	T_3、T_4 舌根癌	50

（二）影响剂量准确性的因素

放射治疗全过程的各个环节涉及不同部门和人员以及设备条件的限制，不可避免会发生误差，各个环节细小误差的积累，最终会影响到靶区剂量的准确性，为此美国医学物理学会

（AAPM）放射治疗委员会将剂量不确定性产生的原因分为两大类，并分别定出了对它们的不确定度要求，如图 6-2-1、图 6-2-2 所示。

表 6-2-2　不同类型正常组织放射反应概率从 25% 增加到 50% 时的剂量响应梯度

正常组织反应	剂量响应梯度（%）	正常组织反应	剂量响应梯度（%）
喉严重的慢性并发症	2	皮肤反应	7
外周神经病	3	小肠和膀胱严重并发症	9
晚期皮肤损伤	4	皮肤和口唇	10
晚期小肠损伤	4	脊髓炎	15
臂丛神经损伤	5	喉严重和轻度并发症	17
放射性肺炎	6		

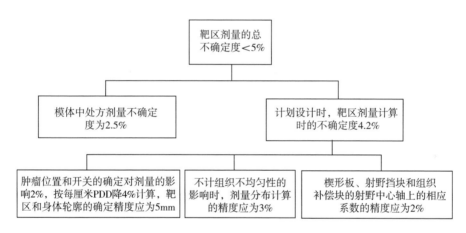

图 6-2-1　放射治疗所允许的剂量不确定度及其误差分配（95%）可信度

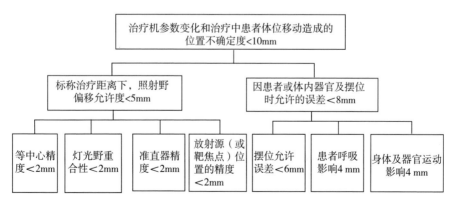

图 6-2-2　放射治疗所允许的位置不确定度及其误差分配（95%）可信度剂量学方面的不确定度，要求小于 5%

在放射治疗过程中，可能产生两种误差：随机误差和系统误差。剂量学方面的不确定度具有较多的系统误差性质，是遍及全射野的，而定位及摆位方面的不确定度具有较多的随机误差性质，且集中表现在靶区边界，即剂量梯度大的区域。因此在肿瘤计划设计时，在肿瘤区的三维立体轮廓边缘外扩 10mm 形成计划靶区，用它来抵消不确定度对剂量分布的影响，但这也增加了周围正常组织的受照剂量，增加了并发症的发生概率。

二、外照射设备的 QA 和 QC

放射治疗物理质量保证内容包含有四个方面，即：治疗机、模拟机的机械和几何方面；剂量学；治疗计划系统；治疗安全。对这四个方面的任一项，质量保证程序应包括：订购设备时起草的指标；购买设备后的验收测量并由此决定基准；初始定标；周期性检测和修理后测试。质量保证的测量过程及其最初结果、周期检测应记录归档。

（一）外照射治疗机、模拟机和辅助设备

常规治疗设备包括深、浅部 X 射线治疗机，^{60}Co 治疗机和医用电子加速器，其特点是结构复杂、易于出现故障，必须对其机械和几何参数进行定期检查和调整。表 6-2-3 给出了检查的具体项目、频度以及应达到的相应国家或国际标准。对于精确的适形、调强放射治疗在某些方面提出了更高的要求列在括号内。

表 6-2-3　治疗机、模拟机的机械和几何性能的要求及检测频度

	允许精度	检查频数	备注
机架（等中心型）	±0.5°	每年	检查垂直、水平四个位置
治疗机头（^{60}Co 机）	±0.2°	每月	机头零度时
	±0.5°	每年	机头零度时
机架等中心	±2mm	每年	机头零度时
源距离指示	±2mm	每周	对不同源皮距检查
束流中心轴	±2mm	每月	十字线符合性
射野大小数字指示	±2mm	每月	标准治疗距离外
灯光野指示	±2mm	每周	标准治疗距离处
准直器旋转	±0.5°	每年	
治疗床			
横向、纵向运动标尺	±2mm	每年	
旋转中心	2mm	每年	和机械等中心
垂直标尺	2mm	每月	相对等中心高度
垂直下垂（患者坐上时）	5mm	每年	
激光定位灯（两侧及天花板）	±2mm	每周	

续表

	允许精度	检查频数	备注
治疗摆位验证系统	与规定的指标符合	每月	对所控的相关项目进行检查
摆位辅助装置及固定器	± 2mm	每月或新患者的固定器	检查其可靠性和重复性
射野挡块、补偿器等		每周	检查规格是否齐全

（二）等中心及指示装置

现代 ^{60}Co 治疗机、医用加速器及模拟定位机均做成等中心旋转型。图 6-2-3 显示了医用加速器及治疗床的各种旋转及平移运动，旋转等中心为机架旋转轴（1）、准直器旋转轴（2）和床体旋转轴（3）的交点箭头方向指示各种运动标尺刻度的方向，即沿箭头方向，标尺指示数字增加。机头或准直器旋转轴（2）应代表线束中心轴，与治疗床的旋转轴（3）重合，它们与机架旋转轴（1）的交点称为等中心。床面旋转轴（4）应与床旋转轴（3）平行。床面除旋转外，应具有升降（5）、前后（7）和左右（6）三种平移运动，它们的运动范围必须符合要求。

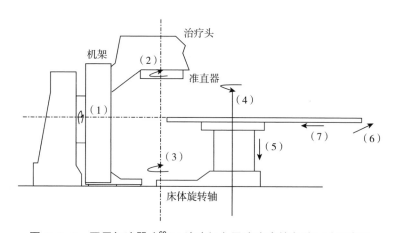

图 6-2-3　医用加速器（^{60}Co 治疗机）及治疗床的各种运动示意图

无论是固定源皮距照射还是等中心给角或旋转照射，等中心的位置和精度的确定是非常重要的，它不仅代表了治疗机或模拟机的机械运动精度，而且它是确定射野及其射野特性的基本出发点。

（三）照射野特性的检查

表 6-2-4 给出了与照射野特性有关的项目的允许精度和检测频度。

表 6-2-4 照射野特性和与灯光野符合性

检查内容	允许精度	检测频度	备注
灯光野与射野的符合性			
灯光野指示		每周	在 4 个机架角位置上目测
与照射野的符合性	±2mm	每月	用胶片
射线质（能量）			
^{60}Co 治疗机			不作检查
加速器 X 射线	±2%	每月或修理后	J20/J10 比值的变化量
加速器电子束	±2mm	每月或修理后	治疗深度 R_{90} 的变化量
X 射线治疗机		每半年或更换球管后	对所使用的 kV 和滤过板进行测量
常规剂量测量			
^{60}Co 治疗机	±2%	每月	对所使用的条件
深部 X 射线机	±2%	每周	对每组 kV，mA 和滤过板
加速器	±2%	每天或至少每周 2 次	对所有能量，检查 cGy/MU 关系
加速器剂量检测仪线性	±1%	每周或修理后	确保 cGy/MU=1
^{60}Co 计时器	±0.01 min	每月	
加速器 X 射线			
射野平坦度	±3%	每月 2 次或修理后	
射野对称性	±3%	每月 2 次或修理后	
^{60}Co 射线			
射野对称性	±3%	每月	
深部 X 射线			
射野对称性	±3%	每月或修理后	
加速器电子束			
射野平坦度和对称性	±3%	每月 2 次或修理后	每种能量
楔形因子和补偿器	±2%	每年	
挡块托架因子	±2%	每年或修理后	

（四）剂量测量和控制系统

1. 靶区剂量准确性影响因素及要求　放射治疗的成功与失败很大程度上取决于靶区剂量的准确性。

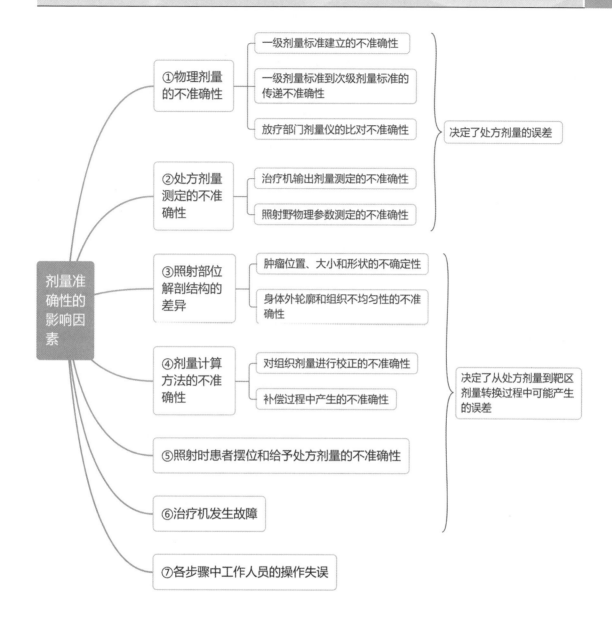

靶区剂量的不准确性不能超过 5%。

表 6-2-5 给出了我国现行的关于 ^{60}Co 射线剂量标准和传递过程中所能达到的剂量准确性。显然转换到水模体中射野中心轴上参考点剂量（即处方剂量）的准确性很难达到 2.5%。因此，次级标准实验室的建立，并且有物理学家在放射治疗部门工作是非常必要的。WHO 和 IAEA 已经在北京、上海和广州建立了次级标准剂量实验室。

表 6-2-5　我国 ^{60}Co 射线剂量标准和比对系统

物理剂量仪	一级标准实验室（国家计量院）	次级标准实验室（省市计量局）
不确定性	$\delta p = \pm 1.5\%$	$\delta s = \pm 2.5\%$

表 6-2-6 给出了医院剂量仪和带扫描装置的测量水箱的允许精度和检测频度。

表 6-2-6　剂量仪及测量水箱（带扫描装置）的允许精度和检测频度

检查内容	允许精度	检测频度	备注
比对			
参考剂量仪	—	每 3 年或修理后	在次级标准实验室比对
现场剂量仪	—	每年或修理后	在治疗机上比对
稳定性检查			
参考剂量仪	±2%	在次级标准实验室进行比对前或之后，在校对现场剂量仪前	
现场剂量仪	±2%	每月或与参考剂量仪比对前	
水箱中探头到位和重复性检查	±1mm	每年或在作新的数据测量之前	

2. 用户剂量仪　用户的剂量仪分为两类：一类是参考剂量仪，须经一级或次级标准实验室定标，用来根据剂量规程定标其他剂量仪，是用户的剂量基准，应每 3 年或经过修理后送往一级或次级标准实验室定标校正 1 次，它的稳定性应优于 ±2%；另一类称为现场剂量仪，用来测量治疗机，它的定标是采用与参考剂量仪比较的方法。一般每年 1 次，在修理之后或稳定性检查差别大于 ±2% 时也须重新定标。

其他剂量仪，如用于相对测量的热释光、半导体和胶片，应将它们的读数与剂量定标。与它们相关的数据均应用现场剂量仪在使用条件下进行复核，这些系统至少每年检查 1 次，并在调节修理后再做检查。测量过程中所用的其他仪器，如温度计、气压表均应定期与更高一级的仪器作比对。

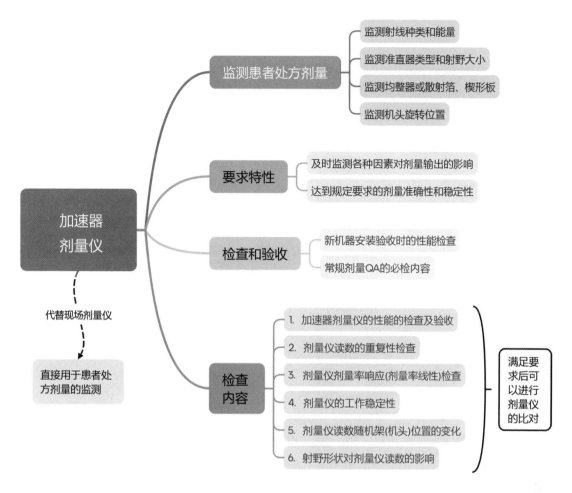

　　我国国标规定，X 射线、电子束、加速器剂量仪经比对后，应使在标称源皮距（SSD）或源轴距（SAD）、10cm×10cm 射野条件下，标准水模体内射野中心轴上参考剂量 A（最大剂量深度）处的读数 1MU=1cGy。比对方法是：调整加速器剂量仪上相应能量的剂量参考信号电位器（称为剂量校正电位器）的参考电压，使其 1MU=1cGy。

　　3. 带扫描装置的测量水箱　带扫描装置的测量水箱是测量射野剂量分布特性的极有用的工具。扫描装置既可以是手动的，也可以是遥控的。测量探头多为半导体或小体积的电离室，附在扫描装置上。测量 ^{60}Co γ 射线的剂量分布时，因 ^{60}Co γ 射线的输出剂量率在测量期间是稳定的，不需用参考探头；测量加速器 X 射线或电子束的剂量分布时，因输出剂量率不够稳定，需用参考探头。参考探头应位于射野边缘处或测量探头的后方，并要求位置固定。对水箱剂量仪的要求应该与现场剂量仪或相对型剂量仪的要求相同。除此之外，探头的位置精度直接影响测量精度，应每年或在验收机器前或测量新一组数据前，对扫描装置的到位精度和重复性进行检查，并对记录仪的响应进行标定。

　　4. 剂量比对　剂量比对是一种检查外照射设备测量的有效方法。自 1969 年起，国际原子能机构和世界卫生组织就着手对 85 个国家的约 600 个放射治疗中心进行热释光邮寄比对。剂量比对有如下作用：①评估所参加单位的剂量正确性；②将剂量测量误差定量化以便进行适当的修正；③为独立工作或较小的放射治疗中心的物理人员提供可靠的技术支持。

5. 在体测量

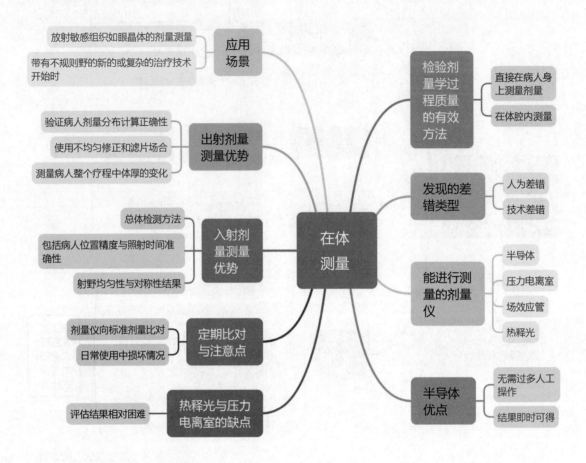

（五）常用设备质控标准

见表 6-2-7 至表 6-2-12。

表 6-2-7 双光子直线加速器的质量保证质量控制指标（AAPM TG40）

监测频度	监测项目	误差指标
每日监测	X 射线输出的稳定性	3%
	电子线输出的稳定性	3%
	激光灯偏移	2mm
	光距尺	2mm
	门连锁	功能正常
	视听监视器	功能正常

监测频度	监测项目	误差指标
每月监测	X射线输出的稳定性	2%
	电子线输出的稳定性	2%
	监控剂量稳定性	2%
	X射线中心轴剂量稳定性（PDD，TAR）	2%
	电子线中心轴剂量稳定性（PDD）	2mm（治疗深度）
	X射线平坦度稳定性	2%
	电子线平坦度稳定性	3%
	X线、电子线的对称性	3%
	紧急开关	功能正常
	楔形板、电子线限光筒连锁	功能正常
	射线野与光野的一致性	2mm或一边的1%
	机架、机头角度指示器	1°
	楔形板装置	2mm（2%穿透因子变化内）
	托盘和附件位置	2mm
	射野大小指示器	2mm
	十字线的中心精度	2mm（直径）
	治疗床位置指示	2mm或1°
	楔形板和挡铅插槽锁	功能正常
	准直器对称性	2mm
	射野灯亮度	功能正常
每年监测	X线、电子线输出剂量校准的稳定性	2%
	依赖射野大小的X射线输出剂量稳定性	2%
	电子线限光筒输出因子稳定性	2%
	中心轴上参数的稳定性（PDD，TAR）	2%
	离轴比的稳定性	2%
	所有治疗附件的透射因子稳定性	2%
	楔形因子稳定性	2%

监测频度	监测项目	误差指标
每年监测	监测电离室线性	1%
	X 射线剂量输出随机架角度变化的稳定性	2%
	电子线剂量输出随机架角度变化的稳定性	2%
	离轴比随机架角度变化的稳定性	2%
	旋转模式	企业标准
	安全联动装置（遵循企标测试步骤）	正常
	准直器旋转等中心旋转	2mm（直径）
	机架旋转等中心旋转	2mm（直径）
	床等旋转中心旋转	2mm（直径）
	准直器，机架和床的等中心的一致性	2mm（直径）
	辐射等中心和机械等中心的一致性	2mm
	床面下垂	2mm
	床垂直移动	2mm

表 6-2-8　AAPM 第 50 号文件推荐的 MLC 质量保证内容

监测频率	监测内容	误差许可
具体患者	在处理每射野之前将 MLC 生成射野与模拟胶片（或 DRR）相核查	2mm
	每一段临床医学家要对 MLC 射野进行双重检查	设定野
	在线影像检查	医师判定
	在第二段之前输出胶片批准	医师判定
每季度	对于指定的两个图形比较射野与光野	1mm
	网络系统测试	网络设定野
	连锁测试	所有的都需正常工作
每年	在臂架与光栅角度范围内比较光野与射野图形	1mm
	水扫描设置模式	50% 放射边缘在 1mm 以内
	扫描胶片评估插叶泄露和相邻叶片穿透	内叶泄露＜3%，相邻泄露＜25%
	程序回顾和在职临床医学专业人员	所有的操作人员必须完全了解操作程序

表 6-2-9　^{60}Co 治疗机的质量保证质量控制指标（AAPM TG40）

监测频度	监测项目	误差指标
每日监测	门联锁	功能正常
	治疗室监控	功能正常
	视听监视器	功能正常
	激光灯	2mm
	光距尺	2mm
每周监测	源位置核对	3mm
每月监测	输出量稳定性	2%
	射线野与光野的一致性	3mm
	射野尺寸指示	2mm
	机架、准直器角度指示	1°
	十字线的中心精度	1mm
	楔形板和托盘插槽锁	功能正常
	紧急开关	功能正常
	楔形板联锁	功能正常
每年监测	输出剂量稳定性	2%
	随射野大小变化输出稳定性	2%
	中心轴剂量参数稳定性（PDD，TAR）	2%
	所有附件穿射因子稳定性	2%
	楔形板穿射因子稳定性	2%
	定时器线性和误差	1%
	随机架角变化剂量输出稳定性	2%
	随机架角变化射野平坦度	3%
	安全联锁（遵守厂家测试步骤）	工作正常
	准直器旋转等中心精度	2mm（直径）
	机架旋转等中心精度	2mm（直径）
	床旋转等中心精度	2mm（直径）
	准直器、机架、床等中心精度一致性	2mm（直径）
	辐射野和灯光野的等中心一致性	2mm（直径）
	床面下垂	2mm
	床垂直移动	2mm
	灯光野亮度	功能正常

表 6-2-10　模拟定位机的质量保证质量控制指标（AAPM TG40）

监测频度	监测项目	误差指标
每日监测	安全开关	正常
	门联锁	正常
	激光灯	2mm
	光距尺	2mm
每月监测	野大小指示	2mm
	机架、机头角度指示	1°
	十字线的中心精度	2mm（直径）
	焦点轴指示	2mm
	X线影像质量	基线值
	防碰撞	正常
	射野与光野的一致性	2mm 或 1%
	胶片感光处理	基线值
每年监测	准直器旋转等中心旋转	2mm（直径）
	机架旋转等中心旋转	2mm（直径）
	床旋转等中心旋转	2mm（直径）
	准直器，机架和床的等中心一致性	2mm（直径）
	床面下垂	2mm
	床的垂直移动	2mm
	曝光速度	基线值
	床面的透视和曝光	基线值
	kVp 和 mAs 刻度	基线值
	对比度	基线值

表 6-2-11　CT 模拟机：电动机械部分测试说明书（AAPM TG 66）

性能参数	测试内容	测试频率	误差允许限值
臂架激光灯与影像平面中心的对准	验证臂架激光与影像平面一致性	每日	±2mm
和影像平面有关的臂架激光灯的定位	验证臂架激光灯与影像平面的平行和垂直（沿激光发射的所有长轴方向）	每月或激光灯调整后	±2mm（超过激光发射的长轴方向）
横向激光灯与臂架激光灯、扫描平面的距离精度	验证横向激光灯与扫描平面距离的精确性。这个距离用来给患者做定位标记点	每月或激光灯调整后	±2mm

续表

性能参数	测试内容	测试频率	误差允许限值
与影像平面有关的墙体激光灯的定位	验证墙体激光灯与影像平面的平行性和垂直性(沿激光发射的所有长轴方向)	每月或激光灯调整后	±2mm(沿激光发射的长轴方向)
天花板激光灯与影像平面的定位	验证天花板激光灯与影像平面的垂直	每月或激光灯调整后	±2mm(沿激光发射的长轴方向)
CT扫描床面与影像平面的定位	验证CT床面是否水平,以及与影像平面的垂直	每月或激光灯QA提示床有旋转时	±2mm(沿床面的长轴和宽度方向)
床垂直和纵向运动	验证床的纵向运动	每月	±1mm(沿床的运动范围)
床标定指数和位置	验证床在扫描控制下的位置精度和标定指数	每年	±1mm(沿扫描范围)
臂架倾斜指示仪精度	验证臂架倾斜指示仪的精度	每年	±1°(沿臂架倾斜范围)
臂架倾斜位置精度	验证臂架倾斜后回到初始位置的精度	每年	±1°或±1mm(从初始位置)
扫描定位	验证从引导图像上进行扫描定位的准确性	每年	±1mm(沿扫描范围)
辐射分布宽度	验证射线辐射分布宽度是否符合厂家手册规格	每年[该测试可选,如果通信测试设计公司(CTDI)精度已验证]	生产手册
剖面宽度灵敏度	验证剖面宽度灵敏度是否符合厂家手册规格	每半年	±1mm(初始值)
发电机测试	验证X线发生器的正确操作	主要的发生器部件更换后	厂家手册或推荐的39号报告

注：ᵃ 根据事先的目标和特定的CT模拟计划的临床经验，医学物理师可以对这些测试、频率和误差许可值进行修改

表 6-2-12 CT模拟机：图像性能评估规格测试（AAPM TG 66）

性能参数	频度	允许限值
CT值精度	日常——水的CT值	水，0±5HU
	月——4～5次，不同材料	
	年——电子密度体模	
图像噪音	日常	生产商规格
空间平面的完整性	日常——x或y方向	±1mm
	每月——所有方向	

续表

性能参数	频度	允许限值
射野均匀性	每月——所有日常使用的 kVp 挡	±5HU 以内
	每年——其他使用 kVp 挡的设置	
电子密度到 CT 值转换	每年——或扫描仪在数值变换上校准后	与试运行结果一致并测试厂家说明书上的模体
空间分辨率	每年	厂家规格
对比分辨率	每年	厂家规格

注: ª 根据事先的目标和特定的 CT 模拟计划的临床经验，医学物理师可以对这些测试、频率和误差许可值进行修改

三、治疗计划系统的 QA 和 QC

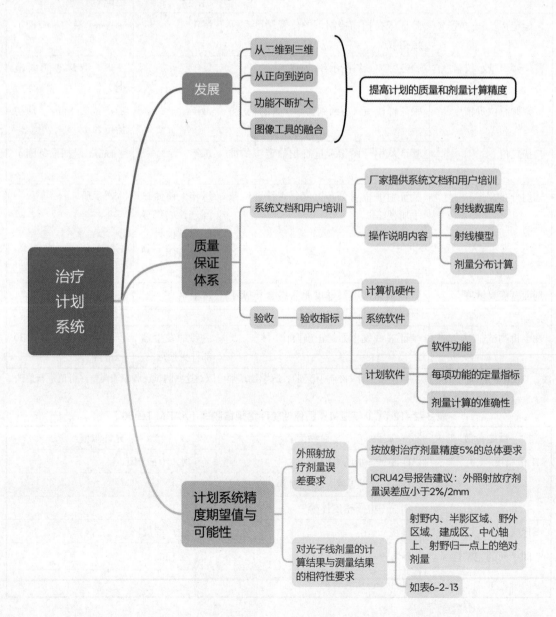

表 6-2-13 不同区域内剂量的计算结果和测量结果相符性要求

情况	绝对剂量（%）	中心轴（%）	射野内（%）	半影（mm）	野外（%）	建成区（%）
均质体模						
正方野	0.5	1	1.5	2	2	20
矩形野	0.5	1.5	2	2	2	20
非对称野	1	2	3	2	3	20
铅挡野	1	2	3	2	5	50
MLC 野	1	2	3	3	5	20
楔形野	2	2	5	3	5	50
不规则表面	0.5	1	3	2	5	20
SSD 变化	1	1	1.5	2	2	40
非均质体模						
薄层不均质	3	3	5	5	5	—
三维不均质	5	5	7	7	7	—

（一）光子的测试

1. 光子启用测试 光子启用测试内容见表 6-2-14。

表 6-2-14 光子启用测试内容

情况	数据输入	算法复核	计算复核	射线模型参数检查
开放正方野	√	√	√	√
矩形野	–	√	√	–
SSD 变化	–	√	√	–
表面不平	–	√	√	–
楔形野	√	√	√	√
铅挡野	√ /–	√	√	√
MLC 野	√ /–	√	√	–
非对称野	–	√	√	√
不均匀性	–	√	√	–
补偿片	√	√	√	√
临床检测	–	–	√	√

2. 深度剂量数据的测试 深度剂量数据的测试见表 6-2-15。

表 6-2-15 深度剂量数据测试

标准 SSD 的 PDD	下列条件下的 FDD 曲线
	SSD=90cm
	D=10cm
	射野面积：3cm×3cm，4cm×4cm，5cm×5cm，6cm×6cm，7cm×7cm，8cm×8cm，10cm×10cm，12cm×12cm，14cm×14cm，17cm×17cm，20cm×20cm，25cm×25cm，30cm×30cm，35cm×35cm，40cm×40cm
	矩形野
非标准 SSD 的 PDD	SSD：80cm，110cm
	面积：5cm×5cm，10cm×10cm，20cm×20cm，30cm×30cm
TPR	面积：5cm×5cm，10cm×10cm，20cm×20cm，30cm×30cm，40cm×40cm
TMR	d=d$_{max}$，5cm，10cm，20cm 归一点：10cm×10cm，d=5cm

3. 输出因子的测试 输出因子的测试见表 6-2-16。

表 6-2-16 光子线输出因子的测试

体模散射因子（S_p）	SSD：等中心，归一点：10cm×10cm，d=10cm
光栅散射因子（S_c）	SSD：等中心，归一点：10cm×10cm，d=10cm
楔形因子	SSD：等中心，归一点：10cm×10cm，d=10cm，面积：5cm×5cm，10cm×10cm，20cm×20cm
托架因子	SSD：等中心，归一点：10cm×10cm，d=10cm
其他因子	SSD：等中心，归一点：10cm×10cm，d=10cm

4. 开放野数据的测试 开放野数据的测试见表 6-2-17。

5. 患者表面效应的测试 患者表面效应的测试见表 6-2-18。

6. 光子线楔形野的测试 光子线楔形野的测试见表 6-2-19。

表 6-2-17 光子线开放野数据的测试

正方野，标准 SSD	标准 SSD 中的剂量分布
	轴向平面：3cm×3cm,5cm×5cm,10cm×10cm,20cm×20cm,30cm×30cm,40cm×40cm
	矢状面：5cm×5cm,20cm×20cm,40cm×40cm
正方野，非标准 SSD	非标准 SSD 中的剂量分布
	SSD:90cm,110cm
	轴向平面：5cm×5cm,10cm×10cm,20cm×20cm,30cm×30cm
矩形野	对等效面积为某一值（如 6cm^2、12cm^2）测量剂量分布

表 6-2-18 光子线患者表面效应的测试

斜入野	尽可能在大角度下获得斜入射数据，如 30cm×30cm 野，斜面角 30°
不规则表面	采用阶梯体模，30cm×30cm 野，5cm 一阶梯，将射野平移半个计算格点距再作计算
切线入射	用 10cm×20cm 野切线照射正方体模，机器跳数归一在等中心轴上，比较剂量分布
正方体模	用 20cm×20cm,25cm×25cm 野垂直照射大型正方体模，与射野对准、偏心、掠射时的测量结果比较

表 6-2-19 光子线楔形野的测试

输入参数	最少的输入参数应包括轴向和矢状面最大楔形野面积的二维剂量分布	
深度剂量	复核每块滤片在 5cm×5cm，10cm×10cm，20cm×20cm，最大野中的深度量	
射野大小检测	二维剂量分布：	
	轴向平面：5cm×5cm，10cm×10cm，20cm×20cm，最大野	
	矢状面：10cm×10cm，最大野	
	冠状面：$d=d_{max}$，10cm，20cm，10cm×10cm，最大野剂量分布	
扩展 SSD	轴向二维剂量分布：	
	SSD：80cm，110cm，10cm×10cm，20cm×20cm	
非对称或铅挡野	至少标准 SSD 的非对称或铅挡楔形野要检查	

7. 铅挡的测试 铅挡的测试见表 6-2-20。

8. MLC 的测试 MLC 的测试见表 6-2-21。

表 6-2-20 铅挡的测试

输入数据	15cm×15cm 挡到 4cm×15cm
	30cm×30cm 挡到 20cm×20cm,10cm×10cm,5cm×5cm
	30cm×30cm 中含有 10cm×10cm,5cm×5cm 岛形挡块
SSD 检查	SSD:80cm,110cm,30cm×30cm 挡到 10cm×10cm
适形铅挡	椭圆形、C 形
透射	30cm×30cm 野中等 10cm×10cm 岛形挡块，原射线透射率为 10%、25%、50% 和 100%
临床检查	斗篷野，脊髓铅挡

表 6-2-21 MLC 的测试

输入数据	与铅块相同
标准形状	圆形野
	与叶片边缘成 10°，30°，45°，60° 斜线
SSD 检查	SSD：80cm，110cm 圆形野
适形形状	椭圆、C 形
叶片透射	光栅开放，叶片关闭侧透射
临床检查	MLC 斗篷野，脊髓铅挡，其他

9. 非对称野的测试　表 6-2-22 上非对称野的形状，在表中所列射野条件下测量表 6-2-10、表 6-2-11、表 6-2-13 中的大部分内容。

表 6-2-22　光子线非对称野的形状

X1	X2	Y1	Y2	其他
5	5	5	5	—
0	10	5	5	—
−5	15	5	5	—
−10	20	5	5	—
5	5	0	10	—
5	5	−10	15	—
5	5	−10	20	—
0	10	−10	20	—
−5	15	−10	20	—
−10	20	−10	20	—
−10	20	−10	20	W45
−10	20	−10	20	挡铅
−10	20	−10	20	MLC

注：X1、X2：射野 X 轴方向上，两个光栅的位置；Y1，Y2：射野 Y 轴方向上，两个光栅的位置；W45：45° 楔形滤板。

10. 光子照射中密度修正的测试　光子照射中密度修正的测试见表 6-2-23。

表 6-2-23　密度修正的测试

算法复核	采用带多种不均匀的模体，验证算法运行正确
基准数据	采用 Rice 的测量和报告值，在有临床意义的基本条件下记录修正的精度
二维、三维不均质修正	在片层、部分片层和复杂的不均匀几何条件下测量深度剂量和离轴量

（二）电子线的测试

1. 开放野的测试　开放野的测试见表 6-2-24。

表 6-2-24　开放野的测试

轴上深度剂量	对每个能量在标准 SSD 下比较深度剂量
	归一深度：d_{max}
	面积：$4cm \times 4cm$，$6cm \times 6cm$，$10cm \times 10cm$，$15cm \times 15cm$，$20cm \times 20cm$，$25cm \times 25cm$
二维离轴剂量分布	对每个能量在标准 SSD 下比较离轴剂量分布
	面积：$4cm \times 4cm$，$6cm \times 6cm$，$10cm \times 10cm$，$15cm \times 15cm$，$20cm \times 20cm$，$25cm \times 25cm$
冠状面或三维数据	对比三维模型需要进行三维检测，测量多个冠状面剂量分布或生成三维分布

2. 输出因子的测试　输出因子的测试见表 6-2-25。

表 6-2-25　输出因子的测试

输出因子	SSD=100cm
	归一深度：d_{max}
	面积：$6cm \times 6cm$，$15cm \times 15cm$，$25cm \times 25cm$
有效 SSD	每个能量在标准 SSD 下 Z 轴相平面的二维剂量分布
	SSD 110cm 和其他临床所用的距离
	面积：$6cm \times 6cm$，$15cm \times 15cm$，$25cm \times 25cm$
异形野输出因子	一系列标准铅挡的输出因子

（三）扩展距离的测试

扩展距离的测试见表 6-2-26。

表 6-2-26　扩展距离的测试

轴上深度剂量	对每个能量在非标准 SSD 下比较深度剂量
	SSD 110cm 或其他临床所用的距离
	归一深度：d_{max}
	面积：6cm × 6cm,15cm × 15cm,25cm × 25cm
二维离轴剂量分布	对每个能量比较离轴剂量分布
	SSD 110cm 或其他临床所用的距离
	面积：6cm × 6cm,15cm × 15cm,25cm × 25cm
冠状面或三维数据	对比三维模型需进行三维检测，测量多个冠状面剂量分布或生成三维分布

4. 异形野的测试　异形野的测试见表 6-2-27。

5. ECWG 测试　美国国立癌症研究所的 ECWG（electron contract working group）提出一套综合的电子线测试数据，这套数据是用来在标准测量几何条件下和复杂的临床条件下比较各种算法的。尽管这套数据设计时没有包含全部可能的临床情况，但它顾及了大多数电子治疗情形。所有的测试基于两个能量（9 MeV、24 MeV）来自瓦里安公司 Clinac1800 直线加速器。所需测量的数据由 ECWG 规定，测量时应注意：①一条或多条深度剂量曲线；②横断面上 5 条或更多的离轴量；③ BEV 平面剂量测量用固态水和胶片。

表 6-2-27　异形野的测试

形状	限光筒 /cm	SSD	深度剂量（x,y）	二维平面	BEV, 三维
1 圆 r=12cm	25 × 25	标准	轴上	y=0，x=0	有
2 圆 r=2cm	6 × 6	标准	轴上	y=0	有
2' 圆 r=2cm	6 × 6	标准 +10cm	轴上	y=0	有
3 椭圆 8cm × 20cm	20 × 20	标准	轴上	y=0	有
4 C 形	25 × 25	标准	轴上	y=0，x=0	有
5	25 × 25	标准	轴上	y=0，x=0	有
6 ECWG 铅挡	15 × 15	标准	（0,3）（0,3）	y=3，y=-3，x=0	有

（三）图像输入验收

患者的解剖结构是由一个或更多的患者外轮廓和许多内部结构组成。多层 CT 或 MRI 扫描中可以得到详细的三维患者解剖信息，包括外轮廓和内部结构。射野形状位置与肿瘤和正常组织不吻合，会导致治疗的失败和正常组织并发症发展。表 6-2-28 给了图像输入验收程序上需要重视的部分。

表 6-2-28 图像输入验收的要点

项目	测试	注释
图像几何参数	文档和校准参数被用来决定每个图像的几何描述（例如：像素、像素大小、层厚）	当图像被转换到 TPS 系统时，不同的供应商、特殊扫描文件格式、协议能产生的几何形状错误
几何位置和扫描方向	文档和校准参数被用来决定每幅图像的几何位置，特别是左右和头脚方向	当图像被转换到 TPS 系统时、不同的供应商、特殊扫描文件格式、协议能产生的几何形状错误
文本信息	检验所有的文本信息准确的传输	不正确的姓名或扫描序列可以导致误用和误传
图像信息	检验灰度值的准确性，特别是 CT 与电子密度之间的转换	错误的灰度值会导致错误的解剖结构的确定或不正确的密度校正
图像预处理	测试所有特征，包括能正确识别原始和修改的图像的文本工具	修改的图像信息可能会产生错误的数据

（四）用于验收的体模

实际的验收需要特殊的体模来帮助完成，Craig 等设计了其中的一类体模，见图 6-2-4。由于评估与剂量无关的 QA 要素的重要性，这类体模的设计可以用来帮助指导三维治疗计划系统应用的人员，来测试和验收他们的治疗计划系统。

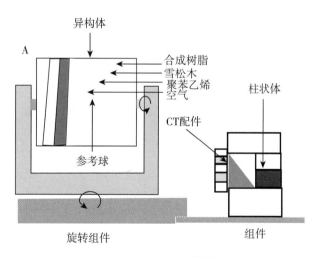

图 6-2-4 Criag 体模

体模包含两方面内容：①旋转部件能显示放射野图像和 CT 数据操作。②模体部件包括解剖体积和 CT 值与电子密度之间的转换。

使用这个体模评估一个治疗计划系统的程序包含：①将旋转部件旋转到需要的角度；②用 CT 扫描体模；③将图像数据导入治疗计划系统；④分析射野几何参数显示和用从体模中

已知的数值来评价解剖显示（例如，几何参数、体积、扩张体积、电子密度等）。可以用该体模来验收不同的三维治疗计划系统和 CT 模机。体模的用处是发现有关从多层 CT 图像重建、轮廓扩展和 CT 值与电子密度之间的转换这类特殊问题。

（五）常规质量保证程序

当通过验收并且配置了本单位治疗机的数据时，系统便可以开始在临床使用。为保证系统性能一直保持在验收时的水平，需要建立常规质量保证程序，定期重复主要的验收测试项目，将新的测试结果与验收时的结果进行比较。测试内容及频度见表 6-2-29。

表 6-2-29　常规质量保证检查内容及频度

频度	项目	细则
日	误差记录	审阅工作日志上列出的系统错误、错误信息、其他问题
	修改记录	记录硬件、软件的调整
周	数字化仪、打印输出	检查数字化仪精度和打印机输出精度
	检查临床计划	检查临床计划活动，讨论误差问题并解决问题
月	CT 数据输入计划系统	检查系统内的 CT 数据几何精度和导出的电子密度
	问题回顾	回顾所有的治疗计划问题并安排解决问题的时间
	检查计划系统回顾	检查系统软件、硬件和数据文件目前的配置和状态
年	剂量计算	检查计算结果与测量结果的相符性
	数据输入输出设备	检查数字化仪、CT 输入打印机绘图仪等图像输出设备的功能和精度
	关键软件功能	检查 BEV、DRR 的生成和打印精度，CT 的几何及电子密度转换功能，DVH 计算等其他关键功能，数据文件
不定期	射线参数	机器状态变化后的改变数据（PDD、TPR、散射因子、楔形因子等）
	软件变化	系统软件变化后数据可能发生的改变

（六）患者治疗计划的检查

上面介绍的 QA 内容均是针对治疗计划系统，具体到每一个患者的治疗计划，当计划完成时应进行下面三个步骤的检查，以避免因机器或人为因素造成患者治疗计划的错误：①设计计划的物理师直观判断剂量分布是否正确。②设计计划的物理师采用一个独立的计算机程序验算每个射野的机器跳数。对于简单布野条件，验算值与计划系统的结别应在 2% ～ 3% 的范围，对于复杂布野条件，超过 5% 的情况应分析原因。③由高年资或同年资的物理师核对全部计划资料。

（七）治疗安全

保证患者和工作人员的安全是质量保证的一个重要内容。安全措施主要包括设备（机械和电气）联锁、治疗联锁和辐射防护措施三大方面。设备联锁包括防撞装置、运动应急停止措施、射野挡块固定、机器设备接地措施、闭路电视和通话设备等。治疗联锁包括 X 射线或电子束治疗模式转换、治疗室门联锁、计时器（⁶⁰Co 治疗机和 X 射线机）和加速器剂量仪（双道）工作的可靠性、楔形板联锁，超高（低）剂量率联锁等。辐射防护包括定期检查治疗机机头和准直器的防护以及建筑屏蔽防护的效能，必须符合国家规定的有关标准。

四、近距离治疗 QA 内容

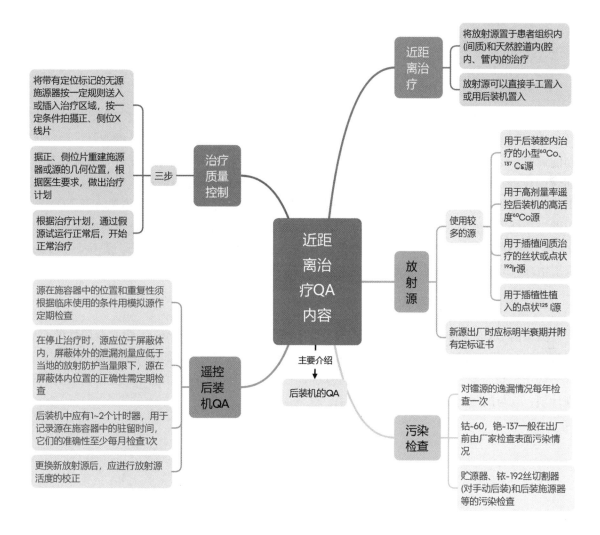

放射治疗技术队伍的建设和管理，应首先明确对各项工作的要求，完善各项规章制度，再进行具体的组织落实和相应的应对措施，这些都是为放射治疗提供可靠质量保证的基础。

一、部门 QA 的主要内容

在放射治疗的全过程中，放射治疗医师、物理人员和放射治疗技术员的工作既有分工，又有密切配合，共同组成一个执行 QA 的组织。放射治疗医师负责治疗方针的制订、治疗计划的评定、记录和监督执行，在 QA 组织中起主导作用。物理人员的主要任务是对放射治疗和辅助设备特性的确定和定期检查、射线剂量的定期校对，并参与治疗计划的制订，保证工作人员和患者的放射安全防护等。放射治疗技术员是放射治疗计划的具体执行者。QA 组织的中心任务是在部门负责人领导下，协调 QA 组织内成员间的职责分工，及时发现和纠正 QA 执行过程中的失误和差错，随时总结经验，提高本部门的 QA 工作水平。表 6-3-1 中为放射治疗科 QA 的工作内容规定。

二、国家 QA 的主要内容

国家的 QA 应得到国家的确认，或相应的组织支持。主要内容有：①建立全国性的 QA 工作网；②确定 QA 工作水平；③建立和批准各种与 QA 有关的标准，如具体的肿瘤治疗方案、统一病历记录、统一临床剂量标准，有关放射治疗设备的规定和放射源的管理等；④人员培训计划；⑤与国际上相应组织的协调联系。

表 6-3-1 放射治疗科 QA 的工作内容规定

目 的	QA 内 容	执 行 者
1. 建立 QA 程序	（1）整个治疗环节包括临床计划、物理计划、纠正措施等 （2）治疗病例，各种记录等文件的统一与保存 （3）QA 人员的组织	QA 负责人（一般是科主任）
2. 患者剂量控制	（1）剂量控制 ｛ 剂量学 / 体外、腔外放射源 / 治疗设备	物、技、工
	（2）患者材料 ｛ 患者定位（标记、证实等）/ 患者材料（靶区、危及器官）	医、物、技
	（3）治疗计划 ｛ 外轮廓等 / 剂量计算（包括体内剂量测量）/ 治疗单	医、物
3. 患者安全	（1）靶区和野外患者剂量 （2）机器设备联锁（射线联锁、机械联锁） （3）患者监视和通话系统	医、物、技、工
	（4）电安全（设备接地等） （5）放射性污染、臭氧、毒气排出等	物、技、工
4. 工作人员安全	（1）建筑防护［X（γ）射线、中子］ （2）工作人员剂量监督［X（γ）射线、β 射线、中子］	物
	（3）电器安全（高压操作、设备接地） （4）系统联锁（治疗室门、灯、紧急开关、设备联锁）	工、物

注：表中"医"为医师，"物"为物理师，"工"为工程师，"技"为技术员。

放射防护

放射治疗为人类对抗疾病带来了巨大的利益，然而，如果使用不当或者使用过度，它也会给人类健康和生存环境造成影响，甚至是危害。为此如何合理有效地发挥电离辐射的作用，使人们从中获得更多的好处，同时尽量避免和减轻电离辐射的危害，成了人们关注的焦点。放射防护研究的重心就是针对这一问题，它是电离辐射安全应用的保护伞。

辐射防护的基本任务是，在保护环境，保障从事辐射工作人员和公众，以及他们后代的安全和健康的前提下，允许进行可能产生辐射照射的必要活动，提高辐射防护措施的效益，以促进各种辐射技术及其应用事业的发展。

辐射防护的主要目的是为人类提供一个适宜的防护标准，而不致过分限制产生辐射照射的有益的实践，在考虑经济和社会因素后，防止有害的确定性效应和限制随机性效应的发生率，把一切照射保持在可合理达到的尽可能低的水平。

国际放射防护委员会（ICRP）通过其一系列有关辐射防护标准的建议书，归纳和总结许多国家的防护标准，并结合相关学科理论和技术的发展，提出了辐射防护标准的基本指导原则。这些原则往往作为许多国家制定有关辐射防护的法律、法规、标准的依据。

辐射防护是核科学中一个重要分支，是研究防止电离辐射对人体危害的综合性边缘学科。其内容涉及核物理学、核化学、辐射剂量学、放射生物学、辐射评价方法学，内容极为丰富，且仍在不断发展和深化。

安全标准中使用的主要物理量是活度和吸收剂量。

一、活度

一定量的处于特定能态，给定时间的某种放射性核素的活度 A 是 dN 与 dt 的比值。其中，dN 是在时间间隔 dt 内，从原能态发生自发核衰变的数量。

$$A=dN/dt=\lambda N=\left((\ln 2)/t_{1/2}\right)_N$$
$$A=dN/dt=\lambda N=\left((\ln 2)/t_{1/2}\right)_N$$

（公式 7–1–1）

其中，λ 是放射性核素的衰变常数；N 是放射性核素（原子）的数量；$t_{1/2}$ 是放射性核素的半衰期。

放射性活度的国际单位制是贝克勒尔（Bq），放射性核素每秒有一个原子发生衰变时，其放射性活度即为 1Bq。活度的旧单位是居里（Ci），$1Ci=3.7 \times 10^{10}Bq$。居里最初的定义是 $1g^{225}Ra$ 的活度；然而，改进测量的结果表明 $1g^{226}Ra$ 的活度是 0.988Ci。

二、吸收剂量

吸收剂量 D 定义为 $d\bar\varepsilon$ 除以 dm 而得的商。其中是 $d\bar\varepsilon$ 是向质量为 dm 的物质授予的平均能量。

$$D=\frac{d\bar\varepsilon}{dm}$$

（公式 7–1–2）

吸收剂量的国际单位制是 1J/kg，专用名称是戈瑞（Gy）。过去使用的剂量单位是拉德（rad），表示 100erg/g（即 1Gy= 100rad）。

三、辐射防护量

吸收剂量是最基本的物理剂量学量。但是出于辐射防护目的，它并不能完全令人满意。因为不同类型的电离辐射对人体组织的损害效应不同。除了这些物理量，也引入了其他剂量相关量来解释辐射对组织产生的物理效应和生物效应。这些量包括器官剂量、当量剂量、有效剂量、待积剂量和集体剂量。

（一）器官剂量

定义为人体特定组织或器官 T 中的平均剂量。D_T 由下式计算：

$$D_T = \frac{1}{m_T} \int_{m_T} D \, dm = \frac{d\bar{\varepsilon}}{m_T}$$ （公式 7-1-3）

m_T 是特定的器官或组织质量；ε_T 是电离辐射给予该组织或器官的总能量。

（二）剂量当量

由于辐射的生物效应不仅取决于剂量，而且还与辐射的类型有关，因此引入了与剂量限制有关的辐射防护物理量（剂量当量）（H），定义为：

$$H_T = w_R D_{T,\,R}$$ （公式 7-1-4）

其中，$D_{T,R}$ 为辐射类型 R 授予组织或器官 T 的平均吸收剂量；w_R 是辐射类型 R 的辐射权重因子。

X 光子，γ 光子和电子，$w_R=1$；质子，$w_R=5$；重粒子，$w_R=20$，中子，$w_R=5 \sim 20$。剂量当量的国际单位是焦耳/千克（J/kg），专用名称是希沃特（Sv）；旧制单位是雷姆（rem）。两种单位的关系为 1Sv=100rem；比如，器官受到 1Gy 的光子剂量，当量剂量是 1Sv。而对于同样剂量的 20keV 中子辐射，当量剂量为 10Sv，因此危害是前者的 10 倍（即 20keV 的中子，$w_R=10$）。

器官剂量 $D_{T,R}$ 是判断单位质量器官的平均能量吸收的尺度，而当量剂量 H_T 是判断器官或组织 T 由此引起的生物学损害的尺度。

（三）有效剂量（有效剂量当量）

发生随机性效应的概率和当量剂量之间的关系取决于受照器官或组织。这意味着，不同器官或组织受到同样当量剂量的照射，所引起的危害是不同的。考虑到这些差异，就需要用到组织权重因子。

组织权重因子用于描述器官或组织对全身均匀受照效应总危害的相对贡献。对于低剂量照射，每个器官或组织的危害可以视为附加的，而其对全身的总危害是对每个危害求和。因此，对总危害的相对贡献为每个危害和全身均匀受照引起的总危害的比值。因此相对贡献的总和可归一为单位 $\sum w_T=1$。

有效剂量 E 定义为每个组织当量剂量乘以相应的组织权重因子 w_T 的乘积之和，来表示几种不同组织受到不同剂量的综合作用。从某种意义上说，这种综合作用和所有随机性效应组份紧密相关（辐射防护委员会 60 号出版物）：

$$E = \sum w_T H_T$$ （公式 7-1-5）

国际放射防护委员会（ICRP）60 号出版物和国际原子能组织（IAEA）安全标准将组织权重因子 w_T 列成表。出于辐射防护目的，尽管组织权重因子取决于人员的性别和年龄，但是仍将其值作为常数，应用于普通人群；例如，性腺，$w_T=0.20$；肺或红骨髓，$w_T=0.12$，皮肤，$w_T=0.01$。因此，受相同当量剂量的低剂量照射，性腺发生随机性效应的危险度高于肺或红骨髓。

有效剂量的单位是焦耳/千克（J/kg），专用名称是希沃特（Sv）。全身均匀的当量剂量给出的有效剂量在数值上等于均匀当量剂量。

权重因子 w_T 和 w_R 是相互独立的，即组织权重因子 w_T 与辐射类型无关，而辐射权重因

子 w_R 与组织类型无关，可以这样写：

$$E=\sum_T w_T \sum_R w_R D_{TR}=\sum_R w_R \sum_T w_r D_{TR}$$（公式 7-1-6）

在给定的情况下，处理只有一种类型的辐射时，有效剂量由下式给出：

$$E=\sum w_T D_{TR}$$（公式 7-1-7）

有效剂量是剂量尺度，它被指定为反映该剂量预期产生的辐射危害总量。辐射类型和照射模式产生的有效剂量可以直接比较。

职业照射和公众照射的年剂量限值用年有效剂量描述。器官、手、脚受照情况，则用当量剂量描述。

（四）待积剂量

当放射性核素进入身体时，由此产生的剂量是它们在体内存留期间受到的辐射剂量。在这段时间里传递的总剂量称为待积剂量，通过对剂量接受率的一定时间积分来计算。任何相关的剂量限制适用于摄入产生的待积剂量。待积剂量是指待积有效剂量和待积当量剂量。

（五）集体剂量

上述讨论的辐射防护量涉及个人照射。集体剂量涉及受照群体或人群，定义为受照人员的各群体的平均剂量和各群体的人员数量的乘积之和。集体剂量的单位是人 – 希沃特（man-Sv）。

第二章 辐射的来源及种类

一、辐射的来源

人类受到照射的辐射源主要分为两大类：天然辐射源和人工辐射源。电离辐射是自然环境的一部分，自然界中存在各种电离辐射的照射，这种由天然辐射源造成的辐射成为天然本底辐射，是人类在正常生活条件下受到的电离辐射照射的最主要来源。其次是人类自身的社会活动产生和使用的各种人工辐射源的照射。就人工辐射而言，其中医疗辐射为主要来源。

辐射是自然界的一部分，本底辐射主要来源于三个方面：地球辐射、宇宙辐射以及来自于我们体内放射性成分的辐射。在美国，由于各种各样的本底辐射，年人均总的有效剂量当量是 30mSv/ 年。

在地球表面，由于天然放射性元素成分数量的不同，地面表面辐射也在发生变化。此外，建筑材料由于混合有天然放射性材料，也将产生放射线。

除了本底辐射，人们还要接受各种医疗辐射，包括患者的检查以及职业和健康公众的照射。据美国健康服务机构统计，1970 年对遗传因素有重要意义的年均剂量当量大约为 20mSv/ 年。

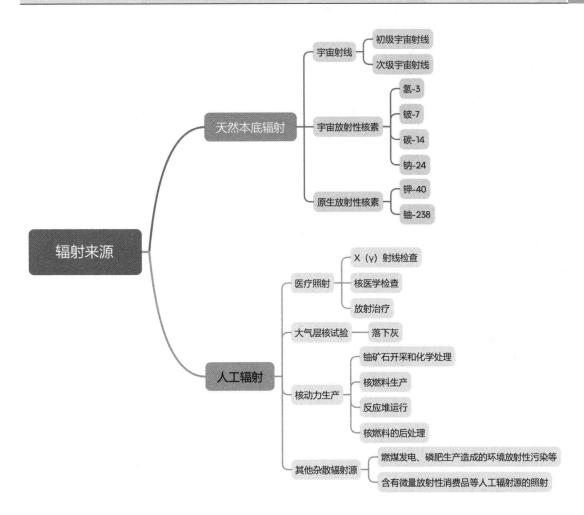

二、辐射的种类

（一）职业照射

定义为工人在工作过程发生的所有照射。

（二）医疗照射

定义为以下情况发生的照射：①在自己医疗、牙科诊断或治疗中受照的患者。②不同于志愿协助支持、安慰患者并知情的职业受照人员的受照个人。③在涉及自己受照的生物医学研究项目中的志愿者。

（三）公众受照

定义为公众人员受到来自放射源的照射，不包括职业照射、医疗照射、正常的当地天然本底照射，但是包括官方放射源、官方实践和来自干预情况的照射。

根据辐射效应的发生与剂量之间的关系，可以把辐射对人体的危害分为随机性效应和确定性效应。

电离辐射的能量沉积是一个随机过程。即使在辐射剂量很小的情况下，若在细胞内的关键"靶"体积中沉积足够的能量，也有可能导致细胞变异甚至死亡。大多数情况下，一个或少数细胞死亡在组织中不会产生影响，然而，若导致像遗传变化或最终导致恶性肿瘤的转化之类的单一细胞或少数细胞的变异却可能会产生严重后果，这些效应称为随机性效应。随机性效应的发生概率与剂量大小有关（图 7-3-1a），但严重程度与之并无多大关系（图 7-3-1b）。在辐射防护考虑的剂量水平，如放射性工作人员日常所受到的小剂量水平照射，随机性效应极少发生。对随机性效应定量的分析，如辐射致癌、遗传效应等，必须严格地遵循流行病学的原则，包括一定规模的样本，病例的确认，合适的对照，足够长的观察时间，可靠的剂量数据等，实施起来的确有相当大的难度。所以到目前为止，随机性效应的发生概率与剂量之间的定量关系，尚未完全确定。为了慎重，辐射防护应从偏安全角度考虑，用大剂量和高剂量率水平的研究结果外推，将随机性效应发生概率与剂量关系简单地假设为"线性"、"无阈"。这一假设是确定辐射防护原则的重要依据。

确定性效应以前称之为非随机性效应，指的是使用较大剂量照射全部组织或局部组织，杀死相当数量的细胞，使得组织或器官中产生可检查出的组织变化或严重功能性损伤。这种效应称为确定性效应。确定性效应是一种有阈值的效应，即受照剂量小于该阈值，该种效应不会发生（图 7-3-1c）；达到阈值，效应就会发生，且发生概率骤然上升。在阈值以上，效应的程度随剂量增加而变得严重，尽管不同亚群的个体存有差异，但总的趋势是剂量越大，损伤越严重（图 7-3-1d）。组织对电离辐射的响应各不相同，其中卵巢、睾丸、骨髓及眼晶体属最敏感的组织。表 7-3-1 给出几种敏感组织确定性效应的估计值，表 7-3-2 给出全身照射引起个体死亡的剂量范围。从表中可以看出，确定性效应的剂量阈值是相当大的，在正常情况下不可能达到这一水平，一般只是在放射性事故下才有可能发生。

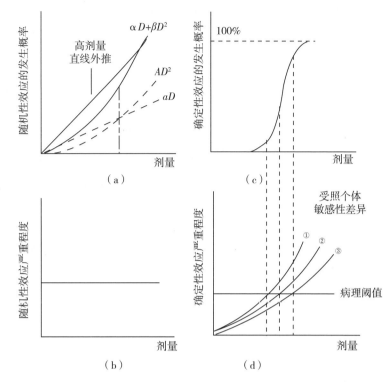

图 7-3-1 辐射的随机性效应和确定性效应发生概率和严重程度与剂量的关系

表 7-3-1 成年人睾丸、卵巢、眼晶体及骨髓的确定性效应阈值的估计值

组织和效应	阈值	
	在一单次短时照射中受到的总当量剂量 (Sv)	多年中每年以分次很多的分次照射或迁延照射接受剂量时的年剂量率 (Sv·a⁻¹)
睾丸		
暂时不育	0.15	0.4
永久不育	3.5～6.0	2.0
卵巢		
不育	2.5～6.0	> 0.2
晶体		
可查出的浑浊	0.5～2.0	> 0.1
视力障碍（白内障）	5.0	> 0.15
骨髓		
造血机能低下	0.5	> 0.4

表 7-3-2　人类受低 LET 全身均匀急性照射诱发综合征和死亡的特定辐射剂量范围

全身吸收剂量 (Gy)	造成死亡的主要效应	照后死亡时间 (d)
3 ～ 5	骨髓损伤 ($LD_{50\ 60}$)	30 ～ 50
5 ～ 15	胃肠道及肺损伤	10 ～ 20
> 15	神经系统损伤	1 ～ 6

　　如何估计电离辐射对人类的危害，特别是随机性效应的发生，如前面所提到的并非是一件容易的事。从另一角度分析，社会生活中的众多职业本身都有其一定的危险性，有些电离辐射会给从事该种职业人员带来某种危害，或影响其健康，或直接威胁其生命。对于从事不同职业的人群，用统计学方法比较由各种职业本身所构成危险的可能性，会有利于说明电离辐射的危险度。年死亡率是危险性的衡量标准，称为危险度。如某种职业危险度为 10^{-4} 时，表示每个从事这种职业的工作人员一年内因事故而死亡的概率是万分之一。

辐射防护的目的是通过一系列法律、法规和限制性技术手段，在使得电离辐射对人类的照射低于可以被接受水平的前提下，利用和开发各种类型的辐射技术，为人类生活和社会发展带来最大的效益。显然，辐射防护是基于当代科学技术的发展水平和人类对辐射这一现象现阶段的认识水平，在权衡利益和代价后制定的一套较完整的体系。

一、辐射防护的三项基本原则

为了实现放射防护目的，应当严格遵守辐射防护的三项基本原则：辐射实践的正当性、辐射防护的最优化、个人剂量限值。这三项基本原则是相互关联的，任何一项在实践中都不可以偏废。

二、放射防护剂量限值

《电离辐射防护与辐射源安全基本标准》GB 18871-2002 是我国放射防护领域现行放射防护的国家级标准，也是制定其他放射防护标准的基础和依据。它总结了我国 50 年来执行放射防护的实践经验，并在技术内容上等效采用了由 6 个国际组织批准并联合发布的《国际电离辐射防护与辐射源安全基本安全标准》（国际原子能机构安全丛书 115 号，1996）。如同 ICRP 第 60 号出版物所建议的那样，放射防护基础标准的宗旨是：保障辐射工作人员和广大公众及其后代的安全与健康，保护环境，促进核科学技术、核能和其他辐射应用事业的发展，提高放射防护措施的效益。

（一）对职业照射人员个人规定的剂量限值

1. 成年人

（1）连续 5 年间的年平均有效剂量 20mSv，不可作任何追溯性年平均。

（2）连续 5 年中的任何一个单一年份的年有效剂量 50mSv，但连续 5 年均值不得超过 20mSv。

涉及辐射的任何实践活动实施以前，应当充分考虑它会对社会生活、人体健康、生存环境可能带来的损害

辐射防护三项基本原则

辐射实践的正当性

- 权衡利弊后，只有当该实践活动产生的总危险与总利益相比是微不足道的，才可以认为此项工作是具有正当理由的
- 实际上，衡量辐射实践的利弊是一综合评价的过程
- 需要综合考虑政治、经济、社会等许多非技术性因素
- 从许多可以得到的方案中选出最佳方案
- 已超出了辐射防护的范围
- 必须由被授权的部门作出

辐射防护的最优化

- 也称为ALARA(as low as reasonably achievable principle)原则
- 利益-代价分析是为达到放射防护最优化使用的最有效方法
- 应避免一切不必要的照射
- 在考虑到经济结合社会因素的条件下，所有辐射照射都应保持在可合理达到的尽量低的水平
- 对各项防护方案通过代价-利益分析，选择出一个最优的方案
- 这个方案考虑了现实经济和社会因素，使照射合理达到尽可能低的水平，给出最优纯利益

在考虑了社会和经济因素的前提下，采取诸多有效的防护措施如屏蔽防护等之后，以保证个人剂量的大小、受照人数以及可能遭受的照射，全部保持在可合理达到的尽可能低的水平

个人剂量限值

- 如果辐射实践的正当性判断与防护最优化过程已有效地进行，需要应用个人剂量限值的事例就会很少
- 用剂量限值对个人所受到的照射加以限制
- 该限值是不允许接受的剂量范围的下限，而不是允许接受的剂量范围的上限
- 是最优化过程的约束条件，不能直接作为设计和工作安排的目的
- 不能直接作为设计和工作安排的目的
- 是一种限制，不但不能超过，而且应合理地达到尽可能低的水平

对个人所受照射的限制

（3）眼晶体的年当量剂量，150mSv；

（4）四肢（手、足）或皮肤的年当量剂量，500mSv。

2. 16～18岁徒工和学生　年龄在16～18岁接受职业照射就业培训的徒工，和年龄16～18岁在学习过程需要使用放射源的学生，他们的受照剂量应当遵守下述年剂量限值：

（1）年有效剂量，6mSv；

（2）眼晶体的年当量剂量，50mSv；

（3）四肢（手、足）或皮肤的年当量剂量，150mSv。

3. 怀孕期　确认怀孕后，接受与公众成员相同的防护水平。胎儿总的剂量当量限值为5mSv，而且任何一个月份胎儿受照的剂量不能超过0.5mSv。

4. 特殊情况　在特殊情况下，可以对个人年剂量限值做下述临时改变：

（1）按审管部门规定，连续5年的平均期可以破例延长到10个连续年；10年内任何一位职业照射人员个人的年平均有效剂量不得超过20mSv；在10个连续年期间的任何一个单一年份受到的年有效剂量不得超过50mSv；在10个连续年期间，自延长期以来任何一位职业照射人员受到的有效剂量累计达到100mSv时，应对这种情况进行审查。

（2）对个人剂量限值的临时变更应遵守审管部门规定，任何一年内不得超过50mSv；临时的改变期限不得超过5年。

（二）对公众个人规定的剂量限值

广义的公众是除了职业照射人员和医疗照射人员以外的社会成员。而这里的公众则是专指关键人群组。来自某给定辐射源和给定照射途径，受照剂量相当均匀，能代表因该给定辐射源和该给定照射途径所受的有效剂量或当量剂量最高的个人的一组公众成员，称为关键人群组。

获准的实践或源致公众中的关键人群组成员个人受到的年平均剂量的估计值不应当超过下述剂量限值：

（1）年有效剂量，1mSv；

（2）特殊情况下，若连续5年的年平均有效剂量不超过1mSv，其中的某一单一年份的有效剂量可以提高到5mSv；

（3）眼晶体的年当量剂量，15mSv；

（4）皮肤的年当量剂量，50mSv。

（三）对医疗照射中慰问者或探视者受照剂量约束

虽然剂量限值不适于医疗照射，但是对接受医疗照射的患者的慰问者或探视者的受照剂量却应当加以约束，即剂量约束（dose constraint），使他们在扶持或探视患者接受诊断或治疗过程所受的照射剂量不得超过5mSv；给以核药物诊断或治疗的患者，对其探视的儿童的受照剂量应限制在1mSv以下。

美国放射防护委员会在第49和51号报告中讨论了关于放射装置辐射防护土建设计的指导方针。这些报告包含了一些必需的技术信息，同时还有关于规划新设备及现有设备改造的建议。本节将讨论屏蔽墙厚度计算过程中需要考虑到的一些基本因素。

防护墙设计的目的是，确保任何一个人接收到的剂量当量不超过可以接受的剂量最大值。房间周围环境的设计是可控的还是非控的，主要取决于这个地区受辐射的个人是否受放射防护管理人的管理。出于防护考虑，对于可控区域和非可控区域，每个星期的剂量当量限值分别是0.1rem和0.01rem。这个值大约分别与年剂量限值5rem和0.5rem相符合。

放射防护用来防御三种类型的辐射：原射线、散射线以及机头漏射线。将原射线削弱到一定程度的屏蔽称为主屏蔽墙。用来防御迷路辐射（漏射线和散射线）的屏蔽称之为次屏蔽墙。以下各项为计算屏蔽墙厚度时需要考虑的因素。

1. 工作负荷（W）　对于工作电压小于500kVp的X射线装置，工作负荷是指每周的电流量（毫安培）的最大值与机器出束时间（分钟）的乘积。对于兆伏级机器，工作负荷系指距放射源1m处每周治疗机的输出总剂量。它由治疗机每周治疗的患者数以及每个患者在距离放射源1m处的剂量的乘积确定。W的单位是rad/（w·m）。

2. 使用因子　指的是原射线或散、漏射线射向防护计算点方向的剂量负荷比或照射时间比。该值依赖于给定机器治疗时使用的技术，表7-5-1给出了一些典型的使用因子值。

表7-5-1　主屏蔽墙典型使用因子值

位置	使用因子
地板	1
墙壁	1/4
天花板	1/4～1/2，依赖于机器和治疗技术

3. 居住因子（T）　指的是各类人员停留在相关区域的时间与治疗机总出束时间的比值。如果实际中的居住因子不能使用，可参考表7-5-2给出的值。

表7-5-2　典型的居住因子值

完全占用（T=1）
工作区域、办公室、护士站

续表

部分占用（T=1/4）
走廊、休息室、电梯与操作者
偶尔占用（T=1/8 ～ 1/16）
候诊室、休息室、楼梯、不被注意的电梯、适用于步行或者轮椅的户外区域

4.距离因子（d） 指的是以米为单位，防护计算点或防护区域代表点到放射源的直线距离。在防护计算中，对原射线和散射线均要应用距离平方反比定律。

一、主屏蔽墙的防护设计

假设受保护区域的最大允许剂量当量限值为 P（对控制区该值为 0.1rad/ 周，非控制区为 0.01rad/ 周）。如果主屏蔽墙使得原射线的辐射剂量衰减至剂量限制 P 的穿射系数为 B，则：

$$P= \frac{WUT}{d^2} \cdot B \qquad （公式 7-5-1）$$

那么主屏蔽墙的穿射系数为：

$$B= \frac{P \cdot d^2}{WUT} \qquad （公式 7-5-2）$$

对于给定的能量，通过宽束衰减曲线（图 7-5-1 和图 7-5-2）可以测定所需要的主屏蔽墙的厚度。

主屏蔽墙材料的选择，比如混凝土、重晶石、铁矿石，依赖于结构和空间的考虑。由于混凝土相对比较便宜，墙壁及房顶的屏蔽通常都是用混凝土直接浇筑。在一些空间很珍贵的地方，为了减少屏蔽墙的厚度，即以铅或铁矿石代替混凝土。对于高能 X 和 γ 射线，各种材料屏蔽墙的等效厚度可以通过比较具体能量射线的十分之一价层计算得出。如果这些数据不能应用于一些特殊的材料，大多数情况下，相对密度也可以使用。

二、防护散射线的次屏蔽墙

原射线照射到人体后向各个方向散射。散射线的强度依赖于散射体位置处的原射线强度、原射线的质、照射面积和散射角。定义 α 为散射线与原射线的强度之比。表 7-5-3 给出不同射线质、不同散射角度的 a 值。对于高能光子辐射，90° 散射一般 α 取值为 0.1%。

与原射线相比，散射线通常具有较低的能量。尽管由于康普顿效应导致的射线软化依赖于原射线的能量及散射线的方向，但对于中能射线，散射线的质认为是和原射线一样的，换句话说，90° 散射角的最大散射光子能量是 500keV。因此这种由 500kVp 原射线产生的散射线的屏蔽墙穿射系数是大致相同的。在一些小的散射角，由于更多的一些原射线散射在很小的角落，散射线具有很高的能量。

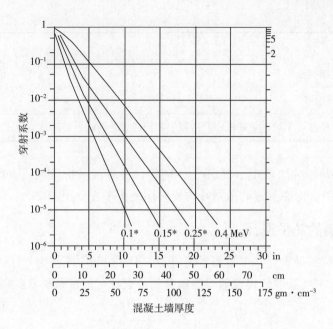

图 7-5-1　最高能量为 0.1 ～ 0.4MeV 宽束 X 射线的穿射系数与混凝土（2.35g/cm³）墙厚度的关系，星号标定的电子线能量由脉冲电压提供；未被星号标定的电子线能量由连续电压发生器提供。曲线描绘了穿射系数与剂量当量的比率

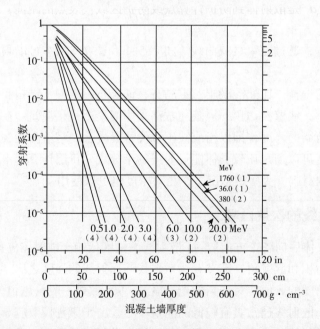

图 7-5-2　最高能量为 0.5 ～ 176MeV 宽束 X 射线的穿射系数与泥凝土（2.35g/cm³）墙厚度的关系。曲线描绘了穿射系数与剂量当量的比率

表 7-5-3 高能 X（γ）射线的散射线与原射线的强度比值 [a]

散射角（从中心射束）	γ 射线	X 射线	
	^{60}Co	4MeV	6MeV
15			9×10^{-3}
30	6.0×10^{-3}		7×10^{-3}
45	3.6×10^{-3}	2.7×10^{-3}	1.8×10^{-3}
60	2.3×10^{-3}		1.1×10^{-3}
90	0.9×10^{-3}		0.6×10^{-3}
135	0.6×10^{-3}		0.4×10^{-3}

注：a 散射强度为 400cm^2 射野大小在距体模 1m 的测量值；原射线强度指没有体模时射野中心的测量值

设 B_s 为次屏蔽墙使散射线的辐射剂量衰弱至剂量限制 P 的穿射系数，则：

$$P= \frac{a \cdot WT}{d^2 \cdot d'^2} \cdot \frac{F}{400} \cdot B_S \qquad （公式 7-5-3）$$

a 为距离散射体 1m 处，照射野面积为 400cm^2 时的散射线与原射线强度之比，d 是放射源到散射体的距离，d' 是散射体到防护计算点或防护区域代表点的距离，F 为原射线在散射体位置的照射面积。

于是变换上式得到：

$$B_S= \frac{P}{aWT} \cdot \frac{400}{F} \cdot d^2 \cdot d'^2 \qquad （公式 7-5-4）$$

根据图 7-5-1 和图 7-5-2 或 NCRP 报告给出的穿射系数曲线，就可以计算出需要的混凝土或铅的厚度。

三、防护漏射线的次屏蔽墙

治疗源装置漏射线的要求已经修改并且在 NCRP 第 102 号报告中得到普遍的阐述。这个报告代替了先前的第 33 号报告，新的建议总结如表 7-5-4。

表 7-5-4 不同治疗源装置漏射线的要求

治疗源	要求
5～50 kVp 能量光子	在距放射装置 5cm 的任一点，任何一小时放射剂量漏射率都不会超过 0.1R
能量超过 50kVp 小于 500kVp	任一小时距离放射源 1m 的地方漏射线剂量率不能超过 1R 距离装置表面 0.5cm 的地方，漏射线剂量率应该限制在 30R/h

治疗源	要求
能量高于 500kVp	在正常的治疗距离上，垂直于有用线束中心轴并以轴为圆心，半径为 2m 的圆平面上最大射野外的任何一点，由于漏射线（不包括中子）而造成的吸收剂量率不得超过有用线束中心轴吸收剂量率的 0.2% 距电子轨道 1m 处的漏射线剂量率不得超过正常治疗距离上有用线束中心轴剂量率的 0.5% 有用线束中的中子辐射剂量应该控制在整个 X 线剂量的 1% 以下 有用线束之外，中子剂量应该尽可能降低
^{60}Co 远距离放射治疗	当光束"关闭"时，在距放射源 1m 的地方，任何方向的漏射线剂量率平均不能超过 2mrad/h，最高不能超过 10mrad/h 当光束处于"开启"状态时，在距放射源 1m 远的地方，放射源的漏射线剂量率不能超过有用线束的 0.1% 当放射源在 1m 处的有用线束的剂量率不低于 1000mrad/h 时，放射源的漏射线剂量率不能高于 1rad/h

因为无论机器是否工作，辐射泄漏都会存在。因此漏射线的使用因子是 1。设 B_L 为次级屏蔽墙使漏射线的辐射剂量率衰弱至最高剂量限值 P（rem/w）的穿射系数，则：

对于工作电压低于 500kVp 的单位：

$$P = \frac{WT}{d^2 \cdot 60I} \cdot B_L \qquad （公式 7-5-5）$$

I 是最大管电流。数字 60 是将漏射线剂量率单位由 1R/h 变换到 1/60R/min，由于工作负荷 W 的单位是 mA-min/w。

对于高能治疗单位：

$$P = \frac{0.001WT}{d^2} \cdot B_L \qquad （公式 7-5-6）$$

0.001 是穿透机房漏射剂量限值为 0.1% 时的因子。

屏蔽墙漏射线穿射系数 B_L 为：

$$B_L = \frac{P \cdot d^2 \cdot 60I}{WT} \quad \text{[Therapy below 500kVp]} \qquad （公式 7-5-7）$$

和
$$B_L = \frac{P \cdot d^2}{0.001WT} \quad \text{[Therapy above 500kVp]} \qquad （公式 7-5-8）$$

漏射线的质一般与原射线相同。因此，应该使用原射线的穿射系数曲线来确定次级屏蔽墙的厚度（图 7-5-1 和图 7-5-2）。

对高能射线治疗装置，由于漏射线的质高于辐射散射，因此漏射线的屏蔽墙厚度要远远高于辐射散射屏蔽墙的厚度。但对于低能 X 射线，漏射线和散射线屏蔽墙的厚度差别要小很多。

为原射线设计的屏蔽墙同样也给漏射线和散射线提供了足够的防护，如果屏蔽墙仅仅是为了防护散射线而设计，那么就可以分别计算屏蔽墙的厚度。如果两种屏蔽墙的厚度差距至少有三个半价层，那么两者之间较厚者才是足够的，如果墙厚度差距小于三个半价层，应该在较厚屏蔽墙上加一个半价层的厚度，这样才能得到所需要的次级屏蔽墙。

四、门的防护设计

除非有 1 个迷路入口，门必须提供一个与门周围防护墙等效的屏蔽。对于高能射线装置，直接进入治疗机房的门必须非常的重。它需要一个电动机来推动，同时为了应对突发情况也需要一个人工操作设备。迷路的设计，换句话说可以彻底地减小对防护屏蔽门的要求。迷路的作用就是阻止门口辐射的直接入射。一个合适的迷路设计，可以有效地减少屏蔽门防护的散射线的强度和能量。如图 7-5-3 所示，在照射到屏蔽门之前，射线至少经历两次散射。在 90° 或更大角度的方向上，每一次的康普顿散射都将能量降到 500kV 或更低。每一次的大角度散射，射线强度也得到大大的减弱。这样，通过追踪人体到屏蔽门的散射线路径和重复使用公式 7-5-4，就可以计算出屏蔽门的厚度。对于高能射线，500kVp X 线的衰减曲线可以用来确定来自 X 散射线辐照的屏蔽门的厚度。大多数情况下，装备的屏蔽门不少于 6 个毫米铅的厚度。

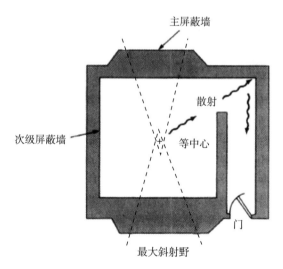

图 7-5-3 高能 X 射线在质量装置图（未按比例）。正如图中所示，来自患者身体的散射线可以到达门口

五、中子防护

高能 X 射线（比如能量＞10MV）可以产生中子污染。这些中子是高能光子线和电子线入射各种各样的靶材料、准直器、射线平整滤光片以及其他一些屏蔽物体产生的。由于电子 –

中子（e，n）反应截面比光子 – 中子（γ，n）的反应截面少一个数量级，因此与光子线治疗模式相比，电子线治疗时产生的中子线很少。

当光子线能量由 10MV 增加到 20MV 时，中子线造成的污染也迅速增加并近似的保持在这个值之上。光子在能量 16 ～ 25MV 范围内，中子线在射线中心轴上的剂量当量大约是光子线的 0.5%，射野外则跌落至 0.1%。

通常认为，经过墙壁、天花板、地板的多次散射之后，中子的能量降低了，到达迷路的快中子（能量大于 0.1MV）的比率很小。但沿着迷路经过复杂散射的光子可以延伸到门的位置，因此需要对门进行特殊设计。可以将几英尺厚的含氢材料（如聚乙烯）添加到防护门上，这样可以使中子热化，进一步减少中子的剂量。一张钢或铅的薄片也可以加载到防护门上，用来屏蔽 X 射线的散射线。

　　近距离治疗用的施源器应该是专门为放射源制造的或与它们互相兼容的施源器。当放射源使用时间超过其制造商推荐的工作寿命时，应该将源进行泄漏测试，并得到管理当局的认可。含有 ^{136}Cs 的远距离治疗旧部件和在前装施源器中含有 ^{226}Ra 或 ^{136}Cs 的近距离源，其使用不再是正当的。应该尽量切实可行地用不含 ^{226}Ra 的后装源代替前装施源器和源。采用 β 发生器的源应该备有低原子序数的物质屏蔽，以在存储或是作使用准备时减少产生的韧致辐射。

　　手动近距离治疗所用放射密封源的存储和准备，其典型安全特点如下：

1. 室内应只用于由指定的、训练有素的人员进行源储存及准备。

2. 室内应该提供一个上锁的门，以便控制进入，保持源的安全。

3. 辐射标志应张贴于门上。

4. 所有源应该有受屏蔽的存储方式（保险箱）。该保险箱的外表面应由防火材料制成。保险箱应设在准备工作台附近，以减少在源处理和转移过程中人员受照。

5. 不同活度的源，其保险箱应分格。每格应明确标示，以便允许从外面能够立即、容易地鉴定其内容，使照射最小化。

6. 应当为工作台提供有铅玻璃观察窗屏蔽的 L 板。

7. 源处理区应有好的照明，在固定承载物上应有一个放大镜，以便高效率地处理源，使照射最小化。

8. 应可获得处理源的装置，尤其是钳子。它们应该尽量实际可行，并符合高效率的处理源。装置应能够迅速装入源，用保持距离的方法来保护手指。

9. 源应能易于肉眼识别。当使用同样外观、不同活度的放射源时，它们应能够区别开来，例如，不同的颜色的线或珠子。

10. 源准备的工作表面应该平稳无缝的，以避免小源松开，如 ^{192}Ir 丝的碎片。

11. 贮存和准备源的实验室应该有一个清洁源的洗涤槽，备有过滤器或存水弯，能够预防源通过排水系统丢失。

12. 应该能够清楚地表明室内的辐射水平。这可通过在进入房间或处理非密封源过程中用可视地区辐射监测仪来实现，或在源处理中采用测量仪表。

13. 为了能够安全地贮存，应由一定的空间，使短半衰期源能够衰减，如 ^{192}Ir。

14. 手工搬运的运输容器必须为其提供长手柄，容器盖子必须牢固，以防止在运输过程中倾覆，使源倒出。容器应印有辐射标志和警告标志。

15. 应有一定的空间容纳装有源容器的源运输车。

　　为单个患者配有患者治疗室，彼此相邻，这是可取的。如果这不能达到，每个患者之间则需要适当的屏蔽。

近距离治疗患者的护士和来访者都应备有屏蔽，在患者房间内应该使用可移动的屏蔽，特别是手动近距离治疗情况。

在每一次治疗前，可移动的屏蔽应放在接近病床的地方，以这种方式使护理患者的护士受到的照射最小化。要实现这个目标，可通过估计护士的任务、位置和她在整个房间的移动。

治疗室应该有一个屏蔽储藏容器（足够大以至在必要时能够接受施源器）和在源松脱事件中，要有一个远距离处理工具（钳子）。

如果仍然暂时使用前装施源器，直至更换为远程后装施源器，则用于前装施源器的消毒设施应可在准备室或治疗室获得，以保证充分防护。

应在治疗室门口放置一台区域监视器，使源或携源患者离开房间区域时能够检测出来。为确保治疗后没有任何源在患者、衣服或床单内，或在该区域内，可采用便携式监测器监测这些项目。

采用位于人体外的放射源释放 X（γ）光子和粒子照射人体称为外照射。放射治疗多使用密封放射源，所涉及的防护主要是外照射的防护，它与内照射的防护方法有很大区别。本节主要介绍外照射的防护方法和防护设计。

一、外照射防护的基本方法

根据电离辐射的基本特性，外照射防护的基本方法可用三个词归纳：时间、距离和屏蔽。

人体所受辐射剂量的大小，与放射源接触时间的长短成正比，接触的时间越短，摆脱辐射的速度越快，所受到的照射就越少。放射性工作人员提高工作的熟悉程度，掌握操作技巧，尽量减少接触和靠近放射源的工作时间，是外照射防护的基本方法之一。

距离防护依据的基本原理是平方反比定律。对于外照射，多数情况下辐射工作者在辐射场中的位置距离放射源较远，放射源基本可被视为点源。如果忽略电离辐射在空气中的吸收和散射，那么辐射强度随距放射源距离平方的反比而减弱。对外照射的防护，距离因子 d^2 为一重要因素。

屏蔽是外照射防护的主要方法，特别是放射治疗中的防护问题，诸如放射治疗设备，机房设计等，均都涉及利用屏蔽对辐射的吸收。对窄束 X（γ）光子辐射，经过屏蔽时其强度的变化遵循指数衰减规律。它表示经过相同厚度同种材料的屏蔽，X（γ）光子辐射的强度衰减相同的份额。数学表达式为：

$$I_\mathrm{T}=I_0\mathrm{e}^{-\mu T} \qquad （公式 7-7-1）$$

式中 I_0 为未经衰减的辐射强度；T 为吸收体厚度；I_T 为穿过吸收体后的辐射强度；μ 为线性衰减系数，单位为 $\mathrm{m^{-1}}$。公式 7-7-1 是 X（γ）光子辐射指数衰减的基本公式，适用于单一能量的窄束 X（γ）光子辐射。而实际情况较之复杂，主要是由于康普顿效应的存在，会产生能量较低的散射光子。散射光子偏离了原入射线的方向并离开屏蔽体（图 7-7-1a），或在屏蔽体中几经散射后离开屏蔽体混入原入射线方向中，使原射线束展宽形成宽束射线（图 7-7-1b）。外照射防护中遇到的辐射大多是宽束辐射，考虑到射线束中散射成分的影响，在宽束辐射条件下，引进一累积因子 B 对窄束衰减规律加以修正。

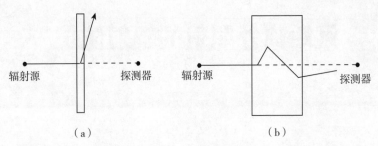

图 7-7-1   （a）薄屏蔽体中产生的散射线偏离原入射线方向并离开屏蔽体（窄束射线）；（b）厚屏蔽体中产生的散射线几经散射后离开屏蔽体混入原入射线中，形成宽束射线。

$$I_T=I_0e^{-\mu T}B \qquad （公式 7-7-2）$$

累积因子 B 定义为测量点处宽束辐射量与用窄束衰减定律计算的辐射量的比值。该值是辐射能量和吸收体介质的函数。在屏蔽设计中，遇到的往往都是宽束辐射情况，显然累积因子是一个重要因素，必须给予特别考虑。一般条件下，累积因子随 μT 增加而增加，低能时随 μT 增加的速率较高能时的快。介质的有效原子序数越大，累积因子越小。但对铅介质，由于康普顿效应占优势的光子能区很窄，它的累积因子随能量和 μT 的变化较为特殊。实际中为应用方便，常计算出不同介质相对于不同能量光子辐射的半衰减厚度和十分之一衰减厚度，或称半值层（HVL）和什值层（TVL）。

二、外照射防护的屏蔽设计

外照射防护屏蔽设计参照第五章。

放射设备安装完成后，需有资质的专家进行装置的放射防护检测。检测内容包括：设备说明书的检查、与放射安全有关的连锁装置的检查以及周边环境潜在的个人辐射暴露检查。

一、放射检测设备

特殊的放射探测器或剂量测定器的选择主要依赖于所需要的测量类型。放射防护测量中，需要测量低剂量水平的剂量，因此就要求测量装备足够灵敏。经常用到的测量 X 射线的装备是电离室、盖格计数器、热释光剂量计（TLDs）和胶片。本节将简要讨论适用于低剂量放射测量的盖格计数器和电离室。

（一）电离室

用于低剂量测量的电离室（mR/h）有一个很大的体积（约 600ml），这样就可以获得较高的灵敏度（图 7-8-1）。当电离室暴露于辐射时，容器内的空气就会产生电离电荷，通过收集内部电极和外部壳层之间的电离电荷就得到可以使用的直流电压，这样引起了外面电路的离子流动。由于此电流非常的小，以至于需要用特殊的静电计电路和电流放大器才能测量它们。输出的电流量是与轴射率相匹配的。

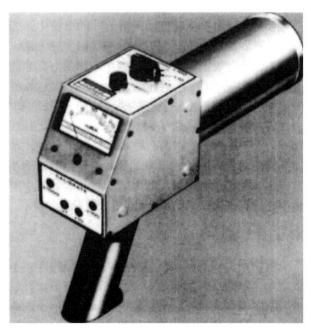

图 7-8-1　Cutie Pie 测量计

电离室剂量计在测量 γ 射线辐射时通常需要用铯或镭近距离治疗源，利用自由空气测量法进行校准。为了在中高能级精确使用，应该使用电离室能量响应曲线来校正辐射暴露。而且，刻度线性、空气温度、压力和角度依赖性都需要校正。

关于电离室的更多内容详见本书第二篇第三章第二节。

（二）盖格 – 缪勒计数器

盖格 – 缪勒（Geiger–Müller）计数器（G–M 管）本质上是由一根沿着圆筒轴线方向延伸的纤细金属丝的圆柱形阴极组成。圆柱形管子内部充满了压强为 100mmHg 的特殊混合气体。加在电极两端的电压要比应用在电离室的饱和电压高很多。由于电压很大，以至于最初电离出的粒子具有足够的能量来产生二次电离，从而引起了"气体扩大"。如果电压足够大，就会使最初电离产生的电荷发生"雪崩"，与大小无关，这个探测器就叫盖格 – 缪勒计数器。

与电离室比较，盖格 – 缪勒计数器有更高的灵敏度。例如，盖格计数器可以探测到电离室从来无法观测到的单个光子或者单个粒子。虽然盖格计数器可以用来初测以便发现辐射的存在，但盖格计数器并不是剂量测量装置，电离室才是真正的进行定量测量的装置。由于盖格计数器固有较慢（50～300 毫秒）恢复的属性，因此它从来不会记录超过一个计量单位的脉冲。所以如果用它在脉冲机器（例如加速器）周围进行剂量测定时，在很大程度上辐射水平会被低估。

（三）中子探测器

通过中子和其他物质的相互作用可以探测中子的存在。在一些含氢的材料里，中子可以产生氢气或者能被电离室测量法、正比计数器、闪烁计数器、钱伯斯云或者照相感光剂探测的质子。同样，中子也可以通过它们之间的核反应被探测。一些特殊的物质叫做活化探测器，当被中子辐照后就会变的具有放射性。当暴露在中子区域后这种探测器就可以记录电子或 γ 线的放射性。

在 X 射线光束内部或附近，可以采用被动探测器来探测中子，例如不会受到脉冲辐射有害影响的活化探测器。有一种活化探测器既可以作为一种阈值探测器使用，也可以作为内部缓和剂使用，例如聚乙烯。一个阈值探测器的例子就是磷（以五氧化二磷形态存在），它已经成功地用在探测原射线内部和外部中子的调查上。利用 ^{31}P（n，P）^{31}Si 和 ^{31}P（n，γ）^{32}P 反应，磷探测器可以监控快、慢中子或热中子。活化产物 ^{31}Si 和 ^{32}P 是完美的纯 β 电子发射器，通过使用校正过的液体闪烁能谱计就能记录。这种探测器的光子作用（光致探测器活化）可以降到最低限度。

缓和活化系统承受着来自自身活化剂光致产物的破坏。因此这类探测器最初只是在原射线外部使用。缓和活化探测器的例子是活化雷姆计和 moderated 铂探测器。Ropers 和 Van Dyk 使用放置在聚乙烯圆筒（长 24cm、直径 22cm）内部的金属铂对光子原射线的外部进行测量。McCall 等人发明了一种吸收热中子的系统，这个系统由四周缠绕着聚乙烯圆筒、并由一层镉和硼覆盖的金箔组成。通过使用校正过的 Ge（Li）探测器系统就可以对金箔内部的放射性进行探测。

在治疗室外，有一个常规操作就是使用两个对一种或其他辐射敏感的探测器。比如，传统的外壁不是氢材料（碳）的空气电离室就是用来测量光子线的主流设备，但是它对中子线的敏感程度就可以忽略、主要是因为屏蔽物外 γ 线的产率较少以及中子能量较低。换句话说，外壁含有氢材料的电离室可以用来测量中子线和光子线。通过充装氙气或者丙烷，电离室可以获得对光子或光脉冲中子的突出响应，也可以分别用于医用加速器防护罩外光子和中子辐射率的评估。同样，内部充满了诸如 BF_3 气体的正比计数器使用内部缓和剂可以以较好分辨率探测热中子，而不是单个光子产生的信号。这样的一个正比计数器，既可以用在计算模式也可以用来测量电流，被称为内部气体增值电离室。电压足够的高以至于碰撞产生的电离和初级电离引起的电流得到成倍增加。这个基本的探测系统是 ^{10}B（n，α）^7Li 反应，这也是为什么 α 粒子能被计数以及它们导致的离子流能被测量的原因。中等 BF_3 计数器也可以用来计算由中子在从氢材料里面产生的反冲质子微粒。

图 7-8-2 展示了一个商业使用的中子测量计：埃柏林中子雷姆计数器。这个设备由 BF_3 正比计数器以及围绕着它的 9 英寸镉和用做中子缓和剂的聚乙烯球组成。该设备工作电压是 1600 ~ 2000V，可以用来测量从热中子到能量约为 10MeV 的中子。响应用术语计数率、mR/h 和 millirem/h 表示。测量计使用国家标准与技术协会校准的 Pu-Be 中子源校准。

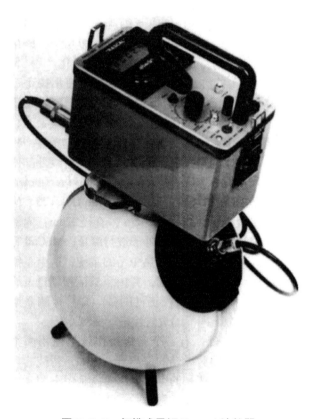

图 7-8-2　便携式雷姆 Rascal 计数器

二、装置测量

有关患者和工作人员辐射安全的协议设计可以由可见的检查来决定。作为机器检测的一部分，各种各样的操作和线束限制连锁装置应检验。机头的辐射泄露可以通过下面方法测量：

1. 准直器光栅的挡块厚度至少是 10 个铅的半价层厚。

2. 可以将事先包装好的胶片包裹在机头周围，以此来查找高的辐射泄漏区域。

3. 使用适当容积或灵敏度的电离室（比如测量计），定义距离机头 1m 地方的剂量率为原射线 1m 处剂量率。这种测量须选择在预计漏射线最大的地方进行。

4. 在使用 ^{60}Co 进行远距离治疗的单位中，当光束"开"着时，机头漏射线的测量与 1 所述的方法一样。当光束"关闭"时，要从 14 个不同的方向来测量漏射线剂量率的平均值和最大值，经过校准的 Cutie Pie 电离室是进行这些测量较为合适的工具。

如果一些单位装备了射线拦截器来降低对建筑防护的要求，那么通过拦截器的剂量一定不能超过有用射线的 0.1%。同样也要减少射线中心位置到大于 30° 方向的患者散射线。

三、区域测量

治疗室外面的区域任何一个人都可以接近，不管这个区域的个人暴露是否受到监测，都应该设计成可控制区域和非可控制区域。这些区域辐射水平的测量要涉及机器所有可能的方向。主防护墙穿透辐射测量时应将射野开到最大并直接照射防护墙。而对外面的二级防护墙进行测量时，应在治疗位置放一体模。其他的一些操作情形，比如全身照时提出了一些特殊的治疗条件，在进行户外区域测量时应予以考虑。

在对这些测量结果进行评估时应考虑以下几个实际操作情形，包括工作负荷、使用因子、居住因子以及患者造成的原射线衰减、散射。如果任何人有可能获得超过适用的剂量当量限值，那么这个环境的安全应该认为是不可接受的。

这种基于瞬时剂量率测量法测量的数据应该用累积剂量测量法和一定阶段的个人剂量监测补充。如果作为辐射检测的结果，辅助的屏蔽加到受保护的墙上，那么要做一个检测来评估这种修正后的防护是否是足够的。

四、个人剂量检测

在可控区域，由于个人职业照射必须使用个人剂量监测。累积剂量监测主要用来代替胶片工作，尽管 TLD 在一些情况下也可以使用。由于这个徽章主要用来监测整个身体的辐射，因此应该戴在胸上或腹腔位置。如果在一些特殊的情况下可能会遇到较高的辐射暴露，那么一些特殊的徽章也可以用来测量身体特殊部位的辐射剂量（比如手）。

尽管胶片测量是一种很简单方便的个人剂量监测方法，但它有一些缺点。它的能量依赖性是一个很大的问题，尤其是个人受到软的或高的能量辐射的时候。尽管这样，通过在胶片上放置一些不同材料、不同厚度的滤光器，还是能获得与射线的质有关的信息。通过比较胶片上有滤光器和没有部分的曝光，就可以指出射线的穿透能力。

在一些特殊的工作过程中，应该使用口袋剂量测定仪进行辐射监测，这种设备在一些需要进行频繁辐射监测的地方是非常有用的。

附录 1 医用电子直线加速器质量控制

一、日检项目汇总

附表 A-1 给出了医用电子直线加速器质量控制的日检项目。

附表 A-1　医用电子直线加速器质量控制日检项目汇总

日检检测项目	性能要求		
	2D 或 3DCRT	IMRT 或 VMAT	SRS 或 SBRT
5. 机械运动性能	≤ 2mm		
5.1 光距尺指示准确度	≤ 2mm		
5.2 激光灯定位准确度	≤ 2mm	≤ 1.5mm	≤ 1mm
5.3 钨门到位准确度	≤ 1mm		
5.10 多叶准直器到位准确度	≤ 1mm		
6. 安全联锁			
6.1 门联锁	功能正常		
6.2 紧急开门	功能正常		
6.3 视听监控设备	功能正常		
6.4 出束状态指示灯	功能正常		
7. X 线束剂量学性能			
7.1 X 线束输出剂量稳定性	≤基准值 ± 3%		
8. 电子束剂量学性能			
8.1 电子束输出剂量稳定性	≤基准值 ± 3%		
9. 图像引导			
9.1 kV/MV 二维图像校位准确度	≤ 2mm	≤ 2mm	≤ 1mm
9.2 CBCT 图像校位准确度	≤ 2mm	≤ 2mm	≤ 1mm

二、月检项目汇总

附表 A-2 给出了医用电子直线加速器质量控制的月检项目。

附表 A-2　医用电子直线加速器质量控制 月检项目汇总

月检检测项目	性能要求		
	2D 或 3DCRT	IMRT 或 VMAT	SRS 或 SBRT
5. 机械运动性能			
5.2 激光灯定位准确度	≤ 2mm	≤ 1.5mm	≤ 1mm
5.3 钨门到位准确度	≤ 1mm		
5.4 十字叉丝中心位置准确度	≤ 1mm		
5.5 托架附件到位准确度	≤ 2mm		
5.6 机架和准直器角度指示准确度	≤ 0.5°		
5.7 治疗床角度指示准确度	≤ 1°		
5.8 治疗床到位准确度	≤ 2mm	≤ 2mm	≤ 1mm
5.9 光野与辐射野一致性	≤ 2mm	≤ 2mm	≤ 1mm
5.10 多叶准直器到位准确度	≤ 1mm		
5.14 机架旋转同心度	≤基准值 ±1mm		
5.16 治疗床旋转同心度	≤基准值 ±1mm		
6. 安全联锁			
6.5 防碰撞联锁功能	功能正常		
6.6 电子束限光筒联锁功能	功能正常		
6.7 立体定向配件联锁功能	功能正常		
6.8 楔形板、托架联锁功能	功能正常		
7. X 线束剂量学性能			
7.1 X 线束输出剂量稳定性	≤基准值 ±2%		
7.2 加速器通道 1 和通道 2 监测电离室稳定性	≤ 2%		

月检检测项目	性能要求		
	2D 或 3DCRT	IMRT 或 VMAT	SRS 或 SBRT
7.3 X 线束各剂量率下的输出剂量稳定性	≤ 2%		
7.4 X 线束离轴剂量曲线稳定性	≤基准值 ± 2%		
7.5 X 线束能量稳定性	≤基准值 ± 1%		
7.6 楔形因子稳定性	≤基准值 ± 2%		
8. 电子束剂量学性能			
8.1 电子束输出剂量稳定性	≤基准值 ± 2%		
8.2 电子束离轴剂量曲线稳定性	≤基准值 ± 1%		
8.3 电子束能量稳定性	≤基准值 ± 2%		
9. 图像引导			
9.3 kV/MV 二维图像中心与 MV 辐射野中心一致性	≤ 1mm		
9.4 kV/MV 二维图像几何形变	≤ 1mm		
9.5 kV/MV 二维图像高对比度分辨率	与基准值一致		
9.6 kV/MV 二维图像低对比度分辨率	与基准值一致		
9.7 kV/MV 二维图像均匀性和噪声	与基准值一致		
9.8 kV CBCT 图像中心与 MV 辐射野等中心一致性	≤ 0.5mm		
9.9 CBCT 图像几何形变	≤ 1mm		
9.10 CBCT 图像高对比度分辨率	与基准值一致		
9.11 CBCT 图像低对比度分辨率	与基准值一致		
9.12 CBCT 图像 HU 值稳定性	与基准值一致		
9.13 CBCT 图像信噪比	与基准值一致		
9.14 CBCT 图像均匀性	与基准值一致		
9.15 EPID 沿 SDD 方向运动到最大范围时的到位精度	≤ 2mm		

三、年检项目汇总

附表 A–3 给出了医用电子直线加速器质量控制的年检项目。

附表 A–3　医用电子直线加速器质量控制 年检项目汇总

年检检测项目	性能要求		
	2D 或 3DCRT	IMRT 或 VMAT	SRS 或 SBRT
5. 机械运动性能			
5.11 静态 IMRT 多叶准直器到位准确度	RMS ≤ 1.5mm，且 95% 的误差计数不应超过 1.5mm		
5.12 动态 IMRT 多叶准直器到位准确度	RMS ≤ 1.5mm，且 95% 的误差计数不应超过 1.5mm		
5.13 准直器旋转同心度	≤基准值 ±1mm		
5.14 机架旋转同心度	≤基准值 ±1mm		
5.15 X 线束辐射野等中心与机械等中心一致性	≤基准值 ±2mm	≤基准值 ±2mm	≤基准值 ±1mm
5.16 治疗床旋转同心度	≤基准值 ±1mm		
5.17 治疗床床面负重下垂幅度和水平度	下垂幅度≤ 2mm；水平度≤ 0.5°		
5.18 治疗床极限位置到位准确度	≤ 1°		
5.18 治疗床极限位置到位准确度	≤基准值 ±2mm		
6. 安全联锁			
6.9 紧急开关功能	功能正常		
6.10 依照厂家检测指南完成其他安全联锁功能测试	功能正常		
7. X 线束剂量学性能			
7.5 X 线束能量稳定性	≤基准值 ±1%		
7.7 X 线束射野平坦度稳定性	≤ 106%		
7.8 X 线束射野对称性稳定性	≤ 103%		
7.9 X 线束射野输出因子抽验	≤基准值 ±2%（3cm × 3cm） ≤基准值 ±1%（其他射野）		
7.10 楔形角抽验	≤基准值 ±2%		
7.11 多叶准直器穿射因子	≤基准值 ±0.5%		
7.12 X 线束 MU 线性	≤ 2%		

续表

年检检测项目	性能要求		
	2D 或 3DCRT	IMRT 或 VMAT	SRS 或 SBRT
7.13 不同机架角度 X 线束输出剂量稳定性	≤ 3%		
7.14 不同机架角度 X 线束离轴剂量曲线稳定性	≤ 2%		
8. 电子束剂量学性能			
8.4 电子束能量稳定性	≤ 基准值 ± 2mm		
8.5 电子束射野平坦度	≤ 106%		
8.6 电子束射野对称性	≤ 105%		
8.7 电子束射野输出因子抽验	≤ 基准值 ± 2%		
8.8 电子束 MU 线性	≤ 2%		
9. 图像引导			
9.16 kV X 线束能量稳定性（可选项）	与基准值一致		
9.17 CBCT 成像剂量（可选项）	≤ 基准值 ± 3%		
10. 特殊照射技术			
10.1 全身照射 / 全身皮肤电子束照射功能检测	功能正常		
10.2 全身照射 / 全身皮肤电子束照射附件检测	功能正常		
10.3 全身照射 / 全身皮肤电子束照射输出量校准	≤ 2%		
10.4 全身照射 / 全身皮肤电子束照射能量和离轴剂量曲线稳定性	离轴剂量曲线与基准值偏差不应超过 1%，PDD 与基准值偏差不应超过 1mm		

单次照射正常组织剂量限值

Serial tissue 串联组织	Volume, cm³ 体积（cc）	Volume max（Gy）最大体积剂量（Gy）	Max point dose（Gy）* 最大点剂量（Gy）	Endpoint（grade ≥ 3）终点（≥ 3 级）
Optic pathway 视觉通路	< 0.2	8	10	Neuritis 神经炎
Cochlea 耳蜗				Hearing loss 听力减退
Brain stem（not medulla）脑干（非延髓）	< 0.5	10	15	Cranial neuropathy 颅神经病变
Spinal cord and medulla 脊髓和延髓	< 0.35	10	14	Myelitis 脊髓炎
Cauda equina 马尾	< 5	14	16	Neuritis 神经炎
Sacral plexus 骶丛神经	< 5	14.4	16	Neuropathy 神经病变
Esophagus 食管	< 5	20	24	Esophagitis 食管炎
Brachial plexus 臂丛神经	< 3	13.6	16.4	Neuropathy 神经病变
Peripheral（named）nerve 外周神经	< 2cm 长	16	20	Neuropathy 神经病变
Heart/pericardium 心脏 / 心包	< 15	16	22	Pericarditis 心包炎
Great vessels 大血管	< 10	31	37	Aneurysm 动脉瘤
Trachea and large bronchus† 气管与主支气管	< 4	27.5	30	Impairment of pulmonary toilet 肺排痰受损
Bronchus, smaller airways 气管与小气道	< 0.5	17.4	20.2	Stenosis with atelectasis 狭窄伴肺不张
Rib 肋骨	< 5	28	33	Pain or fracture 疼痛或骨折
Skin 皮肤	< 10	25.5	27.5	Ulceration 溃疡

续表

Serial tissue 串联组织	Volume, cm³ 体积 （cc）	Volume max （Gy） 最大体积剂量 （Gy）	Max point dose （Gy） * 最大点剂量 （Gy）	Endpoint （grade ≥ 3） 终点 （≥ 3 级）
Stomach 胃	＜ 5	17.4	22	Ulceration/fistula 溃疡 / 瘘
Bile duct 胆管			30	Stenosis 狭窄
Duodenum 十二指肠	＜ 5	17.4	22	Ulceration 溃疡
Jejunum/ileum 空肠 / 回肠	＜ 30	17.6	20	Enteritis/obstruction 肠 炎 / 梗阻
Colon 结肠	＜ 20	20.5	31	Colitis/fistula 结肠炎 / 瘘
Rectum 直肠	＜ 3.5	30	33.7	Proctitis/fistula 直肠炎 / 瘘
	＜ 20	23		
Ureter 输尿管			35	Stenosis 狭窄
Bladder wall 膀胱壁	＜ 15	12	25	Cystitis/fistula 膀胱炎 / 瘘
Penile bulb 阴茎球	＜ 3	16		Erectile dysfunction 勃 起 障 碍
Femoral heads 股骨头	＜ 10	15		Necrosis 坏死
Renal hilum/vascular trunk 肾门 / 血管 主干	15	14		Malignant hypertension 恶性 高血压
Parallel tissue 并联组织	临界体积（cc）	临界体积最大剂量（Gy）	最大点剂量 * （Gy）	终点 ≥ 3 级
Lung （right and left） 肺 （左和右）	男性 1500 女性 950	7.2		Basic lung function 基础肺功能
Lung （right and left） 肺 （左和右）			V8Gy ＜ 37%	Radiation pneumonitis 放 射 性肺炎
Liver 肝脏	700‡	11.6		Basic liver function 基 础 肝 功能
Renal cortes （right and left） 肾脏 （左 和右）	200‡	9.5		Basic renal function 基础肾 功能

* 点定义为≤ 0.035cm³；

† 避免环周照射

‡1/3 器官总体积（切除或病理性体积减小前），以较大者为准

2 分次分割正常组织剂量限值

Serial tissue 串联组织	Volume, cm³ 体积 (cc)	Volume max (Gy) 最大体积剂量 (Gy)	Max point dose (Gy) * 最大点剂量(Gy)	Endpoint (grade ≥ 3) 终点≥ 3 级
Optic pathway 视觉通路	< 0.2	11.7	13.7	Neuritis 神经炎
Cochlea 耳蜗			11.7	Hearing loss 听力减退
Brain stem (not medulla) 脑干（非延髓）	< 0.5	13	19.1	Cranial neuropathy 颅 神 经病变
Spinal cord and medulla 脊髓和延髓	< 0.35	13	18.3	Myelitis 脊髓炎
Cauda equina 马尾	< 5	18	20.8	Neuritis 神经炎
Sacral plexus 骶丛神经	< 5	18.5	20.8	Neuropathy 神经病变
Esophagus 食管	< 5	24.3	28.3	Esophagitis 食管炎
Brachial plexus 臂丛神经	< 3	17.8	21.2	Neuropathy 神经病变
Peripheral (named) nerve 外周神经	< 2cm 长	21	25.5	Neuropathy 神经病变
Heart/pericardium 心脏 / 心包	< 15	20	26	Pericarditis 心包炎
Great vessels 大血管	< 10	31	41	Aneurysm 动脉瘤
Trachea and large bronchus† 气管与主支气管	< 4	34.5	38	Impairment of pulmonary toilet 肺排痰受损
Bronchus, smaller airways 气管与小气道	< 0.5	21.6	25.1	Stenosis with atelectasis 狭窄伴不张
Rib 肋骨	< 5	34	41.5	Pain or fracture 疼痛或骨折
Skin 皮肤	< 10	28.3	20.3	Ulceration 溃疡
Stomach 胃	< 5	20	26	Ulceration/fistula 溃疡 / 瘘
Bile duct 胆管			33	Stenosis 狭窄
Duodenum 十二指肠	< 5	20	26	Ulceration 溃疡
Jejunum/ileum 空肠 / 回肠	< 30	19.2	24	Enteritis/obstruction 肠 炎 / 梗阻
Colon 结肠	< 20	25.8	39	Colitis/fistula 结肠炎 / 瘘

续表

Serial tissue 串联组织	Volume, cm³ 体积 (cc)	Volume max (Gy) 最大体积剂量 (Gy)	Max point dose (Gy) * 最大点剂量(Gy)	Endpoint (grade ≥ 3) 终点≥ 3 级
Rectum 直肠	＜ 3.5	38	41.3	Proctitis/fistula 直肠炎 / 瘘
	＜ 20	26.7		
Ureter 输尿管			37.5	Stenosis 狭窄
Bladder wall 膀胱壁	＜ 15	14.5	29	Cystitis/fistula 膀胱炎 / 瘘
Penile bulb 阴茎球	＜ 3	20.5		Erectile dysfunction 勃起障碍
Femoral heads 股骨头	＜ 10	19.5		Necrosis 坏死
Renal hilum/vascular trunk 肾门 / 血管主干	15	16.8		Malignant hypertension 恶性高血压
Parallel tissue 并联组织	临界体积 (cc)	临界体积最大剂量 (Gy)	最大点剂量 * (Gy)	终点≥ 3 级
Lung (right and left) 肺 (左和右)	男性 1500 女性 950	9.4		Basic lung function 基础肺功能
Lung (right and left) 肺 (左和右)			V10Gy ＜ 37%	Radiation pneumonitis 放射性肺炎
Liver 肝脏	700‡	15.1		Basic liver function 基础肝功能
Renal cortes (right and left) 肾脏左和右	200‡	12.5		Basic renal function 基础肾功能

* 定义为≤ 0.035cm³;

† 避免环周照射

‡ 1/3 器官总体积（切除或病理性体积减小前），以较大者为准

3 分次分割正常组织剂量限值

Serial tissue 串联组织	Volume, cm³ 体积 (cc)	Volume max (Gy) 最大体积剂量 (Gy)	Max point dose (Gy)* 最大点剂量 (Gy)	Endpoint (grade ≥ 3) 终点 ≥ 3 级
Optic pathway 视觉通路	< 0.2	15.3	17.4	Neuritis 神经炎
Cochlea 耳蜗			14.4	Hearing loss 听力减退
Brain stem (not medulla) 脑干 (非延髓)	< 0.5	15.9	23.1	Cranial neuropathy 颅神经病变
Spinal cord and medulla 脊髓和延髓	< 0.35	15.9	22.5	Myelitis 脊髓炎
Cauda equina 马尾	< 5	21.9	25.5	Neuritis 神经炎
Sacral plexus 骶丛神经	< 5	22.5	25.5	Neuropathy 神经病变
Esophagus 食管	< 5	27.9	32.4	Esophagitis 食管炎
Brachial plexus 臂丛神经	< 3	22	26	Neuropathy 神经病变
Peripheral (named) nerve 外周神经	< 2cm 长	25.5	30.6	Neuropathy 神经病变
Heart/pericardium 心脏 / 心包	< 15	24	30	Pericarditis 心包炎
Great vessels 大血管	< 10	39	45	Aneurysm 动脉瘤
Trachea and large bronchus† 气管与主支气管	< 4	39	43	Impairment of pulmonary toilet 肺排痰受损
Bronchus, smaller airways 气管与小气道	< 0.5	25.8	30	Stenosis with atelectasis 狭窄伴不张
Rib 肋骨	< 5	40	50	Pain or fracture 疼痛或骨折
Skin 皮肤	< 10	31	33	Ulceration 溃疡
Stomach 胃	< 5	22.5	30	Ulceration/fistula 溃疡 / 瘘
Bile duct 胆管			36	Stenosis 狭窄
Duodenum 十二指肠	< 5	22.5	30	Ulceration 溃疡
Jejunum/ileum 空肠 / 回肠	< 30	20.7	28.5	Enteritis/obstruction 肠炎 / 梗阻
Colon 结肠	< 20	28.8	45	Colitis/fistula 结肠炎 / 瘘
Rectum 直肠	< 3.5	43	47	Proctitis/fistula 直肠炎 / 瘘
	< 20	30.3		

续表

Serial tissue 串联组织	Volume, cm³ 体积 (cc)	Volume max (Gy) 最大体积剂量 (Gy)	Max point dose (Gy)* 最大点剂量 (Gy)	Endpoint (grade ≥ 3) 终点 ≥ 3 级
Ureter 输尿管			40	Stenosis 狭窄
Bladder wall 膀胱壁	＜ 15	17	33	Cystitis/fistula 膀胱炎 / 瘘
Penile bulb 阴茎球	＜ 3	25		Erectile dysfunction 勃起障碍
Femoral heads 股骨头	＜ 10	24		Necrosis 坏死
Renal hilum/vascular trunk 肾门 / 血管主干	15	19.5		Malignant hypertension 恶性高血压
Parallel tissue 并联组织	临界体积 (cc)	临界体积最大剂量 (Gy)	最大点剂量*(Gy)	终点 ≥ 3 级
Lung (right and left) 肺（左和右）	男性 1500 女性 950	10.8		Basic lung function 基础肺功能
Lung (right and left) 肺（左和右）			V11.4Gy ＜ 37%	Radiation pneumonitis 放射性肺炎
Liver 肝脏	700‡	17.7		Basic liver function 基础肝功能
Renal cortes (right and left) 肾脏左和右	200‡	14.7		Basic renal function 基础肾功能

* 点定义为 ≤ 0.035cm³；

† 避免环周照射；

‡ 1/3 器官总体积（切除或病理性体积减小前），以较大者为准

4分次分割正常组织剂量限值

Serial tissue 串联组织	Volume, cm³ 体积 (cc)	Volume max (Gy) 最大体积剂量 (Gy)	Max point dose (Gy)· 最大点剂量 (Gy)	Endpoint (grade ≥ 3) 终点 ≥ 3 级
Optic pathway 视觉通路	< 0.2	19.2	21.2	Neuritis 神经炎
Cochlea 耳蜗			18	Hearing loss 听力减退
Brain stem (not medulla) 脑干（非延髓）	< 0.5	20.8	27.2	Cranial neuropathy 颅神经病变
Spinal cord and medulla 脊髓和延髓	< 0.35	18	25.6	Myelitis 脊髓炎
Cauda equina 马尾	< 5	26	28.8	Neuritis 神经炎
Sacral plexus 骶丛神经	< 5	26	28.8	Neuropathy 神经病变
Esophagus 食管	< 5	30.4	35.6	Esophagitis 食管炎
Brachial plexus 臂丛神经	< 3	24.8	29.6	Neuropathy 神经病变
Peripheral (named) nerve 外周神经	< 2cm 长	28.8	34.8	Neuropathy 神经病变
Heart/pericardium 心脏/心包	< 15	28	34	Pericarditis 心包炎
Great vessels 大血管	< 10	43	49	Aneurysm 动脉瘤
Trachea and large bronchus† 气管与主支气管	< 4	42.4	47	Impairment of pulmonary toilet 肺排痰受损
Bronchus, smaller airways 气管与小气道	< 0.5	28.8	34.8	Stenosis with atelectasis 狭窄伴不张
Rib 肋骨	< 5	43	54	Pain or fracture 疼痛或骨折
Skin 皮肤	< 10	33.6	36	Ulceration 溃疡
Stomach 胃	< 5	25	33.2	Ulceration/fistula 溃疡/瘘
Bile duct 胆管			38.4	Stenosis 狭窄
Duodenum 十二指肠	< 5	25	33.2	Ulceration 溃疡
Jejunum/ileum 空肠/回肠	< 30	22.4	31.6	Enteritis/obstruction 肠炎/梗阻
Colon 结肠	< 20	30.8	48.5	Colitis/fistula 结肠炎/瘘

续表

Serial tissue 串联组织	Volume, cm³ 体积（cc）	Volume max（Gy）最大体积剂量（Gy）	Max point dose（Gy）* 最大点剂量（Gy）	Endpoint（grade≥3）终点≥3级
Rectum 直肠	＜3.5	47.2	51.6	Proctitis/fistula 直肠炎/瘘
	＜20	34		
Ureter 输尿管			43	Stenosis 狭窄
Bladder wall 膀胱壁	＜15	18.5	35.6	Cystitis/fistula 膀胱炎/瘘
Penile bulb 阴茎球	＜3	27		Erectile dysfunction 勃起障碍
Femoral heads 股骨头	＜10	27		Necrosis 坏死
Renal hilum/vascular trunk 肾门/血管土干	15	21.5		Malignant hypertension 恶性高血压
Parallel tissue 并联组织	临界体积（cc）	临界体积最大剂量（Gy）	最大点剂量*（Gy）	终点≥3级
Lung（right and left）肺（左和右）	男性1500女性950	12		Basic lung function 基础肺功能
Lung（right and left）肺（左和右）			V12.8Gy＜37%	Radiation pneumonitis 放射性肺炎
Liver 肝脏	700‡	19.6		Basic liver function 基础肝功能
Renal cortes（right and left）肾脏左和右	200‡	16		Basic renal function 基础肾功能

* 点定义为≤0.035cm³；

† 避免环周照射

‡ 1/3 器官总体积（切除或病理性体积减小前），以较大者为准

5 分次分割正常组织剂量限值

Serial tissue 串联组织	Volume, cm³ 体积 (cc)	Volume max (Gy) 最大体积剂量 (Gy)	Max point dose (Gy)· 最大点剂量 (Gy)	Endpoint (grade ≥ 3) 终点 ≥ 3 级
Optic pathway 视觉通路	< 0.2	23	25	Neuritis 神经炎
Cochlea 耳蜗			22	Hearing loss 听力减退
Brain stem (not medulla) 脑干（非延髓）	< 0.5	23	31	Cranial neuropathy 颅神经病变
Spinal cord and medulla 脊髓和延髓	< 0.35	22	28	Myelitis 脊髓炎
Cauda equina 马尾	< 5	30	31.5	Neuritis 神经炎
Sacral plexus 骶丛神经	< 5	30	32	Neuropathy 神经病变
Esophagus 食管	< 5	32.5	38	Esophagitis 食管炎
Brachial plexus 臂丛神经	< 3	27	32.5	Neuropathy 神经病变
Peripheral (named) nerve 外周神经	< 2cm 长	31.5	38	Neuropathy 神经病变
Heart/pericardium 心脏 / 心包	< 15	32	38	Pericarditis 心包炎
Great vessels 大血管	< 10	47	53	Aneurysm 动脉瘤
Trachea and large bronchus† 气管与主支气管	< 4	45	50	Impairment of pulmonary toilet 肺排痰受损
Bronchus, smaller airways 气管与小气道	< 0.5	32	40	Stenosis with atelectasis 狭窄伴不张
Rib 肋骨	< 5	45	57	Pain or fracture 疼痛或骨折
Skin 皮肤	< 10	36.5	38.5	Ulceration 溃疡
Stomach 胃	< 5	26.5	35	Ulceration/fistula 溃疡 / 瘘
Bile duct 胆管			41	Stenosis 狭窄
Duodenum 十二指肠	< 5	26.5	35	Ulceration 溃疡
Jejunum/ileum 空肠 / 回肠	< 30	24	34.5	Enteritis/obstruction 肠炎 / 梗阻
Colon 结肠	< 20	32.5	52.5	Colitis/fistula 结肠炎 / 瘘

续表

Serial tissue 串联组织	Volume, cm³ 体积 (cc)	Volume max (Gy) 最大体积剂量 (Gy)	Max point dose (Gy)* 最大点剂量 (Gy)	Endpoint (grade ≥ 3) 终点 ≥ 3 级
Rectum 直肠	< 3.5	50	55	Proctitis/fistula 直肠炎 / 瘘
	< 20	37.5		
Ureter 输尿管			45	Stenosis 狭窄
Bladder wall 膀胱壁	< 15	20	38	Cystitis/fistula 膀胱炎 / 瘘
Penile bulb 阴茎球	< 3	30		Erectile dysfunction 勃起障碍
Femoral heads 股骨头	< 10	30		Necrosis 坏死
Renal hilum/vascular trunk 肾门 / 血管主干	15	23		Malignant hypertension 恶性高血压
Parallel tissue 并联组织	临界体积 (cc)	临界体积最大剂量 (Gy)	最大点剂量* (Gy)	终点 ≥ 3 级
Lung (right and left) 肺（左和右）	男性 1500 女性 950	12.5		Basic lung function 基础肺功能
Lung (right and left) 肺（左和右）			V13.7Gy < 37%	Radiation pneumonitis 放射性肺炎
Liver 肝脏	700‡	21.5		Basic liver function 基础肝功能
Renal cortes (right and left) 肾脏左和右	200‡	17.5		Basic renal function 基础肾功能

* 点定义为 ≤ 0.035cm³；

† 避免环周照射

‡ 1/3 器官总体积（切除或病理性体积减小前），以较大者为准

8 分次分割正常组织剂量限值

Serial tissue 串联组织	Volume, cm^3 体积 (cc)	Volume max (Gy) 最大体积剂量 (Gy)	Max point dose (Gy) 最大点剂量 (Gy)	Endpoint (grade ≥ 3) 终点 ≥ 3 级
Optic pathway 视觉通路	< 0.2	27.2	29.6	Neuritis 神经炎
Cochlea 耳蜗			26.4	Hearing loss 听力减退
Brain stem (not medulla) 脑干（非延髓）	< 0.5	27.2	37.6	Cranial neuropathy 颅神经病变
Spinal cord and medulla 脊髓和延髓	< 0.35	26.4	33.6	Myelitis 脊髓炎
Cauda equina 马尾	< 5	34	38.4	Neuritis 神经炎
Sacral plexus 骶丛神经	< 5	34	38.4	Neuropathy 神经病变
Esophagus 食管	< 5	36.8	43.2	Esophagitis 食管炎
Brachial plexus 臂丛神经	< 3	32.8	39.2	Neuropathy 神经病变
Peripheral (named) nerve 外周神经	< 2cm 长	37	43	Neuropathy 神经病变
Heart/pericardium 心脏 / 心包	< 15	34.4	40	Pericarditis 心包炎
Great vessels 大血管	< 10	55.2	62	Aneurysm 动脉瘤
Trachea and large bronchus† 气管与主支气管	< 4	50	56	Impairment of pulmonary toilet 肺排痰受损
Bronchus, smaller airways 气管与小气道	< 0.5	38.4	48.8	Stenosis with atelectasis 狭窄伴不张
Rib 肋骨	< 5	50	63	Pain or fracture 疼痛或骨折
Skin 皮肤	< 10	43.2	45.6	Ulceration 溃疡
Stomach 胃	< 5	31.2	42	Ulceration/fistula 溃疡 / 瘘
Bile duct 胆管			48	Stenosis 狭窄
Duodenum 十二指肠	< 5	31.2	42	Ulceration 溃疡
Jejunum/ileum 空肠 / 回肠	< 30	28.8	40	Enteritis/obstruction 肠 炎 / 梗阻
Colon 结肠	< 20	35.2	57.5	Colitis/fistula 结肠炎 / 瘘

续表

Serial tissue 串联组织	Volume, cm³ 体积 (cc)	Volume max (Gy) 最大体积剂量 (Gy)	Max point dose (Gy)* 最大点剂量 (Gy)	Endpoint (grade ≥ 3) 终点≥3 级
Rectum 直肠	< 3.5	56	61.5	Proctitis/fistula 直肠炎 / 瘘
	< 20	45		
Ureter 输尿管			53	Stenosis 狭窄
Bladder wall 膀胱壁	< 15	22.4	44.8	Cystitis/fistula 膀胱炎 / 瘘
Penile bulb 阴茎球	< 3	35		Erectile dysfunction 勃起障碍
Femoral heads 股骨头	< 10	35		Necrosis 坏死
Renal hilum/vascular trunk 肾门 / 血管主干	15	28		Malignant hypertension 恶性高血压
Parallel tissue 并联组织	临界体积 (cc)	临界体积最大剂量 (Gy)	最大点剂量* (Gy)	终点≥3 级
Lung (right and left) 肺（左和右）	男性 1500 女性 950	14.4		Basic lung function 基础肺功能
Lung (right and left) 肺（左和右）			V15.2Gy < 37%	Radiation pneumonitis 放射性肺炎
Liver 肝脏	700‡	24.8		Basic liver function 基础肝功能
Renal cortes (right and left) 肾脏左和右	200‡	20		Basic renal function 基础肾功能

* 点定义为≤ 0.035cm³；

† 避免环周照射

‡ 1/3 器官总体积（切除或病理性体积减小前），以较大者为准

10 分次分割正常组织剂量限值

Serial tissue 串联组织	Volume, cm³ 体积 (cc)	Volume max (Gy) 最大体积剂量 (Gy)	Max point dose (Gy) · 最大点剂量 (Gy)	Endpoint (grade ≥ 3) 终点 ≥ 3 级
Optic pathway 视觉通路	< 0.2	11.7	13.7	Neuritis 神经炎
Cochlea 耳蜗			11.7	Hearing loss 听力减退
Brain stem (not medulla) 脑干（非延髓）	< 0.5	13	19.1	Cranial neuropathy 颅神经病变
Spinal cord and medulla 脊髓和延髓	< 0.35	13	18.3	Myelitis 脊髓炎
Cauda equina 马尾	< 5	18	20.8	Neuritis 神经炎
Sacral plexus 骶丛神经	< 5	18.5	20.8	Neuropathy 神经病变
Esophagus 食管	< 5	24.3	28.3	Esophagitis 食管炎
Brachial plexus 臂丛神经	< 3	17.8	21.2	Neuropathy 神经病变
Peripheral (named) nerve 外周神经	< 2cm 长	21	25.5	Neuropathy 神经病变
Heart/pericardium 心脏 / 心包	< 15	20	26	Pericarditis 心包炎
Great vessels 大血管	< 10	31	41	Aneurysm 动脉瘤
Trachea and large bronchus† 气管与主支气管	< 4	34.5	38	Impairment of pulmonary toilet 肺排痰受损
Bronchus, smaller airways 气管与小气道	< 0.5	21.6	25.1	Stenosis with atelectasis 狭窄伴不张
Rib 肋骨	< 5	34	41.5	Pain or fracture 疼痛或骨折
Skin 皮肤	< 10	28.3	20.3	Ulceration 溃疡
Stomach 胃	< 5	20	26	Ulceration/fistula 溃疡 / 瘘
Bile duct 胆管			33	Stenosis 狭窄
Duodenum 十二指肠	< 5	20	26	Ulceration 溃疡
Jejunum/ileum 空肠 / 回肠	< 30	19.2	24	Enteritis/obstruction 肠炎 / 梗阻
Colon 结肠	< 20	25.8	39	Colitis/fistula 结肠炎 / 瘘

续表

Serial tissue 串联组织	Volume, cm^3 体积（cc）	Volume max（Gy）最大体积剂量（Gy）	Max point dose（Gy）[*] 最大点剂量（Gy）	Endpoint（grade ≥ 3）终点 ≥ 3 级
Rectum 直肠	＜ 3.5	38	41.3	Proctitis/fistula 直肠炎 / 瘘
	＜ 20	26.7		
Ureter 输尿管			37.5	Stenosis 狭窄
Bladder wall 膀胱壁	＜ 15	14.5	29	Cystitis/fistula 膀胱炎 / 瘘
Penile bulb 阴茎球	＜ 3	20.5		Erectile dysfunction 勃起障碍
Femoral heads 股骨头	＜ 10	19.5		Necrosis 坏死
Renal hilum/vascular trunk 肾门 / 血管主干	15	16.8		Malignant hypertension 恶性高血压
Parallel tissue 并联组织	临界体积（cc）	临界体积最大剂量（Gy）	最大点剂量[*]（Gy）	终点 ≥ 3 级
Lung（right and left）肺（左和右）	男性 1500 女性 950	9.4		Basic lung function 基础肺功能
Lung（right and left）肺（左和右）			V10Gy ＜ 37%	Radiation pneumonitis 放射性肺炎
Liver 肝脏	700[‡]	15.1		Basic liver function 基础肝功能
Renal cortes（right and left）肾脏左和右	200[‡]	12.5		Basic renal function 基础肾功能

* 点定义为 ≤ 0.035cm^3；

† 避免环周照射

‡ 1/3 器官总体积（切除或病理性体积减小前），以较大者为准

15 分次分割正常组织剂量限值

Serial tissue 串联组织	Volume, cm³ 体积 (cc)	Volume max (Gy) 最大体积剂量 (Gy)	Max point dose (Gy)* 最大点剂量 (Gy)	Endpoint (grade ≥ 3) 终点 ≥ 3 级
Optic pathway 视觉通路	< 0.2	11.7	13.7	Neuritis 神经炎
Cochlea 耳蜗			11.7	Hearing loss 听力减退
Brain stem (not medulla) 脑干 (非延髓)	< 0.5	13	19.1	Cranial neuropathy 颅神经病变
Spinal cord and medulla 脊髓和延髓	< 0.35	13	18.3	Myelitis 脊髓炎
Cauda equina 马尾	< 5	18	20.8	Neuritis 神经炎
Sacral plexus 骶丛神经	< 5	18.5	20.8	Neuropathy 神经病变
Esophagus 食管	< 5	24.3	28.3	Esophagitis 食管炎
Brachial plexus 臂丛神经	< 3	17.8	21.2	Neuropathy 神经病变
Peripheral (named) nerve 外周神经	< 2cm 长	21	25.5	Neuropathy 神经病变
Heart/pericardium 心脏 / 心包	< 15	20	26	Pericarditis 心包炎
Great vessels 大血管	< 10	31	41	Aneurysm 动脉瘤
Trachea and large bronchus† 气管与主支气管	< 4	34.5	38	Impairment of pulmonary toilet 肺排痰受损
Bronchus, smaller airways 气管与小气道	< 0.5	21.6	25.1	Stenosis with atelectasis 狭窄伴不张
Rib 肋骨	< 5	34	41.5	Pain or fracture 疼痛或骨折
Skin 皮肤	< 10	28.3	20.3	Ulceration 溃疡
Stomach 胃	< 5	20	26	Ulceration/fistula 溃疡 / 瘘
Bile duct 胆管			33	Stenosis 狭窄
Duodenum 十二指肠	< 5	20	26	Ulceration 溃疡
Jejunum/ileum 空肠 / 回肠	< 30	19.2	24	Enteritis/obstruction 肠炎 / 梗阻
Colon 结肠	< 20	25.8	39	Colitis/fistula 结肠炎 / 瘘

续表

Serial tissue 串联组织	Volume, cm³ 体积 (cc)	Volume max (Gy) 最大体积剂量 (Gy)	Max point dose (Gy)* 最大点剂量 (Gy)	Endpoint (grade ≥ 3) 终点 ≥ 3 级
Rectum 直肠	< 3.5	38	41.3	Proctitis/fistula 直肠炎 / 瘘
	< 20	26.7		
Ureter 输尿管			37.5	Stenosis 狭窄
Bladder wall 膀胱壁	< 15	14.5	29	Cystitis/fistula 膀胱炎 / 瘘
Penile bulb 阴茎球	< 3	20.5		Erectile dysfunction 勃起障碍
Femoral heads 股骨头	< 10	19.5		Necrosis 坏死
Renal hilum/vascular trunk 肾门 / 血管主干	15	16.8		Malignant hypertension 恶性高血压
Parallel tissue 并联组织	临界体积 (cc)	临界体积最大剂量 (Gy)	最大点剂量* (Gy)	终点 ≥ 3 级
Lung (right and left) 肺 (左和右)	男性 1500 女性 950	9.4		Basic lung function 基础肺功能
Lung (right and left) 肺 (左和右)			V10Gy < 37%	Radiation pneumonitis 放射性肺炎
Liver 肝脏	700‡	15.1		Basic liver function 基础肝功能
Renal cortes (right and left) 肾脏左和右	200‡	12.5		Basic renal function 基础肾功能

* 点定义为 ≤ 0.035cm³；

† 避免环周照射

‡ 1/3 器官总体积（切除或病理性体积减小前），以较大者为准

20 分次分割正常组织剂量限值

Serial tissue 串联组织	Volume, cm³ 体积 (cc)	Volume max (Gy) 最大体积剂量 (Gy)	Max point dose (Gy)* 最大点剂量 (Gy)	Endpoint (grade ≥ 3) 终点 ≥ 3 级
Optic pathway 视觉通路	< 0.2	11.7	13.7	Neuritis 神经炎
Cochlea 耳蜗			11.7	Hearing loss 听力减退
Brain stem (not medulla) 脑干（非延髓）	< 0.5	13	19.1	Cranial neuropathy 颅神经病变
Spinal cord and medulla 脊髓和延髓	< 0.35	13	18.3	Myelitis 脊髓炎
Cauda equina 马尾	< 5	18	20.8	Neuritis 神经炎
Sacral plexus 骶丛神经	< 5	18.5	20.8	Neuropathy 神经病变
Esophagus 食管	< 5	24.3	28.3	Esophagitis 食管炎
Brachial plexus 臂丛神经	< 3	17.8	21.2	Neuropathy 神经病变
Peripheral (named) nerve 外周神经	< 2cm 长	21	25.5	Neuropathy 神经病变
Heart/pericardium 心脏 / 心包	< 15	20	26	Pericarditis 心包炎
Great vessels 大血管	< 10	31	41	Aneurysm 动脉瘤
Trachea and large bronchus† 气管与主支气管	< 4	34.5	38	Impairment of pulmonary toilet 肺排痰受损
Bronchus, smaller airways 气管与小气道	< 0.5	21.6	25.1	Stenosis with atelectasis 狭窄伴不张
Rib 肋骨	< 5	34	41.5	Pain or fracture 疼痛或骨折
Skin 皮肤	< 10	28.3	20.3	Ulceration 溃疡
Stomach 胃	< 5	20	26	Ulceration/fistula 溃疡 / 瘘
Bile duct 胆管			33	Stenosis 狭窄
Duodenum 十二指肠	< 5	20	26	Ulceration 溃疡
Jejunum/ileum 空肠 / 回肠	< 30	19.2	24	Enteritis/obstruction 肠炎 / 梗阻
Colon 结肠	< 20	25.8	39	Colitis/fistula 结肠炎 / 瘘

续表

Serial tissue 串联组织	Volume, cm³ 体积（cc）	Volume max（Gy）最大体积剂量（Gy）	Max point dose（Gy）* 最大点剂量（Gy）	Endpoint（grade ≥ 3）终点 ≥ 3 级
Rectum 直肠	< 3.5	38	41.3	Proctitis/fistula 直肠炎 / 瘘
	< 20	26.7		
Ureter 输尿管			37.5	Stenosis 狭窄
Bladder wall 膀胱壁	< 15	14.5	29	Cystitis/fistula 膀胱炎 / 瘘
Penile bulb 阴茎球	< 3	20.5		Erectile dysfunction 勃起障碍
Femoral heads 股骨头	< 10	19.5		Necrosis 坏死
Renal hilum/vascular trunk 肾门 / 血管主干	15	16.8		Malignant hypertension 恶性高血压
Parallel tissue 并联组织	临界体积（cc）	临界体积最大剂量（Gy）	最大点剂量 *（Gy）	Endpoint（grade ≥ 3）终点 ≥ 3 级
Lung（right and left）肺（左和右）	男性 1500 女性 950	9.4		Basic lung function 基础肺功能
Lung（right and left）肺（左和右）			V10Gy < 37%	Radiation pneumonitis 放射性肺炎
Liver 肝脏	700‡	15.1		Basic liver function 基础肝功能
Renal cortes（right and left）肾脏（左和右）	200‡	12.5		Basic renal function 基础肾功能

* 点定义为 ≤ 0.035cm³；

† 避免环周照射

‡ 1/3 器官总体积（切除或病理性体积减小前），以较大者为准

30 分次分割正常组织剂量限值

Serial tissue 串联组织	Volume, cm³ 体积 (cc)	Volume max (Gy) 最大体积剂量 (Gy)	Max point dose (Gy) 最大点剂量 (Gy)	Endpoint (grade ≥ 3) 终点 ≥ 3 级
Optic pathway 视觉通路	< 0.2	11.7	13.7	Neuritis 神经炎
Cochlea 耳蜗			11.7	Hearing loss 听力减退
Brain stem (not medulla) 脑干 (非延髓)	< 0.5	13	19.1	Cranial neuropathy 颅神经病变
Spinal cord and medulla 脊髓和延髓	< 0.35	13	18.3	Myelitis 脊髓炎
Cauda equina 马尾	< 5	18	20.8	Neuritis 神经炎
Sacral plexus 骶丛神经	< 5	18.5	20.8	Neuropathy 神经病变
Esophagus 食管	< 5	24.3	28.3	Esophagitis 食管炎
Brachial plexus 臂丛神经	< 3	17.8	21.2	Neuropathy 神经病变
Peripheral (named) nerve 外周神经	< 2cm 长	21	25.5	Neuropathy 神经病变
Heart/pericardium 心脏 / 心包	< 15	20	26	Pericarditis 心包炎
Great vessels 大血管	< 10	31	41	Aneurysm 动脉瘤
Trachea and large bronchus† 气管与主支气管	< 4	34.5	38	Impairment of pulmonary toilet 肺排痰受损
Bronchus, smaller airways 气管与小气道	< 0.5	21.6	25.1	Stenosis with atelectasis 狭窄伴不张
Rib 肋骨	< 5	34	41.5	Pain or fracture 疼痛或骨折
Skin 皮肤	< 10	28.3	20.3	Ulceration 溃疡
Stomach 胃	< 5	20	26	Ulceration/fistula 溃疡 / 瘘
Bile duct 胆管			33	Stenosis 狭窄
Duodenum 十二指肠	< 5	20	26	Ulceration 溃疡
Jejunum/ileum 空肠 / 回肠	< 30	19.2	24	Enteritis/obstruction 肠炎 / 梗阻
Colon 结肠	< 20	25.8	39	Colitis/fistula 结肠炎 / 瘘

续表

Serial tissue 串联组织	Volume, cm^3 体积 (cc)	Volume max (Gy) 最大体积剂量 (Gy)	Max point dose (Gy)[*] 最大点剂量 (Gy)	Endpoint (grade ≥ 3) 终点 ≥ 3 级
Rectum 直肠	< 3.5	38	41.3	Proctitis/fistula 直肠炎 / 瘘
	< 20	26.7		
Ureter 输尿管			37.5	Stenosis 狭窄
Bladder wall 膀胱壁	< 15	14.5	29	Cystitis/fistula 膀胱炎 / 瘘
Penile bulb 阴茎球	< 3	20.5		Erectile dysfunction 勃起障碍
Femoral heads 股骨头	< 10	19.5		Necrosis 坏死
Renal hilum/vascular trunk 肾门 / 血管主干	15	16.8		Malignant hypertension 恶性高血压
Parallel tissue 并联组织	临界体积 (cc)	临界体积最大剂量 (Gy)	最大点剂量[*] (Gy)	Endpoint (grade ≥ 3) 终点 ≥ 3 级
Lung (right and left) 肺 (左和右)	男性 1500 女性 950	9.4		Basic lung function 基础肺功能
Lung (right and left) 肺 (左和右)			V10Gy < 37%	Radiation pneumonitis 放射性肺炎
Liver 肝脏	700‡	15.1		Basic liver function 基础肝功能
Renal cortes (right and left) 肾脏 (左和右)	200‡	12.5		Basic renal function 基础肾功能

* 点定义为 ≤ 0.035cm^3;

† 避免环周照射

‡ 1/3 器官总体积（切除或病理性体积减小前），以较大者为准

脊髓约束应用于脊髓 PRV，并应用于 0.035 cc 的体积。合适的 PRV 大小可依据技术条件由各治疗中心确定，但通常为 1 ~ 3mm，并且可以在不同的治疗平台上变化。

关于寡转移、原发性肺癌和肝细胞癌立体定向消融放疗的正常组织剂量 – 体积限制的共识

结构	参数	1 分次		3 分次		5 分次		8 分次
		最优	强制	最优	强制	最优	强制	
胆管	D0.1cc		30Gy	50Gy		50Gy		
小肠	D0.1cc		15.4Gy		25.2Gy	30Gy	35Gy	
	D5cc		11.9Gy		17.7Gy			
	D10cc					25Gy		
十二指肠	D0.1cc		12.4Gy		22.2Gy	33Gy	35Gy	
	D10cc		9Gy		11.4Gy	25Gy		
肾（单 / 双）	Dmean			8.5Gy		10Gy		
肾（双）	D ≥ 200cc		8.4Gy		16Gy		17.5Gy	
单肾 D_{mean} 超限	V10Gy		33%		33%		45%	
肝（非肝病灶）和肝 –GTV（肝病灶）	D ≥ 700cc		9.1Gy	15Gy	17Gy	15Gy		
	V10Gy					70%		
	Dmean			13Gy	15Gy	13Gy	15.2Gy	
胃	D0.1cc		12.4Gy		22.2Gy	33Gy	35Gy	
	D10cc		11.2Gy		16.5Gy	25Gy		
	D50cc					12Gy		

续表

结构	参数	1 分次		3 分次		5 分次		8 分次
		最优	强制	最优	强制	最优	强制	
脊髓 PRV 和椎管	D0.35cc	12.4Gy	14Gy		20.3Gy		25.3Gy	32Gy
注：脊髓 PRV（椎体病变）和椎管（非椎体病变）								
马尾和椎管（脊髓水平下	D0.035cc		16Gy		24Gy		32Gy	
	D5cc		14Gy		21.9Gy		30Gy	

原发性肝脏肿瘤患者通常被认为具有更大的毒性风险，因此在适用的情况下，应倾向于最佳约束。对于肝细胞癌，3 分次的最优 Dmean 应作为强制性应用。

头颈、盆腔部分

结构	参数	1 分次		3 分次		5 分次	
		最优	强制	最优	强制	最优	强制
晶体	D0.035cc	1.5Gy		17.1Gy		25Gy	
视路	D0.035cc	8Gy	10Gy	15Gy	20Gy	22.5Gy	25Gy
脑（含靶区）	V12Gy	10–15cc					
	D20cc			20Gy		24Gy	
脑干	D0.035cc	10Gy	15Gy	18Gy	23.1Gy	23Gy	31Gy
耳蜗	Dmean	4Gy		17.1GY		25Gy	
膀胱、大肠	D0.1cc		18.4Gy		28.2Gy		38Gy
股骨头颈	D10cc	14Gy		21.9Gy		30Gy	
直肠	D0.1cc		18.4Gy		28.2Gy		38Gy
输尿管	D0.1cc		35Gy		40Gy		
尿道	D0.1cc						
骶丛	D0.1cc	16Gy		24Gy		32Gy	
	D5cc	14.4Gy		22.5Gy		30Gy	

胸部剂量限值

结构	参数	1 分次		3 分次		5 分次		8 分次	
		最优	强制	最优	强制	最优	强制	最优	强制
臂丛	D0.1cc		15Gy		24Gy	30.5Gy	32Gy	35Gy	39Gy
支气管	D0.1cc		20.2Gy		30Gy	35Gy	38Gy		40Gy
胸壁	D0.1cc	30Gy		36.9Gy		43Gy			
	D30cc			30Gy					
食管	D0.1cc		15.4Gy		25.2Gy		35Gy		40Gy
大血管	D0.1cc		30Gy		45Gy		53Gy	60Gy	65Gy
心脏	D0.1cc		22Gy	26Gy	30Gy	29Gy	38Gy	40Gy	46Gy
肺	V20Gy	10%	15%	10%	15%	10%	15%	10%	15%
	Dmean	8Gy		8Gy		8Gy		8Gy	
皮肤	D0.1cc		26Gy	33Gy		39.5Gy		48Gy	
	D10cc		23Gy	30Gy		36.5Gy		44Gy	
气管	D0.1cc		20.2Gy		30Gy	35Gy	38Gy		40Gy

主要参考文献

[1] 胡逸民. 肿瘤放射物理学 [M]. 北京：原子能出版社，1999.

[2] 戴建荣. 放射治疗物理学 [M]. 北京：人民卫生出版社，2023.

[3] E.B. Podgorsak.Radiation Oncology Physics: A Handbook for Teachers and Students[M].Vienna:International Atomic Energy Association, 2005.

[4] 谷铣之，殷蔚伯，刘泰福，等. 肿瘤放射治疗学 [M]. 北京：北京医科大学、中国协和医科大学联合出版社,1993.

[5] 涂彧. 放射治疗物理学 [M]. 北京：原子能出版社，2010.

[6] Timmerman R.A Story of Hypofractionation and the Table on the Wall.Int J Radiat Oncol Biol Phys,112(1):4-21.